만병을 낫게 하는 산야초 효소 민간요법

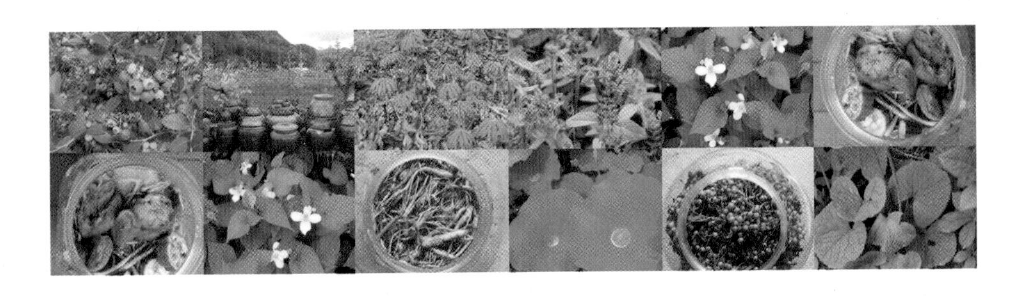

만병을 낫게 하는

산야초 효소 민간요법

글 · 사진 **약산 정구영** | 추천 **의학박사 이동호** | 캘리그라피 **차형환**

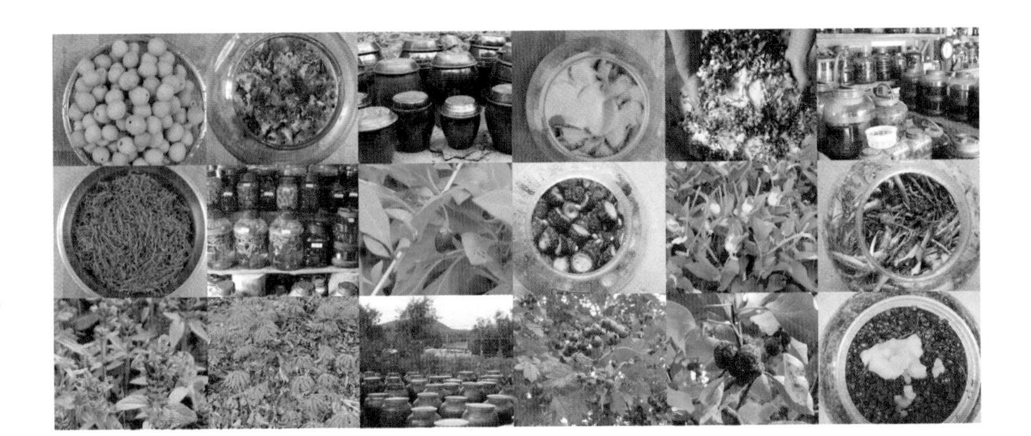

중앙생활사

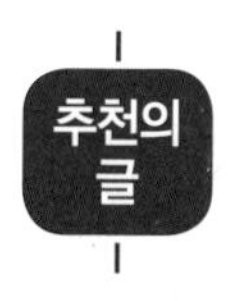

'효소요법' 건강법으로 삶의 질을 높여라

약산(藥山) 정구영 선생은 오래전 제자로 입문하였다. 내가 설립한 한국태극권학회와 국민생활체육우슈연합회에 참여하고, 태극권 외에 기공도 수련했다. 현재는 문화일보에 '약초 이야기'를 연재하고 있으며, 병고로부터 건강하기를 원하는 사람들에게 약초, 자연요법, 대체의학, 양생술, 기공술 등을 지도하고 전국의 명산을 다니며 우리 고유의 문화유산인 자연과 환경을 보존하는 데 매진하고 있다.

정구영 선생은 2000년 중국 하이난도(海南島)에서 처음 만나 일주일 가까이 함께 지냈다. 낮에는 양생기공과 태극권을 수련하고, 밤에는 문헌자료를 구하러 낯선 땅을 돌아다니는 것을 보았다. 귀국한 뒤에는 매주 내가 거처하는 곳에 찾아와 같이 태극권을 연마하고, 때로는 주변 사람들에게 양생장과 태극권을 가르쳐주기도 하였다. 점심때는 동양사상에 대하여 깊이 있는 토론을 하였다.

정구영 선생은 독실한 기독교 신자이면서 동양의 3대 사상이며 종교인 유교, 불교, 도교 사상을 이해하려고 노력하여 상당한 지식수준에 이르렀다. 이는 그의 대학원 학위논문의 주요 주제가 불교 능엄경의 〈소리 수행에 관한 연구〉인 것을 보아도 알 수 있다. 그의 강의를 듣고 있노라면 유학자인지 불교학자인지 도사인지 판단하기 어려울 정도다.

정구영 선생은 진안 고원에서 힐링자연치유센터를 운영하기도 했다. 그동안 연수원, 교육원, 기업체, 지자체(도, 시, 군, 구), 농협, 축협, 협회, 대학원 등 각종 단체의 초청강의를 위해 그때그때 정리해놓은 자료들을 많은 사람에게 알리려《산야초 도감》외 건강 관련 저서를 30권 이상 출간한 바 있다.

오늘날 대다수 사람이 마음의 풍요로움 없이 마치 시속 100km로 질주하는 듯한 삶 속에서 병으로부터 자유로울 수 없으며, 건강 시계는 멈춰 있다고 해도 지나친 말이 아니다. 실로 인간 문화의 어떤 부분이든 정구영 선생의 머릿속에 들어오면 약이 된다. 마음에 병이 있는 사람에게는 해학으로 치유하고, 몸에 병이 있는 사람에게는 질병의 고통을 치료하고 경감해주는 능력을 지니고 있다.

건강을 아무리 강조해도 지나치지 않은 이유는 세상에서 몸이 가장 귀하기 때문이다. 예부터 전하는 금언에 "재물을 잃은 것은 조금 잃은 것이요, 명예를 잃은 것은 많이 잃은 것이요, 건강을 잃은 것은 모두 잃은 것이다"라는 말이 있듯이 건강은 세밀하게 챙기지 않으면 먼 훗날 후회하게 된다.

세상에서 유일하게 돈으로 살 수 없는 것이 건강이다. 현재 건강상태는 내 식습관의 결과다. 병을 치유하고 예방하려면 건강한 몸을 먼저 이해하는 것이 순서다. 지금부터라도 욕심을 내려놓고 자연과 교감하며 오염이 안 된 공기, 맑은 물, 긍정적인 생각, 육류가 아닌 효소가 풍부한 채소나 발효식품으로 자연식을 할 때 질병에서 해방될 수 있을 것이다.

정구영 선생이 모든 사람이 몸과 마음의 병을 다스리는 영약(靈藥)으로 가득 채워져 있기를 바라는 간절한 마음으로 병고에서 해방될 수 있는 '효소요법'을 정리한 이 책을 내게 보여주며 추천을 의뢰하였다. 최근 건강과 관련하여 힐링이 대세인데, 이 책은 주로 전통 약초를 통해 비방을 소개한 것은 물론 동양사상적 우주론과 한의학적 인체론에 근거하여 건강과 질병을 설명하였다. 또 상당 부분에서는 현대의학적 지식을 폭넓게 수용하여 병증별, 신체 부위별로 이해할 수 있도록 설명하였다. 정신신체의학에서는 몸에서 일어나는 병의 70%가 마음에서 기인한다고 주장한다. 오늘날 스트레스의 홍수 속에서 살아가는 현대인은 각종 암, 뇌졸중, 치매, 고혈압, 당뇨병, 만성소화기질환, 정신병 등 각종 스트레스성 질병에 노출되어 있다.

독자들이 이 책을 읽고 그동안 잊고 살았던 자연으로 돌아가 멈추어 있던 건강의 시계를 돌리고 정구영 선생이 주장하는 '100세 청년'처럼 건강하기를 바라면서 일독을 권한다. 자연과 교감하며 이 책에서 소개한 '효소요법' 건강법을 체득하여 삶의 질을 높이길 바란다.

화산 따상방에서 의학박사 이동호

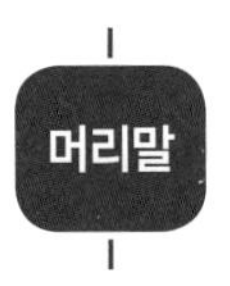

건강의 비밀, 효소에 있다

왜 사는가? 무엇을 위해 사는가? 어떻게 살아야 잘 사는 것인가? 지금 건강한가, 건강하지 않은가? 스스로 묻고 또 물어야 한다. 건강할 때는 건강의 소중함을 잊게 마련이다. 그러다 어느 날 난치병이나 불치병 또는 암에 걸렸을 때 병원이나 한의원에서 치료받고도 낫지 않은 경험을 한 적이 있을 것이다. 내 병을 고쳐주는 의사는 어디에 있단 말인가? 내 병을 고쳐주는 의사가 진짜 의사 아닌가?

의학의 발달로 100세 시대를 살면서 도심과 아파트 주변 건물에는 병원과 약국이 즐비하고 대형 병원마다 환자가 넘쳐난다. 현대의학이든 동양의학이든 민간요법이든 병을 치료하면 된다. 정작 내 병을 고쳐주지 못하는 현실에 직면한 사람들은 말한다. 치료는 뒷전이고 자신들의 이권이 침해받으면 설사 그것이 옳다고 해도 공격하는 세상이다. 솔직히 환자 처지에서 양의면 어떻고 한의면 어떻고 민간의학이면 어떤가. 침이면 어떻고 뜸이면 어떻고 주사면 어떻고 천연요법이면 어떻고 운동이면 어떤가? 왜 상대가 하는 것을 부정하고 집단적으로 서로 비난하는가? 그 이유는 자기 영역을 지키겠다는 단 한 가지 이유 때문이다.

세상에서 가장 귀한 것이 건강한 몸이다. 사람은 누구나 생로병사를 거친다. 과거는 지나간 시간이고, 미래는 돌아오지 않은 미지의 세계라고 본다면 지금 현재가 가장 중요한 시간이다. 시간과 돈을 투자해서라도 한 단계 올려놓고 싶어도 되지 않는 것이 건강 아닌가? 이 세상에 '무병 · 장수', '불로초'는 없다. 다만 하늘이 준 천수를 다하기 위해 잘못된 생활습관과 식습관을 버려야 한다. 현대 문명의 해독제는 자연밖에 없다. 사람의 찌든 영혼육을 소생해주기 때문에 인간이 마지막으로 기댈 곳은 산과 자연뿐이다.

우리는 언제부터인가 본질에서 벗어나 쓸데없는 일에 몸과 마음이 파묻혀 세상에서 단 하나뿐인 몸을 훼손하고 있다. 돈이면 다 해결된다는 생각에서 벗어나야 한다. 지금 건강 상태는 내 생활습관과 식습관의 결과라는 사실을 다시 한 번 강조한다.

돈은 건강할 때 삶에서 필요하지만, 건강은 돈으로 살 수 없다는 것을 깨닫는 게 시급하다. 사람들은 마음의 풍요로움도 없이 마치 시속 100km로 질주하는 삶 속에서 자연도, 낭만도, 추억도, 멋도 없이 그저 돈만을 벌기 위해 몸을 혹사하는 상태에서는 각종 병에서 자유로울 수 없다. 우리 땅에서 자라는 미네랄과 영양이 풍부한 산나물이나 채소, 발효식품과 자연식을 할 때 질병에서 해방될 수 있다.

인생을 보석처럼 살 것인지 병든 화석(化石)으로 지낼지는 개인의 노력 여하에 달렸다. 병은 걸리고 나서 치료할 것이 아니라 걸리기 전에 예방해야 한다. 건강을 잃으면 세상의 아무것도 소용없기 때문에 평소 꽃을 가꾸듯 세밀하게 몸과 마음을 챙겨야 한다. 그리고 자기 삶을 스스로 늘 지켜보는 일이 시급하다. 지금 이 순간이 나에게 주어진 마지막 순간인 것처럼 살아야 한다.

십승지에서 약산 정구영

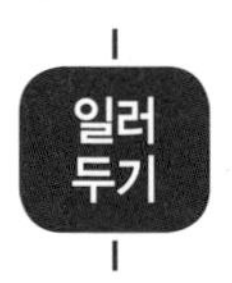

❶ 우리나라에서 자생하는 초본식물, 덩굴식물, 목본식물 중에서 꼭 알아야 할 101종을 선택하여 자연분류 방식을 따르지 않고 편의에 따라 실었다.

❷ 학명 표기는 두산백과의 산림청 한국표준식물목록을 기준으로 하였다.

❸ 약초의 형태학적 고증은 생략하고 이용하는 부위와 식용, 약리, 약선, 효소, 환, 차 등을 만드는 방법을 수록하였다.

❹ 효소요법은 통상 한의원에서 일반적으로 처방하는 방법, 민간요법은 국립문화연구소 민간의약과와 전통적으로 민간에서 약초를 식용과 약용으로 활용하는 방법, 분류와 효능과 약리작용은 배기환의 《한국의 약용식물》, 안덕균의 《한국보초도감》, 이영노의 《한국식물도감》, 이창복의 《대한식물도감》, 최수찬의 《산과 들에 있는 약초》, 정구영의 《약초대사전》과 〈나물대사전》 외 참고문헌에서 발췌했다.

❺ 약초의 부작용과 유독 성분은 금기에 명기했다.

❻ 이 책은 국민건강을 도모하는 목적이 있지만, 의학과 한의학 전문서적이 아니므로 여기에 수록된 식용이나 효소 음용법을 제외한 약초를 응용해 달여 먹으려면 반드시 한의사의 처방을 받아야 한다.

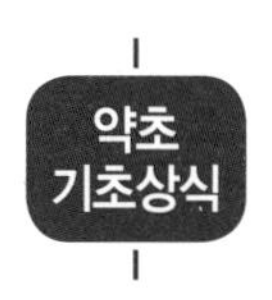

구별

우리 땅에서 자라는 약초를 제대로 알려면 봄, 여름, 가을, 겨울 계절마다 변하는 것은 물론 비슷한 종(種)의 약초와 구별할 수 있어야 한다. 산행 중 무심코 지나치면 잡초처럼 보이지만 건강에 유익한 보물이 있는가 하면 치명적인 독풀도 있으므로 약초의 기초상식을 공부해야 한다. 이 세상에 만병을 통치해주는 것은 없으므로 약초의 효능을 과대평가하면 안 된다. 잘못된 정보에 따라 함부로 이용하면 건강에 도움이 되기는커녕 병을 얻을 수 있다.

채취 시기

약초는 아무 때나 채취하는 것이 아니라 약효 성분이 가장 좋을 때 채취해야 한다. 꽃, 열매, 줄기, 잎은 각각 피는 시기와 성숙 시기에 따라 다르다. 봄에는 들나물, 산나물, 약용식물의 새순 등을 신록이 무성하기 전에 채취하는 것이 좋다. 녹음이 짙어가는 여름철에는 뽕나무 열매인 오디, 바닷가의 함초 등이 제철이다. 가을에는 열매가 성숙한 오미자, 마가목 열매 등이 제철이다. 겨울에는 약성이 뿌리로 내려가므로 지치, 더덕, 하수오, 잔대 등을 채취하는 것이 좋다.

식물 뿌리를 약초로 쓸 때 이른 봄이나 가을에 채취하는 이유는 꽃이 피고 잎이 무성할 때는 약효 성분이 꽃, 잎, 줄기 등으로 확산되기 때문이다. 잎만을 쓰거나 줄기를 쓸 때는 잎이 무성할 때, 과실은 성숙되었을 때, 뿌리는 잎이 떨어진 가을이나 겨울에 약효가 좋다. 이른 봄에는 뿌리에 있는 약효 성분이 위로 오르려고 하지만 아직 가지나 잎으로 퍼지지 않았고, 가을에는 가지와 잎이 마르고 약성이 다 아래로 내려오기 때문이다.

저장 보관

약초를 보관할 때는 약효가 떨어지는 것을 방지하기 위해 환기를 잘해야 한다. 자연에서 채취한 천연 약초는 공기 중에서 쉽게 변질되고 분해되기 때문에 냉장 보관을 해야 한다. 약초는 대체로 채취한 지 2년이 지나면 효능과 약성이 서서히 떨어진다. 오래되면 약초에 함유된 독성물질이 분해되어 안정성이 유지된다.

보존 가공

약초를 가공 처리하는 이유는 약효를 높이고 유독한 약물의 독성을 없애며 부패나 변질을 막기 위한 것이다. 약초는 재배채소와 달리 개성에 따른 보존, 저장, 가공 방법이 각각 다르다. 들나물이나 산나물은 생체로 이용하면 식물에 함유된 배당체와 효능의 손실은 적지만 열처리를 하면 영양가가 파괴되기도 한다. 묵나물로 만들어 건조저장해서 1년 내내 먹기도 한다.

부작용을 줄이는 시간

아무리 좋은 약초라도 잘못된 방법으로 처리하여 복용하면 약물이 전혀 엉뚱한 방향으로 작용해 치료효과를 기대할 수 없을 뿐만 아니라 부작용에 노출될 수 있다. 약초를 물에 우리거나 잿불에 묻어 굽거나 볶는 것은 독을 없애기 위해서다. 약초를 식초에 담그거나 생강으로 법제하거나 졸인 젖을 발라 굽는 것은 약성을 높이기 위해서다.

물로 처리하는 시간

약초 표면의 흙이나 이물질을 제거하기 위해 약초를 물로 씻는다. 이때 약초의 유효성분을 잃지 않도록 해야 한다. 약초의 유효성분이 물에 녹지 않게 하려면 긴 시간 세척하지 않아야 한다. 유독성분을 함유하고 있는 도라지, 고사리, 비비추, 초오, 부자 등은 하룻밤 물에 담가두었다가 먹는다.

달이는 시간

약초나 약재에 물을 3~4배 붓고 2~4시간 달인다. 잎은 1시간, 가지 · 뿌리 · 종자 · 껍질 · 과실은 2~4시간 달이는데, 진하게 달이려면 2~3일 달이기도 한다.

중독 해독, 법제

약물의 독성을 줄이고 부패나 변질을 막기 위해 법제를 한다. 예를 들면 도라지처럼 독이 있는 약초를 물에 담가놓거나 씻는 것은 냄새나 독성분을 없애거나 줄이기 위해서다.

약초를 술에 담갔다가 쓰는 이유는 약성을 신체 각 부위에 전달하기 위해서고, 식초에 담그는 이유는 약성을 이끌기 위해서다. 독이 있는 산수유, 매실은 독을 제거한 뒤 쓰고, 호두 알갱이는 법제하여 기름으로 짜서 쓴다. 약초를 생강즙에 담그는 이유는 독성을 완화해 상반작용으로 유도하기 위해서고, 소금물이나 쌀뜨물에 담가

놓는 이유는 독성을 제거하기 위해서다.

금기

약초를 먹고 약효를 보려면 마늘, 돼지고기, 무, 식초, 밀가루음식 등과 함께 먹지 말아야 한다. 임산부나 환자는 증상에 따라 조심해야 할 약초가 있다.

차 례

1장 건강은 돈으로 살 수 없다

2장 건강의 비밀은 효소에 있다

3장 사람이 고칠 수 없으면 자연에 맡겨라!

4장 현대인의 질병에 좋은 효소

5장 100세 비밀을 푸는 열쇠, 효소에 있다

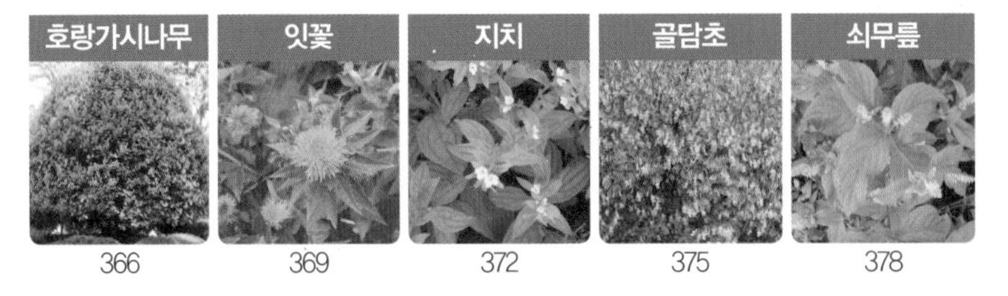
호랑가시나무
366
잇꽃
369
지치
372
골담초
375
쇠무릎
378

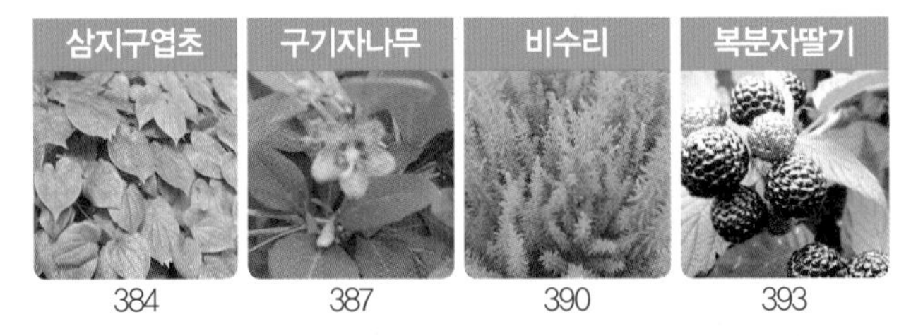
삼지구엽초
384
구기자나무
387
비수리
390
복분자딸기
393

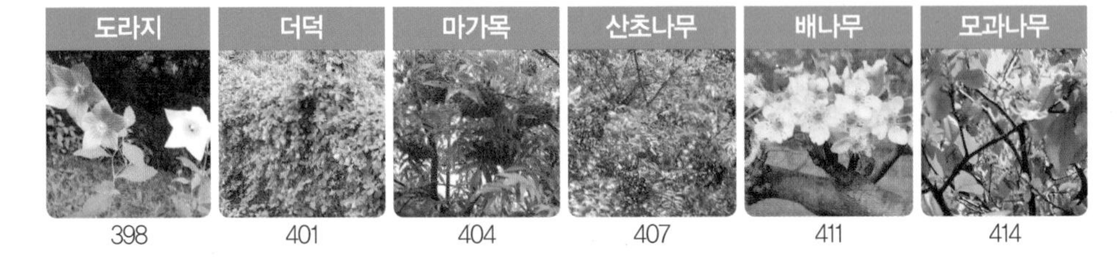
도라지
398
더덕
401
마가목
404
산초나무
407
배나무
411
모과나무
414

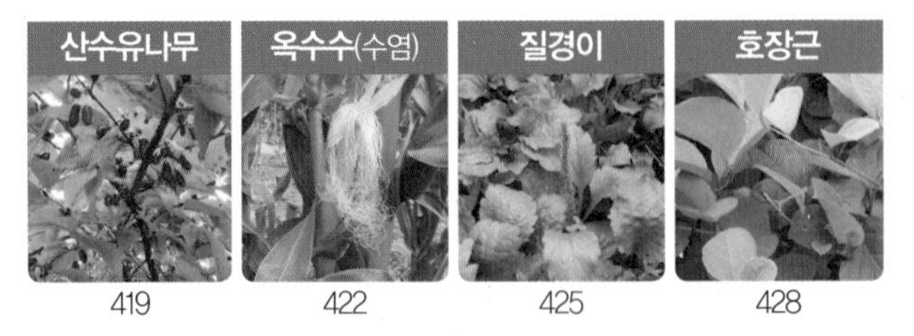
산수유나무
419
옥수수(수염)
422
질경이
425
호장근
428

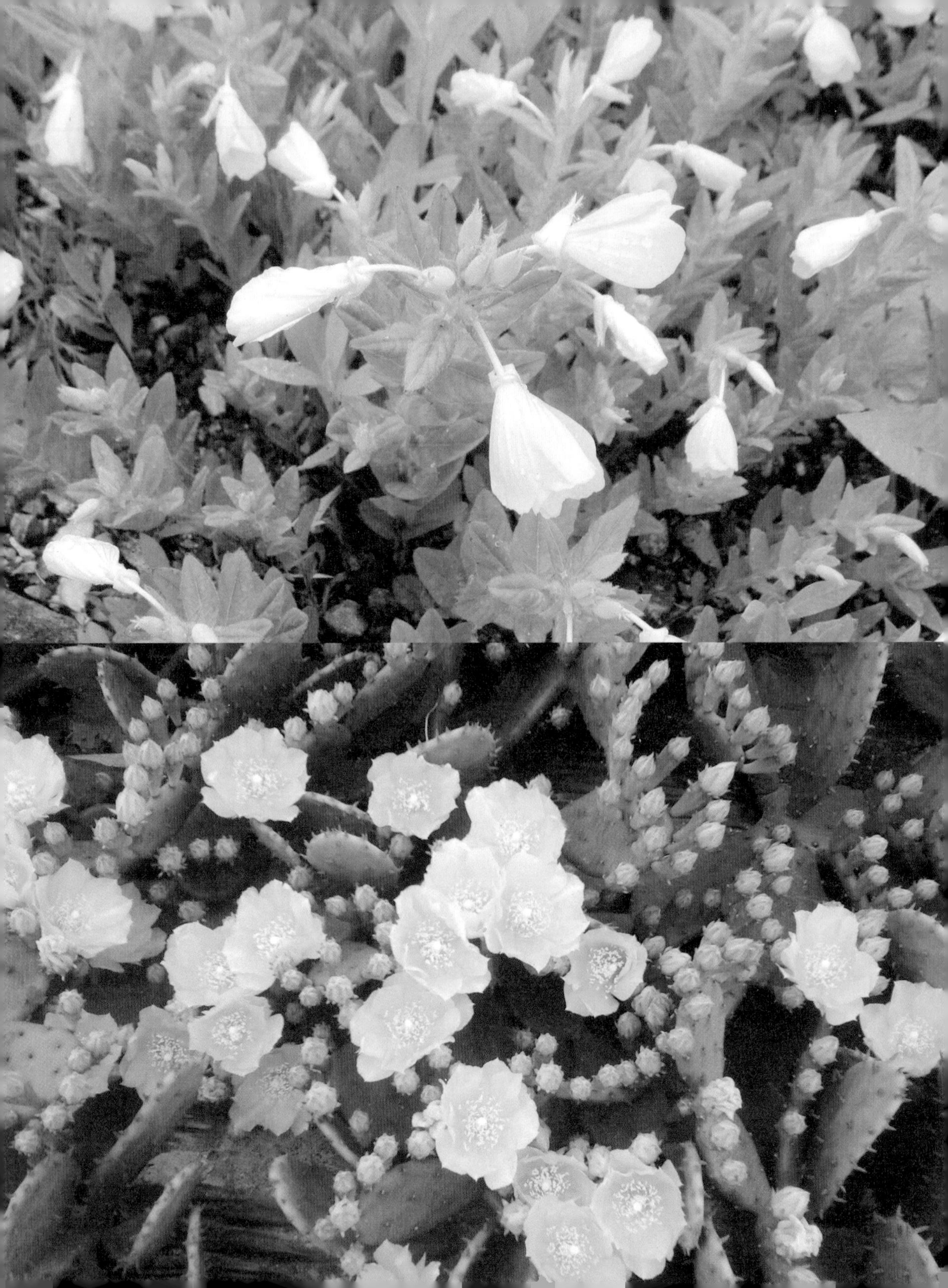

1장

건강은 돈으로 살 수 없다

1.
100세 장수의 비결

건강하면서

돈을 많이 벌고

명예와 권력을 누리며

항상 100세 청년처럼

오래 살면서

자기가 좋아하는 것을 추구하며 살았다면 신선의 삶이다.

인간이 태어나서 늙고, 병들고, 죽는 것은 거역할 수 없는 필연이자 숙명이지만 아무도 늙고 싶어 하지 않고 불로장생(不老長生)을 꿈꾼다. 동서고금을 막론하고 인간 행복의 기준은 거의 비슷하다. 건강하면서 오래 살고 돈을 많이 벌며 명예와 권력을 누리는 것들이다. 항상 젊고 아름답게, 건강하게 살고자 하는 것은 나이 든 사람들의 한결같은 바람이다.

우리나라는 노령화 사회로 급변하고 있다. 과학과 의료기술이 발달하면서 노화를 최대한 늦추는 의술, 약물 같은 것이 속속 등장하고 있다. 하지만 현실적으로 건강 시계는 멈춰 있어 건강하게 100세를 넘기기가 쉽지 않다. 통계청에 따르면 60세 이상 고령자가 꼽은 노후 고민으로 경제적 어려움이 38.6%이고 건강 문제가 35.5%로 나타났다.

요즘 100세 시대라는 말이 매스컴에 자주 등장하는데 90세, 100세 이상이 2011년 927명에서 2012년에는 1,201명으로 29%나 늘었다고 한다. 주변에서도 100세를 넘긴 어르신을 어렵지 않게 만날 수 있다. 보건사회연구원 자료에 따르면, 우리나라 사람의 평균수명은 81.9세이고 건강수명은 70.7세다. 따라서 10여 년 동안 병치레를 하면서 다른 사람이나 가족의 도움을 받으며 살아야 하는 현실을 감안할 때 수명의 양(量)이 아닌 질(質)을 높이는 일이 시급하다.

그렇다면 100세 이상 장수하려면 어떻게 해야 할까? 그 답은 어디에 있을까? 무조건 오래 사는 것만이 능사가 아니다. 필자는 IMF 이후 전국의 100세 이상 장수 노인을 일일이 찾아다니며 깊이 있게 관찰하면서 답을 찾았다. 키가 크거나 뚱뚱한 사람이 거의 없고 자세가 바르다. 자세가 바르다는 것은 허리에 힘이 있고 하체가 건강하다는 것이다. 장수인은 또한 잘 먹고 잘 자고 잘 쌌다.

소화능력이나 배출능력이 약하면 속이 더부룩하고 식욕이 없다. 편식을 하고 잘 못 먹으니 바싹 마른 체질이 되거나 잘 먹으면 비만이 된다. 건강하면 몸이 따뜻하고 걸을 때 발끝이 11자가 된다. 나이가 들면서 보폭이 좁아지고 양발이 벌어지는 것은 기운이 없고 피곤하기 때문이다. 한쪽 다리에 체중을 의지하면 노화가 빠르게 진행된다.

미국 워싱턴대학교 건강측정연구소에서 건강수명을 단축하는 위험 요소로 식습관을 꼽았듯이 생활습관이 건강을 좌우한다. 신토불이(身土不二)는 사람이 태어나고 자란 땅의 기운과 그 사람의 기운이 같다는 뜻이다. 땅의 기운을 받고 자란 제철 식품을 먹은 장수 노인들은 대부분 눈이 좋다.

장수 노인들은 자연에 순응하며 새처럼 산다. 해가 뜨면 활동하고 해가 지면 쉬는 새처럼 장수 노인들은 일찍 자고 일찍 일어난다. 장수 노인들은 차분하고 여유가 있으며 잠을 자면서 피로를 풀고 기운을 보충한다.

중국 음식을 먹으려고 할 때 따뜻한 차(茶)가 먼저 나온다. 서양 식단에서도 따뜻한 수프가 나온다. 따뜻한 음식은 장을 따뜻하게 만들어 제 기능을 발휘하도록 하고 소화가 잘되게 한다. 어린아이는 몸이 따뜻하다. 장수 노인들은 몸을 따뜻하게 유지한다. 위와 장을 따뜻하게 유지하고 따뜻한 음식을 먹으며 찬 음식은 천천히 먹는다.

적당한 일은 소화를 돕고 노화를 방지한다. 장수 노인들 스스로 일거리를 찾아 마무리까지 깨끗하게 처리한다. 사람은 태어나서 죽을 때까지 일의 연속이다. 100세 이상 장수 노인들의 공통점은 일을 열심히 한다는 것이다.

필자는 인생의 태반을 건강서(자연의학, 전통의학, 한의학, 대체보완요법 외)를 펴내고 양생, 수련, 기공 등을 하러 산을 다니며 세속인들과 다른 삶을 살면서 깨달은 것이 있다. 세계적 장수촌인 일본의 오키나와와 유즈리하라 마을, 파키스탄의 훈자 마을에서 사는 사람들의 삶이 나와 무슨 상관이 있단 말인가? 숨 쉬고 걷는 것이 기적이며, 청년 100세처럼 건강을 유지하는 것 외에는 관심이 없다. 건강을 잃고 병치레를 할 때 건강은 그림의 떡이 아닐까? 사소한 일에 감사하고 이 세상에서 몸을 지키는 것을 최우선으로 해야 한다.

이 세상에서 가장 귀한 것은 나 자신이다. 남이 건강하거나 돈이 많거나 권력을 가지고 있는 것은 나와 상관없다. 10대에 폐결핵 3~4기, 30대 중반에 급성간염, 50대 초반에 교통사고로 사선을 넘나들었다. 그리고 서울 영동세브란스병원에서 환자 봉사를 5년 하고 무의탁 노인과 장애인에게 건강봉사를 하면서 깨달은 것은 나 자신을 지켜야 한다는 것이었다.

2.
건강의 비밀은 효소

현대인의 최대 화두는 건강과 행복이다. 최근 텔레비전이나 종편 등에서 효소를 먹고 질병을 예방한 사례를 소개하고 있으며, 환자의 경우에는 질병 치료를 앞당겨 주는 사례도 방영되고 있다. 동서고금을 막론하고 건강을 유지하기 위해 효소가 함유된 발효식품을 먹어왔고 식물의 잎이나 열매를 활용하여 염증을 비롯한 다양한 질병을 치료해왔다. 우리가 먹는 약은 대부분 식물에서 추출한다. 소화제, 소염제, 혈전용해제 등이 정제된 효소라는 사실을 아는 사람은 많지 않다.

필자는 건강의 비밀을 푸는 열쇠는 효소에 있다고 한결같이 주장해왔다. 지금도 전 세계에서 과학자들이 효소에 대해 연구하고 있다. 우리가 몰랐던 효소는 생명을 유지하는 데 필수적이며 건강한 삶의 최고 파트너다. 외국에서는 식물에서 추출한 효소를 암, 감기, 기관지염, 관절염을 비롯하여 수술 후 통증이나 염증을 가라앉히는 데 응용하고 있다.

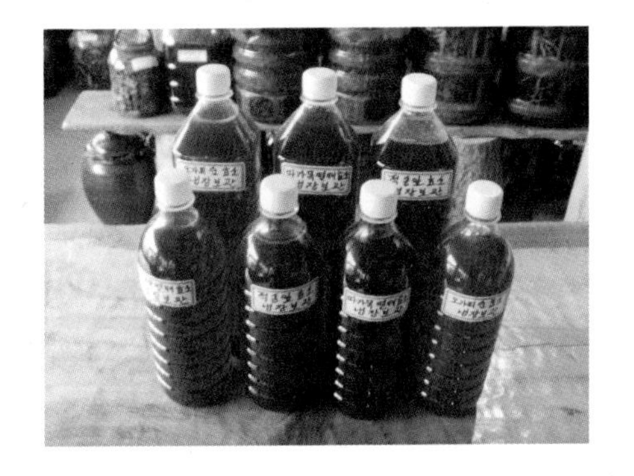

단백질인 효소는 몸 안에서 일어나는 신진대사에 촉매작용을 하는 물질로, 체내의 유전자 정보에 따라 만들어지기도 하지만 체외에서 녹황색 채소나 약초로 쉽게 공급할 수 있다. 사람 몸에 있는 몇만 또는 몇십만 가지 효소

는 각각 생명활동을 한다. 만일 우리 몸에 효소가 없다면 생화학반응이 멈추게 되어 한순간도 살아갈 수 없다.

사람은 매일 음식을 먹어야 산다. 음식은 효소에 의하여 잘게 부서져야 몸 안에 흡수된다. 아무리 잘 먹고 많이 먹어도 소화흡수가 안 되면 영양분을 저장할 수 없다. 몸 안에 효소가 부족하면 여러 기관에 탈이 나고 황폐해지며 소화불량은 물론 생체 조절기능이 마비되고 면역시스템이 붕괴돼 각종 질병에 걸린다.

최근 의학적으로 밝혀진 바에 따르면, 효소가 혈압을 조절하고 혈액을 깨끗하게 해주며 혈액 덩어리인 혈전을 녹여준다. 또 알코올을 분해하고 몸 밖에서 침입한 바이러스를 공격하여 건강을 지켜준다. 심장을 규칙적으로 뛰게 하는 것도 세포막에 효소가 있어 가능하며 DNA가 발암물질이나 방사선에 상처를 입으면 원래대로 고쳐놓는 것도 효소가 있어 가능하다.

우리 몸은 세포로 이루어져 있다. 세포가 정상으로 살아가려면 효소의 작용이 필요하다. 효소는 음식의 소화 · 흡수 · 배출, 세포 형성, 유해한 독성 해독, 지방분해 외에도 수천 가지가 넘는 작용에 직간접적으로 관여한다.

간의 건강상태를 나타내는 GOT(Gulutamicoxaloacetic transninas), GPT(Gulutanicpyruvic transninas)는 아미노산에 관여하는 효소이기 때문에 평소 효소를 복용하면 간기능을 건강하게 유지할 수 있다. 간질환이나 간염에는 효소를 복용하면 효과를 볼 수 있다. 류머티즘 관절염의 통증을 없애며 신장질환을 예방하고 치료하는 데 도움을 준다. 노폐물을 분해 · 제거하여 신장의 부담을 줄여주고 신장 내 염증을 제거하며 신장 이상으로 생긴 부종을 개선한다.

효소가 부족한 인스턴트식품을 계속해서 섭취하면 각종 질병은 물론 비만, 위장 장애, 영양 결핍으로 심각한 질병에 걸린다. 현재 내 건강상태는 지금까지 식습관의 결과다. 인체의 효소 생성에는 한계가 있다. 인체에서 만들어내는 소화효소나 대사 효소는 우리 몸에서 필요한 만큼 무한정 만들어낼 수 없기 때문에 지금부터라도 효소가 풍부한 녹황색 채소, 과일, 들나물, 산나물 등 발효식품을 먹어야 한다.

우리가 특별한 질병이 없어도 피로해소나 건강을 위해 비타민제를 복용하듯이 미국, 독일, 캐나다 등지에서는 비타민, 미네랄 이외에도 효소를 일상적으로 복용하고 있다.

건강한 사람은 소화력이 좋다. 음식물은 입안에서 침에 분해된 뒤 위로 들어가 분해된다. 십이지장에서 쓸개즙과 인슐린에 의해 소화된 음식은 소장 안쪽 벽을 통해 간과 심장을 거쳐 온몸으로 보내진다. 효소는 이 과정에서 음식물이 체내로 흡수될 수 있도록 돕고 환경을 정화한 뒤 연동운동에 따라 대변으로 배출된다.

효소는 뇌경색, 뇌출혈, 고혈압, 동맥경화, 고지혈증 등의 예방과 치료에 큰 도움을 준다. 또한 각종 소화기 장애의 원인이 되는 음식물의 소화와 흡수를 개선해 복부가 더부룩해지는 것을 개선하고 스트레스를 줄여준다.

몸에 효소가 부족하면 노화가 빠르게 진행된다. 효소가 풍부하게 들어 있는 신선한 과일과 채소, 싹틔운 씨앗, 산야초, 발효 곡물 등을 먹으면 효소 고갈에 따른 질병을 예방할 수 있다. 이렇듯 효소가 건강의 비밀을 푸는 열쇠라고 해도 지나친 말이 아니다.

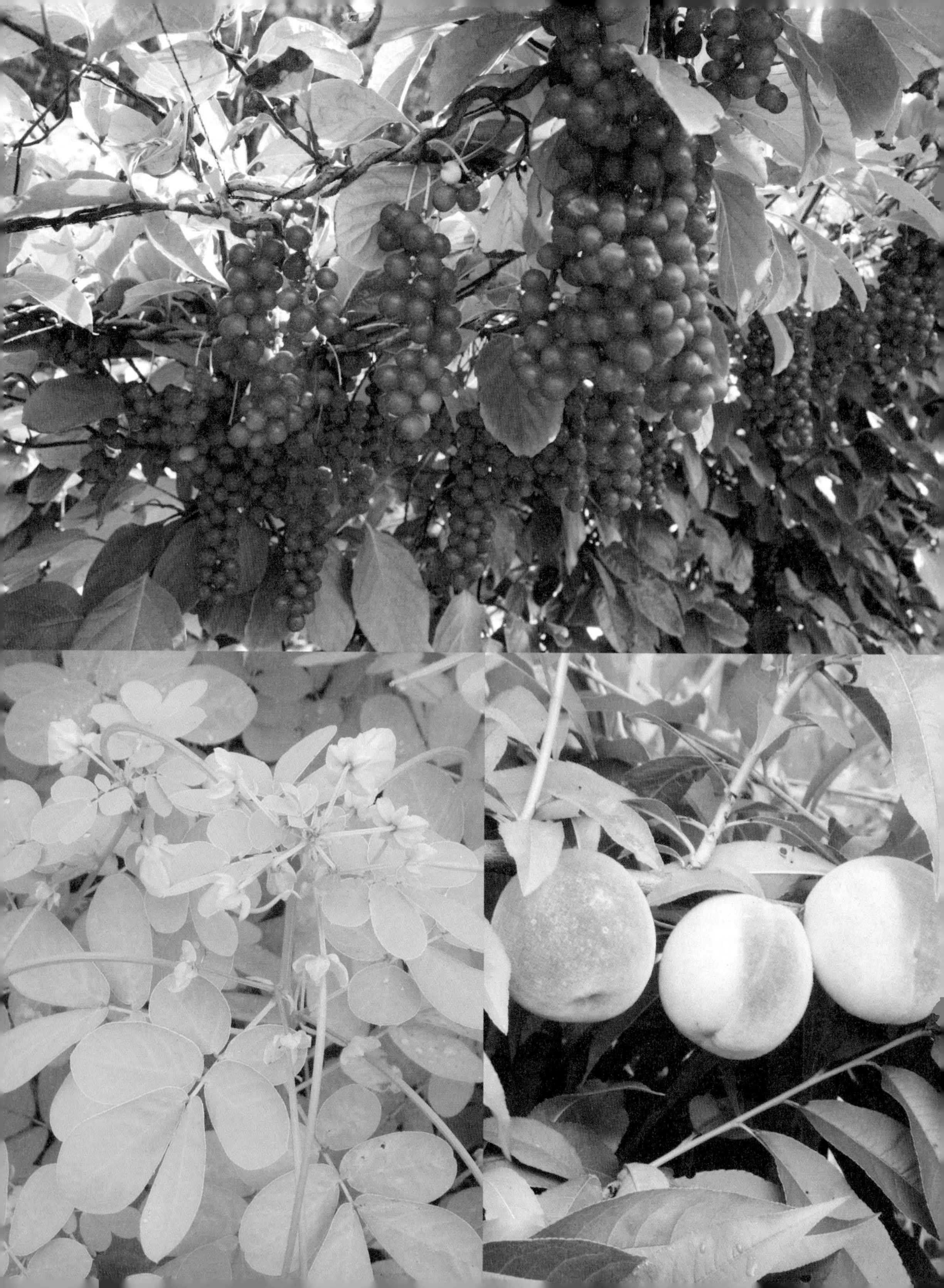

2장

건강의 비밀은 효소에 있다

1.
언제부터 효소로 질병을 치료했을까

인류가 지구상에서 살기 시작한 이래 동서고금을 막론하고 발효식품과 효소는 먹거리에서 빠지지 않았다. 부흐너(Eduard Buchner)가 1907년 효소를 연구해 노벨화학상을 수상한 이후 많은 사람이 효소에 관심을 갖게 되었다.

섬너(James Batcheller Sumner), 노스럽(John Howard Northrop), 스탠리(Wendell Meredith Stanley)는 1946년 많은 논란 속에 효소가 단백질이라는 사실을 밝혀내 노벨화학상을 공동 수상했다. 켄드루(John Cowdery Kendrew)와 퍼루츠(Max Ferdinand Perutz)가 효소의 결정화 연구와 결합해 1962년 노벨화학상을 공동 수상하였듯이, 지금부터라도 효소에 귀를 세우고 관심을 가진다면 건강을 유지할 수 있다.

외국에서는 효소를 이용해 질병을 치료한 사례가 많다. 독일에서는 1993년에 여성 질환을 치료했고, 2007년에는 단백질의 경피 흡수를 돕는 캡슐을 만들어 치료를 하였다. 또 1998~2004년까지 효소제품으로 치료한 사례 12건을 정리한 논문을 발표했다. 러시아에서는 1999년에 아토피 환자를 치료했고, 영국에서는 2006년에 효소로 파브리병을 치료했다. 미국에서는 2001년에 췌장효소를 이용하여 만성췌장염 환자를 치료했고, 2009년부터 식품효소를 복용하면 인체 건강을 증진하는 효과를 논문으로 발표했을 정도로 치료 사례가 다양하다.

현대적인 효소요법은 의사인 비어드(John Beard)가 1900년대 초반에 시작했다. 이후 일본의 화학자 다카미네(Jokichi Takamine)는 소화불량에 미생물 효소를 적용하여 효과를 입증했다. 미국의 울프(Max Wolf)는 25년 동안 암환자 5만 명에게 여러 효소를 복합적으로 투여한 결과 이것이 암세포의 전이를 막고 암세포 간의 결합을 막으며 성장을 억제한다는 논문을 1950년 발표하였다. 1960년대에는 암환자의 혈액에 효소를 공급하면 암과 싸우는 것을 도와준다는 사실을 확인했다. 최근 미국 국립보건연구원(NIH)에서도 효소를 이용한 치료를 새로이 조명하고 있다.

우리나라는 아직 미비하지만 외국에서는 미국과 독일 등 많은 의과대학과 병원에서 효소요법을 연구하고 있다.

2.
효소가 인간의 수명을 결정한다?

미국의 하웰(Edward Howell) 박사는 사람의 일생 중 몸이 생산하는 효소량이 한정되어 있다고 주장했다. 그는 체내의 효소를 다 써버리면 질병에 쉽게 걸리고 노화가 빠르게 진행되며 그만큼 수명이 짧아진다는 '효소 수명 결정설'을 주장했는데, 최근 들어 이 이론이 화제가 되고 있다.

인체의 유전자 정보로부터 만들어진 효소가 인체 내에서 다른 물질을 분해하기도 하고 화학반응을 일으켜 생명을 유지해주기도 한다. 먹거리에는 대부분 소금이 꼭 필요하듯이, 우리 몸에 효소가 없다면 체내의 화학반응은 멈추게 되고 우리는 한순간도 살아갈 수 없다. 효소는 단백질의 일종으로 유전자 정보로부터 만들어지며 다른 물질을 붙잡아 분해하고 합성 같은 화학반응을 일으키는 촉매 구실을 한다.

사람은 효소가 없으면 생존할 수 없다. 음식물을 소화할 수 없고 저장도 할 수 없다. 근육을 움직일 수 없고 해독작용도 일어나지 않아 몸에는 노폐물이나 이물질이 계속 쌓이고, 뇌의 활동도 심장도 멈추게 된다. 효소는 한마디로 생명을 유지하는 데 생명의 본질 자체로, 생명활동의 밑바탕에서는 효소만이 가장 중요한 역할을 담당한다.

세계의 장수촌과 효소는 밀접한 관계가 있다는 것이 과학적으로 밝혀졌듯이, 옛날 사람들이 목숨 또는 생명이라고 한 것은 실제로 효소를 가리킨다.

3. 효소에는 어떤 것이 있나

지금까지 알려진 효소 종류만 2,000가지가 넘는다. 소화효소는 외부에서 섭취되어 에너지원이 되는 다양한 음식물을 분해하는 데 작용한다. 대사효소는 체내에서 만들어진 효소로 소화를 제외한 모든 신체기능에 관여하는 작용을 한다. 식품효소는 열을 가하지 않은 발효식품을 통해 체내에 공급되어 작용한다.

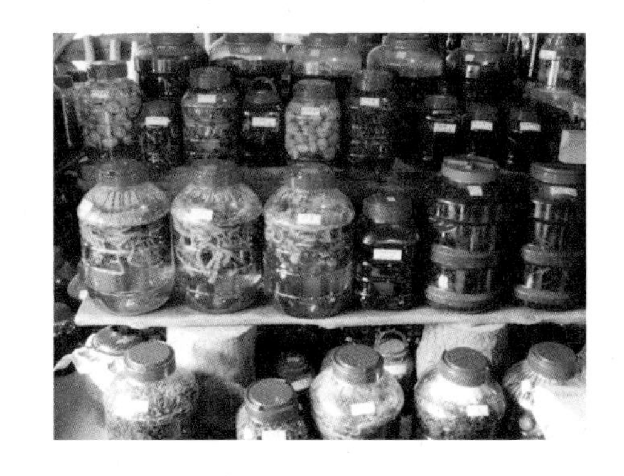

효소에는 식물의 재료에 설탕이나 시럽을 넣어 일정 기간 발효와 숙성 과정을 거친 효소 발효액, 곡물 같은 것을 발효한 효소식품 등이 있다.

사람은 음식을 먹어야 산다. 맛있게 먹은 음식이 효소에 의해 소화과정을 거쳐야 한다. 소화효소가 없어 소화가 되지 않으면 우리 몸에 필요한 영양분을 제대로 흡수할 수 없을 뿐 아니라 생명을 유지할 수 없다. 젊었을 때는 뛰어났던 소화능력이 나이가 들수록 떨어지는 것은 몸 안에 효소가 부족하기 때문이다.

지금까지 밝혀진 1,300여 가지 대사효소는 우리가 먹는 음식을 분해하고 흡수하고 배출하는 데 관여한다. 그 밖에 우리 몸의 신진대사를 촉진하고 혈액을 정화하며 질병을 예방하고 치료할 뿐 아니라 면역력을 높여주고 지방을 분해하는 등의 작용에 관여한다.

4.
효소가 우리 몸에 미치는 영향

유전자 정보로부터 만들어진 효소는 생체 내에서 화학반응을 촉진하는 단백질의 분자로, 몸 안에서 벌어지는 거의 모든 신진대사 활동에 관여한다. 또한 효소는 생명을 유지하기 위해 다양한 생화학 반응을 일으키도록 돕는 촉매제로, 몸속에서 일어나는 작용은 대부분 효소에 의한 것이다. 예를 들면 효소는 음식 소화, 지방 분해, 영양 흡수, 세포 형성, 해독, 살균, 분해 배출, 단백질 생성, 독성물질 해독 등에 사용된다.

몸 안에 효소가 없으면 각각의 영양소는 제 기능을 발휘할 수 없고 생명도 유지할 수 없다. 몸에 효소가 없다면 인체의 모든 기능이 화학반응을 멈추고 한순간도 살아갈 수 없다. 몸에 좋은 음식이나 보약을 먹더라도 효소 없이는 소화가 안 되어 그야말로 '말짱 도루묵'이 된다. 사람은 음식으로 사는 것이 아니라 효소를 통해 소화된 음식으로 살아간다.

효소는 인체에서 수천 가지 화학 반응의 촉매 역할을 한다. 침에 들어 있는 프티알린(ptyalin)은 녹말을 맥아당으로 분해하고 위 속의 펩신(pepsin)은 단백질만 분해한다. 아밀라아제(amylase)는 탄수화물을 분해하고 프로테아제(protease)는 단백질을 분해하며 리파아제(lipase)는 지방을 분해한다. 그 밖에 다른 작용은 하지 않는다.

효소는 뇌, 혈관, 장기, 신경, 세포, 뼈, 근육에 위치하여 각각 생명활동 전 과정에 관여한다. 몸 안에 효소가 부족하면 몸은 쉽게 질병에 노출되고 늙기 때문에 부족해진 효소를 보충해주어야 한다.

몸 안의 효소는 각각 자기 역할을 충실히 해내며 정돈된 생명활동을 한다. 소화기병, 염증, 통증이 있을 때 먹는 소화제, 소염제, 진통제 등이 효소라는 사실을 우리는 모른다.

효소는 우리 몸의 생명활동에 관여한다. 예를 들면 심장 근육의 세포막에 효소가 있기에 규칙적인 심장박동이 가능하다. 혈액 중 ACE(angiotensin converting enzyme: 앤지오텐신 전환효소)가 많으면 혈관이 수축되고 혈압이 올라가는데 또 다른 효소인 앤지오텐시아제(angiotensinase: 앤지오텐신 가수분해효소)가 ACE를 분해하기 때문에 혈압을 낮게 유지해준다. 혈액을 항상 깨끗하게 유지해주는 것도 효소다. 혈전용해제는 오줌에서 유로키나아제(urokinase)라는 효소를 추출하여 만든다. 효소는 몸 안에 침투한 바이러스를 '마크로파지(macrophage)'라고 하는 백혈구가 먹어치운다. 이처럼 우리 몸 안에는 생명을 유지하기 위해 상처받은 DNA를 수리하고 원래대로 고쳐놓는 효소가 있다.

효소는 물처럼 소화과정을 거치지 않으므로 흡수가 빠르고 부작용이 없다. 몸 안의 방어기작을 건드리지 않으므로 면역체계를 억제하지 않는다. 다른 약이나 한약과 혼합 복용이 가능하고 나이와 무관하게 먹을 수 있다. 심장질환이나 동맥질환에 효과적이고 항생제나 항암제의 효능을 높여 회복에 도움을 준다.

효소로 성인병을 비롯해 간질환, 류머티즘 관절염, 암, 소화기 장애, 신장질환, 뇌질환, 알레르기 등을 예방하고 치료할 수 있다.

5.
효소는 어떤 작용을 하나

1. 음식의 소화 · 흡수 · 배출: 탄수화물의 소화, 단백질의 소화, 물에 잘 녹지 않는 기름이나 지방질인 지질의 소화 등에 작용한다.
2. 혈액 정화 및 촉진
3. 면역작용
4. 세포 재생
5. 항암작용 · 항염작용 · 항균작용
6. 적혈구 생산 증가
7. 혈액 내 산과 알칼리 균형조절

6.
효소가 부족하면

1. 소화불량

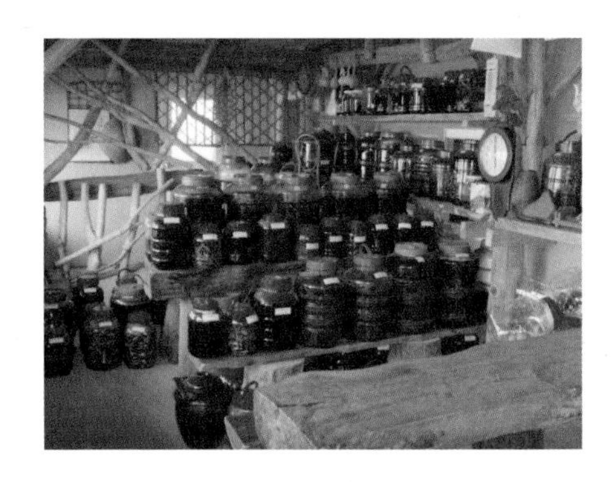

소화불량은 효소가 부족하여 생긴다. 음식을 섭취한 뒤 배가 더부룩하거나 배에 가스가 차고 설사가 잦다. 사람은 음식으로 살아가는 것이 아니라 소화된 음식물에 의해 생명을 유지한다.

2. 생체 조절기능 상실

효소는 몸에서 일어나는 여러 가지 기능을 실질적으로 수행한다. 예를 들면 내분비계에서 호르몬, 인슐린 등을 분비해 몸 안의 혈당량 등을 조절하는 데 효소가 사용된다. 몸 안에 효소가 부족하면 생체 조절기능이 상실되어 각종 질병에 걸린다.

3. 면역체계 붕괴

우리 몸은 스스로 외부에서 들어오는 해로운 물질을 방어할 수 있는 면역체계를 가지고 있다. 효소가 부족해 면역체계가 붕괴되면 항체생성이 미약해져 각종 질병에 걸린다.

4. 신진대사 붕괴

나이가 들면 효소 함유량이 급격히 줄어들면서 신진대사가 떨어진다. 침 속의 효소가 60대에는 20대에 비해 30분의 1 정도다. 몸 안의 효소 보유량이 줄어들면 질병에 걸려 약을 먹어도 잘 듣지 않는 만성질환에 시달린다.

7.
효소를 먹어야 하는 이유

사람은 나이를 먹음에 따라 점점 몸 안에 있는 효소가 고갈되면서 각종 병에 노출된다. 사람이 태어날 때 몸 안에 가지고 있는 효소 양을 100으로 본다면, 20대는 40%, 30대는 50%, 40대는 60%, 50대는 70%, 60대는 80%, 70대는 90%까지 떨어지고 생산 능력이 갈수록 줄어든다.

한의학에서는 오장육부를 간심비폐신(肝心脾肺腎)으로 본다. 50대에는 간기능이 떨어져서 노안(老眼)이 오고, 60대에는 심장병, 70대에는 소화불량, 80대에는 폐질환, 90대에는 신장기능 저하, 100세 이후에는 오장육부가 제 기능을 못하는 이치와 같은 맥락이다.

몸 안에서 만들어지는 소화효소와 대사효소는 무한정 생산되는 것이 아니라 한계가 있기 때문에 외부에서 공급해주어야 한다. 효소가 고갈되거나 부족하면 몸의 화학반응이 너무 느리거나 아예 일어나지 않아 노화가 빠르게 진행되고 질병에 노출될 수밖에 없다.

질병을 앓고 있는 사람, 쉽게 피곤한 사람, 음식을 먹은 뒤 소화가 잘되지 않고 항상 배가 더부룩한 사람, 비만인, 운동선수, 40대 이후 중년, 젊음을 유지하고 증진할 필요가 있는 사람은 공복에 수시로 효소를 음용하면 효과를 볼 수 있다.

(단위: %)

구분	20대	30대	40대	50대	60대	70대
체내효소	60	50	40	30	20	10
소멸효소	40	50	60	70	80	90

* 체내효소가 많을수록 건강이 좋고 적을수록 각종 질병에 걸린다.

8. 효소의 활성력을 높이려면

효소는 1억분의 1mm밖에 안 되는 단백질 알갱이다. 효소 1mL에는 미생물인 효모와 유산균이 수백만 마리에서 수억 마리까지 들어 있다. 단백질은 온도나 수소이온

농도(pH) 등 환경 요인에 영향을 받는다.

효소는 열에 약하고 상온에서는 변한다. 효소는 온도, 저해물질, 세균, pH, 광선, 농도 등의 영향을 받는다. 효소는 대개 18~25℃일 때 기능이 활발하고 41℃가 되면 활성력이 파괴된다. 47℃가 넘거나 100℃ 정도 물에서는 효소 성분이 사라진다.

식물이 가지고 있는 고유한 배당체와 효능을 유지하려면 효소의 활성력이 매우 중요하다. 따라서 20℃ 내외로 냉장 보관하는 것이 좋다.

9. 효소가 만들어지는 과정

발효는 산소를 이용하지 않고 미생물이나 균류 등을 이용해 에너지를 얻는 당 분해과정을 거치므로 사람에게 유익하다. 수분이 있는 식물에 일정 기간 설탕이나 시럽을 넣어두면 미생물이 당을 먹이로 왕성하게 증식하면서 발효를 촉진한다.

한국인이 많이 먹는 김치를 담글 때 배추에 소금을 뿌려두면 딱딱한 배춧잎이 부드러워지면서 세포막이 넓어져 미생물에 의한 발효가 진행된다. 일본에서 만다효소를 연구한 결과 100일~6개월 정도는 당이 인체에 유익한 단당류(포도당)로 변하고, 7년이 지나면 다당류로 변하는 것으로 밝혀졌다. 발효를 거치는 동안 설탕이나 시럽이 각종 미생물의 먹이가 되고 천연과당에 가까운 형태로 환원되면서 식물이나 산야초가 가지고 있는 고유한 배당체와 약성은 고스란히 간직된다.

구분	발효기간	숙성기간	보관	용도	비고
진액(엑기스) 발효액	100일 이상	30일	냉장	요리, 음료	독이 있는 재료는 버린다.
효소 발효액	4년 이상	3년 이상	항아리, 냉장	요리, 음료, 치료	부위별로 다르다.

10. 효소, 어떻게 만들까

준비물

1. 재료(꽃, 잎, 열매, 줄기, 뿌리): 수분이 있는 생물만 가능하고 마른 것은 안 된다.
2. 시럽: 생수에 설탕을 넣고 저으면서 녹여 만든다.
3. 설탕: 흰설탕, 흑설탕, 꿀, 조청, 올리고당 모두 사용할 수 있다.
4. 대야: 재료와 설탕을 섞을 때 필요하다.
5. 항아리나 투명 용기: 발효 기간에는 속이 보이는 플라스틱 용기가 좋다. 항아리

는 안이 보이지 않아 관리에 어려움이 있다. 병 입구가 좁은 투명 페트병은 발효 기간에 발생한 기포 때문에 폭발할 수 있으므로 사용하지 않는 것이 좋으며, 냉장 보관할 때는 사용할 수 있다.

6. 도마: 재료를 적당한 크기로 자를 때 사용
7. 기타: 견출지, 볼펜, 고무줄이나 끈(재료명과 담근 날 기재)

만들기

1. 재료를 물로 깨끗하게 씻어 최대한 물기를 없앤다.
2. 열매가 비교적 작은 오미자, 산수유, 오디, 복분자, 구기자, 보리수, 오가피, 앵두, 매실, 포도, 머루, 다래 열매(충영) 등은 그대로 사용하고 설탕이나 시럽을 넣는다.
3. 열매가 길거나 보통 크기인 키위(다래), 여주, 석류, 더덕, 도라지 등은 알맞은 크기로 잘라서 사용하고 설탕을 넣는다.
4. 칡처럼 두껍고 긴 것은 톱으로 잘라서 사용하고 시럽을 넣는다.
5. 비교적 수분이 많은 사과, 호박 등은 크게 잘라서 사용하고 설탕을 넣는다.
6. 수분이 아주 적은 솔잎 등은 시럽을 넣는다.
7. 잎이 넓은 연잎은 잘게 썰어 사용하고 시럽을 넣는다.
8. 산나물이나 들나물인 오가피 새순, 민들레, 취 종류, 머위, 질경이, 쑥 등은 시럽을 넣는다.
9. 줄기나 뿌리는 적당한 크기로 잘라서 사용하고 시럽을 넣는다.
10. 농약을 하지 않고 재배한 재료는 물로 깨끗하게 씻어야 구더기가 생기지 않는다.

11. 용기나 항아리 안에 재료 부위에 따라 설탕이나 시럽을 넣고 뚜껑을 덮는다.

12. 재료에 따라 대부분 시럽을 사용하며 설탕은 제한적으로 사용한다.

13. 시럽이나 설탕을 얼마나 넣는지는 효소 만들기에서 구체적으로 제시한다.

(단위: %)

구분	꽃	새싹	나물류	줄기	열매	뿌리
설탕	–	–	25~35	–	60~120	–
시럽	20	20~25	30	100	50~80	100

* 용기나 항아리에 재료를 넣었을 때는 무게가 아닌 부피를 기준으로 한다.
* 수분이 부족한 재료는 설탕으로는 효소가 안 되므로 시럽으로 해야 한다.

보관

1. 햇볕이 들지 않는 그늘진 곳에 둔다.
2. 재료에 시럽을 넣은 것은 곰팡이나 뜸팡이(효모)가 생기면 설탕을 넣어 조정해 준다.
3. 재료에 설탕을 재어 놓은 것은 설탕이 밑바닥에서 떡이 되지 않도록 저어준다.
4. 재료에 설탕을 많이 넣어 걸쭉해졌을 때는 찬물을 부어 조정한다.
5. 재료에 설탕이 부족해 식초 냄새가 날 때는 설탕을 더 넣어 조정한다.
6. 이물질이나 초파리가 들어가지 않도록 한다.

관리

1. 재료에 설탕을 넣었을 때는 설탕이 녹게 매일 위아래로 골고루 섞어준다.
2. 재료에 따라, 보관 장소에 따라 거품이 생길 수도 있다.
3. 재료에 독이 있는 매실, 산수유 등은 100일 이후 씨를 제거한다.

4. 약성에 효능이 좋은 열매, 줄기, 뿌리 등은 주재료를 건져내지 않고 그대로 숙성시킨다.
5. 100일이 지났어도 흔들었을 때 기포가 생기면 발효 중인 것이므로 더 숙성해야 한다.
6. 15일 정도는 집중 관리를 해야 한다.
7. 용기의 뚜껑을 열었을 때 펑 하고 액이 흘러나오면 발효 중이므로 음용해서는 안 된다.
8. 발효가 안 되었으면 풋냄새가 나고, 발효가 되었으면 향긋한 냄새가 난다.

저장과 음용

1. 들나물이나 산나물, 포도나 머루 등은 건더기를 건져내고 발효액만 용기에 담아 20℃ 내외의 저온에 보관한다.
2. 엑기스 발효액이나 효소를 원액으로 먹을 때는 소주잔으로 3분의 1 정도를 침으로 녹여 먹거나 한 숟갈 정도를 먹는다.
3. 엑기스 발효액이나 효소를 음용할 때는 반드시 효소 1에 생수나 찬물 3~5배를 넣어서 먹는다.
4. 약성이 강한 개똥쑥 등은 한꺼번에 많이 먹지 않는다.

11.
효소 Q&A

Q. 효소는 어떻게 만드나?

수분이 많은 들나물, 산나물, 산야초, 약초, 나무에 설탕이나 시럽을 일정 기간 재어놓으면 된다. 마른 재료는 미생물이 없어서 효소를 만들 수 없다.

Q. 시럽은 어떻게 만드나?

1. 물에 설탕, 올리고당, 꿀, 조청 등을 30~40% 넣고 5분 정도 저어 녹인다.
2. 가장 적절한 농도는 설탕을 녹였을 때 3분의 2 정도가 좋다.

Q. 식물체 양의 기준은 무게인가, 부피인가?

기준은 부피이지만 식물체의 수분 함량에 따라 다르다.

Q. 문제가 생겼을 때 어떻게 하나?

농도가 걸쭉할 때는 찬물을 넣고 농도가 물처럼 낮을 때는 설탕을 넣는다.

Q. 뜸팡이가 생겼을 때 어떻게 처방하나?

설탕이 부족한 것이므로 설탕을 넣고 저어준다.

Q. 구더기가 생기지 않게 하려면?

주로 농약을 하지 않은 쑥이나 나물 종류에서 구더기가 생기므로 처음에 물로 충분히 씻어야 한다.

Q. 식물체나 산야초로 효소를 담갔는데 이상한 냄새가 날 때는 어떻게 하나?

1. 햇빛을 피하고 그늘진 장소로 옮긴다.
2. 설탕이 부족한 것이므로 설탕을 넣고 저어준다.

Q. 용기 바닥에 설탕이 가라앉아 떡이 되었는데 어떻게 하나?

설탕이 풀려 녹도록 3~5일 간격으로 저어준다.

Q. 반드시 전통 항아리를 사용해야 하나?

1. 항아리를 사용하면 좋지만 투명 용기나 유리병도 괜찮다.
2. 투명 용기는 속이 보여 관리하기가 편하다.

Q. 아파트 베란다에 오래 두었을 때 용기가 폭발하기도 하는 이유는?

미생물, 균류 등이 증식할 때 기포가 생기는데 이때 병 입구가 좁은 것은 폭발할 수 있으므로 넓은 것을 사용해야 한다.

Q. 꼭 100일이 되어야 효소가 되나?

1. 식물체나 산야초가 모두 그런 것은 아니다. 4년째부터 단당류로 바뀌기 시작해 7년이 지나면 다당류로 바뀐다고 한다.
2. 매실, 오미자, 오디, 복분자, 마가목, 나물 종류 등은 100일 정도 지나면 발효

되므로 음용할 수 있다.

Q. 왜 저온 냉장 보관을 하나?

단백질 알갱이인 효소는 상온(25도 이상)에서는 활성력이 떨어지고 41도가 넘으면 죽는다.

Q. 효소를 담근 지 100일이 되었을 때 건더기는 어떻게 하나?

재료에 독이 있는 매실이나 산수유는 건더기를 빼내야 하지만 효능이 좋은 산야초는 그대로 두어도 상관없다.

Q. 한 식물체에 다른 재료를 섞어도 되나?

효능이 뛰어난 약초는 한 가지만으로 담는 것이 좋으며 쑥, 취, 민들레, 미나리 등은 섞어도 무방하다.

Q. 당뇨환자가 음용해도 되나?

7년 이상 된 정제효소나 산야초 효소는 다당류가 되었으므로 전혀 문제가 없다.

Q. 효소 원액을 먹으면 어떻게 되나?

원액을 음용할 때는 한 숟가락을 침으로 녹여 먹고 한꺼번에 많이 먹지 않는다.

Q. 병원에서 처방한 약이나 한의원에서 지은 한약을 효소와 함께 먹어도 되나?

함께 먹어도 부작용이나 해가 전혀 없으니 수시로 찬물에 희석해서 먹는다.

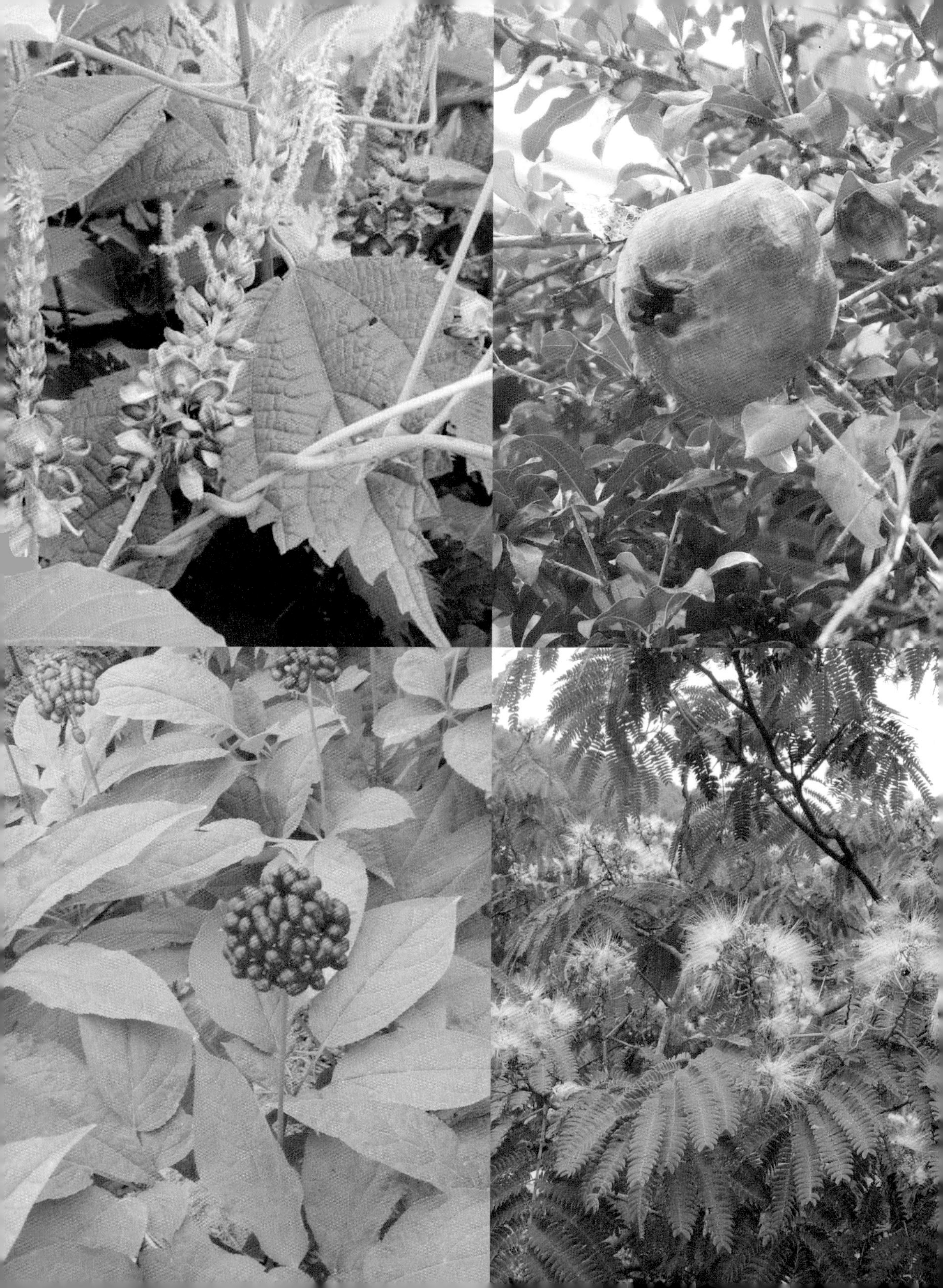

3장

사람이 고칠 수 없으면 자연에 맡겨라!

1. 자연의 놀라운 생명력

풀 초(艹)에 즐거울 락(樂)이 조합된 약(藥)은 '먹어서 즐거운 약'이라는 뜻이다. '신토불이(身土不二)'는 사람은 자기가 발 딛고 사는 땅의 조건에 알맞은 먹거리와 제철에 나는 채소, 과일 등을 먹어야 한다는 뜻이다. 식물의 생명력을 최고 상태로 섭취하려면 영양소가 손실되지 않게 먹는 것이 중요하다. "병자는 염소 한 마리를 사서 1년 동안 그 뒤를 따라다니며 염소가 먹는 것만 먹어라"라는 말이 있듯이 자연에 자생하는 온갖 식물에 건강의 답이 있다.

《자연치유(Spontaneous Healing)》의 저자로 유명한 웨일(Andrew Weil)은 "신체는 스스로 치유할 수 있는 체계를 가지고 있으며, 비록 성공적으로 치료되었다 해도 그 결과는 우리 몸 안에 이미 있던 치유체계의 활동에 따른 것이다"라고 했다. 이렇듯 우리 몸은 스스로 치유하는 능력을 지니고 있으므로 질병을 치료하는 것보다 더 중요한 것이 질병에 걸리지 않도록 면역력을 키우는 일이다.

발효되지 않은 가공식품이나 인스턴트식품은 자연식으로서 가치를 상실했기 때문에 건강에 도움이 되지 않는다. 예를 들면 인삼에 함유된 항암성분인 사포닌(saponin)과 알칼로이드(alkaloid)와 마늘의 중요한 성분으로 아미노산의 일종인 알리신(allicin)에 열을 가하면 이런 성분들이 사라져버린다.

고지방, 고칼로리 식사를 하고 가공식품을 좋아하는 젊은 사람들 중에는 혈액암(백혈병) 환자가 많다. 음식에 들어 있는 영양분은 발효 과정에서 유산균 등이 소화가 잘되도록 어느 정도 분해하기 때문에 몸에 잘 흡수된다. 이것이 우리가 어렸을 때부터 전통 발효식품인 된장이나 김치를 먹어야 하는 이유다.

자연에서 에너지를 받으며 농축된 씨앗과 열매를 가장 이상적으로 먹는 방법은 우주의 기(氣)가 살아 있는 자연 그대로 먹는(자연식) 것이다.

자연식이란 화학조미료 같은 첨가물을 넣지 않고 요리해서 먹는 것을 말한다. 현대의학은 각종 질병에 항생(抗生)으로 처방하지만 환자는 오히려 늘고 있다. 질병에 걸렸을 때 항생제 치료가 습관적으로 계속되면 어지간해서는 병이 낫지 않고 만성으로 발전하기 때문에 자연식을 해서 면역력을 키우는 일이 시급하다.

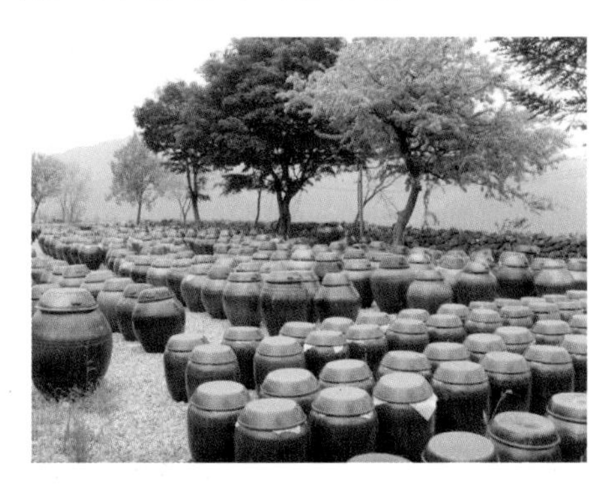

육식을 하게 되면 소화대사 때 생기는 황산, 인산, 질산, 요산 등 때문에 산성체질이 되어 질병에 쉽게 노출된다. 흰쌀밥만 먹으면 불완전 연소로 생기는 피부르산, 젖산 등과 같은 산 때문에 산성체질이 되므로 칼슘이 풍부한 음식을 섭취하여 중화해야 한다.

2.
몸의 독소를 정화하라!

똥에서 냄새가 나고 안 나는 차이는 하늘과 땅의 차이와 같다. 사람은 몸 안의 독소를 자체적으로 정화하는 시설을 갖추고 있지만 자연식을 하지 않고 각종 첨가물이 들어간 가공식품을 먹기 때문에 몸 안에 독소가 쌓인다.

우리가 흔히 접하는 식품첨가물은 320가지가 넘는데, 여기에는 몸에 해로운 독성물질이 2,700여 가지나 들어 있다. 방부제, 착색제, 표백제 등 식품첨가물을 한 사람이 1년에 25kg이나 섭취한다고 하니 체내 독소과잉 상태일 수밖에 없다.

음식물이 효소에 의해 흡수되고 찌꺼기는 배출되어야 하는데 오랜 시간 몸 안에 쌓이면 신진대사가 제대로 되지 않아 병이 생길 수밖에 없다.

몸의 독소를 해독하려면 오염이 안 된 공기, 맑은 물, 살아 있는 엽록소를 먹어야 한다. 우리 몸의 피는 매일 먹는 음식물과 직접 관계가 있다. 녹황색 채소와 산야초에 함유된 엽록소가 몸 안에 들어오면 혈액에 산소를 공급해주는 헤모글로빈으로 바뀌어 천연 철분제인 좋은 피를 만들어낸다.

육식을 즐기는 사람의 방귀 냄새나 용변 후 냄새가 지독한 것은 장내 세균 때문이다. 유해세균이 음식물을 부패시키면서 냄새를 유발하는 가스를 만들어낸다. 육식을 하는 사람이 채식을 하는 사람에 비하여 입이나 몸에서 냄새가 심한 경우 야채즙을 꾸준히 복용하면 냄새가 없어지는 것은 엽록소 때문이다. 엽록소는 천연 해독제로서 세균 감염을 예방하고 몸 안의 환경을 정화하며 독소를 제거해준다.

3.
한국은 질병공화국인가

한국은 IMF 경제위기를 넘기면서 경제대국이 되었지만 질병 발생률이 OECD 회원국 평균의 두 배가 넘는 질병공화국이 되었다. 해마다 환자증가율, 의료증가율, 암 발생률과 사망률 1위를 차지하고 있고 비만, 당뇨 등 대사증후군 환자가 1,000만 명이나 되며 불임률과 자살률이 1위다. 여기에 9세 미만 어린이 30%가 잦은 감기, 만병의 근원인 변비, 아토피, 비염에 시달리고 있다.

질병공화국의 주범은 무엇일까? 농약으로 수확한 식자재에 방부제 등 화학첨가물의 가공식품 첨가를 허용한 식품정책에도 문제가 있지만 평소 발효식품을 멀리한 식습관 때문이다.

오늘날 대다수 의료인이 병을 치료하는 의료의 본질에 충실하지 않는다. 선진의료라고 하는 양의와 한의조차 협진은 하지 않고 서로 부정하면서 갈등하고 공격하는 현실에 탄식만 나올 뿐이다. 왜 상대가 하는 것을 부정하고 집단으로 비난하는가? 그 이유는 자기 영역을 지키겠다는 단 한 가지일 것이다. 정작 내 병을 고쳐주지 못하는 현실에 직면한 사람들은 말한다. 치료는 뒷전이고 자신들의 이권을 침해받으면 설사 그런 지적이 옳다고 해도 공격하는 세상이라고.

환자 처지에서 보면 당장 병들어 고통받고 죽어가는 사람 앞에 무슨 법이 필요한가? 양의면 어떻고 한의면 어떻고 민간의학이면 어떤가? 침이면 어떻고 뜸이면 어떻고 주사면 어떤가? 천연요법이면 어떻고 운동이면 어떤가?

미국의 아미시(Amish) 공동체는 전기, 자동체 등 현대 문명을 거부하고 19세기 수준의 농업기술로 하루 10시간 이상 자연인처럼 육체 활동을 한 결과 당뇨병 유병률이 2%에 불과하다. 잘 먹지만 일은 하지 않는 애리조나 주 솔트 강 주변의 피마(Pima)인디언은 30대 이상 성인의 51%가 당뇨병 환자이고 해마다 '뚱보'가 급증하면서 1900년대에 45세 이상 남녀에서 당뇨병 발생률이 70%대까지 치솟는 대재앙을 맞았다.

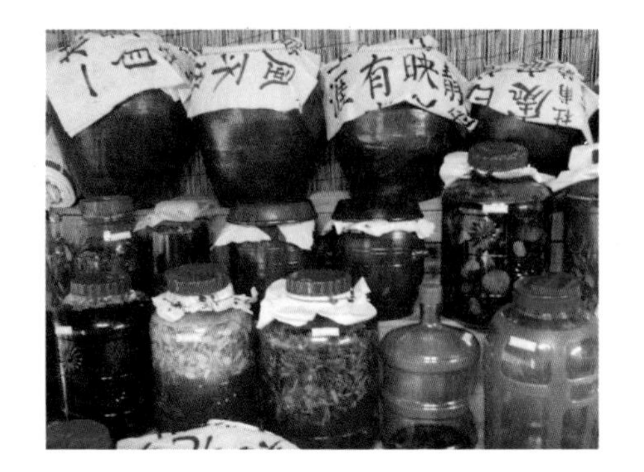

4.
발효식품을 먹어라!

조선시대 왕실에서는 음식으로 몸을 보양하는 식치(食治)를 약보다 중시했다. 전순의(全循義)가 편찬한 《식료찬요(食療纂要)》에서 "세상을 살아가는 데 음식이 으뜸이고 약물이 그다음이다"라고 했듯이 현재 건강은 지금까지 먹어온 식습관의 결과다.

발효식품이 몸에 좋은 이유는 첫째, 발효작용을 하는 원재료 자체가 건강에 좋고,

둘째, 발효 과정을 거치면서 유산균 등이 소화가 잘되도록 어느 정도 분해해놓고, 셋째, 발효 과정에서 증식하는 유산균 등이 건강에 도움을 주기 때문이다. 유산균은 사람의 장에서 다른 잡균이 음식물을 이상 발효시키지 못하도록 억제함으로써 장 건강을 유지해준다.

살아 있는 효소를 섭취하는 사람은 건강하다. 탄수화물이 탈 수 있는 온도는 380℃나 된다. 사람의 평균 체온은 36.5℃이지만 탄수화물을 에너지로 바꿀 수 있는 것은 효소의 작용이 있기에 가능한 일이다.

청국장의 경우 발효 이전의 콩에는 없던 나토키나아제 효소와 폴리감마글루탐산, 레반이라는 끈적끈적한 실 형태의 물질이 생긴다. 나토키나아제(Nattokinase) 효소는 혈전용해에 효과가 있다. 폴리감마글루탐산(γ-PGA)은 칼슘 흡수를 촉진하고 레반(levan)은 몸 안에서 인슐린과 유사한 작용을 해서 혈당을 낮춰준다.

필자는 채식주의자로서 육류, 튀김류, 기름기가 많은 식품, 정백식품, 가공식품, 인스턴트식품, 조미료 · 맛소금 · 향신료가 들어간 음식, 기호식품, 청량음료 등은 먹지 않는다.

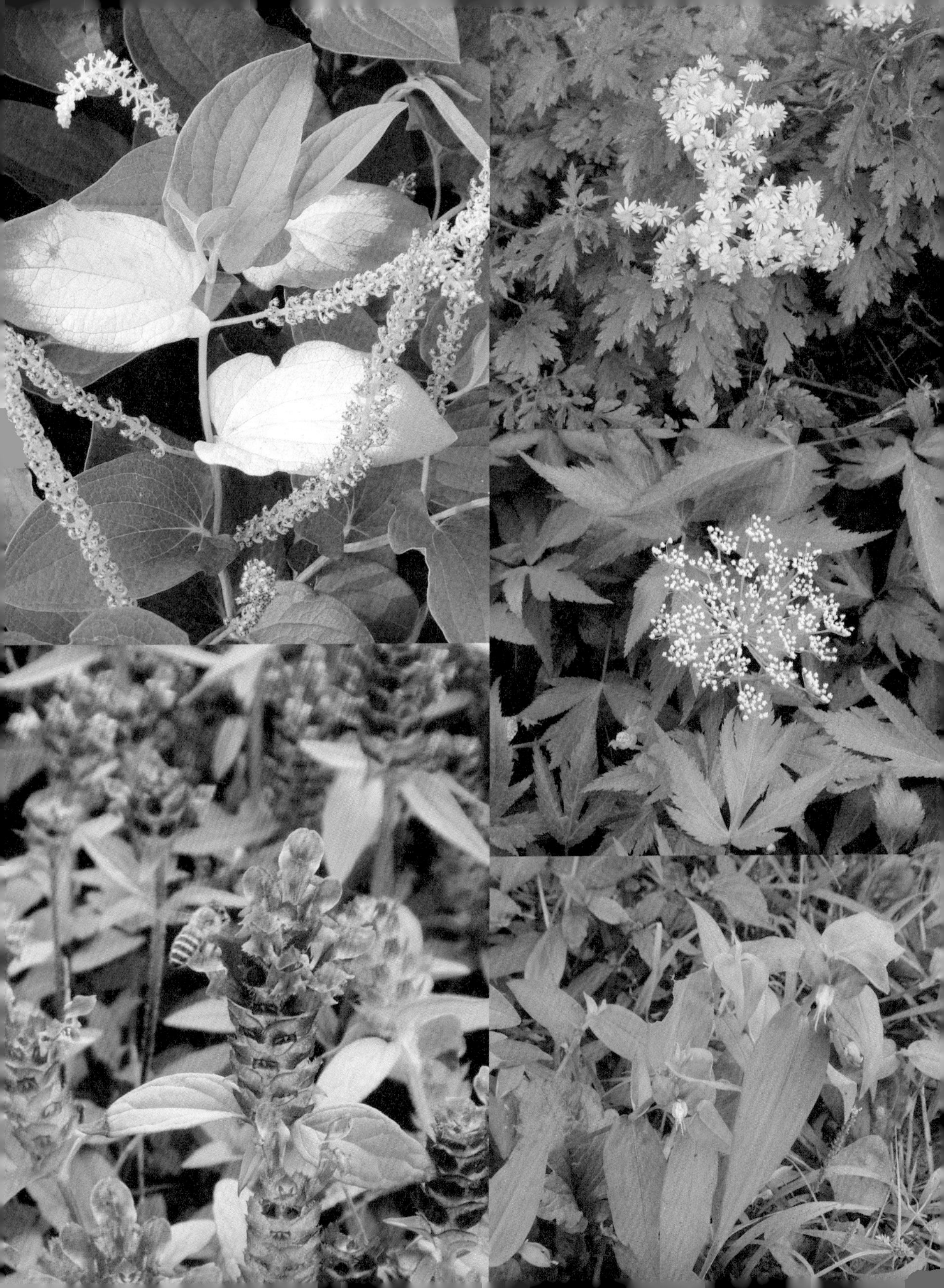

4장

현대인의 질병에 좋은 효소

1.
암에 좋은 효소 6가지

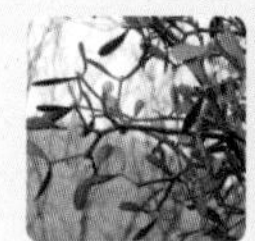
겨우살이

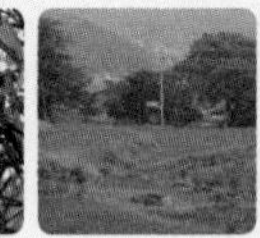
꿀풀

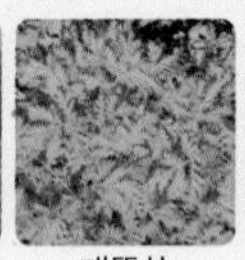
개똥쑥

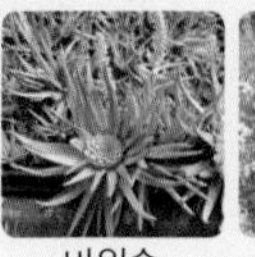
바위솔

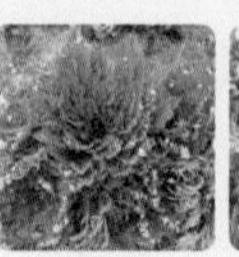
부처손

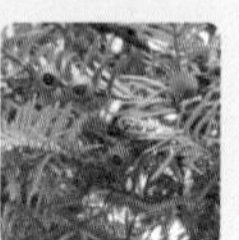
주목

암, 조기 발견만이 살길이다

암은 불치병의 대명사인가 아닌가?

식습관, 흡연, 잦은 스트레스가 암을 부른다.

암을 유발하는 위험인자를 줄이고

다양한 과일과 채소를 섭취하면 암을 예방할 수 있다.

평소에 면역력을 강화하라!

자연을 가까이하고 산속으로 들어가라!

2003년 전 세계 8,000여 명을 감염시키고 900여 명을 사망에 이르게 한 사스(SARS, 중증급성호흡기증후군), 2009년 12만 명이 넘는 사망자를 낸 신종플루, 에볼라 출혈열, 2015년 5월 메르스(MERS, 중동호흡기증후군) 등 신종 질병이 창궐하지만 한국 사람에게 가장 무서운 병은 바로 암(癌)이다.

한국인 사망 원인 1위는 암이다. 4명 중 한 명은 암으로 사망한다. 하지만 모든 암이 곧 죽음을 의미하는 것은 아니다. 암은 예방이 가능하고 조기에 발견만 하면 완치율이 높다. 암환자 2명 중 1명은 완치되므로 암은 이제 정복할 수 있는 병이고 대책이 있는 병이다. 암은 여전히 사람들에게 공포의 대상이지만, 적절한 치료(진단 기술, 수술법, 항암제, 대체요법 등)와 효과적인 관리로 완치를 기대할 수 있는 병이 되었다. 암을 유발하는 요인으로는 유전적 요인, 잘못된 식습관, 흡연, 스트레스, 환경적 요인 등이 있다. 암은 금연만 해도 기본적으로 70%는 예방할 수 있으며, 정복할 수 있는 병이라는 적극적인 마음가짐이 중요하다.

경상대학교 건강과학연구원에서는 민간에서 항암효과가 있다는 약초 60여 종에 대해 6개월간 한국생명공학연구소 자생식물이용기술사업단에 실험을 의뢰했다. 그 결과 4주간 생리식염수만 먹인 뒤 약초를 투여했더니 10종에서 항암효과를 보였다. 이 중 겨우살이 80%, 꾸지뽕나무 70%, 하고초(꿀풀) 75%, 와송 50% 등이 효과가 탁월한 것으로 밝혀졌다. 유럽에서는 1926년부터 겨우살이를 암세포를 억제하는 데 사용하고 있으며, 일엽초, 개똥쑥을 비롯한 약초를 대상으로 실험을 진행해 신약을 개발하고 있다.

최근 임상실험에서는 식도암 환자와 위암 환자가 상백피 40g을 1시간 동안 담갔던 식초를 상복하면 회복이 빠른 것으로 입증되었다. 꾸지뽕나무 뿌리와 껍질은 생쥐 실험에서 복수암 억제율이 51.8%, 체외 실험에서는 암세포 억제율이 70~90%로 밝혀졌다.

현대과학기술연구소의 유전공학연구소 유익동 박사가 〈꾸지뽕나무에서 분리한 신규 플라보노이드계 화합물 제리쿠드라닌의 화학구조 및 생물 활성〉이라는 논문에서, 지리산 일대에서 자생하는 꾸지뽕나무 줄기의 껍질에 폐암, 대장암, 피부암,

암

자궁암 등에 효과가 높은 성분이 함유되어 있다고 밝혔듯이, 꾸지뽕나무는 암 환자들이 희망을 거는 나무가 되었다. 그러다 보니 산에 자생하는 자연산 꾸지뽕나무가 멸종 위기를 맞고 있다.

중앙암등록본부가 2008~2012년까지 주요 암 5년 생존율을 발표한 결과에서 갑상선암 100%, 전립선암 92.3%, 유방암 91.3%, 대장암 74.8%, 위암 71.5%, 간암 30.1%, 폐암 21.9%로 나타났듯이 여전히 간암이나 폐암은 완치율이 낮다.

암을 예방하려면 면역력을 강화하고 몸을 따뜻하게 하며 생활습관과 식습관을 녹황색 채소 위주로 하면서 스트레스 같은 위험인자를 줄이는 게 급선무다.

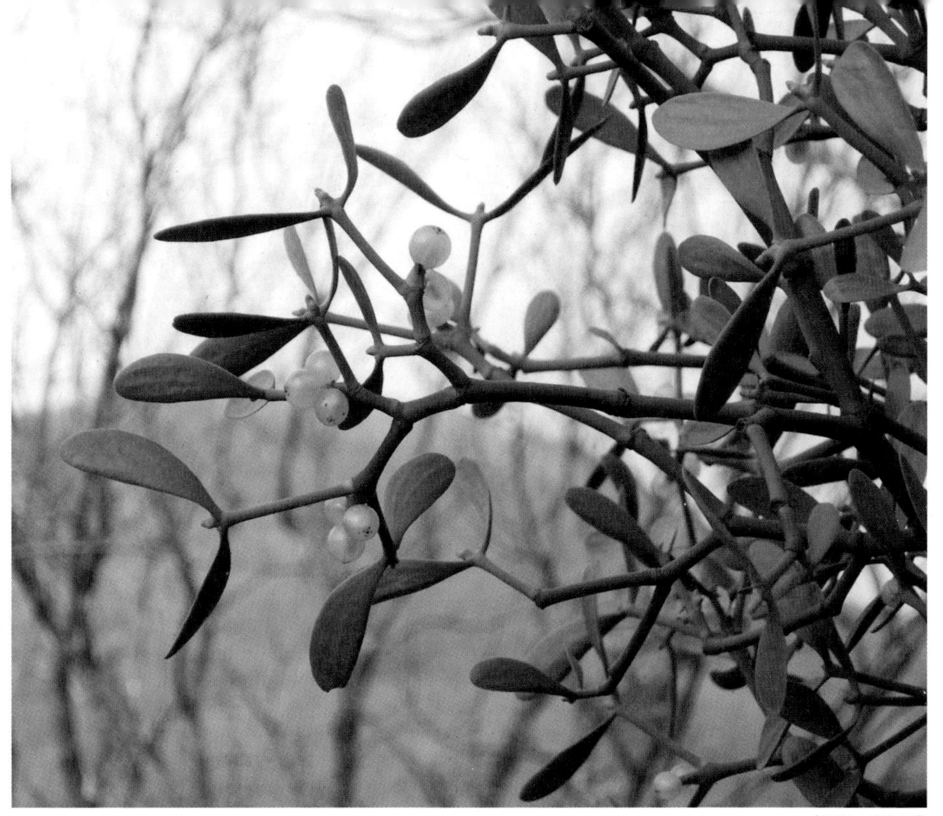

〈사진 : 배종진〉

겨우살이

학명 : *Viscum album var. coloratum*

꽃말 : 강한 인내심

한약명 : 곡기생(槲寄生)

다른 이름 : 동청, 황금가지, 기생초, 생기생

분류 : 겨우살잇과의 늘푸른떨기나무

꽃 : 2~3월(연노란색)

지름 : 50~100cm

채취 : 10~2월(가을, 겨울)

이용 : 잎, 줄기

분포지 : 전국의 산속, 강원도

효능 : 암, 관절염, 고혈압, 진통, 소염, 요통, 동맥경화

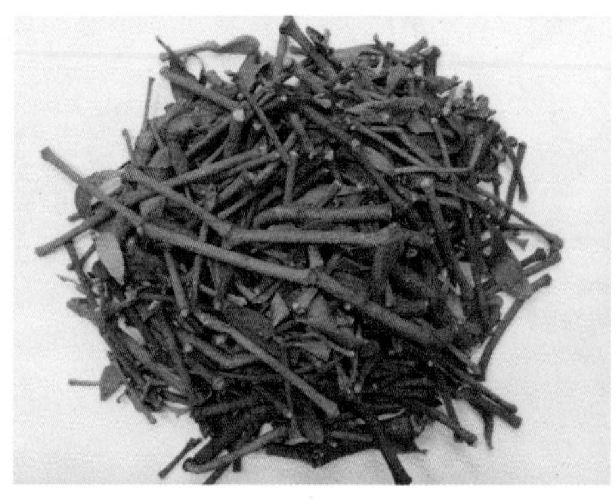

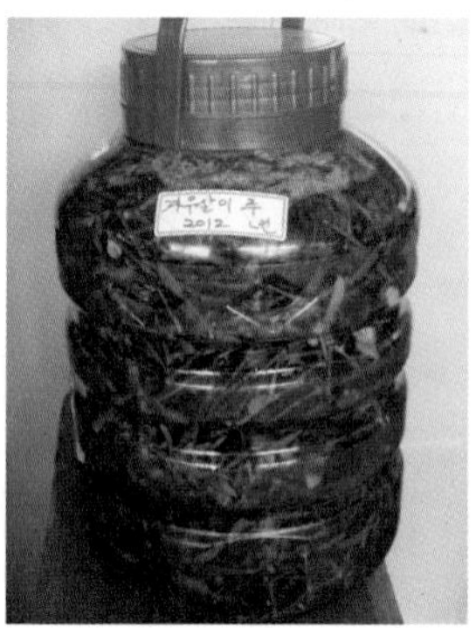

겨우살이는 세계적으로 200여 종에 900종 남짓한 종이 더부살이를 하면서 땅에 뿌리를 내리지 않고 다른 식물에 붙어서 사는 기생나무다. 참나무에 사는 겨우살이를 곡기생(槲寄生), 뽕나무에 사는 겨우살이를 상기생(桑寄生)이라 한다. 그 밖에 배나무, 자작나무, 팽나무, 밤나무, 동백나무, 오리나무 등에도 기생하면서 잎사귀에 엽록체를 듬뿍 담고 스스로 광합성을 한다.

겨우살이는 독성이 없어 식용보다는 약용으로 가치가 높다. 겨우살이에는 항암 성분인 비스코톡신(viscotoxin)이 들어 있어 암을 다스린다. 1926년부터 유럽에서는 겨우살이에서 암치료 물질을 추출하여 임상에 사용하고 있다. 중국 동물 실험에서는 겨우살이 추출물을 흰쥐에게 투여하자 암세포가 70% 줄어들었다.

TIP

- 기생뿌리를 길게 박아 기생나무의 관다발(물관과 체관)에서 수액(물과 양분)을 들이 빨고, 파고든 나무가 관다발을 틀어막아 기생나무가 끝내 시름시름 말라서 죽게 한다.
- 겨우살이 열매 속의 씨앗에는 비신(viscin)이라는 물질이 들어 있다. 새가 살집이 통통한 열매를 따 먹으면 접착력 탓에 새부리에 씨알이 찍찍 들러붙는다.

‖ **채취 부위** 잎, 가지

‖ **약리작용** 항암, 이뇨, 항균

‖ **약초 만들기** 늦가을부터 이른 봄에 모양이 둥근 잎과 줄기를 통째로 채취해 햇볕에 황금색이 될 때까지 말려서 쓴다.

‖ **효소 만들기 포인트**

설탕	시럽
×	○

❶ 잎과 줄기가 마르기 전 적당한 크기로 잘라 용기나 항아리에 넣는다.

❷ 시럽을 재료의 80%까지 부어 100일 이상 발효시킨다.

❸ 건더기는 건져내지 않고 용기에 담아 그늘이나 20℃ 내외의 냉장고에 보관한다.

효소요법 엑기스발효액이나 효소원액을 음용할 때는 한 숟가락 정도를 침으로 녹여 먹는다. 암, 관절염에는 효소 1에 생수 3을 희석하여 공복에 음용한다.

민간요법 끓여 식혀서 80℃ 정도 된 물에 잎과 가지를 넣고 우려내 꿀을 타서 차로 마신다. 황금색으로 변한 잎과 줄기를 가루 내어 찹쌀과 배합해 환을 만들어 식후에 30~40알 먹는다.

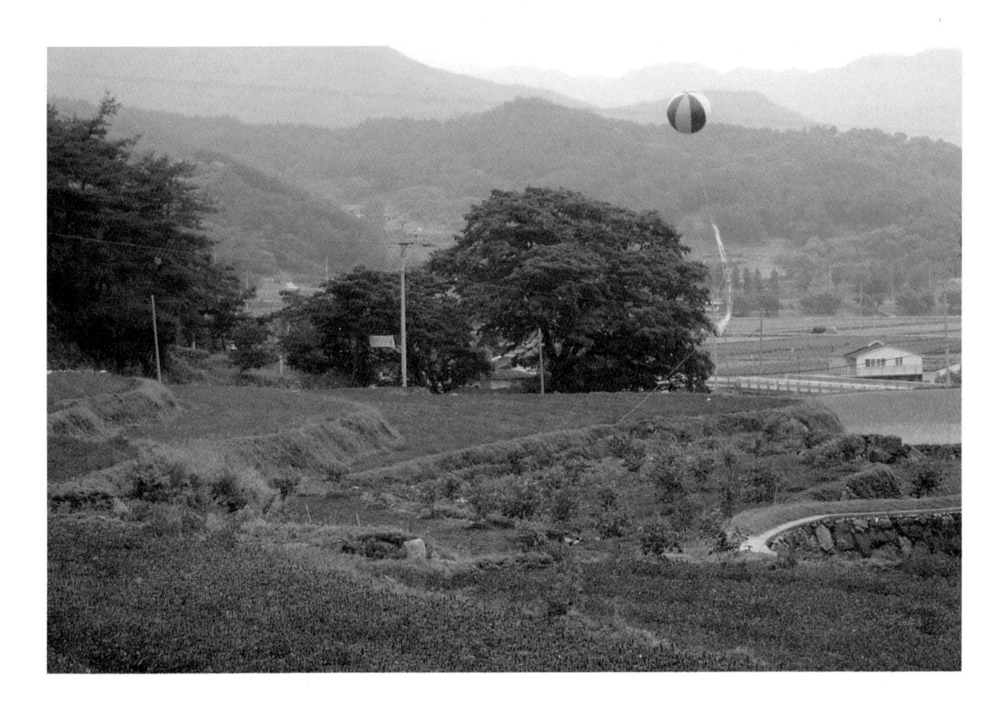

꿀풀

학명 : *Prunella vulgaris var. lilacina*

한약명 : 하고초(夏枯草)

꽃말 : 불굴의 의지

다른 이름 : 동풍, 철색초, 맥하고, 근골초

분류 : 꿀풀과의 여러해살이풀

꽃 : 5~7월(붉은빛을 띤 보라색)

지름 : 10~40cm

채취 : 봄~여름(꽃과 잎)

이용 : 꽃, 전초

분포지 : 전국의 들과 산기슭 양지

효능 : 암, 갑상선암, 갑상선, 나력(瘰瀝, 임파선염), 급성유선염

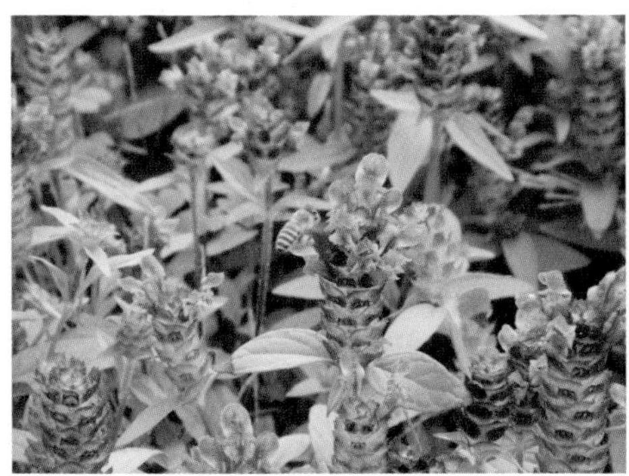
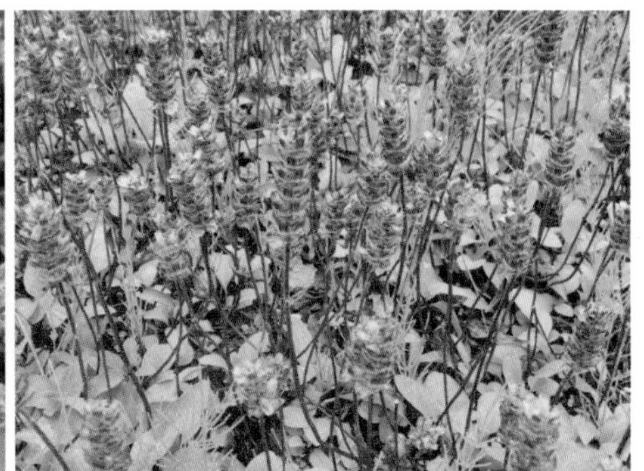

암

다른 꽃에 비해 꽃에 꿀이 많이 들어 있어 꿀풀이라고 한다. 다른 이름으로 방망이처럼 생긴 꽃차례에 꽃이 빽빽이 달려 있어 꿀방망이, 꽃이 입술 모양을 닮았다 하여 순형화관(脣形花冠)이라는 애칭이 있다.

꿀풀은 식용, 약용, 관상용, 밀원용으로 가치가 높다. 꽃이 피었을 때 꽃술을 따 먹기도 하고 관상용으로 심기도 한다. 경남 함양군 백전면 하고초마을에서는 논과 밭에 집단으로 재배하는데, 꿀풀이 만발할 때는 벌들에게 축제의 장이 된다.

‖ 채취 부위 꽃봉오리, 꽃, 전초, 줄기

‖ 약리작용 항암, 이뇨, 항균, 소염

‖ 약초 만들기 약초로 만들 때는 봄과 여름에 걸쳐 꽃, 잎, 전초를 통째로 채취해 그늘에 말려서 쓴다.

‖ 식용 봄에 꽃을 따서 생으로 먹거나 꽃이 피기 전 어린잎을 따서 끓는 물에 살짝 데쳐서 나물로 먹는다.

‖ 효소 만들기 포인트

설탕	시럽
×	○

❶ 꿀풀의 꽃과 전초를 따서 마르기 전에 용기나 항아리에 넣는다.

❷ 시럽을 재료의 20%까지 부어 100일 이상 발효시킨다.

❸ 건더기는 건져내지 않고 용기에 담아 그늘이나 20℃ 내외의 냉장고에 보관한다.

효소요법 엑기스발효액이나 효소원액을 음용할 때는 한 숟가락 정도를 침으로 녹여 먹는다.

암, 갑상선, 나력에는 효소 1에 생수 3을 희석하여 공복에 음용한다.

민간요법 봄에 꽃을 따서 달인 물을 차로 마신다.

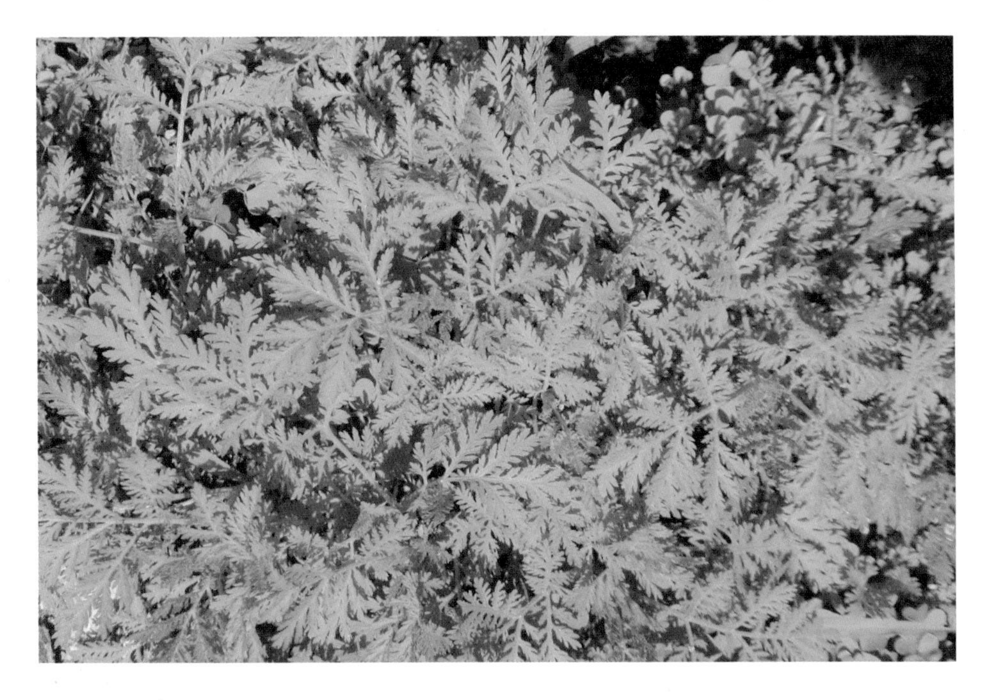

개똥쑥

학명 : *Artemisia annua*

한약명 : 황화호(黃花蒿)

꽃말 : 기쁜 세상

다른 이름 : 잔잎쑥, 개땅쑥, 인진호(茵蔯蒿)

분류 : 국화과의 한해살이풀

꽃 : 6~8월(녹황색)

키 : 1~1.5m

채취 : 봄

이용 : 전초

분포지 : 전국의 산기슭이나 밭둑

효능 : 암, 학질, 냉증, 혈액순환

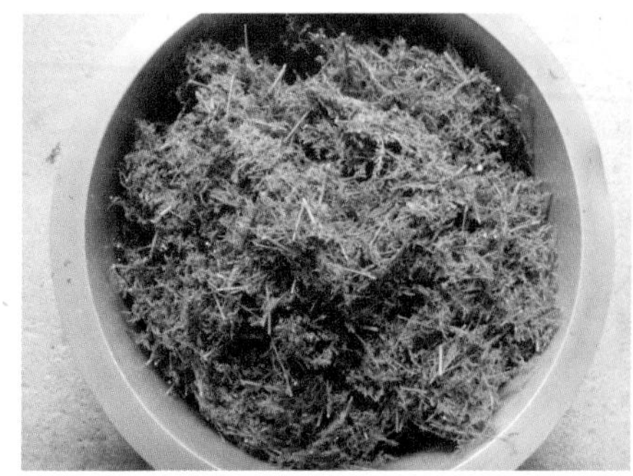

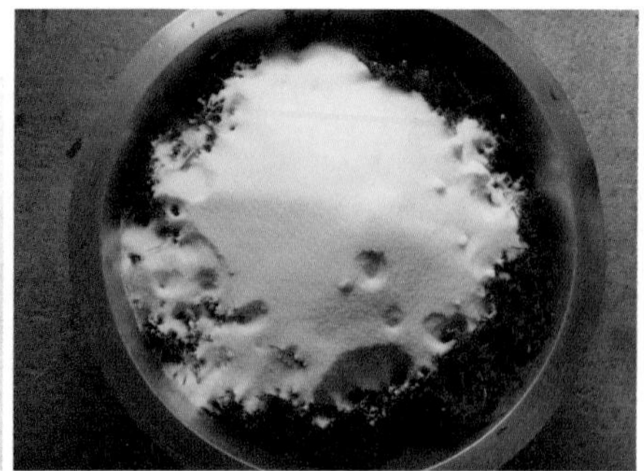

우리 조상은 손으로 뜯어서 비벼보면 마치 개똥 같은 냄새가 난다 하여 개똥쑥이라고 하였다. 그동안 개똥쑥은 학질(瘧疾)을 치료하고 열을 식히며 염증을 가라앉히는 데 썼는데, 2008년 미국 워싱턴대학교 연구팀이 〈암저널〉에서 "개똥쑥이 기존의 암환자에게 부작용은 최소화하면서 항암효과는 1,000배 이상 높은 항암제로 기대된다"라고 발표하면서 주목받기 시작했다.

개똥쑥은 항암효과는 물론 당뇨나 고혈압 등 성인병에까지 좋다는 소문이 퍼져나가면서 무차별하게 채취당하고 있다. 개똥쑥은 약성이 강하므로 한꺼번에 많이 먹으면 안 된다.

‖ 채취 부위 전초, 줄기

‖ 약리작용 항암, 살충, 항균

‖ 약초 만들기 개똥쑥은 성숙했을 때 채취해 그늘에 말려서 쓴다.

‖ 식용
❶ 식용하거나 효소로 만들려면 키가 30cm 미만일 때 채취한다.
❷ 봄에 채취해 된장에 넣어 먹거나 쑥처럼 갈아서 떡을 만들어 먹는다.

∥ **효소 만들기 포인트**

설탕	시럽
○	○

암

❶ 봄에 개똥쑥이 30cm 미만일 때 채취해 적당한 크기로 자른 다음 같은 양만큼 설탕을 넣고 버무린다.

❷ 용기에 담고 위에 설탕을 넣는다.

❸ 개똥쑥은 물기가 부족하므로 찬물을 용기의 10%까지 붓는다.

❹ 햇볕이 들지 않은 서늘한 실내에 100일 이상 둔다.

❺ 건더기는 건져내고 효소만 용기에 담아 그늘이나 20℃ 내외의 냉장고에 보관한다.

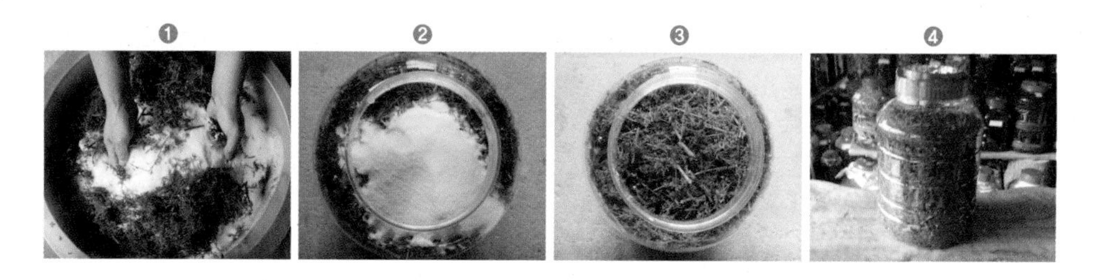

효소요법 엑기스발효액이나 효소원액을 음용할 때는 한 숟가락 정도를 침으로 녹여 먹는다. 약성이 강하니 한꺼번에 많이 먹지 않는다. 암에는 효소 1에 생수 3을 희석하여 공복에 음용한다.

민간요법 봄에 어린잎을 따서 차로 만들어 마시거나 가루 내어 찹쌀과 배합해 환으로 만들어 식후에 30~40알 먹는다.

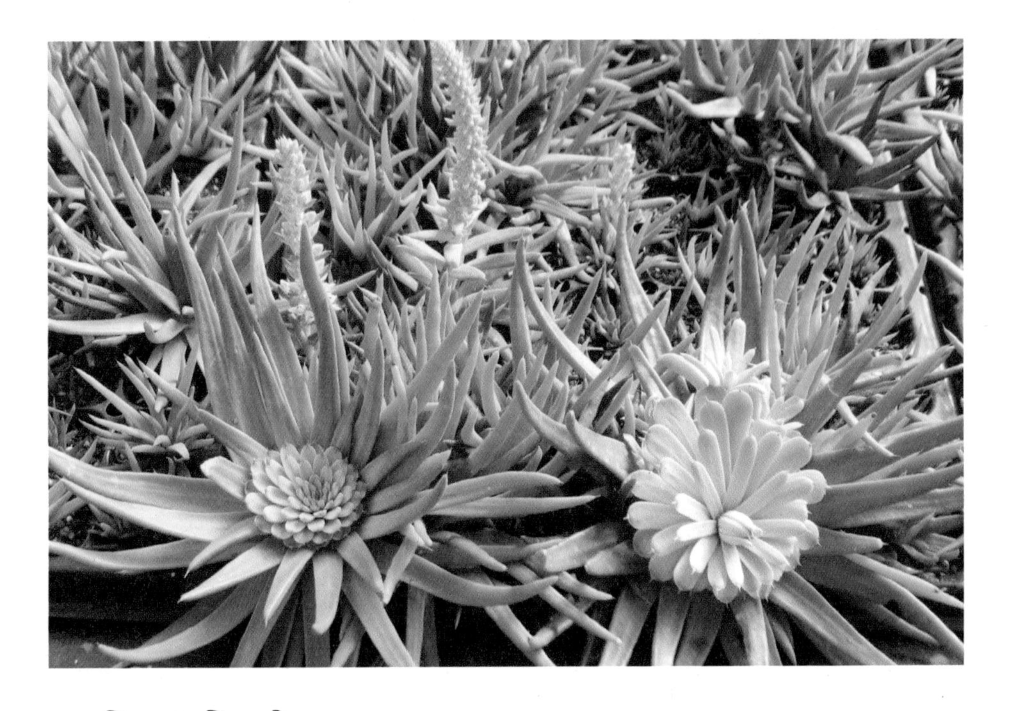

바위솔

학명 : *Orostachys japonicus*

한약명 : 와송(瓦松)

꽃말 : 하늘 지붕

다른 이름 : 와연화, 지붕지기, 와상

분류 : 돌나물과의 여러해살이풀

꽃 : 9월(흰색)

키 : 1~1.5m

채취 : 여름~가을

이용 : 전체

분포지 : 중부 이남, 지붕 위, 바닷가의 바위

효능 : 암, 간염, 청열해독(淸熱解毒), 이습(利濕), 통경(通經), 폐렴

바위솔은 땅에 뿌리를 내리지 않고 주로 지붕 위의 기와나 바닷가 바위에서 생명을 유지한다. 뿌리에서 나온 잎은 방석처럼 퍼지고 끝이 가시처럼 뾰쪽하고 딱딱하다. 줄기에서는 잎자루가 없는 통통한 잎이 돌려나고 끝은 딱딱해지지 않는다. 전체에 물기가 많으며 꽃을 피워 열매를 맺은 다음 죽는다.

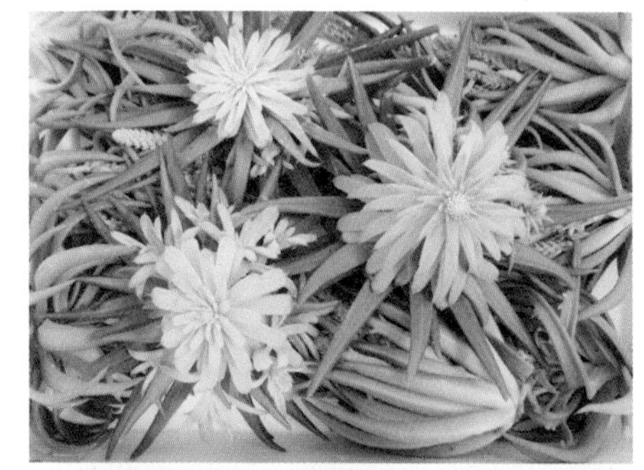

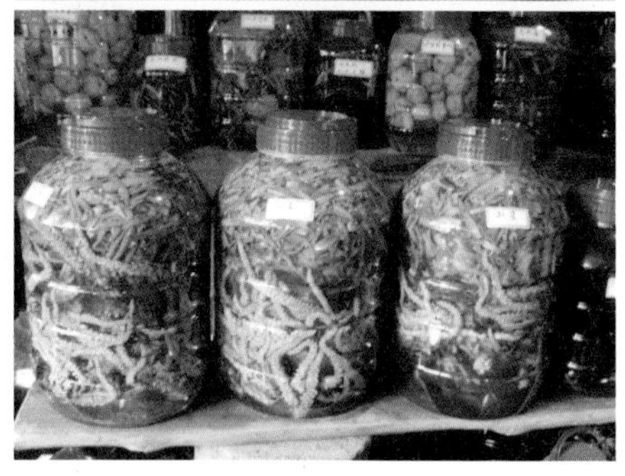

바위솔은 잎이 다닥다닥 달리고 잎자루가 없지만 꽃받침은 있다. 다른 이름으로 지붕을 지킨다 하여 지붕지기, 연꽃 모양과 비슷하다 하여 와연화, 그 밖에 와상, 암송 등으로 부른다. 최근 암에 좋다고 알려지면서 농가에서 대량 재배를 하고 있다.

Ⅱ **채취 부위** 꽃, 잎, 받침 전체

Ⅱ **약리작용** 암, 지혈, 해열

Ⅱ **약초 만들기** 바위솔을 약초로 쓸 때는 가을에 채취해 그늘에 말려서 쓴다.

Ⅱ **효소 만들기 포인트**

설탕	시럽
○	○

❶ 바위솔을 통째로 따서 용기나 항아리에 넣고 그 양만큼 설탕을 넣어 버무린다.

❷ 햇볕이 들지 않은 서늘한 실내에 100일 이상 둔다.

❸ 건더기는 건져내지 않고 용기에 담아 그늘이나 20℃ 내외의 냉장고에 보관한다.

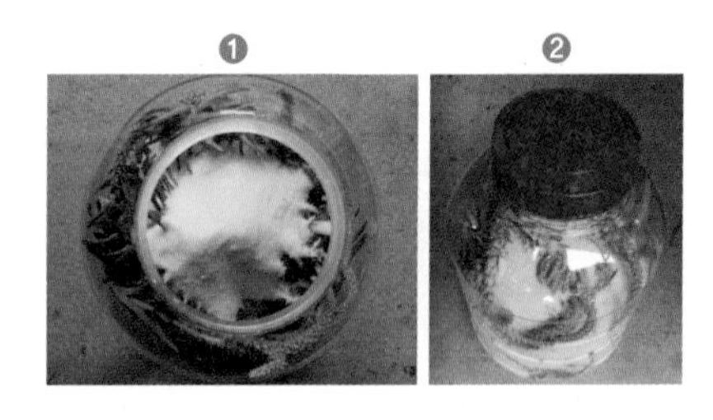

효소요법 엑기스발효액이나 효소원액을 음용할 때는 한 숟가락 정도를 침으로 녹여 먹는다. 약성이 강하므로 한꺼번에 많이 먹지 않는다. 암에는 효소 1에 생수 3을 희석하여 공복에 음용한다.

민간요법 바위솔을 물에 끓여 꿀을 타서 차로 마신다. 바위솔 삶은 물로 치질과 습진 부위를 씻고, 짓찧어 종기, 악창, 화상 등의 환부에 붙인다.

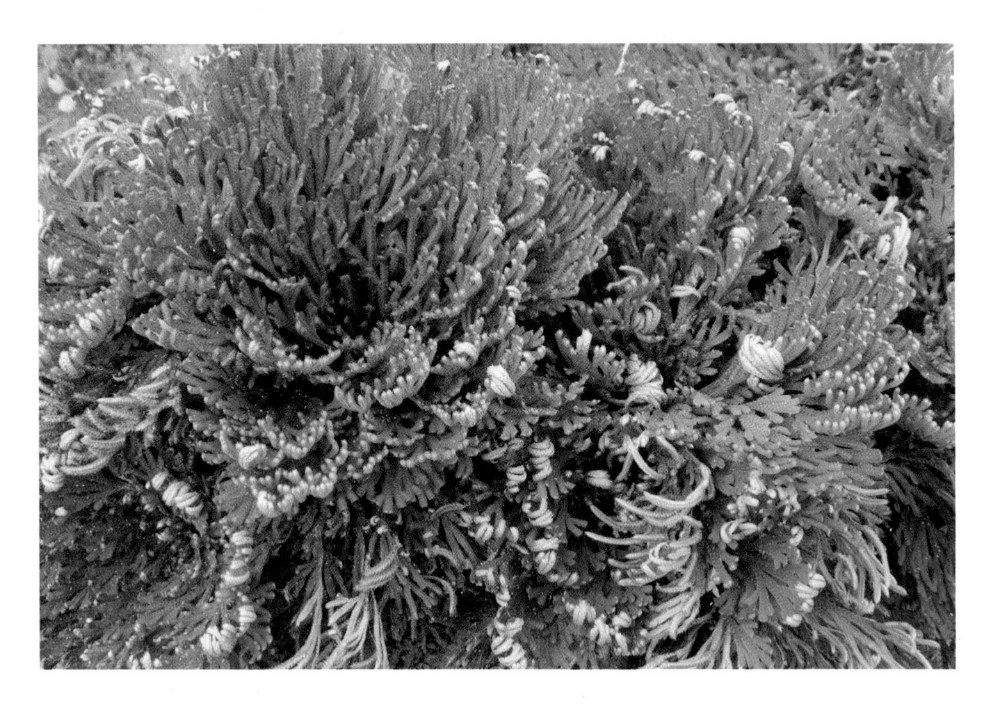

부처손

학명 : *Selaginella tamariscina*

한약명 : 권백(卷柏)

꽃말 : 투쟁

다른 이름 : 장생불사초, 불로초, 불사초

분류 : 부처손과의 늘푸른여러해살이풀

꽃 : 포자식물로 꽃이 없음

키 : 20cm

채취 : 여름~가을

이용 : 전체

분포지 : 전국 산지의 바위, 기와지붕

효능 : 암, 간염, 월경불순, 빈혈, 백대하

부처손의 포자낭은 작은 가지 끝에 1개씩 달리고, 비늘조각 같은 잎이 4줄로 늘어서 있다. 포자엽은 달걀 모양의 삼각형으로 가장자리에 톱니가 있다. 가는 뿌리가 서로 엉켜 실타래처럼 생긴 밑동에서 줄기가 나온다.

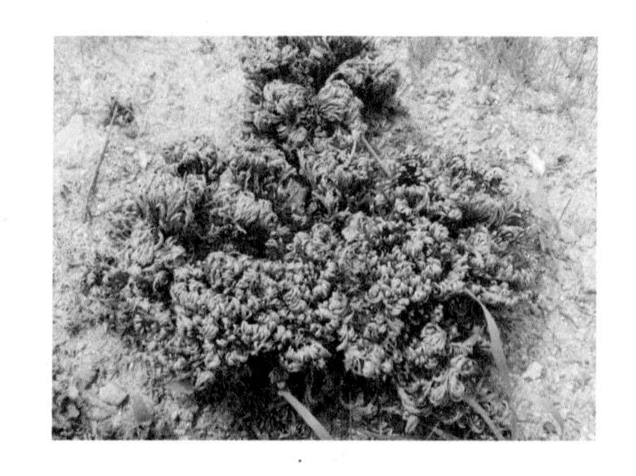

부처손은 사람의 손길이 닿지 않는 바위나 암벽에 붙어 자생한다. 비나 눈이 올 때는 수분을 흡수하기 위해 잎을 펼치고 있다가 햇볕이 쨍쨍할 때는 수분 증발을 최대한 억제하려고 잎을 안쪽으로 공처럼 오므리고 있다. 이때 주먹을 쥐고 있는 모습과 같고 측백 잎과 흡사하다 하여 권백(卷柏), 신선이 먹었다 하여 장생불사초, 불로초, 불사초 등의 애칭이 있다.

부처손은 독성이 전혀 없어 약초로서 가치가 높다. 중국 전통의학에서는 천금과도 바꿀 수 없는 영혼을 살리는 신비한 약초라고 했다.

‖ **채취 부위**	전체(잎, 줄기, 뿌리)
‖ **약리작용**	항암, 해열, 해독, 지혈
‖ **약초 만들기**	계절에 관계없이 채취해 그늘에 말려서 쓴다.
‖ **식용**	부처손을 통째로 따서 씹어 먹는다.
‖ **권백주 만들기**	부처손을 적당한 크기로 잘라 용기에 넣고 술을 부은 뒤 밀봉하였다가 3개월이 지난 다음 먹는다.
‖ **금기**	임산부는 먹지 않는다.

‖ **효소 만들기 포인트**

설탕	시럽
×	○

❶ 부처손을 통째로 따서 마르기 전에 용기나 항아리에 넣는다.

❷ 시럽을 재료의 40%까지 부어 100일 이상 발효시킨다.

❸ 건더기는 건져내지 않고 용기에 담아 그늘이나 20℃ 내외의 냉장고에 보관한다.

효소요법 엑기스발효액이나 효소원액을 음용할 때는 한 숟가락 정도를 침으로 녹여 먹는다. 약성이 강하니 한꺼번에 많이 먹지 않는다. 암에는 효소 1에 생수 3을 희석하여 공복에 음용한다.

민간요법 부처손을 차관이나 주전자에 넣고 약한 불로 달여 차로 마신다. 여성이 음부가 가려울 때 부처손 달인 물로 씻고, 몸속의 종양과 응어리, 어혈을 제거하는 데 썼으며, 외상에 생것을 짓찧어 붙인다. 물에 씻어 물기를 뺀 다음 말려서 가루 내어 찹쌀과 배합해 환으로 만들어 식후에 30~40알 먹는다.

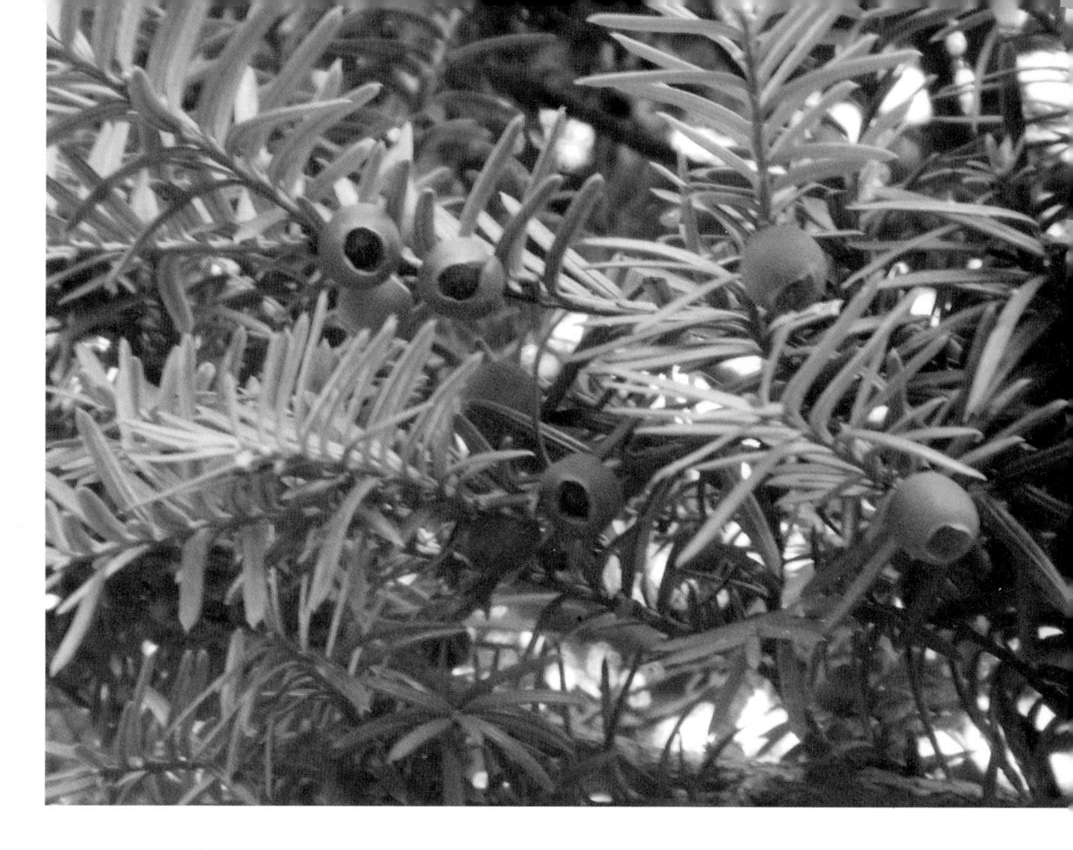

주목

학명 : *Taxus cuspidata*

한약명 : 자삼(紫杉)

꽃말 : 비애

다른 이름 : 붉은색 나무

분류 : 주목과의 늘푸른큰키나무

꽃 : 4월(수꽃은 황색, 암꽃은 녹색)

키 : 20m

채취 : 봄~가을

이용 : 잎, 가지

분포지 : 추운 지역에서 자라고 해발 1,000m가 넘는 정상이나 능선에서 자란다.

효능 : 암, 당뇨병, 신장병, 부종, 이뇨

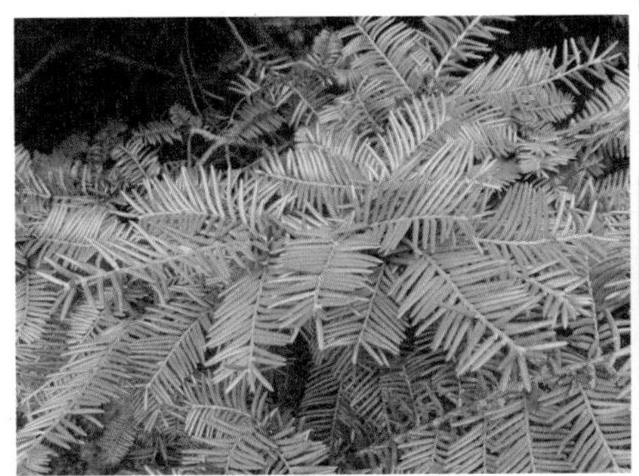
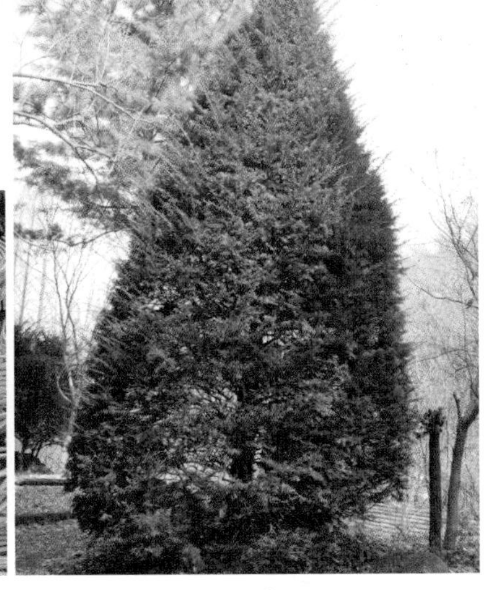

주목은 "살아서 천 년, 죽어서 천 년을 산다"라는 대표적 장수목(長壽木)이다. 추운 지역이나 해발 1,000m가 넘는 산 정상이나 능선에서 자란다. 껍질이 얇아 띠 모양으로 벗겨지고 줄기를 자르면 붉다. 나무의 줄기가 붉은색을 띠어 붉을 주(朱)에 나무 목(木)을 써서 주목이라고 한다.

미국 국립암센터에서는 1971년 태평양산 주목 껍질에서 항암효과가 있는 파크리탁셀(Paclitaxel)이란 물질을 발견했다. 21년 뒤 미국의 브리스톨 마이너스 스퀴브(BMS)는 주목 껍질에서 탁솔(Taxal), 잎에서 탁소테레(Taxotere) 성분을 항암제인 '탁솔(taxol)'로 개발해 시판 승인을 받았는데, 지금 연간 1조 원이 넘는 매출을 올리고 있다.

‖ **채취 부위** 잎, 가지

‖ **약리작용** 항암, 혈당 강하

‖ **약초 만들기** 봄부터 가을까지 잎과 가지를 채취해 그늘에 말려서 쓴다.

‖ **권백주 만들기** 주목을 용기에 넣고 술을 부어 밀봉하였다가 3개월 후 먹는다.

‖ **금기** 저혈압 환자

설탕	시럽
×	○

‖ 효소 만들기 포인트

❶ 주목의 잎과 가지를 채취해 마르기 전에 용기나 항아리에 넣는다.

❷ 시럽을 재료의 잎은 50%, 가지는 100%까지 부어 100일 이상 발효시킨다.

❸ 건더기는 건져내지 않고 그대로 용기에 담아 그늘이나 20℃ 내외의 냉장고에 보관한다.

효소요법 엑기스발효액이나 효소원액을 음용할 때는 한 숟가락 정도를 침으로 녹여 먹는다. 약성이 강하니 한꺼번에 많이 먹지 않는다. 암에는 효소 1에 생수 3을 희석하여 공복에 음용한다.

민간요법 잎을 말려 구충약 대용으로 쓰고 종자를 따서 기름을 짜며 물을 들이는 염료로도 쓴다.

2.
당뇨에 좋은 효소 5가지

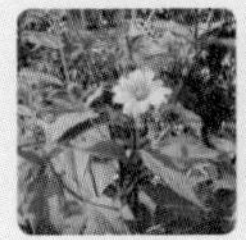
뚱딴지

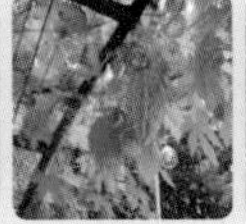
여주

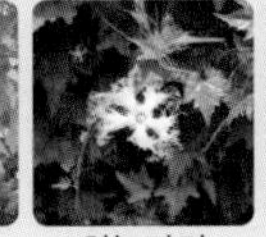
하늘타리

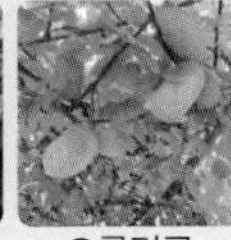
으름덩굴

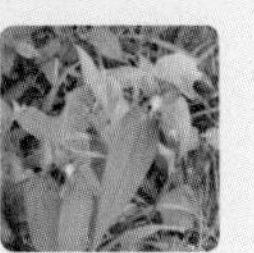
닭의장풀

당뇨병은 결코 가벼운 질환이 아니다

매년 11월 14일은 유엔이 정한 세계 당뇨의 날이다.
아직까지 당뇨를 100% 고치는 약은 없다.
당뇨를 우습게 보면 큰 코 다친다.
미국의 아미시 공동체가 당뇨의 무풍지대인 비결은
차를 타지 않고 하루 10시간 노동하며
하루 평균 1만 8,425보를 걷는 것이다.

1970년대만 해도 당뇨는 희귀병이었다. 대한당뇨병학회 2012년 자료에 따르면 우리나라 당뇨병 환자는 320만 명이고 당뇨병 직전 단계인 공복혈당장애 환자는 640만 명이다. 당뇨 증세가 있는 사람이 1,000만 명에 가까운 시대를 맞은 지금은 국민병처럼 소아당뇨가 있을 정도로 당뇨병 환자가 많아졌다.

이처럼 당뇨병이 폭발적으로 늘어나는 것은 젊을 때부터 고지방, 고칼로리 식사를 하기 때문이다. 당뇨병을 앓고 10~20년이 지나면 신장이 망가지고 실명하는 등 합병증이 나타난다. 고혈당이 혈관과 신경을 갉아먹기 때문에 환자의 70%가 뇌졸중이나 심장병으로 사망한다.

당뇨병은 췌장에서 분비되는 인슐린이 부족하거나 제대로 적응하지 못해 혈액 속의 혈당이 에너지로 이용되지 못하고 소변으로 배출되는 병이다. 합병증이 오기 전까지는 아무 증세가 없기 때문에 소리 없는 살인자라고 한다. 혈류에 포도당이 과다하여 심혈관계질환, 신경 손상, 순환장애, 시력 상실, 신장질환, 성기능 부진 등의 위험성을 높이기 때문에 꾸준한 관리가 중요하다.

당뇨병의 대표적 증상은 다음(多飮), 다식(多食), 다뇨(多尿)다. 심한 시장기와 함께 항상 갈증을 느낀다. 당뇨병 진단 기준은 공복에 혈당이 126 이상이거나 당부하검사 두 시간 후 200 이상일 때다.

췌장에서 분비되는 인슐린은 혈당을 적정 수준으로 유지하며 알맞게 연소하는지 감독한다. 췌장에서는 알칼리성 소화액을 하루에 약 1L 생산하며 온몸에 흩어져 있는 소도세포(小島細胞) 약 100만 개를 이용해 인슐린을 생산한다.

꾸지뽕나무에 있는 가바(GABA)와 루틴(rutin) 성분이 혈당을 낮춰 인슐린을 생산하는 췌장에 부담을 적게 준다. 충북대학교에서 나온 약학논문에 따르면, 꾸지뽕나무 뿌리껍질이 혈당을 강하하는 것으로 밝혀졌다.

당뇨병 합병증의 60%가 혈관이 막히면서 족부궤양으로 시작하여 당뇨족으로 나타난다. 당뇨병을 예방하려면 유전적 요소를 파악하고 내장비만을 피하며 고혈압, 고지혈증이 없도록 해야 한다. 당뇨병은 조절과 관리를 철저히 하면 일생 정상적인 사람과 똑같이 살 수 있다.

현재 당뇨병을 100% 완치하는 약은 없다. 한국인은 선천적으로 혈당을 조절하는 인슐린 생산성이 낮다. 운동은 당뇨에 따른 합병증을 최소화하는 데 도움을 준다. 성인은 당뇨병에 잘 걸리게 하는 비만, 고혈압, 고지혈증, 심혈관질환의 위험인자를 줄여야 한다. 사회 전체가 덜 먹고 더 움직여야 당뇨 대국에서 벗어날 수 있다. 당뇨에 좋은 약초는 많다. 천연인슐린이라는 별명을 가진 뚱딴지를 비롯하여 꾸지뽕나무, 뽕나무, 여주, 다래나무, 으름덩굴, 하늘타리, 닭의장풀, 조릿대, 천문동 등의 약초를 달여 먹고 관리를 철저히 한다면 정상으로 생활할 수 있다.

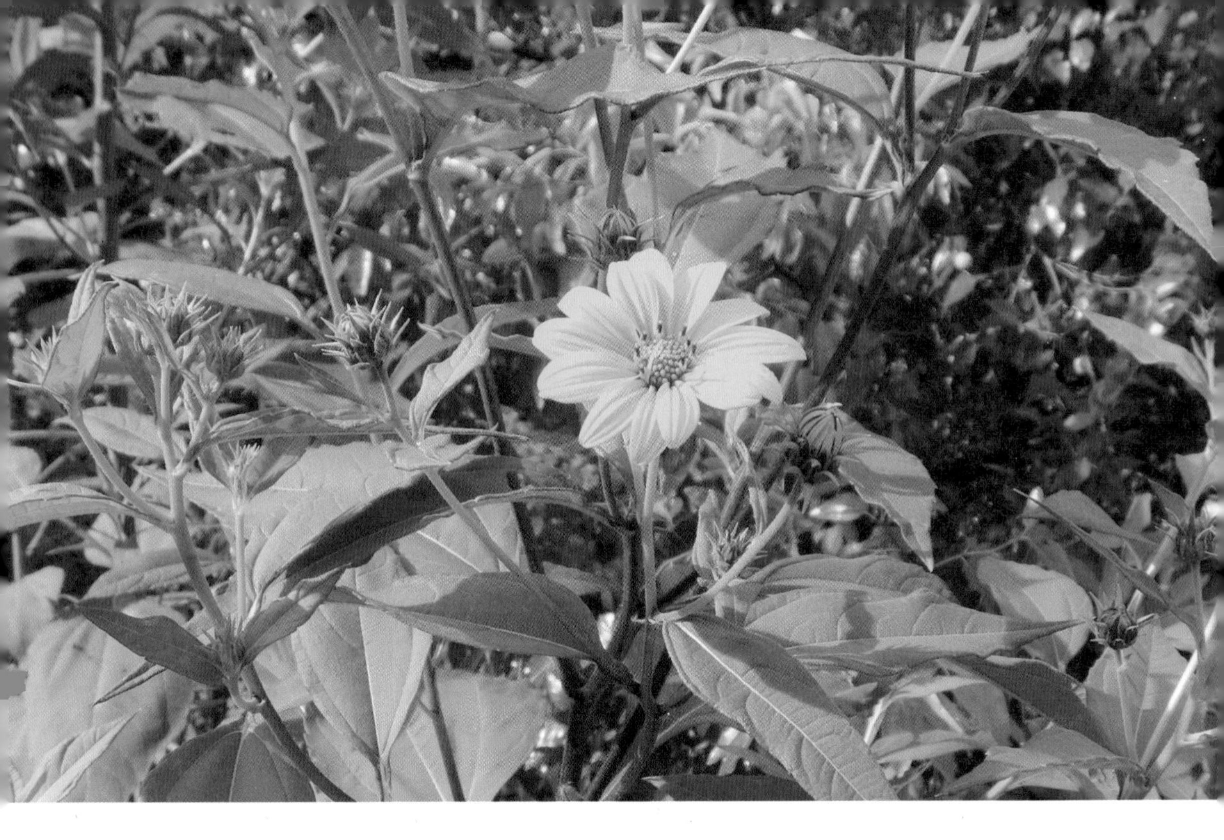

뚱딴지

학명 : *Helianthus tuberosus*

한약명 : 국우(菊芋)

꽃말 : 정돈

다른 이름 : 돼지감자, 뚝감자, 꼬마 해바라기

분류 : 국화과의 여러해살이풀

꽃 : 8~10월 노란색

키 : 1.5~2m

채취 : 가을

이용 : 잎, 덩이뿌리

분포지 : 전국 빈터

효능 : 당뇨병, 청열, 골절

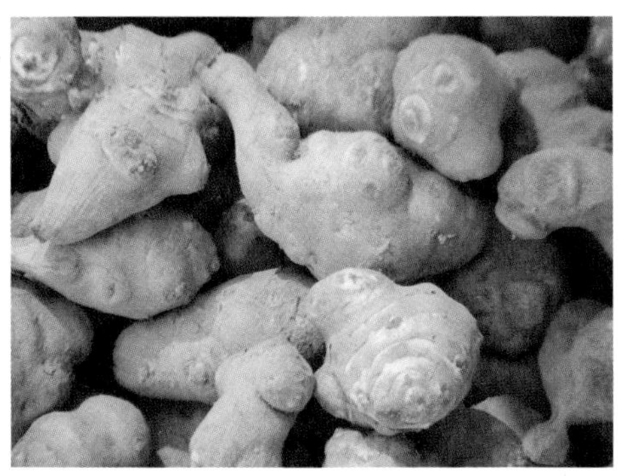
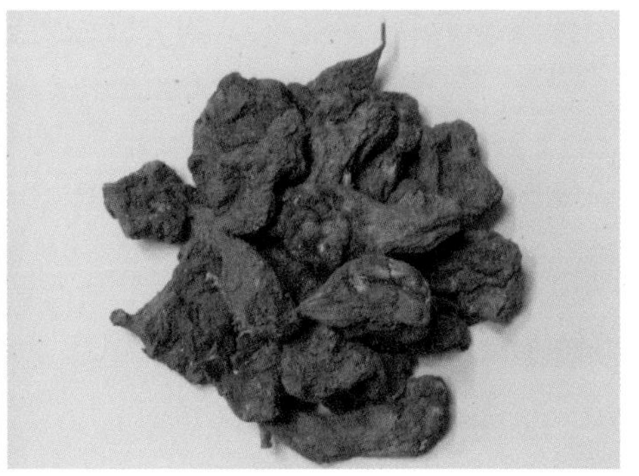

뚱딴지가 감자보다 질이 떨어져 식용보다는 돼지 사료로 썼기에 '돼지감자', 뿌리가 감자를 뒤룽뒤룽 매단 것처럼 이상야릇하고 생뚱맞아 '뚱딴지', 꽃이 하늘을 향해 해바라기처럼 아름답게 피어 '꼬마 해바라기'라고 했다. 지역에 따라 '뚝감자'라고도 한다.

뚱딴지는 식용, 약용, 관상용으로 가치가 높다. 땅속줄기 끝이 굵어져 감자처럼 여문다. 뚱딴지는 잎과 덩이뿌리에 천연 인슐린이 함유되어 있어 당뇨병에 좋다.

‖ **채취 부위** 잎, 덩이뿌리

‖ **약리작용** 혈당 강하, 해열

‖ **약초 만들기** 덩이뿌리를 캐 잔뿌리를 제거하고 적당한 크기로 잘라 햇볕에 말려서 쓴다.

‖ **식용** 봄에 잎을 따서 쌈으로 먹거나 깻잎처럼 양념에 재어 장아찌로 먹는다.

‖ **효소 만들기 포인트**

설탕	시럽
○	○

❶ 뿌리덩이를 물로 씻어 적당한 크기로 자른 뒤 마르기 전에 용기나 항아리에 넣는다.

❷ 시럽은 재료의 잎은 30%, 뿌리덩이는 설탕 100%까지 넣어 100일 이상 발효시킨다.

❸ 건더기는 건져내지 않고 그대로 용기에 담아 그늘이나 20℃ 내외의 냉장고에 보관한다.

효소요법 엑기스발효액이나 효소원액을 음용할 때는 한 숟가락 정도를 침으로 녹여 먹는다. 당뇨병에는 효소 1에 생수 3을 희석하여 공복에 음용한다.

민간요법 생물연료(에탄올)의 생산에 쓰고 잎과 줄기를 짓찧어 타박상이나 골절상에 썼다. 늦은 가을에 캔 뿌리를 썰어서 말려 차관이나 주전자에 넣고 끓인 뒤 꿀을 타서 차로 먹는다.

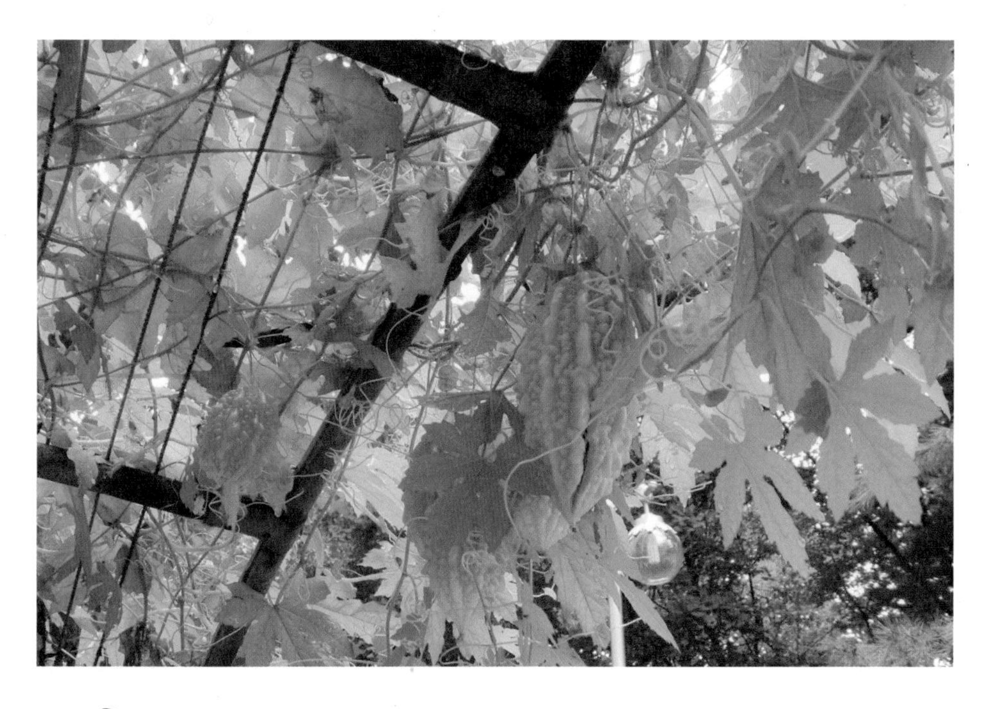

여주

학명 : *Momordica charantia*

꽃말 : 친절

한약명 : 고과(苦瓜), 고과엽(苦瓜葉)

다른 이름 : 금여지, 만여지, 나포도

분류 : 박과의 한해살이풀

길이 : 1~3m

꽃 : 6월(노란색)

채취 : 8~9월

이용 : 잎, 열매

분포지 : 전국

효능 : 당뇨병, 암, 해열, 진해, 거담

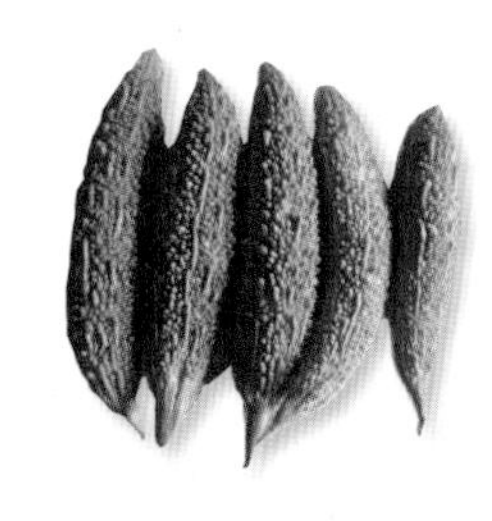

여주는 2013년 9월 한국방송 프로그램 〈생로병사의 비밀〉 "쓴맛이 약이 된다" 편에 소개된 뒤 뜨거운 관심을 받았다. 여주에 함유된 카란틴(charantin)이 혈당을 낮추는 데 효과가 있다고 한 것이다. 카란틴은 식물성 사포닌의 일종으로 부작용이 없으며 호르몬 시스템을 정상화한다. 또 간세포의 LDL콜레스테롤을 제거하고 인슐린 분비를 강화해 호르몬 시스템을 지속적으로 정상화하므로 당뇨병에 좋다.

덩굴손으로 물체를 감고 올라가는 여주는 독성이 없어 관상용, 식용, 약용으로 가치가 높다. 전통 의서에는 열병으로 가슴이 답답하고 열이 많은 증상과 갈증으로 물을 많이 마시는 증상에 쓴다고 되어 있다. 췌장의 기능을 도와 인슐린 분비를 촉진해 혈당을 낮추기 때문에 '식물 인슐린'이라는 애칭을 가지고 있다. 여주에 함유된 폴리페놀은 강력한 항암 성분으로 이루어져 암세포의 자멸사를 유도함으로써 암의 성장과 증식을 막는다.

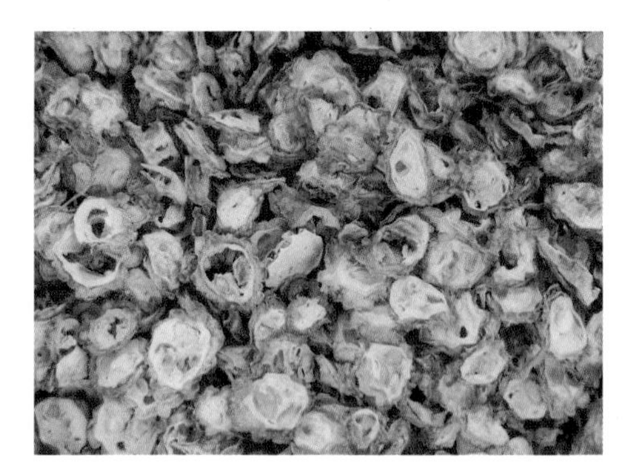

‖ 채취 부위	열매
‖ 약리작용	항암, 혈당 강하
‖ 약초 만들기	가을에 열매를 따서 햇볕에 말린 뒤 적당히 잘라서 쓴다.
‖ 식용	봄에 어린잎을 따서 끓는 물에 살짝 데쳐 나물이나 무침으로 먹는다.
‖ 금기	비위(脾胃)가 약한 사람

‖ **효소 만들기 포인트**

설탕	시럽
○	○

❶ 여름에 미성숙한 여주를 따서 적당한 크기로 자른다.

❷ 여주와 설탕을 버무린다.

❸ 용기에 넣고 설탕 100%를 넣거나 시럽을 70% 붓고 100일 동안 둔다.

❹ 건더기는 건져내지 않고 용기에 담아 그늘이나 20℃ 내외의 냉장고에 보관한다.

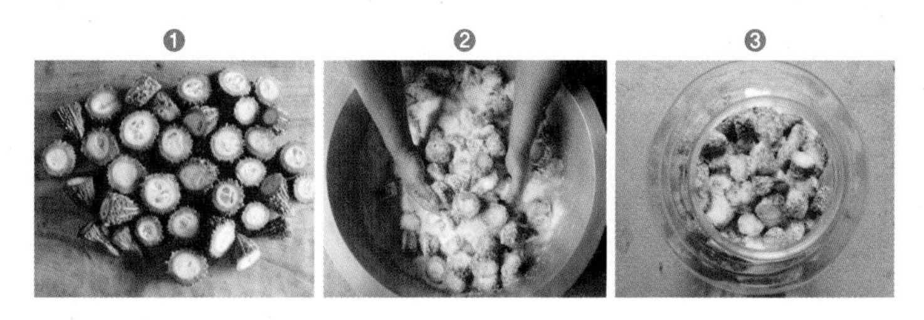

효소요법 엑기스발효액이나 효소원액을 음용할 때는 한 숟가락 정도를 침으로 녹여 먹는다. 암과 당뇨병에는 효소 1에 생수 3을 희석하여 공복에 음용한다.

민간요법 가을에 잘 성숙된 열매를 따서 그늘에 말린 다음 차관이나 주전자에 넣고 끓여 꿀을 타서 차로 먹는다. 거담에는 생으로 먹으며, 잎을 짓찧어 이질, 종독에 바른다.

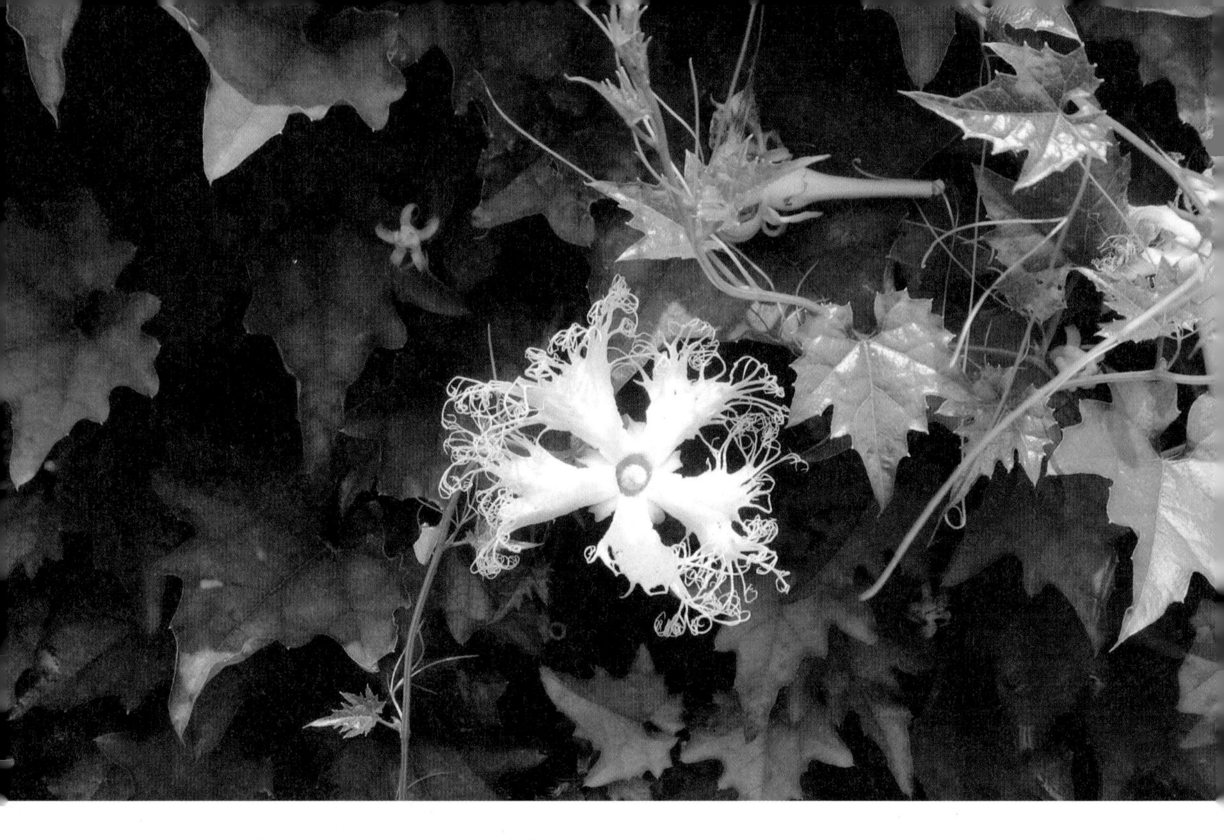

하눌타리

학명 : *Trichosanthes kirilowii*

한약명 : 천화분(天花粉)

꽃말 : 용서

다른 이름 : 괄루인, 괄루자, 단설, 화분

분류 : 박과의 덩굴성 여러해살이풀

길이 : 1~3m

꽃 : 7~8월(흰색)

채취 : 10월(종자), 가을~봄(뿌리)

이용 : 중부 이남의 산 밑과 들

분포지 : 전국

효능 : 당뇨병, 구갈(뿌리), 천식, 해수(종자)

하늘타리에는 고구마 같은 덩이뿌리가 있고 잎은 둥근 단풍잎처럼 생겼으며 덩굴손은 다른 물체를 잘 감고 올라간다. 하늘타리는 하늘의 화분이라 하여 '천화분(天花粉)', '하늘수박'이라는 애칭이 붙었다.

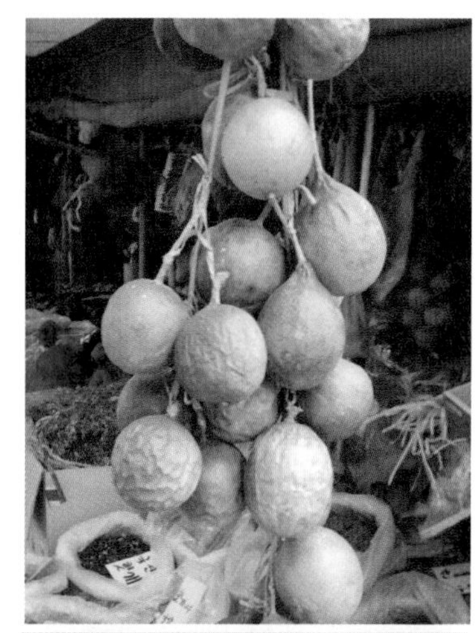

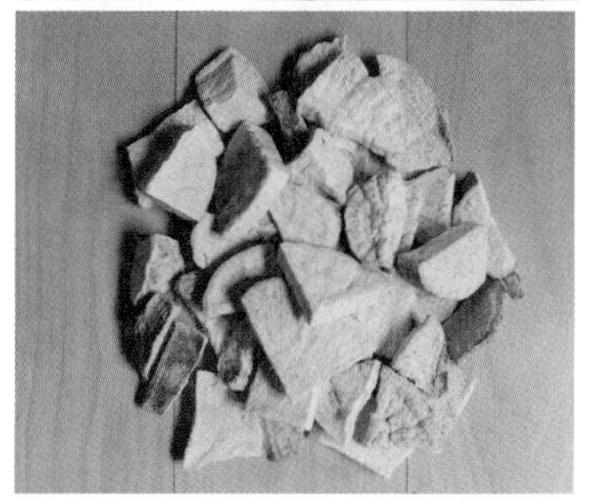

하늘타리는 독성이 없어 식용, 약용, 공업용으로 가치가 높다. 하늘타리는 사포닌, 아미노산 등을 함유하고 있어 열로 진액이 손상되어 입안이 마르고 혀가 건조하여 갈증을 동반하며 가슴이 답답한 증상에 쓴다. 조선시대 허준이 쓴 《동의보감(東醫寶鑑)》에서 "소갈병을 치료하는 가장 으뜸이 되는 약이 천화분이다"라고 했듯이 당뇨에 좋다.

‖ **채취 부위** 종자, 열매, 뿌리

‖ **약리작용** 혈당 강하

‖ **약초 만들기** 종자와 열매는 가을에, 뿌리는 수시로 채취해 쓴다. 뿌리는 오래된 것이 약성이 좋으며, 껍질을 벗겨 햇볕에 말려서 쓴다.

‖ **금기** 설사하는 사람

‖ **효소 만들기 포인트**

설탕	시럽
○	○

❶ 하늘타리를 잘라서 마르기 전에 용기나 항아리에 넣는다.

❷ 시럽은 재료의 70%, 설탕은 100%까지 부어 100일 이상 발효시킨다.

❸ 건더기는 건져내지 않고 그대로 용기에 담아 그늘이나 20℃ 내외의 냉장고에 보관한다.

효소요법 엑기스발효액이나 효소원액을 음용할 때는 한 숟가락 정도를 침으로 녹여 먹는다. 당뇨병에는 효소 1에 생수 3을 희석하여 공복에 음용한다.

민간요법 종자에는 지방 성분이 다량 함유되어 있어 변비에 쓰며 모유가 부족할 때는 뿌리를 달여 먹는다. 땀띠, 습진, 부스럼에는 뿌리에서 전분을 빼내 바른다. 가을에 뿌리를 캐서 물로 씻고 잘게 썰어 햇볕에 말린 후 차로 먹는다.

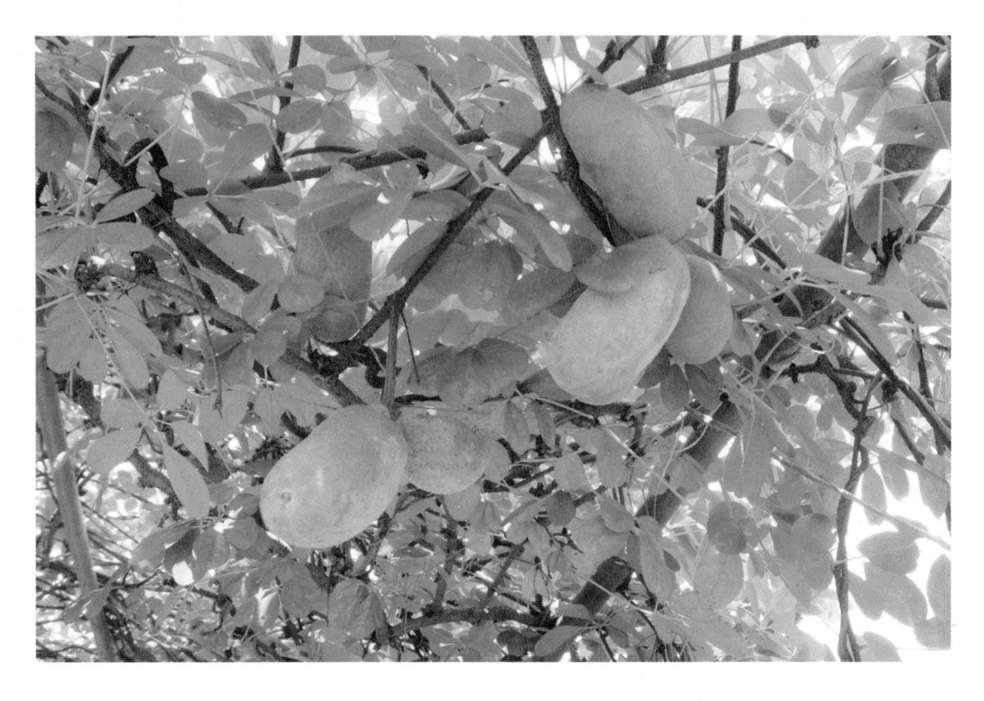

으름덩굴

학명 : *Akebia quinata*

한약명 : 목통(木通)

꽃말 : 재능

다른 이름 : 통초, 통초자, 통초근, 목통실

분류 : 으름덩굴과의 갈잎덩굴나무

길이 : 6~8m

꽃 : 5월(암자색)

채취 : 봄(잎), 9~10월(열매)

이용 : 꽃, 열매, 줄기

분포지 : 중남부 이남 숲속, 산비탈, 산기슭

효능 : 당뇨병, 신장염, 부종, 관절통

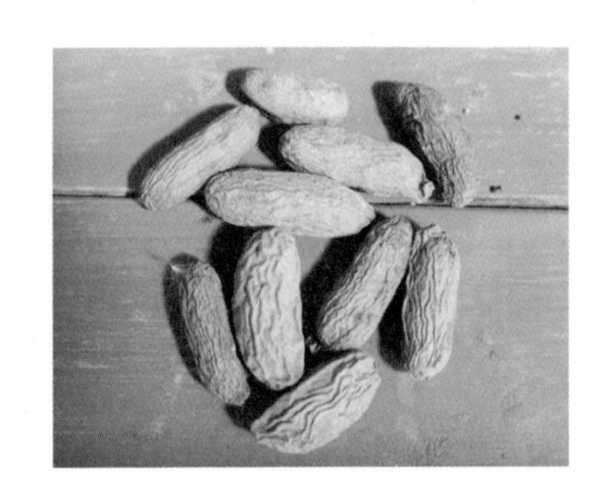

으름덩굴은 다른 물체를 휘감고 자란다. 열매가 바나나처럼 생겨서 남성을 상징하고 열매가 익어 벌어지면 여성의 음부와 비슷해 성적 상징물로 여겨진다. 꽃이 여인의 모습처럼 아름답다 하여 '임하부인(林下婦人)', 숲속에서 아름답다 하여 '숲속의 여인'이라는 애칭이 있다.

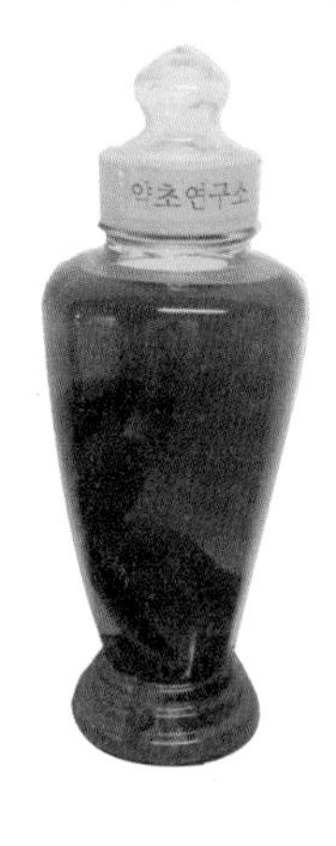

으름덩굴은 식용, 약용, 관상용으로 가치가 높다. 허준이 쓴 《동의보감》에는 "으름을 목통이라고도 한다. 산중에 나는 덩굴에서 큰 가지가 생기며 마디마디 2~3개 가지가 생기고 끝에 잎이 다섯 개 달린다. 결실기에 작은 목과(木瓜)가 달리고 열매 속 검은 씨와 흰색 핵은 연복자(燕覆子)로 먹으면 단맛이 난다"라고 기록되어 있다. 으름덩굴의 줄기와 열매는 혈당을 내려주므로 당뇨병에 좋다.

‖ 채취 부위 꽃, 잎, 줄기, 열매, 뿌리, 종자

‖ 약리작용 혈당 강하, 이뇨

‖ 약초 만들기 꽃, 잎, 줄기, 열매, 뿌리, 종자 모두를 약재로 쓴다. 약초로 쓸 때는 꽃은 5월, 잎은 수시로, 열매, 줄기, 종자는 가을에 채취해 그늘에 말려서 쓴다.

‖ 으름주 만들기 열매가 익기 전에 따서 용기에 넣고 술을 부어 밀봉해두었다가 3개월 뒤 먹는다.

‖ 식용

❶ 봄에 어린순을 따서 나물로 먹는다.

❷ 가을에 성숙한 열매를 따서 과육으로 먹는다.

‖ 금기

임산부, 설사하는 사람, 몽정하는 사람, 입이 마르는 사람

‖ 효소 만들기 포인트

설탕	시럽
○	○

❶ 으름나무 열매를 적당한 크기로 잘라 마르기 전에 용기나 항아리에 넣는다.

❷ 시럽은 재료의 70%, 설탕은 100%까지 넣어 100일 이상 발효시킨다.

❸ 건더기는 건져내지 않고 용기에 담아 그늘이나 20℃ 내외의 냉장고에 보관한다.

효소요법 엑기스발효액이나 효소원액을 음용할 때는 한 숟가락 정도를 침으로 녹여 먹는다. 당뇨병에는 효소 1에 생수 3을 희석하여 공복에 음용한다.

민간요법 줄기덩굴을 삶아서 눈병에 쓰고 산모가 젖이 부족할 때 잎을 달여서 먹는다. 나무 껍질을 벗겨서 바구니 만드는 재료로 쓴다. 성숙한 열매 속의 검은 씨앗만 모아 제분소에서 가루 내어 찹쌀과 배합해 환으로 만든 다음 식후에 30~40알 먹는다.

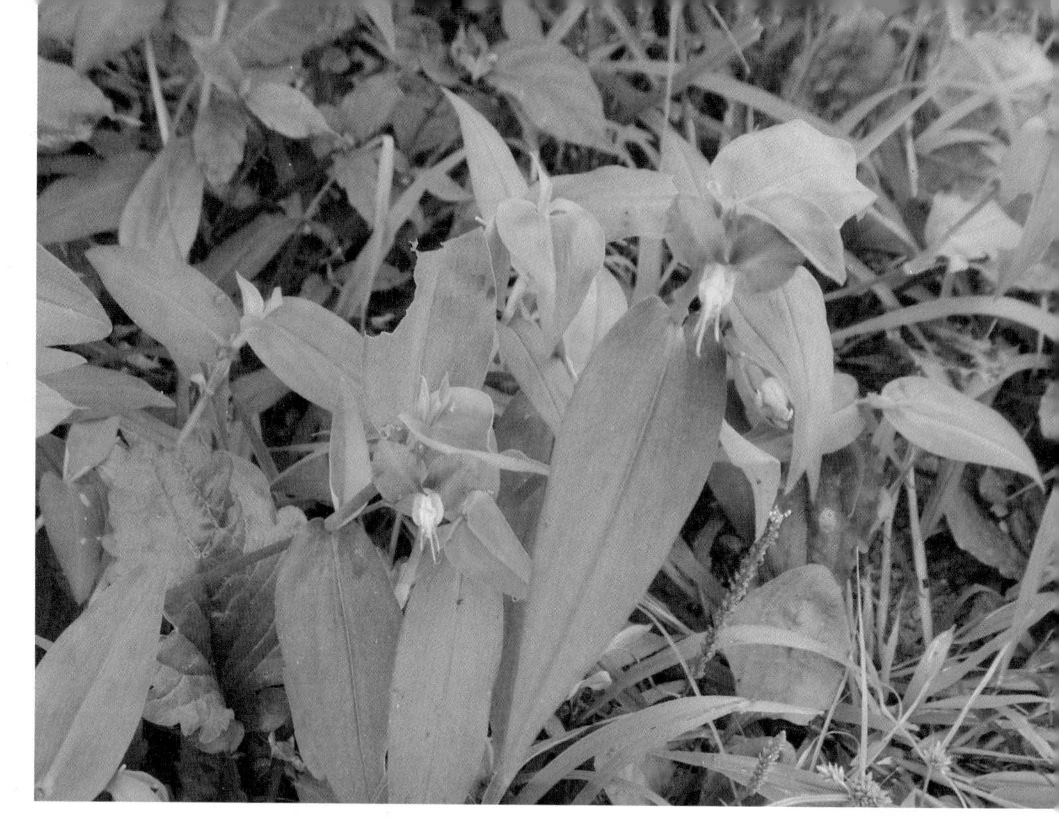

닭의장풀

학명 : *Commelina communis*

꽃말 : 꿈

한약명 : 압척초(鴨跖草)

다른 이름 : 죽엽채, 벽선화, 닭의씨까비, 달개비

분류 : 닭의장풀과의 한해살이풀
키 : 10~50cm
꽃 : 7~8월
채취 : 봄(꽃이 피기 전)
이용 : 꽃, 잎, 줄기, 뿌리
분포지 : 산비탈, 산기슭, 길가나 냇가의 습기 있는 곳
효능 : 당뇨병, 소변불리, 간염, 이질, 요혈

닭의장풀은 산자락, 밭둑, 개울 등 그늘지고 촉촉한 곳이라면 어디서나 잘 자란다. 닭장 옆에서 잘 자란다 하여 닭의장풀이라고 한다. 파란 꽃, 닭의 밑씻개, 달개비, 벽죽자, 벽죽초 등으로도 부른다. 당나라 시인 두보(杜甫)는 닭의장풀이 마디마디로 자라는 모습이 대나무를 닮았다고 해서 '꽃이 피는 대나무'라 부르기도 했다.

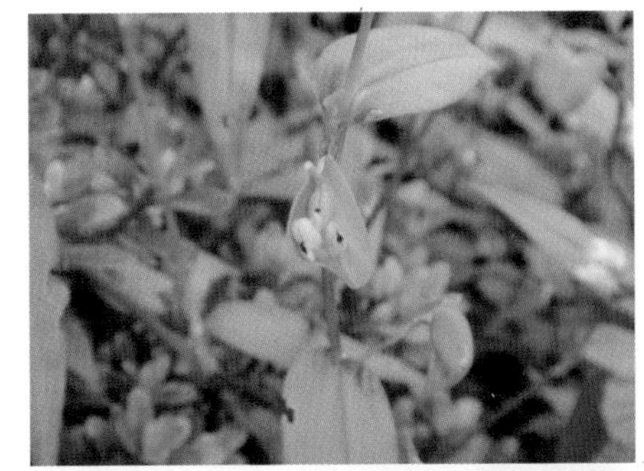

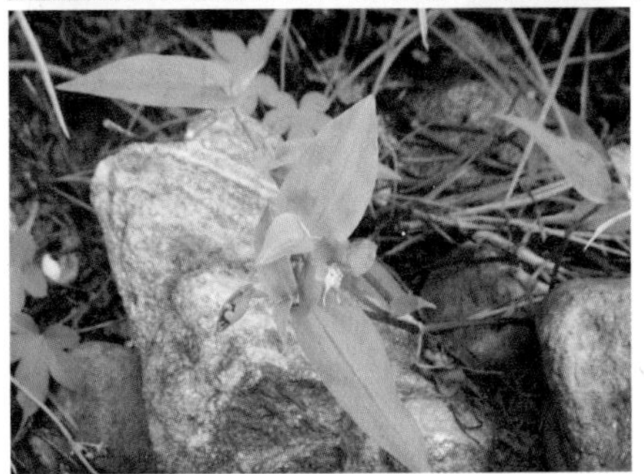

닭의장풀은 독이 없어 식용, 약용으로 가치가 높다. 한방에서는 당뇨병, 소변불리, 간염, 이질, 요혈에 다른 약재와 함께 응용한다.

‖ **채취 부위** 전초, 뿌리

‖ **약리작용** 혈당 강하, 이담

‖ **약초 만들기** 봄에 꽃이 피기 전에 채취해 그늘에 말려서 쓴다.

‖ **식용** 봄에 전초를 채취해 끓는 물에 살짝 데쳐 나물로 먹는다.

‖ **효소 만들기 포인트**

설탕	시럽
×	○

❶ 봄부터 여름까지 닭의장풀을 통째로 채취해 물로 씻어 물기를 뺀 다음 용기나

항아리에 넣는다.

❷ 시럽을 재료의 30%까지 부어 100일 이상 발효시킨다.

❸ 건더기는 건져내고 효소만 용기에 담아 그늘이나 20℃ 내외의 냉장고에 보관한다.

효소요법 엑기스발효액이나 효소원액을 음용할 때는 한 숟가락 정도를 침으로 녹여 먹는다. 당뇨병에는 효소 1에 생수 3을 희석하여 공복에 음용한다.

민간요법 구내염에 전초를 짓찧어 즙을 내서 입안에서 오글오글하고 타박상이나 종기에 짓찧어 환부에 붙인다. 꽃이 필 무렵 채집해 잘게 썰어 물에 달여 차로 먹는다.

3. 뇌졸중에 좋은 효소 2가지

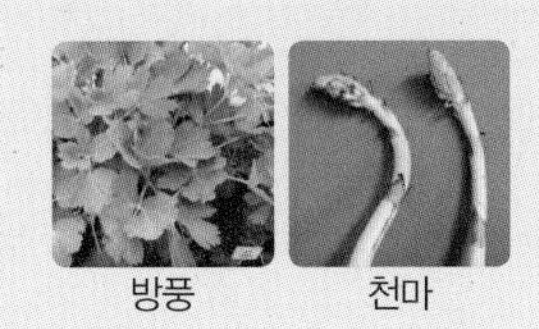
방풍 천마

평생 의지하는 몸

건강할 때 주변에서
뇌졸중 환자를 보고도 무심코 지나쳤나?
내가 뇌졸중으로 쓰러진다면?
주위 사람의 도움 없이 혼자서는 아무것도 할 수 없다.
자유롭게 걸을 수 있다는 것이
얼마나 행복한 일인지 쓰러지고 나서야 안다.
왜 젊었을 때 몸을 함부로 했는지 후회만 남는다.

뇌의 혈관장애에서 오는 뇌졸중에는 뇌경색, 뇌출혈 등이 있다. 뇌혈관장애가 생기면 의식이나 지각장애가 따르게 되어 남한테 의지하게 된다. 뇌혈관 노화는 고혈압이나 당뇨병으로 동맥이 경화되는 데서 오기 쉽다.

모든 심혈관질환의 원인인 고혈압, 죽음을 부르는 혈액 속 지방 고지혈증, 맥박이 불규칙한 부정맥, 한국인 단일 질환 사망 원인 1위 뇌졸중, 갑자기 마주치는 죽음의 저승사자 돌연사 등은 혈관이 막히거나 터지면 생긴다.

고혈압은 혈관 속 혈류량이 많거나 혈관이 좁아져 압력이 높아진 상태다. 정상 혈압은 120/80이다. 120은 수축할 때 작용하는 압력을 측정한 것이고, 80은 박동과 박동 사이에 쉬고 있을 때 압력을 말한다. 낮은 수치가 중요한 이유는 이 수치가 높으면 높을수록 심장의 휴식이 줄어들어 심장이 지쳐가는 것이기 때문이다. 고혈압이 장기간 지속되면 혈관이 손상되고 탄력을 잃어 두꺼워지며 심한 경우 침전물이 떨어져 혈관을 막는다.

사람이 나이가 들면 동맥의 부드러운 내벽이 두꺼워지고 탄력을 잃어 동맥에 혈전이 생기고 지방이 쌓인다. 어느 날 갑자기 혈전이 혈관을 메울 경우 심장과 뇌로 향하는 혈류를 차단해 심장발작이나 뇌졸중을 일으킬 수 있다. 고혈압은 외향 징후가 나타나지 않더라도 여전히 내피를 손상하고 있으며 뇌졸중을 일으킬 위험이 7배에 달한다.

필자는 병의 우선순위를 1위 뇌졸중, 2위 치매, 3위 암, 4위 당뇨, 5위 신장질환으로 본다. 미국 국립보건연구원과 질병통제센터(CDC)에 따르면, 1900년 이래 미국에서 심혈관계질환은 독감이 크게 유행한 1918년을 제외하고 매년 사망률 1위를 기록하고 있다. 미국인은 관상동맥심질환, 협심증, 뇌졸중 등 최소 한 가지 유형의 심혈관계질환을 가지고 있다. 미국에서는 29초마다 1명이 심장발작과 같은 관상동맥에 문제를 일으키고 53초마다 누군가 뇌졸중을 일으키며 3분마다 누군가 사망한다.

고혈압은 침묵의 살인자다. 미국인 중에서 고혈압으로 병원을 찾는 사람은 해마다 5,000만 명 정도 된다. 고혈압은 자각증상을 전혀 느낄 수 없으므로 혈압을 체크하고 적절히 대처해야 한다.

그렇다면 어떻게 심장발작 증상을 미리 알 수 있을까? 흉부 중앙이 답답하거나 통증이 몇 분 이상 지속되었다가 가라앉기를 반복하는 경우, 숨이 차고 현기증을 동반하는 흉부 통증이 있는 경우에는 반드시 병원을 찾아 진단을 받아야 한다. 뇌졸중은 예방이 가능한 질환이다. 와인을 많이 마시는 프랑스인은 다른 나라 사람들에 비해 심장병 발병률이 낮다.

뇌졸중은 갑자기 생기지만 병 자체는 서서히 진행된 것이다. 평소 혈액순환이 원활하지 않으면 혈액이 혈관 안에서 점도가 높아지거나 응고되기 쉬워 혈관이 막히는 원인이 된다.

너무 많은 사람이 심혈관계질환으로 제명을 누리지 못하고 세상을 떠난다. 설령 살아 있다 해도 정상적으로 활동하지 못하고 재활운동을 해도 정상으로 회복하기가 어려워 남에게 신세를 지게 된다. 평소 동맥에 혈전이 생기지 않도록 피를 맑게 하는 채소와 효소, 뇌졸중에 좋은 방풍, 천마, 달맞이꽃, 솔순을 먹는 것이 좋다.

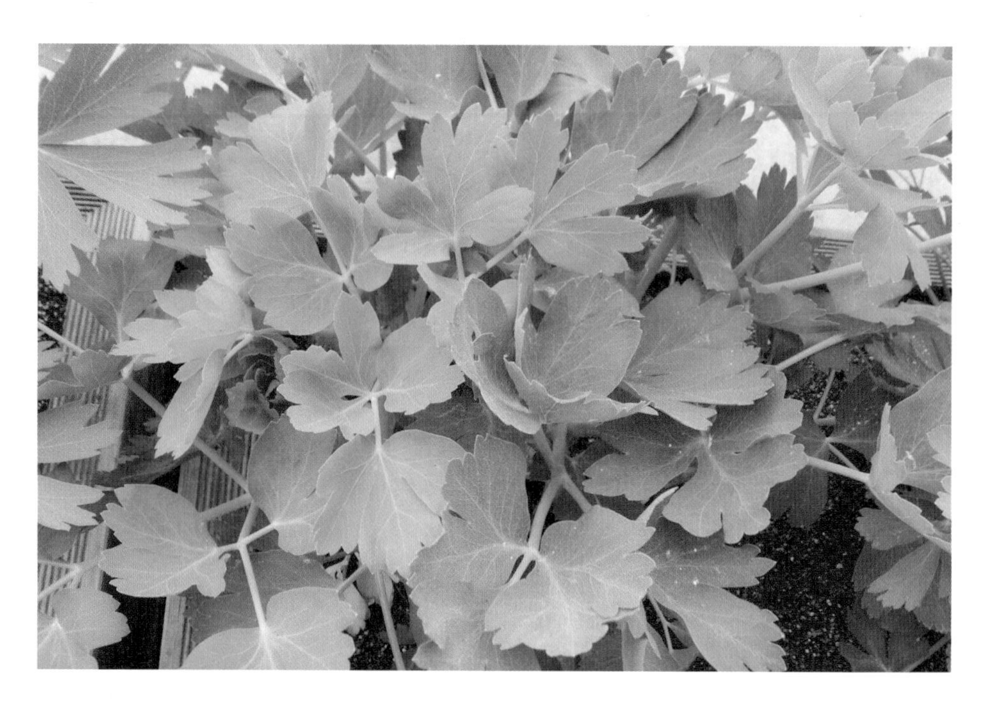

방풍

학명 : *Ledebouriella seseloides*

한약명 : 방풍(防風)

꽃말 : 섬처녀

다른 이름 : 갯기름나물, 수방풍

분류 : 산형과의 여러해살이풀

키 : 1m

꽃 : 7~8월(백색)

채취 : 봄(잎), 가을(뿌리)

이용 : 잎, 뿌리

분포지 : 전국의 산기슭, 남해의 섬

효능 : 중풍, 치매, 뇌질환, 반신불수

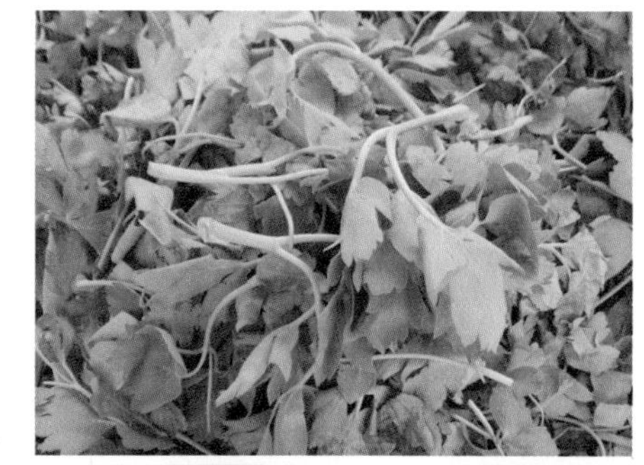

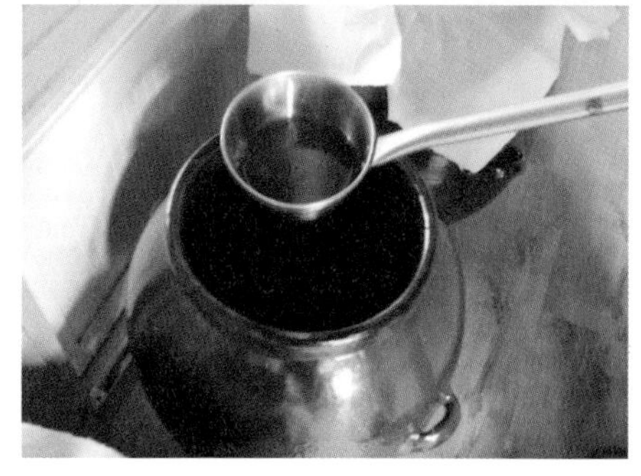

뇌졸중은 사회활동의 막을 내리게 하는 무서운 병으로, 심하면 평생 다른 사람에게 의지해야 한다. 전통의서에는 "방풍은 일체의 풍증(風症)을 제거하는 묘약이다"라고 기술되어 있다. 방풍은 풍한습(風寒濕)이 원인이 되어 사지관절의 굴신(屈身)이 안 되는 증상, 춥고 열이 나타나는 전신 통증, 반신불수나 팔과 다리의 근육 경련 증상 등에 좋다.

방풍은 독성이 없어 식용, 약용으로 가치가 높다. 잎을 따서 김치, 나물, 무침으로 다양하게 먹는다. 유기산과 다당류 효소가 함유되어 있어 면역을 활성화하고 혈액응고를 막아준다.

‖ 채취 부위 전초

‖ 약리작용 혈액응고 저지, 항염, 진경, 항알레르기

‖ 약초 만들기 봄에 채취해 그늘에 말려서 쓴다.

‖ 식용 봄에 잎을 채취해 끓는 물에 살짝 데쳐 나물로 먹거나 김치를 담가 먹는다.

‖ 효소 만들기 포인트

설탕	시럽
×	○

❶ 봄에 전초를 채취해 물로 씻어 물기를 뺀 다음 용기나 항아리에 넣는다.

❷ 시럽을 재료의 30%까지 부어 100일 이상 발효시킨다.

❸ 건더기는 건져내고 효소만 용기에 담아 그늘이나 20℃ 내외의 냉장고에 보관한다.

효소요법 엑기스발효액이나 효소원액을 음용할 때는 한 숟가락 정도를 침으로 녹여 먹는다. 외감으로 인한 풍한, 잦은 두통, 목이 뻣뻣해지는 증상, 풍한습비, 골절산통에 효소 1에 생수 3을 희석하여 공복에 음용한다.

민간요법 봄에 잎을 말려서 차로 먹는다.

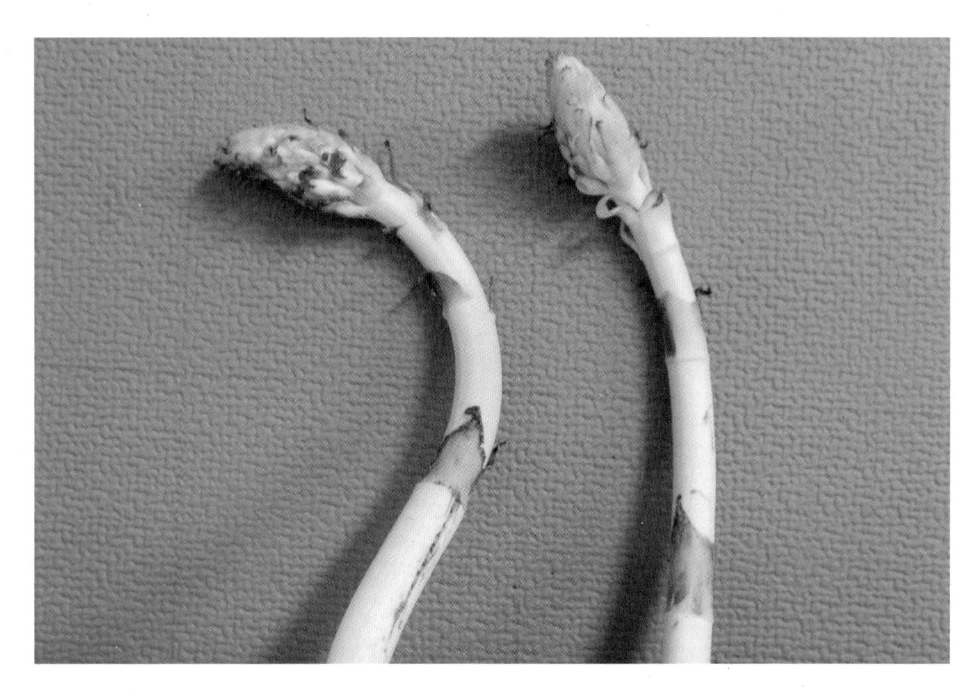

천마

학명 : *Castrodia elata*

한약명 : 천마(天麻)

꽃말 : 비상

다른 이름 : 수자해좆, 적전, 정풍초, 신초

분류 : 난초과의 여러해살이풀
키 : 60~100cm
꽃 : 6~7월(황갈색)
채취 : 늦가을~봄
이용 : 뿌리
분포지 : 전국 산지의 깊은 숲속
효능 : 중풍, 뇌질환, 반신불수, 두통, 어지러움

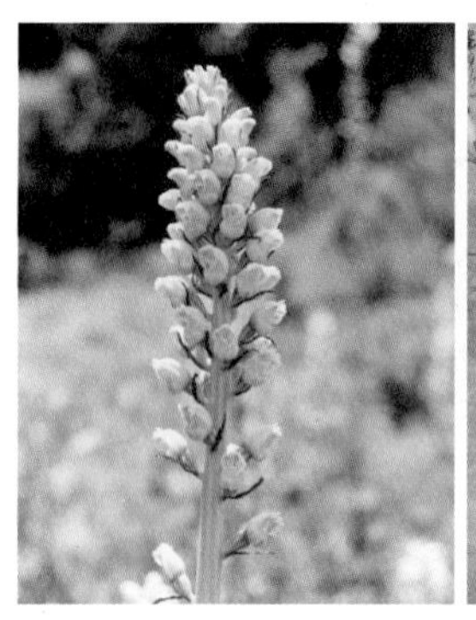
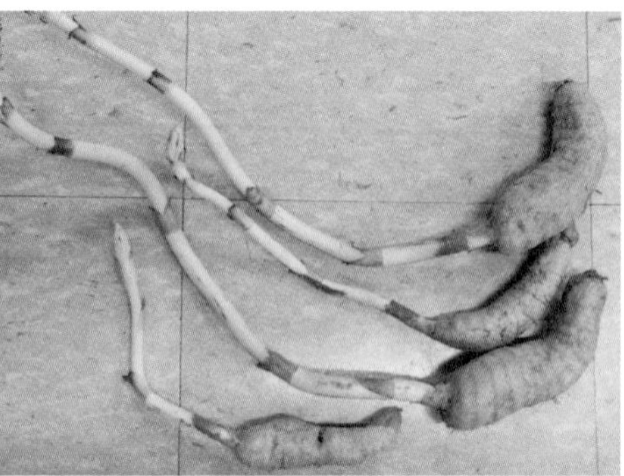

천마가 하늘에서 떨어져 마목을 치료하였다 하여 하늘 천(天)과 마목(痲木)의 마(痲)를 합해 천마(天痲)라고 한다. 뿌리가 남성의 생식기와 닮았다 하여 '수자해좆', 정력과 스태미나에 좋다 하여 '산뱀장어'라고도 하며 '적전, 정풍초, 신초' 등으로도 부른다.

천마는 독성이 없어 식용과 약용으로 가치가 높다. 천마에는 점액질, 미네랄, 비타민 A 등이 풍부하며 끈적끈적한 성분은 뮤친(mucin)이라는 당 단백질이다.

허준이 쓴 《동의보감》에서 "천마는 말초혈관까지 순환해주는 신효한 약으로 혈관병에 좋다"라고 했듯이 천마는 기혈(氣血)을 소통시켜 통증을 그치게 하고 마비를 풀어준다.

‖ 채취 부위 뿌리(괴경)

‖ 약리작용 담즙분비 촉진, 진정, 진통, 경련억제

‖ 약초 만들기 뿌리를 가을부터 이듬해 봄까지 채취해 사용한다.

‖ 천마주 만들기 뿌리를 캐어 물로 씻은 뒤 통째로 용기에 넣고 술을 부어 3개월 후 먹는다.

‖ **식용** 덩이뿌리를 강판에 갈아 생즙으로 먹거나 우유에 타서 먹는다.

‖ **금기** 천마를 맨손으로 오랫동안 손질하거나 겉껍질을 벗기면 옥살산 칼슘 성분 때문에 피부에 가려움과 염증을 일으킬 수 있다. 이때 식초 한 숟가락을 물에 타서 헹군다.

‖ **효소 만들기 포인트**

설탕	시럽
×	○

❶ 가을에서 이듬해 봄까지 뿌리를 캐어 물로 씻은 뒤 물기를 빼 적당한 크기로 잘라 용기나 항아리에 넣는다.

❷ 시럽을 재료의 60%까지 부어 100일 이상 발효시킨다.

❸ 건더기는 건져내지 않고 그늘이나 20℃ 내외의 냉장고에 보관한다.

효소요법 엑기스발효액이나 효소원액을 음용할 때는 한 숟가락 정도를 침으로 녹여 먹는다.

뇌 관련 질환에 효소 1에 생수 3을 희석하여 공복에 음용한다.

민간요법 외감으로 인한 풍한, 목이 뻣뻣해지는 증상, 풍한습비, 골절산통, 잦은 두통과 어지럼증에 쓴다.

4. 치매에 좋은 효소 1가지

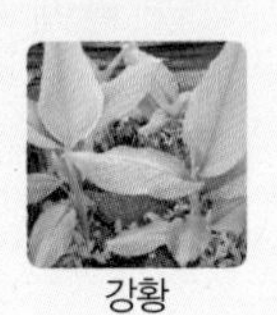
강황

몸 안의 수분과 세포를 유지하라

노인요양원이 급속히 늘고 있다.

이따금 건망증 환자처럼 무엇을 자주 잊는가?

식물인간이나 치매 환자는 사람으로서 제구실을 할 수 없다.

가족 중 치매 환자가 있는가?

누군가는 치매 환자를 위해 희생해야 한다.

치매를 예방하려면 인도인처럼 카레를 즐겨 먹어라!

의학이 발전하면서 기대수명이 늘어났지만 이것이 마냥 좋은 일만은 아니다. 치매, 만성질환 등으로 고생하면서 오래 살기를 바라는 사람은 없지만 현실은 그렇지 않은 것이 문제다.

나이가 들면 몸의 장기, 신경, 세포, 뼈, 근육이 노화돼 기능이 떨어진다. 나이가 들면 세포 수가 감소하고 세포나 장기 속의 수분이 줄어들어 장기가 서서히 위축된다. 근육은 40대 이후 해마다 1%씩 감소하여 80세가 되면 최대 근육량의 50% 수준까지 떨어진다.

세포는 인체의 생명현상을 이해하는 최소 단위다. 세상에서 가장 작지만 인체의 신비를 간직한 세포는 물과 단백질, 핵산, 다당류라는 생체 고분자, 지질, 그 밖에 유기 소분자, 무기 이온류 등으로 이루어져 있다. 세포에서 물을 뺀 나머지는 대부분 단백질로, 생명활동에 필요한 화학반응의 촉매 효소로 사용된다.

장수시대에 발병률이 높아지고 있는 치매는 노후의 가장 두려운 질병으로 꼽히고 있다. 2012년 100세 이상 인구 중에서 치매 환자는 34%로, 살아 있어도 살아 있는 것이 아니었다. 2013년 보건복지부 전국 치매유병률 조사에 따르면 2025년에는 치매 환자가 현재 약 54만 명에서 100만 명으로 늘어날 것으로 예상하였다.

뇌질환인 치매는 기억력 감퇴뿐 아니라 학습 · 계산 능력, 판단력, 사고력 등도 함께 떨어뜨린다. 치매에는 뇌에 독성 단백질(아밀로이드)이 쌓여 뇌세포가 파괴되는 '알츠하이머(Alzheimer's disease)'와 뇌혈관이 손상돼 나타나는 '혈관성치매'가 있다. 파킨슨병(Parkinson's disease)은 치매 다음으로 흔한 퇴행성 뇌질환으로, 도파민 신경세포가 손상돼 경직 · 떨림 같은 운동장애가 나타난다.

전 세계에서 치매와 뇌졸중 발병률이 가장 낮은 나라는 인도다. 인도 사람들은 평소에 카레 원료인 강황을 섭취하기 때문이라고 한다. 강황은 기혈(氣血)과 혈액순환을 돕고 어혈을 제거하므로 종기와 옹종에 좋다. 또 통증을 완화하므로 관절염에 좋고 담즙분비를 촉진해 소화에 좋다. 간기능을 개선하기도 하지만 뇌세포에도 좋은 것으로 알려져 있다.

알츠하이머병은 기억이나 언어의 추리능력을 손상시켜 삶의 질을 현저하게 떨어뜨린다. 평소 알츠하이머병을 예방하려면 비타민 C · E와 기타 항산화제, 효소를 꾸준히 섭취해야 한다.

사람은 누구나 생로병사를 거친다. 나이를 먹으면서 인체 내 효소가 점점 줄어 노화 증후가 나타난다. 예를 들면 흰 머리카락은 티로시나아제(tyrosinase)라는 효소 부족으로 생기고 순환기질환은 피브린(fibrin) 부족으로 생긴다. 혈전의 형성과 파괴의 균형을 유지해주는 플라스미노겐(plasminogen)과 플라스민(plasmin)에도 효소가 관여한다.

사람의 뇌와 연결되어 있는 뒷목 부위의 '뇌장벽(brain barrier)'이라는 막을 통과할 수 있는 영양소는 한정되어 있는데, 효소가 불특정 단백질이나 거대 분자가 들어가지 못하도록 막아준다. 또 체내 효소가 뇌에서 필요한 한정된 영양소를 작은 단위로 분해해준다.

미국에서 65세 이상 노인을 대상으로 조사한 결과, 적포도주를 매일 3~4잔 음용하는 사람은 그렇지 않은 사람에 비해 노인성 치매(알츠하이머) 발병률이 4분의 1에 그쳤다. 평소 세포의 노화를 늦추려면 맑은 공기 속에서 오염이 안 된 물을 마시고 피를 맑게 하는 채소나 발효식품을 섭취해야 한다. 각종 효소와 강황, 키위, 블루베리, 함초 등을 먹으면 좋다.

치매 자가 진단

1. 자기가 놓아둔 물건을 찾지 못한다.
2. 같은 질문을 반복한다.
3. 약속을 잊어버린다.
4. 물건이나 사람의 이름을 대지 못하고 머뭇거린다.
5. 길을 잃거나 헤맨 적이 있다.
6. 계산 능력이 떨어진다.
7. 집 안을 정리하지 못한다.
8. 혼자서는 대중교통 수단을 이용해 목적지까지 가기 힘들다.
9. 옷이 더러워져도 갈아입지 않으려고 한다.
10. 오늘이 며칠이고 무슨 요일인지 잘 모른다.

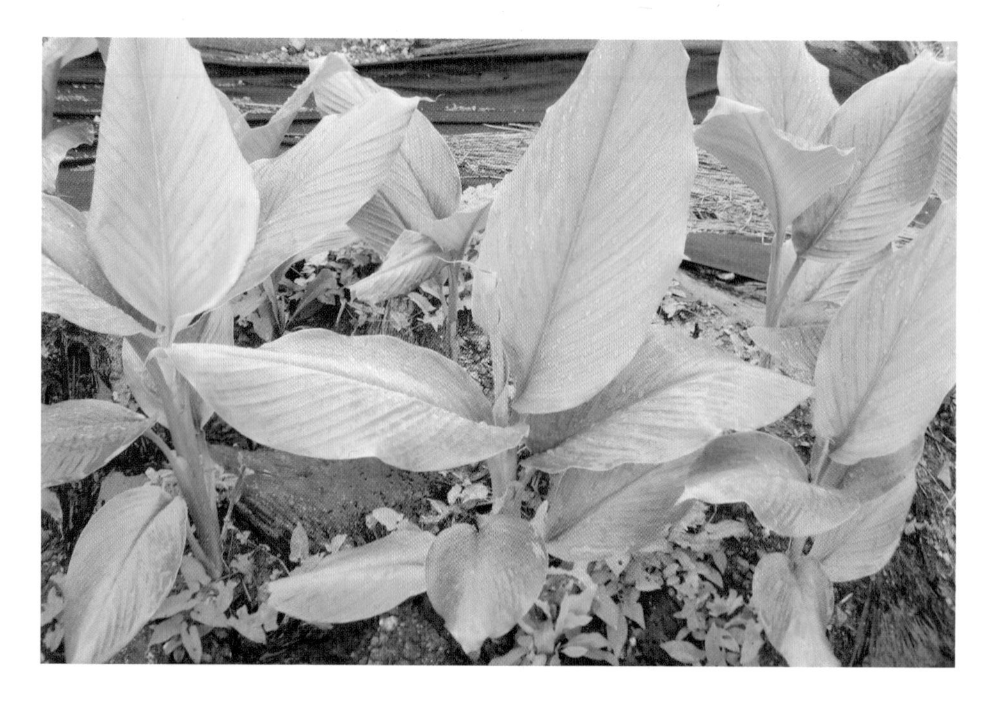

강황

학명 : *Curcuma aromatica*

한약명 : 강황(薑黃)

꽃말 : 평화

다른 이름 : 울금

분류 : 생강과의 여러해살이풀

키 : 50~70cm

꽃 : 6~7월(황갈색)

채취 : 봄~여름(잎), 가을(뿌리)

이용 : 잎, 뿌리

분포지 : 남부지방(진도), 밭

효능 : 치매, 당뇨병, 심장질환, 노화예방

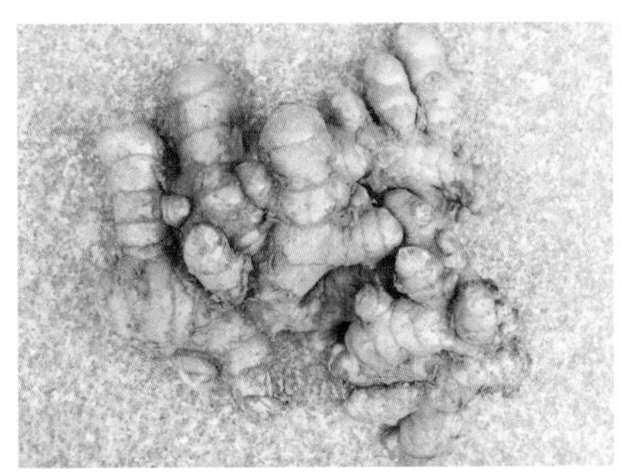
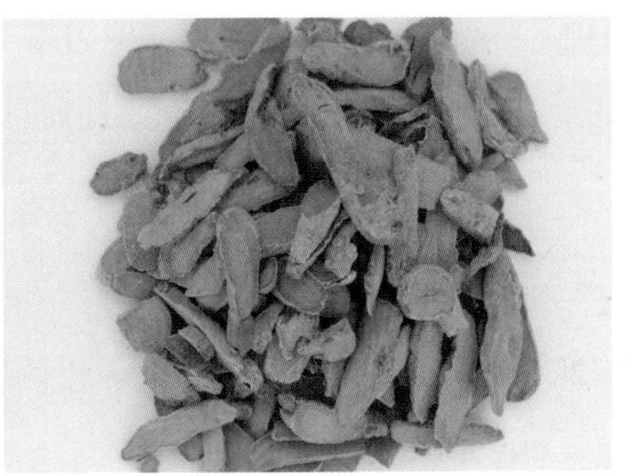

인도가 원산지인 강황은 고온다습한 지역에 분포하는 열대성 생강과 다년생 식물로 '황금식품', '식물성 웅담'이라는 애칭이 있다. 중국 명나라 때 이시진(李時珍)이 쓴 《본초강목(本草綱目)》에서 "강황은 기(氣)와 혈(血)의 막힘을 개선해주며 모든 질병의 치유에 쓰인다"라고 했듯이 강황은 노화를 억제해준다.

강황은 독성이 없어 식용과 약용으로 가치가 높다. 뿌리줄기는 주황색으로 생강처럼 여물지만 속은 노랗다. 강황에 함유된 커큐민(curcumin)은 강력한 항산화 물질로 세포의 산화를 방지할 뿐 아니라 인체의 노화를 촉진하는 활성산소를 제거해준다. 싱가포르의 한 대학 연구팀은 카레를 매일 섭취하는 경우 그렇지 않은 경우에 비해 인지기능이 높고 치매 발병률이 낮다는 사실을 밝혀냈다.

인도 사람들은 강황의 주재료인 카레를 매일 먹기 때문에 치매 발생률이 세계에서 가장 낮고, 암 발병률 또한 미국인 암 발병률의 7분의 1 수준이다.

‖ **채취 부위** 뿌리(괴경)

‖ **약리작용** 항암, 살균, 항균

‖ **약초 만들기** 가을에 뿌리를 캐어 햇볕에 말려서 쓴다.

‖ 식용

❶ 덩이뿌리를 가루 내어 카레로 만들어 감자와 당근을 넣고 다양하게 먹는다.

❷ 봄과 여름에 잎을 채취해 끓는 물에 살짝 데친 뒤 나물로 먹는다.

‖ 금기

한꺼번에 너무 많이 섭취하면 설사할 수 있다.

‖ 효소 만들기 포인트

설탕	시럽
×	○

❶ 가을에 뿌리를 캐어 씻고 물기를 뺀 다음 적당한 크기로 잘라 용기나 항아리에 넣는다.

❷ 시럽을 재료의 70%까지 부어 100일 이상 발효시킨다.

❸ 건더기는 건져내지 않고 그대로 용기에 담아 그늘이나 20℃ 내외의 냉장고에 보관한다.

효소요법 엑기스발효액이나 효소원액을 음용할 때는 한 숟가락 정도를 침으로 녹여 먹는다. 치매, 담즙의 분비를 촉진해 동맥경화, 고혈압, 심장질환, 당뇨병에 응용한다.

민간요법 지방을 제거하므로 다이어트에 쓴다. 봄과 여름에 부드러운 잎을 따서 그늘에 말려 차로 먹는다. 뿌리를 햇볕에 말려 적당한 크기로 자른 다음 가루 내어 찹쌀과 배합해 환으로 만들어 먹는다. 달인 물로 치질이나 부스럼이 있는 환부를 씻는다.

5.
고혈압에 좋은 효소 3가지

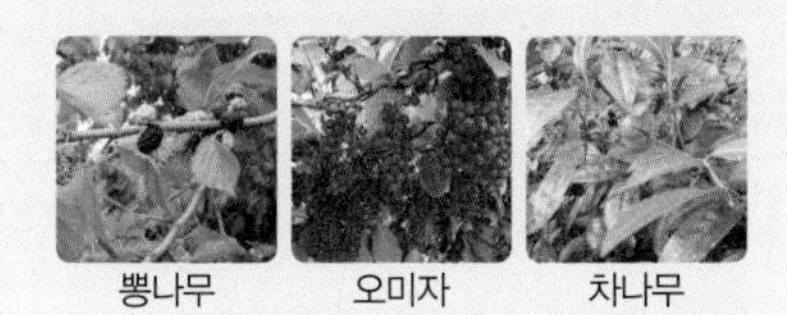

뽕나무 오미자 차나무

고혈압은 침묵의 살인자

혈압을 정상으로 유지하기는 쉽지 않다.

평소에 혈관질환 위험인자를 줄이는 게 중요하다.

혈관에 부담을 주는 것을 피하라!

숨이 차다면 의심하라!

고혈압은 모든 심혈관질환의 원인이다.

평소 피를 맑게 하는 채소를 먹어라!

심장에 부담을 주는 스트레스를 피하고 과격한 운동을 삼가라!

100세 장수시대, 암보다 무서운 재앙이 혈전질환이다. 뇌경색, 뇌출혈 등 혈관질환에 걸리면 가족에게 정신적 · 경제적 부담을 주면서 평생 치료를 받아야 할 뿐 아니라 사회생활의 막을 내리고 남에게 의지해야 한다.

심장은 태어나서 죽을 때까지 1분간 70회 전후의 규칙적인 박동을 계속한다. 80년을 산다고 가정할 때 평생 25억 회 이상 펌프질해서 생명을 유지한다. 우리 몸속의 혈관은 약 10만 킬로미터로 무려 지구 두 바퀴 반에 해당하는 길이다. 심장에서 나온 피는 인체를 한 바퀴 도는 데 1분도 걸리지 않는다.

고혈압은 혈관 속의 혈류량이 많거나 혈관이 좁아져 압력이 높아진 상태다. 고혈압이 장기간 지속되면 혈관이 손상되고 탄력을 잃으며 두꺼워지고 심한 경우 침전물이 떨어져 혈관을 막기 때문에 위험하다.

사람은 나이가 들면서 동맥의 부드러운 내벽이 두꺼워지고 탄력을 잃게 된다. 평소 포화지방을 과다 섭취하면 나쁜 콜레스테롤(LDL) 수치가 올라간다. 동맥벽에 지방 침착물이 쌓여 내피가 손상되기 때문이다. 삼겹살, 튀김, 케이크, 아이스크림 등을 좋아하는 식습관은 동맥을 손상시키는 심혈관 시한폭탄을 설치한 것과 같다.

혈액순환에 장애를 일으키는 질환은 대부분 혈중 콜레스테롤 수치가 높거나 심장 관상동맥에 이상이 있을 때 발생한다. 효소가 풍부한 채소, 과일, 발효식품은 혈관 내 혈류를 방해하는 혈전과 노폐물을 직접 제거해 뇌경색증, 뇌출혈, 고혈압, 동맥경화, 고지혈증 등의 예방과 치료에 큰 도움을 준다.

미국 국립보건연구원과 질병통제센터에 따르면 미국인 6,200만 명이 고혈압, 관상동맥심질환, 부족한 혈류로 인한 통증인 협심증, 뇌졸중 등 최소 한 가지 유형의 심혈관계질환을 지니고 있다고 한다.

고혈압은 자각 증상을 전혀 느낄 수 없으므로 평소 혈압을 재어 체크하고 적절히 대처해야 한다. 혈압을 정상으로 유지하기는 쉽지 않다. 평소 혈관질환 위험인자를 줄이는 게 중요하다. 혈전으로 혈관이 막히고 터져 괴사되면 위험하다. 혈관에 부담을 주는 것을 피하고, 심장에 부담을 주는 스트레스나 과격한 운동을 삼가야 한다.

심장을 좀더 안전한 수준으로 끌어내리려면 체중을 적절하게 조절하고 정상 혈압을 유지해야 한다. 담배를 끊고 과격하지 않은 운동을 꾸준히 하며, 혈전이 생기지 않게 피를 맑게 하고 효소가 풍부한 채소, 과일, 미나리, 은행, 연꽃, 전통차를 섭취해야 한다.

꾸지뽕은 가바와 루틴 성분이 있어 혈압을 낮춰주고 모세혈관의 탄력성을 회복해 혈액 흐름을 좋게 한다.

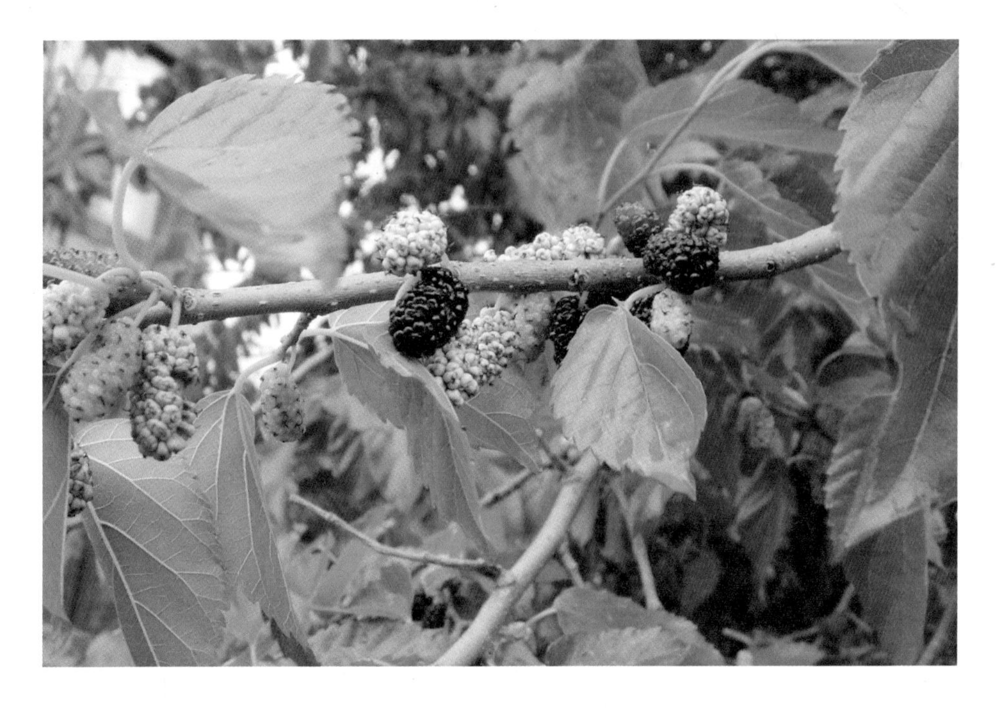

뽕나무

학명 : *Morus alba*

한약명 : 상엽(桑葉), 상지(桑枝), 상백피(桑白皮)

꽃말 : 신뢰

다른 이름 : 상수, 오디나무, 뽕, 상목

분류 : 뽕나뭇과의 갈잎큰키나무

키 : 5~10m

꽃 : 4~6월

채취 : 수시(잎), 6월(열매), 가지와 뿌리(1년 내내)

이용 : 잎, 열매, 줄기껍질, 뿌리

분포지 : 전국의 야산이나 밭둑

효능 : 고혈압, 당뇨병, 황달, 천식

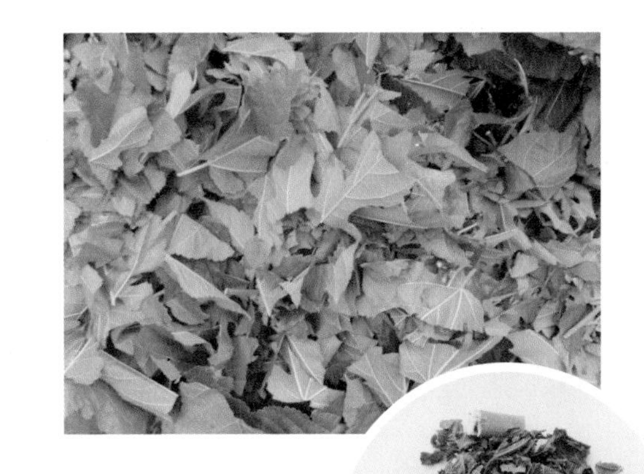

뽕나무는 예부터 "임도 보고 뽕도 딴다"는 남녀 애정관계를 논할 때 흔히 등장한다. 조선시대에 비단을 생산하기 위해 뽕나무를 심도록 장려하여 실용적으로 활용했지만 먹을 것이 귀할 때는 뽕나무 속껍질을 말려 떡과 죽으로 만들어 먹었다.

식품의약품안전처는 최근 뽕나무를 식용이 가능한 식품으로 선정했다. 뽕나무는 독성이 없어 식용과 약용으로 가치가 높다. 잎, 열매(오디), 줄기, 뿌리를 모두 쓴다.

뽕잎에 들어 있는 폴리페놀 성분이 노화를 억제하고 루틴 성분은 모세혈관을 튼튼하게 해준다. 뽕나무 열매인 오디에는 포도당, 타닌산, 능근산, 칼슘, 비타민 A와 D가 함유되어 있다. 말라죽은 뽕나무에서 나오는 상황버섯은 암에 좋다.

‖ **채취 부위**	잎, 열매, 줄기, 뿌리, 고사목(상황버섯)
‖ **약리작용**	혈압 강하, 이뇨, 진정
‖ **약초 만들기**	약초를 만들 때는 잎은 따서, 뿌리는 수시로 캐서 껍질을 벗겨 말려서 쓴다.
‖ **오디주**	여름에 검게 익은 열매를 따서 용기에 소주를 붓고 밀봉하였다가 한 달 후 먹는다.
‖ **식용**	❶ 봄에 어린잎을 따서 나물로 무쳐 먹거나 깻잎처럼 간장에 재

어 장아찌로 먹는다.

❷ 여름에 검게 익은 오디를 따서 생으로 먹는다.

‖ **효소 만들기 포인트**

설탕	시럽
○	×

❶ 늦은 봄에 오디를 따서 용기에 넣고 설탕을 80%까지 넣어 100일 이상 발효시킨다.

❷ 봄에 뽕잎을 따서 잘게 썰어 용기에 넣고 설탕을 50%까지 넣어 100일 이상 발효시킨다.

❸ 건더기는 건져내지 않고 용기에 담아 그늘이나 20℃ 내외의 냉장고에 보관한다.

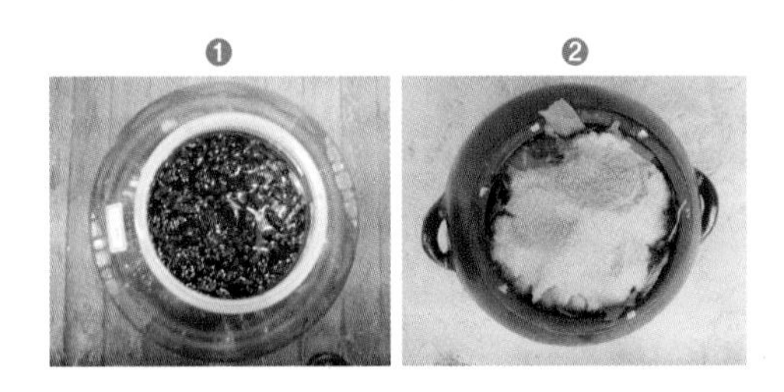

효소요법 엑기스발효액이나 효소원액을 음용할 때는 한 숟가락 정도를 침으로 녹여 먹는다. 당뇨병, 고혈압에 응용한다.

민간요법 가을부터 겨울에 뿌리를 채취해 겉껍질을 벗겨내고 속의 흰 껍질을 말려서 가루를 낸 다음 물에 타서 먹거나, 차관이나 주전자에 말린 뽕잎을 넣고 약한 불로 끓여서 건더기는 건져내고 차로 마신다. 잎에서 나오는 하얀 즙액은 버짐, 종기, 외상출혈이나 벌레를 물렸을 때 환부에 바른다.

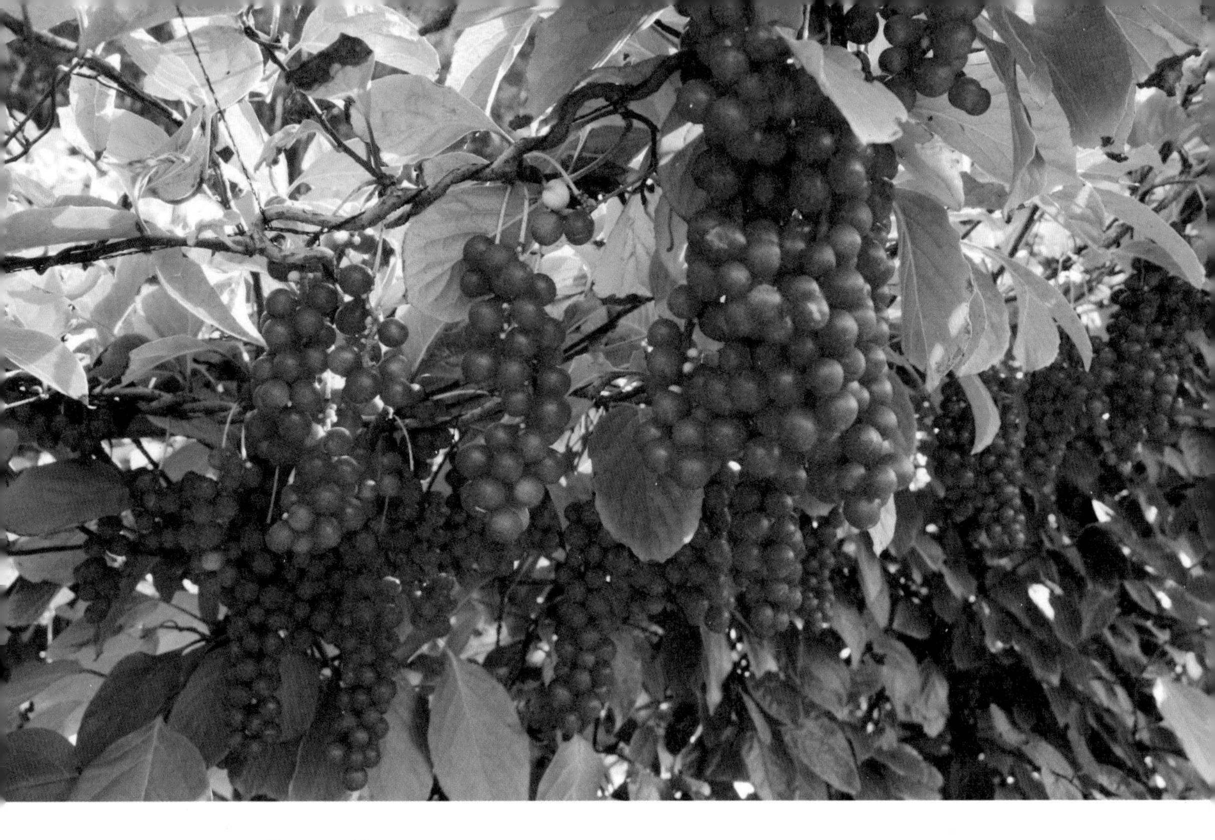

오미자

학명 : *Schisandra chinensis*

한약명 : 오미자(五味子)

꽃말 : 결실

다른 이름 : 문합, 현급, 금령자, 흥내소

분류 : 목련과의 갈잎덩굴나무

길이 : 5m

꽃 : 6~7월(흰색)

채취 : 9월(과실이 완전히 성숙했을 때)

이용 : 전초, 열매

분포지 : 전국의 산지 경사면(남오미자는 남부지방과 섬, 흑오미자는 제주도)

효능 : 당뇨병, 고혈압, 폐질환, 해수, 인후염

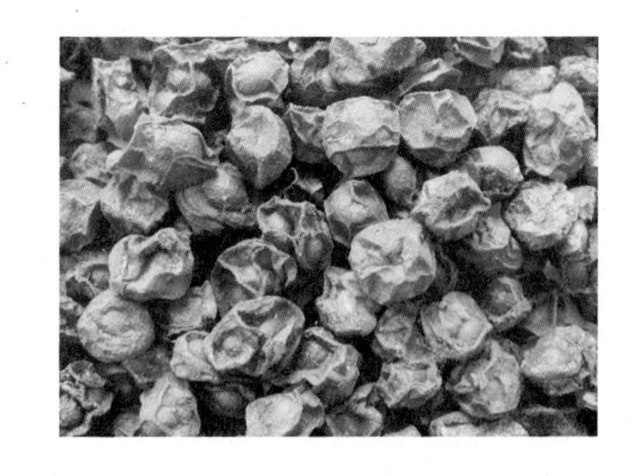

오미자는 해발 300~500m에서 생육이 좋고 군총을 이루어 자란다. 신맛, 단맛, 짠맛, 매운맛, 쓴맛 5가지 맛이 나서 '오미자'라고 한다. 열매나 과육에는 신맛, 껍질에는 단맛, 씨에는 매운맛과 쓴맛 · 짠맛이 있어 오장육부에 좋다.

허준이 쓴 《동의보감》에서 "오미자는 폐를 보하고 콩팥을 돕는 목적과 기침멎이 약, 수렴 약, 자양강장 약, 입안 갈증해소, 가래멎이 등을 목적으로 달여 먹는다"라고 했듯이 목을 많이 쓰는 사람에게 좋다.

오미자에는 독이 없어 식용, 약용으로 가치가 높다. 비타민 A와 C, 유기산이 많이 함유되어 폐와 기관지, 신장의 기능을 도와주며 몸 안의 체액을 늘려준다.

‖ 채취 부위 잎, 열매, 줄기

‖ 약리작용 혈압 강하, 항균, 흥분, 강장

‖ 약초 만들기 가을에 성숙한 열매를 채취해 그늘에 말려서 쓴다.

‖ 오미자주 가을에 빨갛게 익은 열매를 따서 용기에 소주를 붓고 밀봉했다가 한 달 후 먹는다.

‖ 식용
❶ 봄에 어린잎을 따서 끓는 물에 살짝 데쳐 나물로 무쳐 먹는다.
❷ 줄기를 채취해 물에 담가 우린 물로 두부 만들 때 간수 대신 사용한다.

∥ 금기 신맛이 강하여 많이 복용하면 기혈이 막힐 수 있다.

∥ 효소 만들기 포인트

설탕	시럽
○	×

❶ 가을에 빨갛게 익은 오미자 열매를 송이째 딴다.

❷ 설탕을 100%까지 넣고 버무린 뒤 용기에 담는다.

❸ 햇볕이 들지 않는 서늘한 곳에서 100일 이상 발효시킨다.

❹ 건더기는 건져내지 않고 용기에 담아 그늘이나 20℃ 내외의 냉장고에 보관한다.

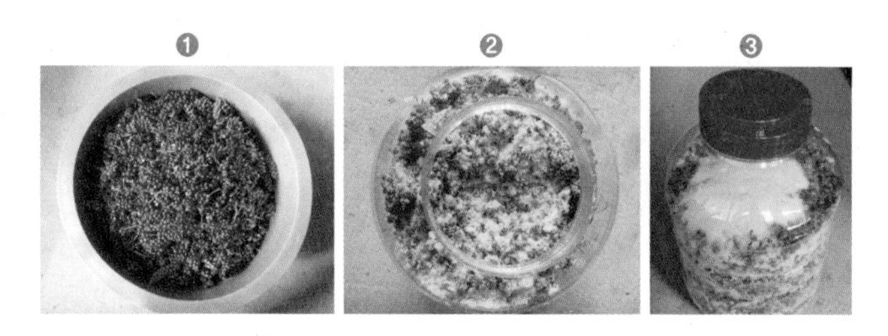

효소요법 엑기스발효액이나 효소원액을 음용할 때는 한 숟가락 정도를 침으로 녹여 먹는다. 당뇨병, 고혈압, 해수, 천식, 기관지염, 인후염, 편도선염에 응용한다.

민간요법 가을에 빨갛게 익은 열매를 따서 씨를 제거한 후 말려서 물에 우려 차로 먹거나 가루를 내어 찹쌀과 배합해 환을 만들어 식후에 30~40알 먹는다.

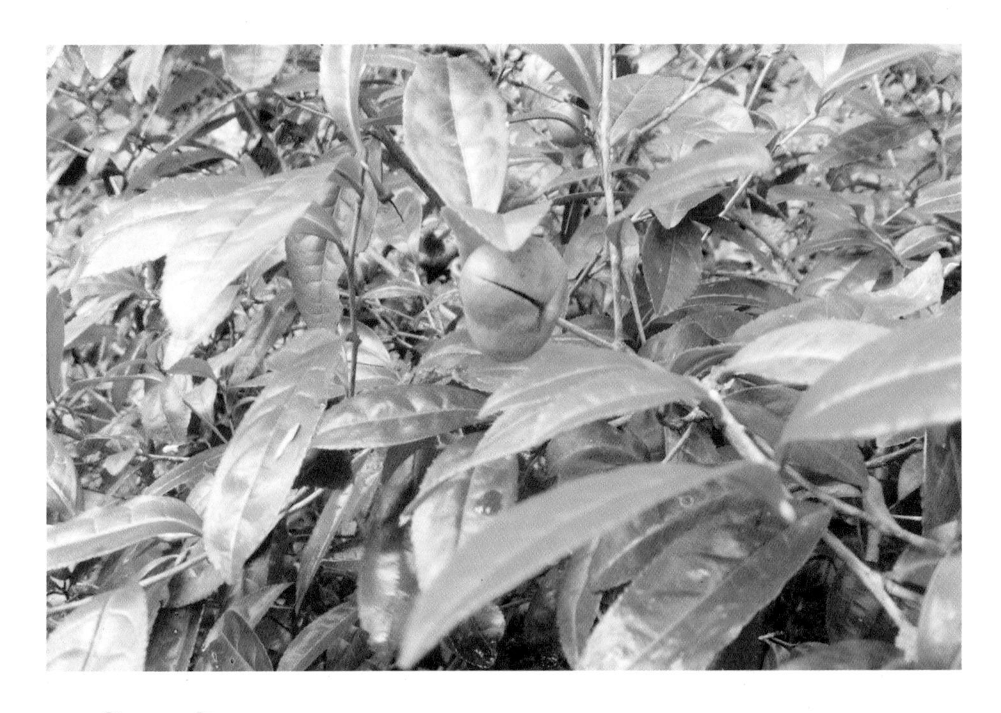

차나무

학명 : *Thea sinensis*

꽃말 : 고상

한약명 : 다엽(茶葉), 다자(茶子), 다화(茶花)

다른 이름 : 다차

분류 : 차나뭇과의 늘푸른떨기나무

키 : 1~2m

꽃 : 10~11월

채취 : 꽃이 핀 이듬해 10월

이용 : 잎, 열매

분포지 : 전라남도, 경상남도

효능 : 암, 고지혈증, 동맥경화(잎), 거담, 천식(열매)

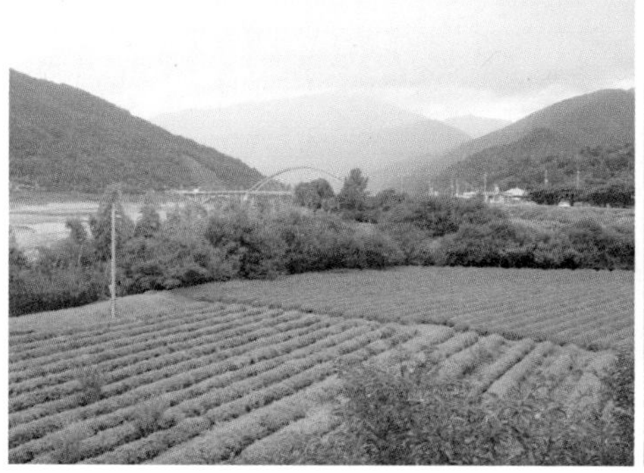
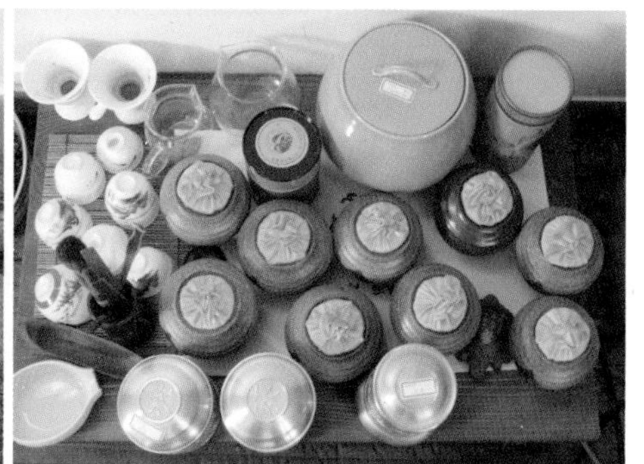

신라의 대렴(大廉)이 당나라에서 차나무 씨를 가지고 와서 어명으로 지리산에 심은 후 오늘날에도 지리산 주변 하동, 악양, 보성 등지가 차 주산지로 각광받고 있다.

차나무 잎을 달여 수시로 마시면 건강에 좋다. 차나무는 독이 없어 식용, 약으로 가치가 높다. 차에는 카페인, 타닌, 비타민 A · C, 루틴이라는 항산화 물질과 무기염료 등이 함유되어 있다.

허준이 쓴 《동의보감》에서 "차를 지속적으로 마시면 심장이 강해지고 열이 내리며 갈증을 해소할 뿐만 아니라 소화를 돕고 머리를 맑게 하며 이뇨작용에 도움을 준다"라고 했듯이 건강에 좋다.

‖ 채취 부위 잎, 열매

‖ 약리작용 항암, 항균, 이뇨, 수렴, 해독, 모세혈관의 자항력 증가

‖ 약초 만들기 봄에 잎, 가을에 열매를 채취해 말려서 쓴다.

‖ 식용 봄에 어린잎을 따서 끓는 물에 살짝 데쳐 나물로 무쳐 먹는다.

‖ 금기 지나치게 마시면 몸 안의 체액이 감소되어 잠을 못 이룰 수도 있다.

‖ **효소 만들기 포인트**

설탕	시럽
×	○

❶ 봄에 어린 새순을 따서 용기나 항아리에 넣는다.

❷ 시럽을 재료의 30%까지 부어 100일 이상 발효시킨다.

❸ 건더기는 건져내지 않고 용기에 담아 그늘이나 20℃ 내외의 냉장고에 보관한다.

효소요법 엑기스발효액이나 효소원액을 음용할 때는 한 숟가락 정도를 침으로 녹여 먹는다. 심번구갈, 고지혈증, 천식에 응용한다.

민간요법 봄에 꽃이나 새순을 따서 그늘에 말려 물에 우려내 먹거나 차로 마신다. 소변이 원활하지 않을 때 마신다.

6.
비만과 변비에 좋은 효소 3가지

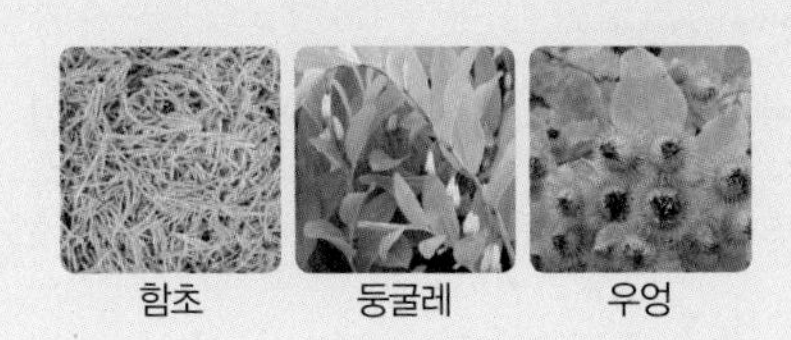
함초 둥굴레 우엉

내 몸의 시한폭탄 비만

과도한 지방은 만병의 근원이다.

스트레스는 비만을 부른다.

복부비만과 내장지방을 줄여라!

건강의 왕도는 걷기다.

잘 먹고 잘 싸야 건강하다.

영국 속담에 "사람은 칼로 죽는 것이 아니라 음식으로 죽는다"라고 했다.

서양의학에서는 병의 원인을 인체의 불균형, 잘못된 생활습관, 스트레스, 세균, 외상, 정신장애와 각종 사고 등으로 본다. 체지방이 과도하게 쌓이고 살이 찌는 비만은 여러 질병 가운데 성인병의 원인이 된다. 당뇨병, 동맥경화, 심장병, 고혈압 또한 수명이나 삶의 질에 영향을 미친다.

우리 몸은 중년이 되면서 살이 찌는 것을 피하기 어렵다. 나이가 들면서 살이 찌는 것은 성장 호르몬의 감소에 따른 일종의 노화현상이다. 비만은 단순히 외모 문제만이 아니라 고혈압, 당뇨병, 심근경색 등 각종 성인병의 근원이라서 치명적이다.

나이가 들면서 살이 찌는 것은 국가적 문제다. 남자의 경우 91cm(36인치) 이상, 여자의 경우 86cm(34인치) 이상이면 복부비만으로 볼 수 있다.

비만은 지방조직 중 중성지방 비율이 높아진 상태로, 칼로리 과다 섭취나 고열량 · 저영양 섭취에 따른 대사장애로 칼로리로 전환되지 못하고 지방으로 축적되어 생기는 현상이다. 복부비만을 방치하면 심한 경우 동맥경화가 진행되며 심장질환 또는 뇌졸중이 발생하거나 여러 가지 사망 원인이 될 수 있다.

스트레스를 받게 되면 혈중 스트레스 호르몬인 코르티코스테론(corticosterone)이 증가해 음식 섭취를 늘리는 물질인 도파민, 뉴로펩티드 Y, 오피오이드, 코르티솔 같은 물질을 자극해 내장지방 축적형 비만을 형성하여 살이 찌는 원인이 된다.

사람은 잘 비워야 오래 산다. 일본의 후지타 고이치로는 자신이 쓴 《쾌변천국》이라는 책에서 오래 살기를 원하는 사람은 자기 똥에 관심을 가져야 하고 밥 따로 똥 따로라고 생각하면 안 된다고 하면서 사람이 가장 쾌락을 느끼는 순간이 배설할 때라고 강조하기도 했다.

사람은 잘 비워야 오래 산다. 어제 똥을 누고 오늘도 똥을 누다가 죽는 사람은 없다. 똥을 보면 건강을 알 수 있다. 여기서 배변 습관이 중요하다. 정확한 시간에 배변을 해야 한다. 건강한 사람의 대변은 굵기가 2cm, 길이가 10~15cm라고 한다. 육식을 위주로 하는 사람의 배변량은 하루에 100g 정도이지만 채식을 위주로 하는 파푸아뉴기니 사람은 하루에 1kg으로 세계 최고다.

변비에서 설사로, 다시 설사에서 변비로 장기간 반복되는 것은 '과민성대장증후군'으로 건강에 적신호다. 변비나 설사가 반복되면 대장 어디에 혹이 있는지 의심해야 한다.

음식을 먹고 난 후 배가 더부룩하면 삶의 질이 떨어지고 비만의 원인이 된다. 《주역》에 복육분천수(腹六分天壽)라는 말이 있듯이 위의 60%만 먹어야 한다는 경종이지만 필자는 새처럼 30%만 먹어야 한다고 주장한다. 살이 찌지 않으려면 채소 중심으로 먹고 해가 진 다음에는 동물처럼 음식을 먹지 않아야 한다. 중국 속담처럼 채식이야말로 백약(百藥)이다.

바다의 각종 미네랄과 효소가 들어 있는 함초는 장내에 들어가 장벽(腸壁)에 붙어 있는 지방질 비슷한 노폐물을 분해해서 몸 밖으로 배출해 숙변을 없애준다. 지방을 분해하는 효소인 리파아제는 근육이 움직여야 작동하므로 하루에 30분 이상 걷거나 운동을 해야 한다.

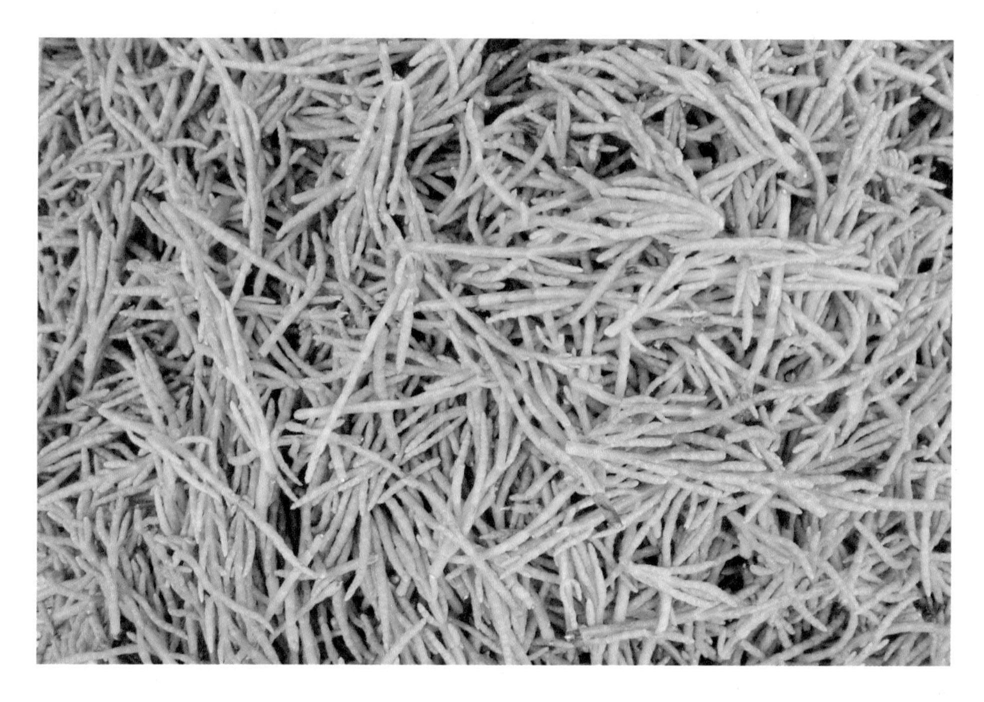

함초

학명 : *Salicornia herbacea*

한약명 : 퉁퉁마디[鹹草]

꽃말 : 야망

다른 이름 : 신초, 복초, 염초, 신풀

분류 : 명아줏과의 한해살이풀

키 : 3~5m

꽃 : 8~9월(녹색)

채취 : 4~10월(4월 녹색, 6월 노란색, 8~9월 붉은색, 10월 갈색)

이용 : 줄기마디, 뿌리

분포지 : 서해안이나 남해안 바닷가 갯벌이나 섬

효능 : 숙변제거, 비만, 면역력, 당뇨병

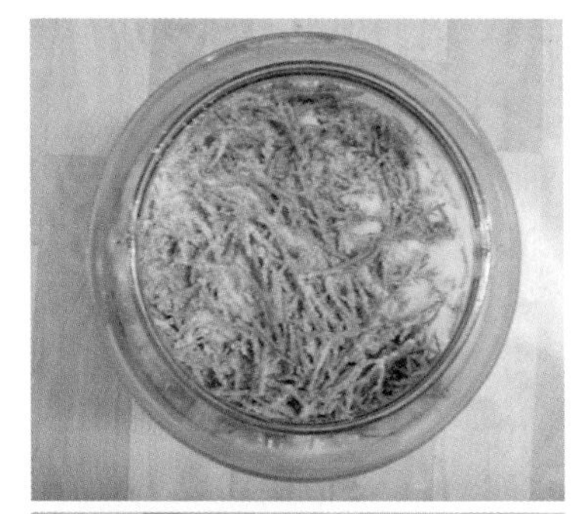

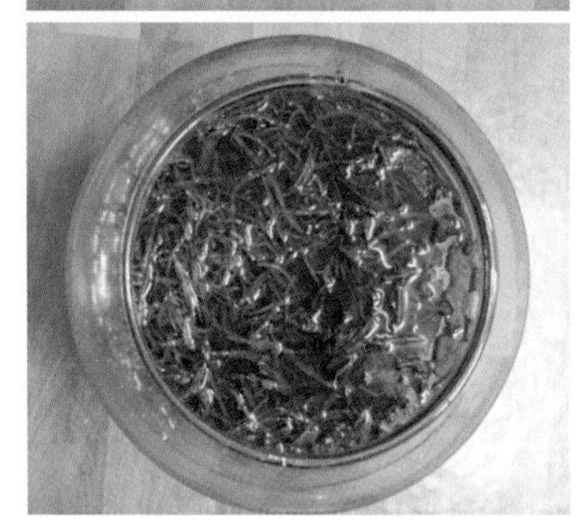

함초는 약초로 관심을 끌지 못하다가 방송에서 건강에 좋다고 소개되면서 '갯벌의 산삼'이라는 애칭까지 붙었다. 갯벌에서 자생하므로 '갯벌의 산삼', 잎이 없으므로 '퉁퉁마디'라고 한다.

함초는 독성이 없어 식용, 약초로 가치가 높다. 하루에 1~2번 바닷물이 들고 나는 곳에서 4~9월까지 채취할 수 있고 마디줄기, 뿌리, 생초 모두 쓸 수 있다.

함초에는 바닷물에 있는 다양한 미네랄 성분이 많고 사포닌 성분이 들어 있다. 아미노산, 타우린이 40%나 함유되어 있어 김의 40배, 시금치의 200배나 된다. 칼슘은 우유의 5배, 철분은 해조류의 2~5배, 요오드는 하루 권장량의 8배가 들어 있을 뿐 아니라 섬유질, 다당체, 아미노산, 베타인, 칼륨, 마그네슘, 칼슘, 철분, 요오드 등 90여 종이 함유되어 있다.

‖ **채취 부위** 생초, 줄기, 뿌리

‖ **약리작용** 혈당 강하

‖ **약초 만들기** 4월에 녹색, 6월에 노란색, 8~9월에 붉은색, 10월에 갈색일 때 통째로 채취해 그늘에 말려서 쓴다.

‖ **함초주 만들기** 생초를 채취해 물로 씻어 물기를 뺀 다음 용기에 넣고 술을 부었다가 3개월 후 먹는다.

‖ **식용**

❶ 함초를 가루 내어 양념으로 쓴다.

❷ 생초를 나물로 무쳐 먹거나 김치를 담가 먹는다.

❸ 생초를 달인 육수로 수제비, 칼국수, 냉면을 만들어 먹는다.

‖ **효소 만들기 포인트**

설탕	시럽
○	○

❶ 함초만 따서 설탕을 100%까지 넣거나 시럽을 30%까지 붓는다.

❷ 골고루 섞어서 용기에 담아 햇볕이 들지 않는 서늘한 실내에 100일 이상 둔다.

❸ 건더기는 건져내지 않고 용기에 담아 그늘이나 20℃ 내외의 냉장고에 보관한다.

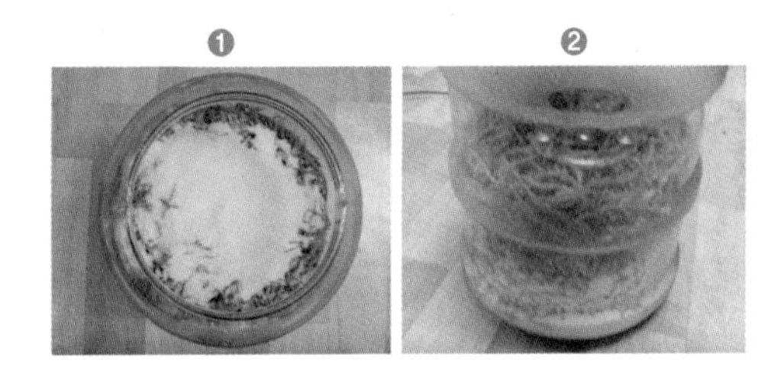

효소요법 엑기스발효액이나 효소원액을 음용할 때는 한 숟가락 정도를 침으로 녹여 먹는다. 당뇨병, 숙변제거에 응용한다.

민간요법 생초나 줄기를 통째로 뜯어 그늘에 말려 가루를 낸 뒤 환을 만들어 식후에 30~40알 먹는다.

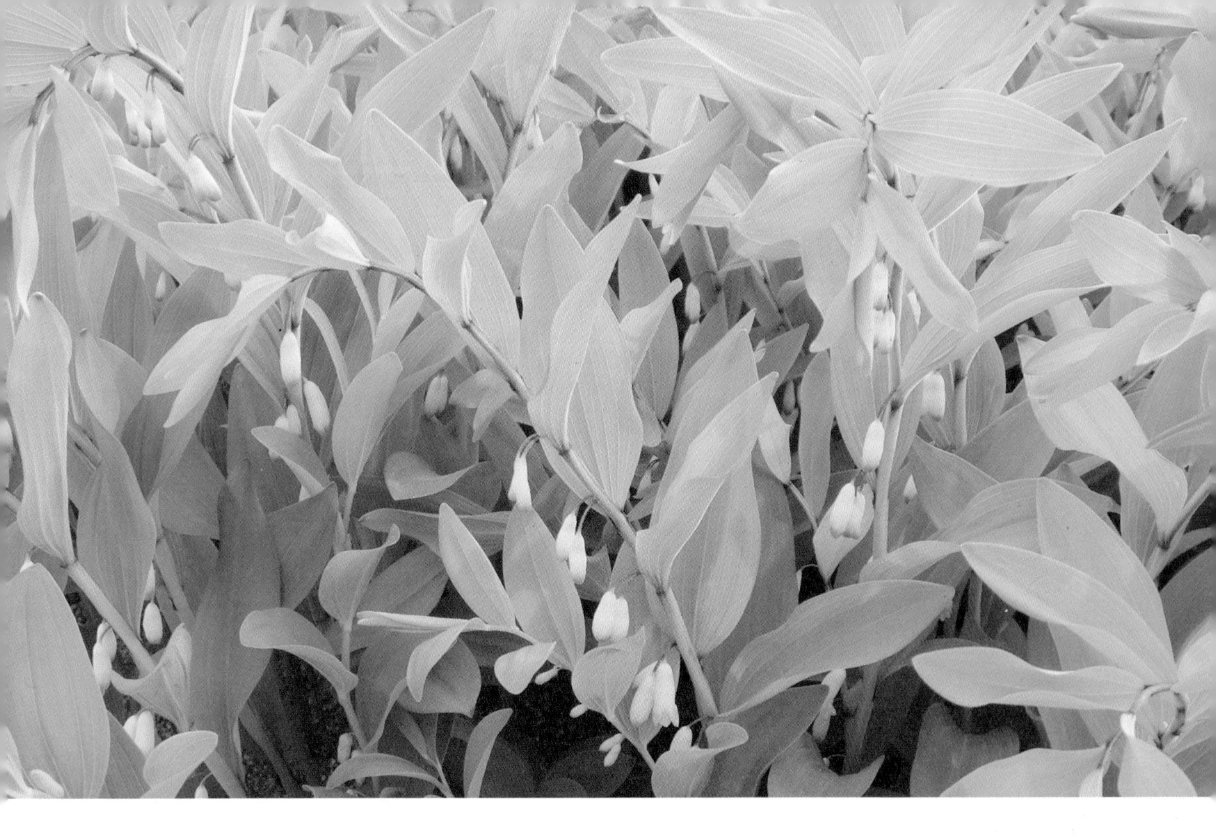

둥굴레

학명 : *Polygonatum odoratum var. pluriflorum*
꽃말 : 헌신
한약명 : 옥죽(玉竹)
다른 이름 : 토죽, 황정, 필관채, 옥술

분류 : 백합과의 여러해살이풀
키 : 40~70cm
꽃 : 6~7월(흰색)
채취 : 9~10월(뿌리)
이용 : 뿌리
분포지 : 낮은 산의 숲속이나 밭
효능 : 고혈압, 당뇨병, 허약체질, 혈액순환

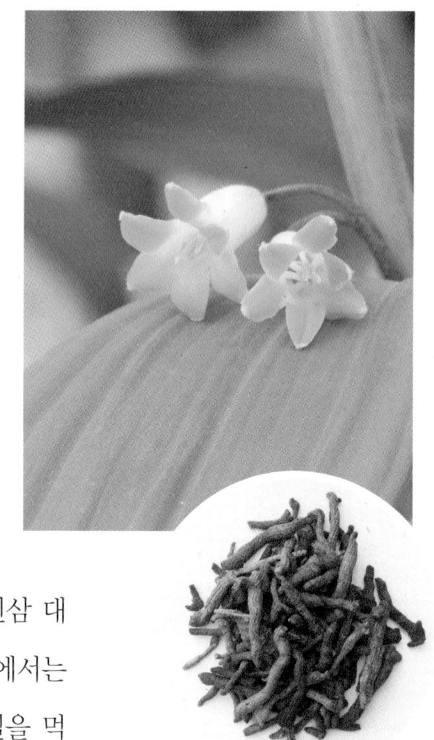

조선시대에 임금이 둥굴레 새순을 즐겨 먹었다 하여 '옥죽(玉竹)', 신선(神仙)을 추구하는 도가의 선인들이 밥 대신 먹었다 하여 '선인반(仙人飯)', 중국의 명의 화타가 옥죽을 즐겨 먹었다 하여 신선의 '신비의 풀'이라는 애칭이 있다.

둥굴레는 흔히 황정이라 하며 독이 없고 꽃과 잎이 아름다워 관상용, 식용, 약용으로 가치가 높다. 원기회복에 좋고 자양강장에도 좋다.

이시진이 쓴 《본초강목》에서는 둥굴레를 인삼 대용으로 썼다고 하였고 《황제내경(黃帝內經)》에서는 둥굴레를 '자양지초(滋養之草)'라고 하여 300일을 먹으면 귀신을 볼 수 있다고 했다.

‖ **채취 부위** 덩이뿌리

‖ **약리작용** 혈압 강하, 혈당 강하, 관상동맥의 혈류량 증가

‖ **약초 만들기** 가을에 덩이뿌리를 캐어 잔뿌리를 제거하고 황색으로 될 때까지 햇볕에 말려서 쓴다.

‖ **식용**
❶ 봄에 어린순을 따서 끓는 물에 살짝 데친 뒤 나물로 무쳐 먹는다.
❷ 잎을 튀김, 부침, 샐러드를 해서 먹거나 삶아서 묵나물로 먹

는다.

‖ 옥죽주 만들기 가을부터 이듬해 봄까지 뿌리를 캐서 잔뿌리를 제거한 후 쪄서 용기에 넣고 술을 부어 밀봉했다가 3개월 후 먹는다.

‖ 금기 오미자와 같이 먹지 않는다.

‖ 효소 만들기 포인트

설탕	시럽
×	○

❶ 가을부터 이듬해 봄까지 덩이뿌리를 캐어 잔뿌리를 제거한 후 적당한 크기로 잘라 용기나 항아리에 넣는다.

❷ 시럽을 재료의 잎은 30%, 덩이뿌리는 100%까지 부어 100일 이상 발효시킨다.

❸ 건더기는 건져내지 않고 용기에 담아 그늘이나 20℃ 내외의 냉장고에 보관한다.

효소요법 엑기스발효액이나 효소원액을 음용할 때는 한 숟가락 정도를 침으로 녹여 먹는다. 고혈압, 당뇨병, 허약체질, 기혈이 정체되었을 때 응용한다.

민간요법 봄에 둥굴레의 어린잎을 따서 나물로 먹거나 덩이뿌리를 캐서 잔뿌리를 제거한 후 햇볕에 말려 차로 마신다. 잎과 줄기를 짓찧어 기미, 주근깨, 검버섯에 바른다.

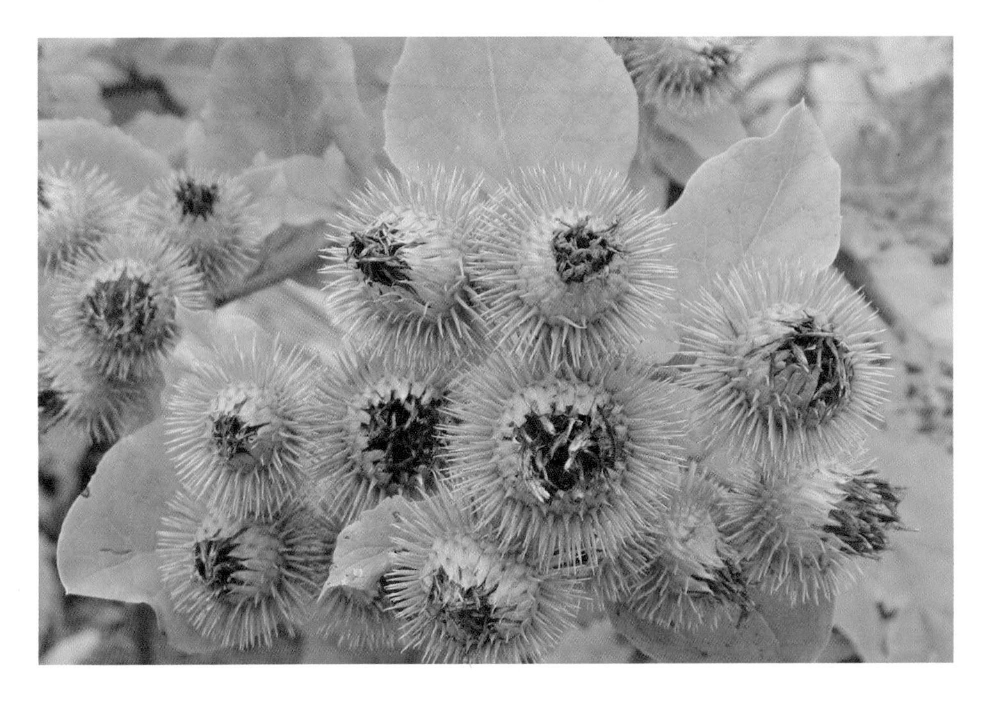

우엉

학명 : *Arctium lappa*

한약명 : 우방자(牛傍子), 우방근(牛傍根)

꽃말 : 포용

다른 이름 : 악실, 오실, 우채자, 서섬자, 대도자

분류 : 국화과의 두해살이풀

키 : 40~70cm

꽃 : 7월(암자색)

채취 : 8~9월

이용 : 뿌리

분포지 : 전국의 밭

효능 : 당뇨병, 인후염, 편도선염, 기침, 거담

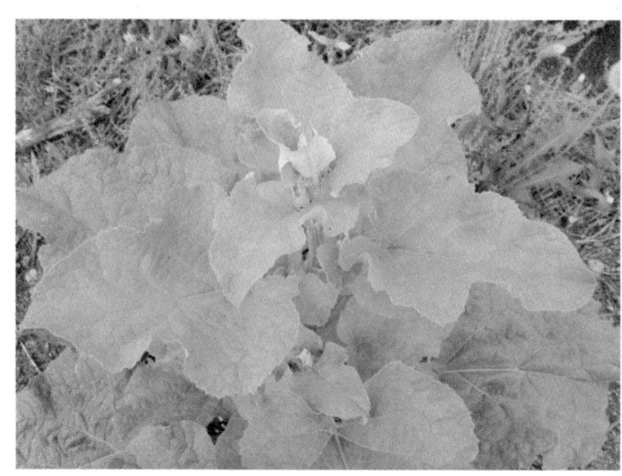
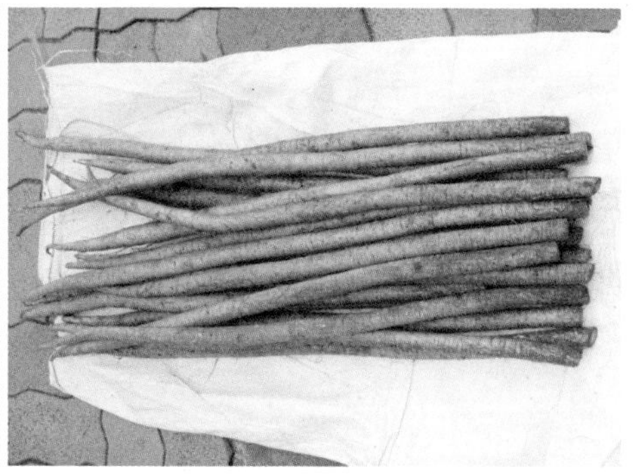

예부터 우엉의 잎과 뿌리를 소[牛]의 먹이로 썼기 때문에 '우채(牛菜)', 소가 우엉을 먹으면 힘을 낼 수 있다 하여 '우력대(牛力大)', 열매 껍질에 가시가 빽빽하게 나 있어 사람의 옷에 달라붙어 귀찮게 하기 때문에 '악실(惡實)', 일본에서는 삼(蔘)에 버금간다 하여 '동양삼(東洋蔘)' 또는 '우편채(牛鞭菜)'라 부른다.

우엉은 성질이 따뜻하고 맛은 달며 독이 없어 식용, 약용으로 가치가 높다. 우엉에 들어 있는 카로틴 함량은 당근보다 287배나 많다. 뿌리 채소 중에서 칼슘이 풍부해 중년 이후 골감소증이나 골다공증 예방과 치료에 도움이 된다.

우엉에는 인슐린인 이눌린 성분이 있어 혈당치를 떨어뜨린다. 우엉의 단백질에는 아르지닌이라는 아미노산이 많은데, 이것이 대사 작용의 부산물로 생기는 요산과 독소를 분리해 몸 밖으로 내보내기 때문에 통풍을 예방한다.

‖ 채취 부위 뿌리

‖ 약리작용 이뇨, 진균, 혈당 저하, 항암

‖ 약초 만들기 가을에 뿌리를 캐서 햇볕에 말려 쓴다.

‖ 식용 ❶ 봄에 어린잎을 따서 끓는 물에 살짝 데쳐 나물이나 무침으로

먹는다.

❷ 가을에 뿌리를 캐서 물로 씻은 뒤 잘게 썰어 반찬으로 만들어 먹는다.

❸ 우엉의 뿌리껍질을 벗겨내고 강판에 갈아 우유를 타서 먹는다.

❹ 조림, 장아찌, 김치, 짓찧어 빈대떡으로 먹는다.

‖ 효소 만들기 포인트

설탕	시럽
×	○

❶ 가을에 덩이뿌리를 캐어 물로 씻은 뒤 마르기 전에 적당한 크기로 잘라 용기나 항아리에 넣는다.

❷ 시럽을 재료의 60%까지 부어 100일 이상 발효시킨다.

❸ 건더기는 건져내지 않고 용기에 담아 그늘이나 20℃ 내외의 냉장고에 보관한다.

효소요법 엑기스발효액이나 효소원액을 음용할 때는 한 숟가락 정도를 침으로 녹여 먹는다. 당뇨병, 인후염, 편도선염에 응용한다.

민간요법 편도선염에는 종자 10g + 감초 5g을 넣고 달여 먹는다. 치통에는 우엉 뿌리를 즙을 내서 수시로 입안을 헹군다. 음식을 먹고 소화가 안 될 때나 고기를 먹고 체했을 때는 뿌리를 달여 먹는다. 뿌리나 줄기에서 나오는 진을 채취해 피부병, 부스럼, 염증 등에 쓴다. 우엉은 독과 염증을 풀 때나 발진과 두드러기를 없애는 데 쓴다.

7.
우울증에 좋은 효소 3가지

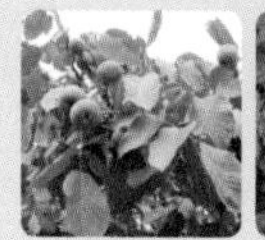
호두나무

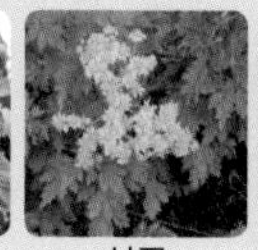
산국

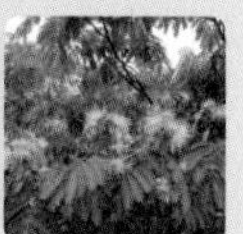
자귀나무

한국인 20%가 앓는 마음의 병

몸이 아프면 병원에 간다.

마음이 몸의 건강을 좌우한다.

마음이 아프면 어디로 가야 하나?

자살 원인 80%는 우울증이니

늦기 전에 점검하라!

삼계탕은 삼복더위에 먹는 음식이고 중화탕은 마음으로 복용하는 약이다.

흔히 마음의 병이라고 하는 우울증은 뇌의 변화에 따른 질병이다. 뇌의 신경조직 안에서는 감정을 조절하는 세로토닌과 도파민, 노르에피네프린 등의 신경전달물질이 끊임없이 분비되어야 한다. 하지만 이성과 감정을 조절할 수 있는 물질이 적게 분비되어 뇌의 균형 상태가 깨지면서 마음이 불안하고 우울한 상태가 지속되어 삶의 질이 떨어진다.

우울증에 빠지면 스트레스 호르몬의 분비량이 늘어나 뇌와 심장, 근육 등 주요 장기로 가는 혈류는 증가하지만 신장이나 간, 소화기관으로 가는 혈류가 감소하므로 수면장애, 소화불량 등의 증상을 호소하는 경우가 많다.

우울증은 잠을 못 이루고 대인기피증을 동반하므로 이해를 해주어야 한다. 우울증은 쉽게 낫는 병은 아니지만 자연을 가까이하고 정확한 진단을 받아 항우울제 치료를 적극적으로 받으면 완치가 가능한 질환이다. 항우울제는 뇌의 신경전달물질의 불균형을 바로잡아 준다. 식물 중에는 인체를 닮은 것이 많다. 뇌를 닮은 호두나 혈관 속 피를 맑게 하는 국화차, 자귀꽃차 등을 장복하면 좋은 효과를 볼 수 있다.

살면서 스트레스로 인한 분노, 적대감, 불안 등 마음이 느끼는 부정적 감정은 우리 몸을 병들게 한다. 미국 대통령 링컨, 영국 수상 처칠, 만유인력의 법칙을 발견한 뉴턴은 평생 우울증에 시달렸고, 화가 고흐, 작가 헤밍웨이, 버지니아 울프 등은 우울증 끝에 자살로 생을 마감했다.

우울증의 가장 큰 문제는 삶의 질이 떨어지고 극단적인 자살로 이어질 수 있다는 것이다. 대체로 여성은 우울증 상태를 호소하지만 남성은 호소를 하지 않는 경향이 있다.

자가진단법

1. 사소한 일에 신경이 쓰인다.
2. 사는 것이 의욕이 없고 만사가 귀찮다.
3. 모든 일이 비관적이고 불안하다.
4. 잠을 설치고 수면 중 1회 이상 깬다.
5. 한 달 사이에 체중이 3kg 이상 늘거나 줄었다.
6. 집중력이 떨어지고 건망증이 심하다.
7. 매일 죽고 싶은 생각이 든다.
8. 잦은 두통, 소화기 장애 등이 2주 이상 계속된다.

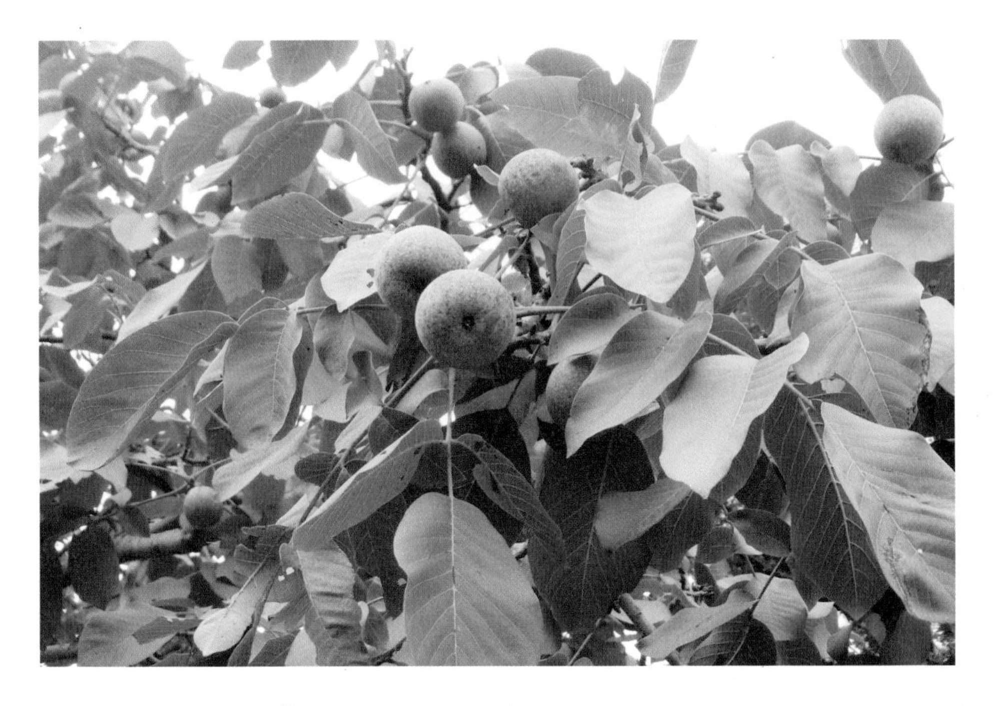

호두나무

학명 : *Juglans sinensis Dode*

한약명 : 호도(胡桃)

꽃말 : 지성

다른 이름 : 만세자

분류 : 가래나뭇과의 갈잎큰키나무

키 : 15~20m

꽃 : 4~5월(연한 녹색)

채취 : 8~10월(열매)

이용 : 열매 속 알갱이

분포지 : 중부 이남이나 밭둑

효능 : 천식, 우울증, 변비, 자양강장

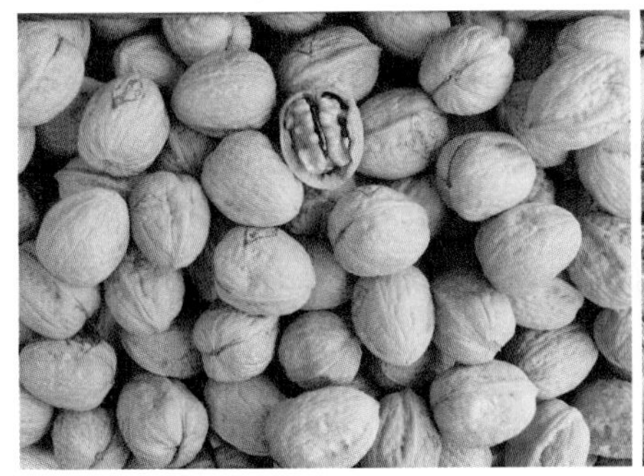

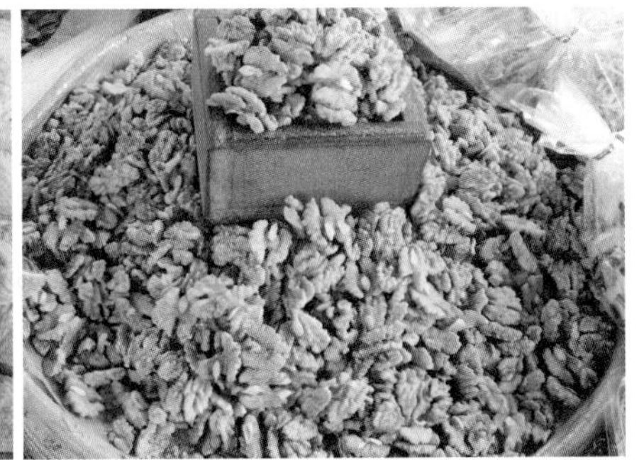

예부터 우리 민족 고유의 명절인 정월대보름에 호두, 잣, 밤, 땅콩으로 부럼을 깨면서 한 해의 건강과 풍년을 빌었다.

호두는 식용, 약용으로 가치가 높다. 단백질, 탄수화물, 칼슘, 인, 철, 카로틴, 비타민, 미네랄, 지방을 함유하고 있다. 속알갱이는 영양가가 풍부하고 소화흡수가 잘되므로 중병을 앓고 난 환자에게 좋다.

이시진이 쓴 《본초강목》에서는 "호두는 기를 보하고 혈을 기른다. 담을 없애주며 수염과 머리카락을 윤택하게 해준다. 종독을 흩어버린다"라고 했고, 《본초비요(本草備要)》에서는 "호두는 폐를 따뜻하게 하고 장을 부드럽게 해준다. 천식, 요통, 심복의 모든 통증을 다스린다"라고 했다.

‖ **채취 부위** 종자

‖ **약리작용** 소염, 살균

‖ **약초 만들기**

❶ 가을에 열매를 따서 과육과 겉껍질을 벗기고 단단한 외피를 깬 뒤 속알갱이를 쓴다.

❷ 줄기껍질은 수시로 채취해 그늘에 말려서 쓴다.

‖ **식용** ❶ 호두 속알갱이를 생으로 먹는다.

❷ 법제하여 기름을 짜서 한 숟가락씩 먹는다.

‖ **호두기름 만들기** 밥솥에 쌀을 적당히 넣고 물을 많이 부어서 끓기 시작하면 호두 속알갱이를 보자기에 싸서 쌀뜨물로 3번 이상 법제한 후 말려서 살짝 볶아 기름을 짠다.

‖ **보관** 호두나무 열매는 껍데기가 단단해 오랜 기간 저장이 가능하다. 호두기름을 장기간 보관할 때는 냉장고에 넣거나 소금 속에 묻어둔다.

‖ **금기** 호두에는 독이 약간 있으니 한꺼번에 많이 먹지 않는다.

‖ **효소 만들기 포인트**

설탕	시럽
×	○

❶ 여름에는 미성숙 과실의 외가피, 가을에는 열매를 따서 외가피를 벗기고 겉껍데기를 깬 뒤 속알갱이만 용기나 항아리에 넣는다.

❷ 시럽을 재료의 60%까지 부어 100일 이상 발효시킨다.

❸ 건더기는 건져내고 용기에 담아 그늘이나 20℃ 내외의 냉장고에 보관한다.

효소요법 엑기스발효액이나 효소원액을 음용할 때는 한 숟가락 정도를 침으로 녹여 먹는다. 기침, 천식, 우울증, 변비, 자양강장에 응용한다.

민간요법 귀의 염증과 분비액이 나오는 곳에 기름을 바르고 만성변비에 뿌리를 달여 먹는다. 미성숙 과실의 외가피를 위 통증에 쓴다. 잎을 달인 물을 피부염에 쓴다.

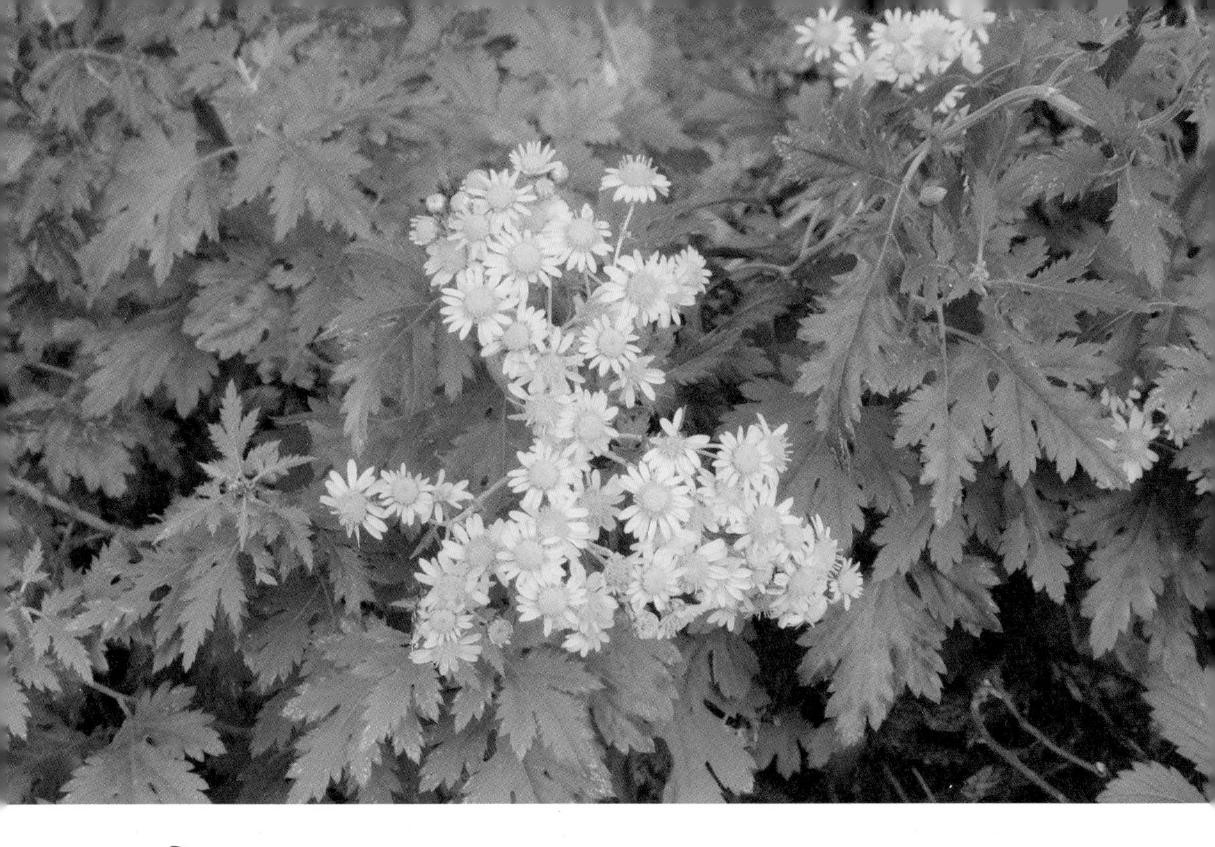

산국

학명 : *Chrysanthemum boreale*

한약명 : 야국(野菊)

꽃말 : 고상하다

다른 이름 : 봉래화

분류 : 국화과의 여러해살이풀

키 : 1~1.5m

꽃 : 9~10월(노란색)

채취 : 10월

이용 : 꽃

분포지 : 전국의 산과 들

효능 : 고혈압, 동맥경화, 혈액순환, 청열, 피부병

국화는 관상용과 약용으로 나누는데 감국(甘菊)이 약재로 가치가 높다. 이시진이 쓴 《본초강목》에는 "감국차를 오랫동안 복용하면 혈기가 좋고 몸을 가볍게 하며 쉬 늙지 않는다. 위장을 평안케 하고 오장을 도우며 사지를 고르게 하고 감기, 두통, 현기증에 유효하다"라고 기록되어 있다.

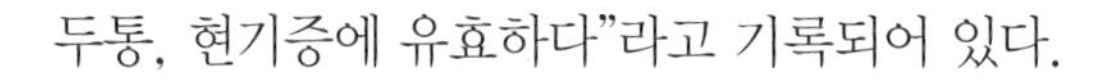

감국에서 항산화 활성을 지닌 성분은 리나린(linarin), 루테올린(luteolin), 아피제닌(apigenin), 아카세틴(acacetin) 등 플라보노이드 성분이다. 모두 항염증, 항바이러스 활성 효능을 지녔다. 감국은 눈을 밝게 하고 간기능을 개선해준다.

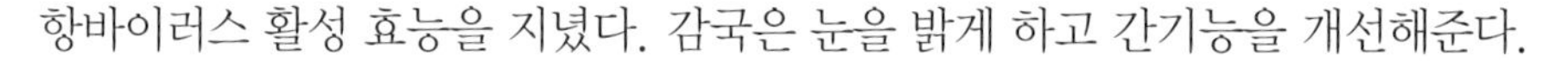

약리실험에서 심장의 관상동맥과 말초혈관을 확장하는 효과가 있어 혈압을 내려준다고 밝혀졌다. 감국 추출물로 아토피 치료와 기미 방지 효능을 연구 중이다.

‖ 채취 부위 꽃

‖ 약리작용 혈압 강하, 항암, 항염, 항바이러스

‖ 약초 만들기 가을에 꽃을 따서 그늘에 말려서 쓴다.

‖ 국화차 만들기

❶ 가을에 노란 국화를 통째로 따서 그늘에 말린 뒤 찻잔에 끓는 물을 넣고 우려 마신다.

❷ 꽃차의 일종인 국화차는 일반 녹차를 우릴 때보다 조금 더 높은 온도인 90도 정도의 뜨거운 찻물에 우린다.

‖ **국화기름 만들기** 산국화를 수증기로 증류하여 만든다.

‖ **효소 만들기 포인트**

설탕	시럽
×	○

❶ 봄에 어린잎만 따서 용기나 항아리에 넣는다.

❷ 시럽을 재료의 30%까지 부어 100일 이상 발효시킨다.

❸ 건더기는 건져내고 용기에 담아 그늘이나 20℃ 내외의 냉장고에 보관한다.

효소요법 엑기스발효액이나 효소원액을 음용할 때는 한 숟가락 정도를 침으로 녹여 먹는다.

고혈압, 동맥경화, 혈액순환, 청열, 피부병에 응용한다.

민간요법 피부병에는 감국을 끓인 물로 씻는다. 기억력 증진과 치매 예방에 감국차를 마신다.

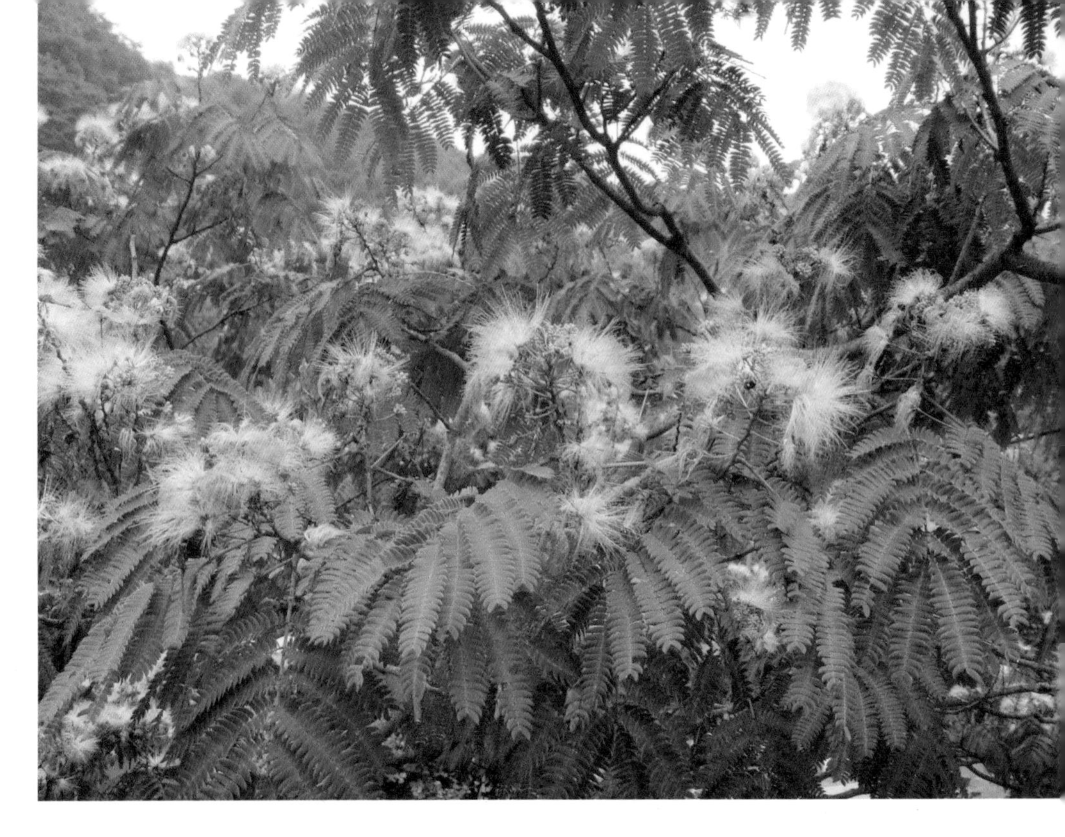

자귀나무

학명 : *Albizia julibrissin*

한약명 : 합환피(合歡皮)

꽃말 : 환희

다른 이름 : 합환목, 합혼수, 야합수, 여설목

분류 : 콩과의 갈잎작은큰키나무

키 : 6~9m

꽃 : 6~7월(흰색)

채취 : 10월

이용 : 꽃, 잎, 줄기껍질

분포지 : 중부 이남의 산이나 마을 근처

효능 : 우울증, 불면증, 건망증(꽃), 근골, 늑막염(줄기껍질), 살충, 자양강장(가지)

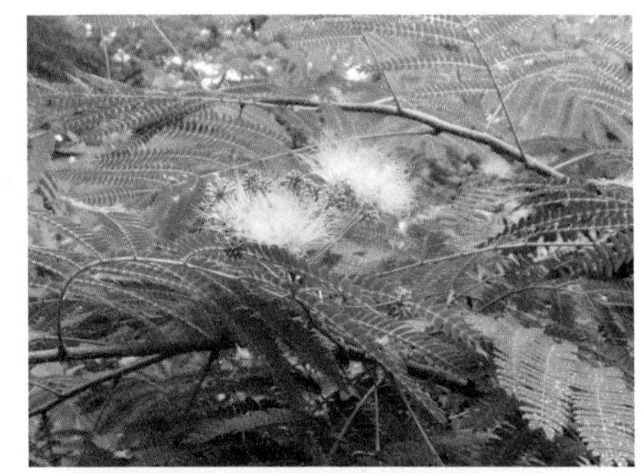

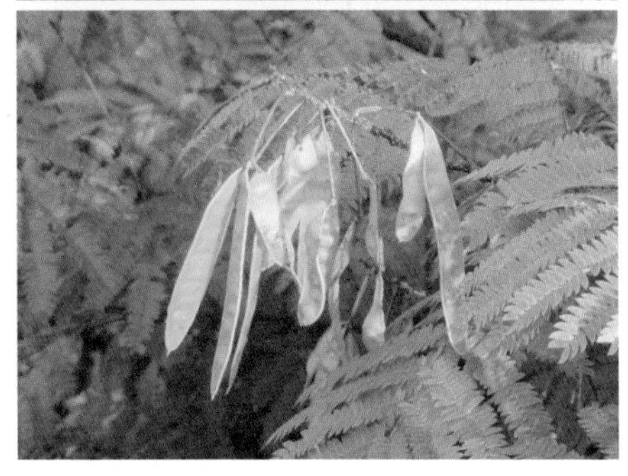

자귀나무는 밤에 잎이 마주 겹쳐지므로 '합혼수(合婚樹)', 잎이나 꽃을 차로 달여 먹으면 부부 금슬이 좋아진다 하여 '애정수(愛情樹)', 꽃술이 비단처럼 생겼다 하여 '비단나무(Silk tree)', 꽃을 따서 말린 뒤 베개 속에 넣어두었다가 꺼내 차로 만들어 남편에게 마시게 하니 부부 금슬이 좋아졌다 하여 '기쁨을 함께하는 나무'라는 애칭이 있다.

허준이 쓴 《동의보감》에서 "합환피는 성질이 평하고 맛은 달며 독이 없다. 오장을 편하게 하고 정신과 의지를 안정시키며 근심을 없애고 마음을 즐겁게 한다"라고 했듯이 꽃을 차로 마시면 좋다.

자귀나무는 독이 없고 꽃이 화려하고 아름다워 정원수, 관상수, 가로수, 식용, 약용으로 가치가 높다. 꽃, 잎, 줄기껍질, 뿌리 모두를 약초로 쓴다. 비타민 C, 사포닌, 타닌, 알칼로이드 성분이 있어 함유되어 있다.

‖ 채취 부위 꽃, 잎

‖ 약리작용 소염, 진통

‖ 약초 만들기 잎은 봄부터 여름까지 채취하고 꽃은 필 때, 줄기와 껍질은 가을부터 이듬해 봄까지 채취해 잘게 썰어 그늘에 말려서 쓴다.

‖ 합환주 만들기 꽃, 줄기나 뿌리껍질을 적당한 크기로 잘라 용기에 넣고 소주를

부어 밀봉했다가 3개월 후 먹는다.

‖ 식용 봄에 자귀나무의 어린잎을 따서 끓는 물에 살짝 데쳐 나물로 먹는다.

‖ 효소 만들기 포인트

설탕	시럽
×	○

❶ 꽃과 잎을 따서 용기나 항아리에 넣고 시럽을 재료의 25%까지 부어 100일 이상 발효시킨다.

❷ 줄기, 뿌리껍질을 채취해 마르기 전에 물로 씻어 물기를 빼고 용기나 항아리에 넣은 뒤 시럽을 재료의 80%까지 부어 100일 이상 발효시킨다.

❸ 건더기는 건져내지 않고 용기에 담아 그늘이나 20℃ 내외의 냉장고에 보관한다.

효소요법 엑기스발효액이나 효소원액을 음용할 때는 한 숟가락 정도를 침으로 녹여 먹는다. 진통, 늑막염, 타박상, 이뇨, 구충에 응용한다.

민간요법 불면증에 꽃을 달여 먹고 비누가 없던 시절에는 자귀나무 잎을 끓여서 즙을 내어 의복 세탁에 사용했다. 꽃이나 잎을 따서 그늘에 말려 차관이나 주전자에 넣고 끓인 뒤 꿀을 타서 차로 마신다. 줄기나 뿌리껍질을 햇볕에 말려서 가루를 낸 뒤 찹쌀과 배합해 환으로 만들어 식후에 30~40알 먹는다.

8.
여성질환에 좋은 효소 3가지

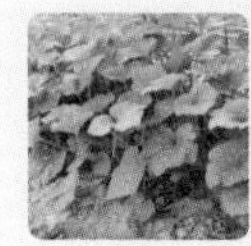
호박

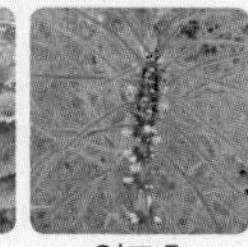
익모초

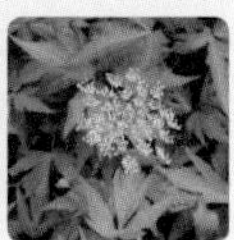
당귀

여성의 건강은 가족의 건강!

여성은 인체구조상 남성보다 병에 걸리기 쉽다.

세상을 보기 전에 몸이 먼저다.

매 순간 자신의 일을 사랑하라!

오늘부터 좋아하는 일을 하라!

만병의 근원인 스트레스를 관리하라!

자연식 위주의 균형식을 하라!

마음을 산책할 수 있는 휴식 스케줄을 만들라!

건강의 왕도인 걷기와 등산을 하라!

내 몸을 먼저 챙겨야 한다.

최근 우리는 100세 장수를 자연스럽게 받아들이고 있다. 누구나 건강하게 살다가 삶을 마치기를 원하지만 현실은 그렇지 않다. 65세 이상 중에서 10명 중 8명이 성인병인 고혈압이나 당뇨 등 만성질환을 앓고 있기 때문이다. 여기에 젊어서부터 서구식 식습관인 육류 위주의 고지방질 식사와 인스턴트식품을 선호하면서 불건강한 몸이 된 지 오래다.

중년 여성은 중년 남성보다 병에 걸리기 더 쉽다. 한림대 의대 노용균 교수는 "여성이 평균수명은 남성보다 길지만 각종 질병을 앓는 비율은 남성보다 높은 것으로 알려져 있다"라고 했고, 성균관대 의대 유준헌 교수는 "인체구조상 여성은 적어도 10가지 이상 남성과 다른 건강상 특징을 가지고 있다"라고 말했다.

보건복지부와 통계청 자료에 따르면 질병별 병을 가지고 있는 확률인 유병률은 철결핍성 빈혈의 경우 여성이 남성의 3.8배, 관절염은 2.6배, 정신질환은 2.3배, 암과 고혈압성 질환은 1.8배, 당뇨와 갑상선 질환은 1.5배, 치과질환은 1.3배, 편두통은 1.5배 여성이 남성보다 많은 것으로 나타났다.

예전보다 살기는 나아졌는데 이처럼 여성의 건강도가 떨어지는 원인은 잘못된 생활과 식습관, 운동부족에 있다. 또 여성이 잔병치레를 하면서도 건강문제를 좀 더 근본적으로 해결하기보다는 소홀히 취급하는 사회적 · 문화적 분위기를 꼽을 수 있다.

여기에 여성 특유의 임신, 출산, 폐경의 신체적 특징을 중요한 요인으로 지적할 수 있다. 여성은 남성보다 바이러스에 대한 면역력이 강하다. 하지만 여자라는 이유로 한 달에 한 번 겪어야 하는 '덫'인 생리통은 물론 여성은 남성에 비하여 감정을 조절하는 세로토닌 호르몬이 덜 분비되기 때문에 우울증에 노출되기 쉽다. 여성이 남성보다 소화시간이 길어 변비와 장염에 노출되고, 안구가 작고 비루관이 좁아 안과질환에 쉽게 노출되며, 출산의 영향으로 요실금이 많고, 인대가 약해 골다공증과 관절염에 걸릴 확률이 높다. 남성과 인체구조상 유방, 자궁, 심장, 비뇨기계, 무릎, 뼈와 관절이 다르기 때문에 쉽게 병에 노출된다.

가족에 대하여 헌신적인 여성은 중년이 되면 자신의 건강을 날마다 꽃을 돌보듯이, 도자기를 빚듯이 챙겨야 한다. 병에 걸렸을 때 가족에게 위로를 받을 수 있지만 내 몸을 고쳐주지는 못하기 때문에 나 자신이 몸을 돌보는 지혜와 실천이 필요하다.

중년이 되어 운동과 다이어트를 꾸준히 해보지만 아랫배가 나오는 것과 가파른 계단을 오를 때 숨차는 것은 폐와 심장 질환 때문일 수 있다. 평소에 잦은 감기와 사소한 병을 방치하면 큰 병을 일찍 발견할 수 있는 기회를 놓치게 된다.

이제 어지간히 노력해서 건강을 지킬 수 없다. 건강은 저절로 주어지는 게 아니라 올바른 전략을 세워 실천해야 하는 시대가 됐다. 몸은 자연이다. 사람은 식물과 달리 움직여야 한다. 이 세상의 생명체는 귀하다. 곰곰이 생각해보면 사람처럼 연약한 게 없다. 돈만을 쫓다가 밤에 숙면을 취하지 않고 건강을 유지한다는 것은 기적이다.

몸속을 건강하고 아름답게 유지해야 삶의 질을 높일 수 있다. 생명에 깊이 관여하는 산야초 효소를 챙겨 먹어야 한다. 녹색채소, 발효식품, 과일, 산야초, 약초를 꾸준히 먹으면 건강한 몸을 유지할 수 있다.

여성이 건강상 남성과 다른 12가지

1. 아랫배가 불러온다.
2. 아침에 얼굴이 붓는다.
3. 추위와 더위를 못 참는다.
4. 기침과 가래가 지속된다.
5. 변비가 있거나 설사를 한다.
6. 황금색 변을 보지 못한다.
7. 소변에 거품이 생기고 노랗다.
8. 가슴에 통증이 있다.
9. 유방에서 뭔가 만져진다.
10. 한쪽 팔에 힘이 없다.
11. 쉽게 피곤하다.
12. 밥맛이 없다.

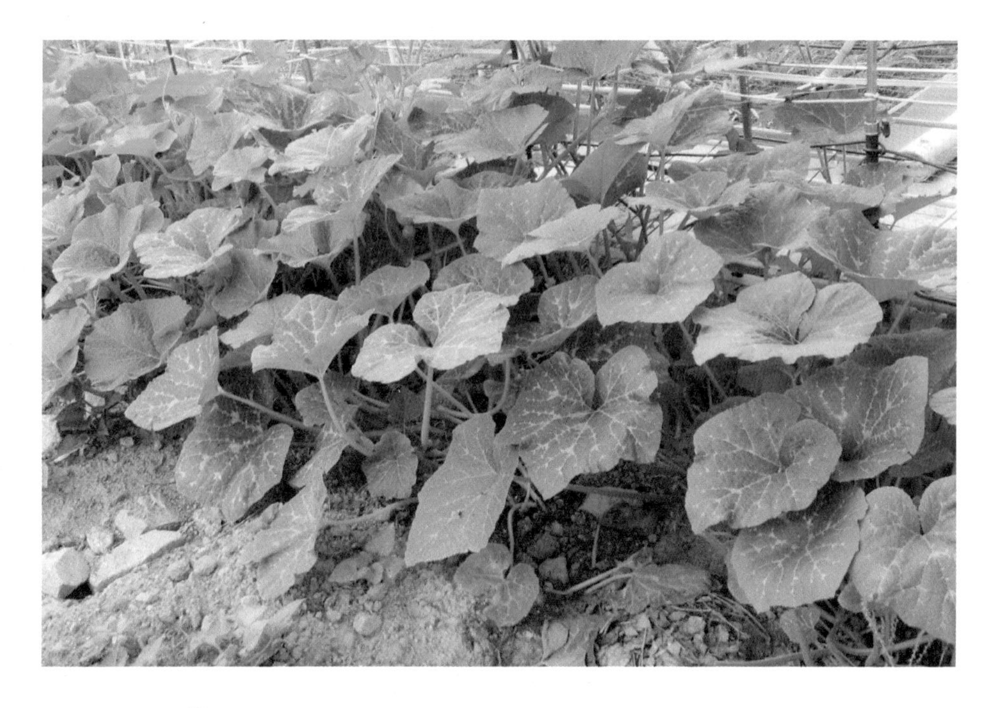

호박

학명 : *Cucurbita spp.*

한약명 : 황과(黃瓜)

꽃말 : 매력

다른 이름 : 남과, 번과, 반과

분류 : 박과의 덩굴성 한해살이풀

길이 : 10m

꽃 : 5~6월(노란색)

채취 : 봄~여름(호박잎, 애호박), 가을(늙은 호박)

이용 : 잎, 종자, 열매

분포지 : 전국 산지 경사면, 밭두렁

효능 : 황달, 부종, 이질, 유즙불통(열매), 중금속 해독, 경풍, 감모, 풍습열(종자)

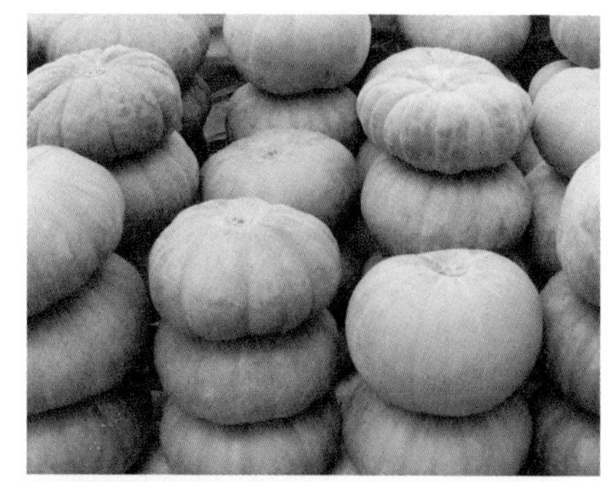

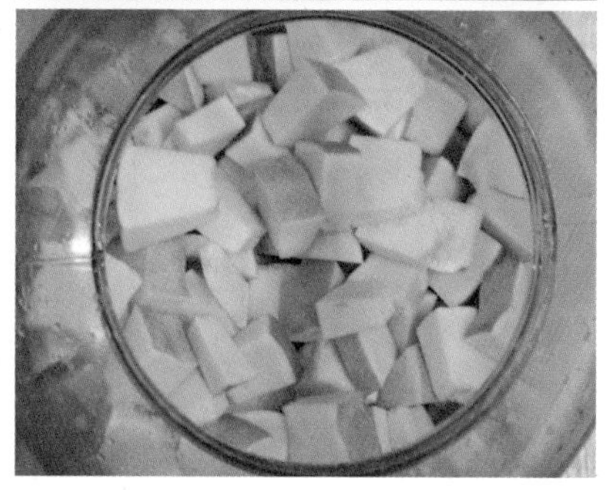

호박은 전국 농지의 밭, 두렁, 담장, 논둑에서 자생한다. 호박은 웅덩이를 파고 씨를 심으면 덩굴과 열매가 주위를 뒤덮을 정도로 번식력이 강하다. 예부터 주렁주렁 달린 호박 열매가 자손을 상징한다. 서구에서는 귀여운 아이를 호박으로 불렀고 로마에서는 우둔과 광기를 상징하며 미국에서 호박 파이는 전통적인 감사절 음식이다.

영양가가 높은 호박은 독이 없어 잎과 열매는 식용으로, 뿌리와 종자는 약용으로 쓴다. 부기, 황달, 부종, 이질, 유즙불통에 쓰고 종자는 중금속 해독에 좋다.

열매를 '황과(黃瓜)', 뿌리를 '남과근(南瓜根)', 씨앗을 '남자자(南瓜子)'라 부른다.

‖ **채취 부위** 열매(식용), 종자와 뿌리(약용)

‖ **약리작용** 구충, 살충, 해독

‖ **약초 만들기** 애호박이나 늙은 호박을 얇게 썰어 햇볕에 말려서 쓴다.

‖ **식용** ❶ 종자의 겉껍데기를 벗기고 속알갱이를 먹는다.

❷ 호박잎을 따서 비빈 뒤 된장국에 넣는다. 어린잎을 따서 쌈을 싸먹고 애호박을 얇게 썰어 부침개를 해 먹으며 된장국에 넣거나 말려서 먹는다. 늙은 호박으로는 호박죽을 만들어 먹

는다.

‖ 효소 만들기 포인트

설탕	시럽
○	○

❶ 늙은 호박을 쪼개어 호박씨를 빼내고 엄지손가락 2배 정도로 자른다.

❷ 용기에 넣고 설탕을 80%까지 넣거나 시럽을 60%까지 붓는다.

❸ 햇볕이 들지 않는 서늘한 실내에 100일 이상 둔다.

❹ 건더기는 건져내고 용기에 담아 그늘이나 20℃ 내외의 냉장고에 보관한다.

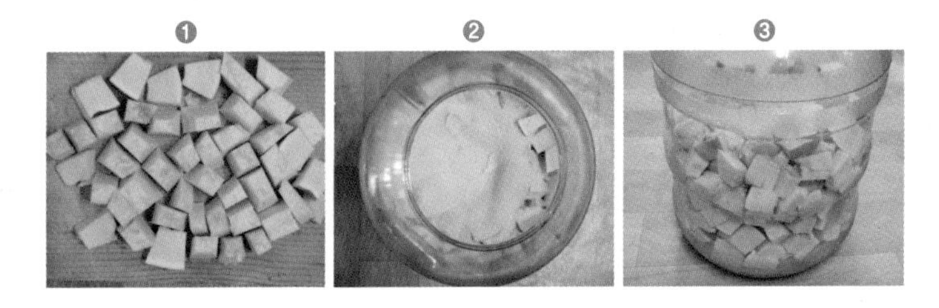

효소요법 엑기스발효액이나 효소원액을 음용할 때는 한 숟가락 정도를 침으로 녹여 먹는다. 주로 황달이나 부종, 유즙 불통에 응용한다.

민간요법 벌레에 물렸을 때 호박잎을 짓찧어 환부에 붙인다. 유산을 방지한다는 속설을 믿어 호박순을 삶아 먹고 해독에 호박씨를 먹는다.

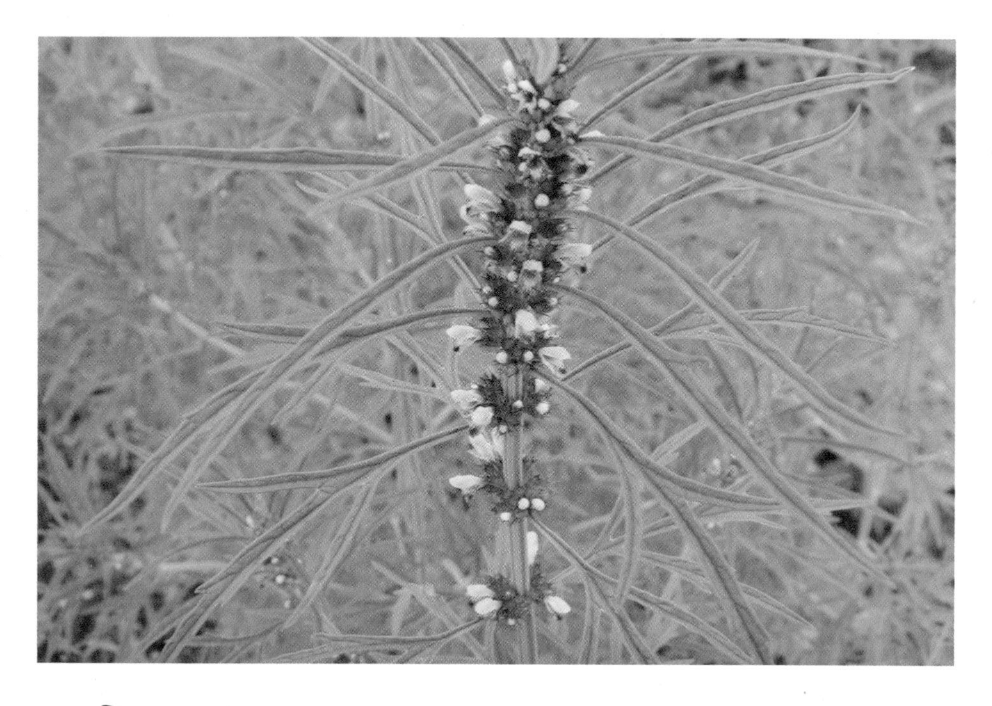

익모초

학명 : *Leonurus sibiricus*

한약명 : 익모초(益母草)

꽃말 : 고귀

다른 이름 : 충위자(茺蔚子), 세엽 익모초, 곤초, 야고초

분류 : 꿀풀과의 두해살이풀

키 : 1m

꽃 : 7~9월(연한 홍자색)

채취 : 6월(잎), 9~10월(잎과 줄기)

이용 : 전초, 종자

분포지 : 전국의 산지와 들과 밭둑

효능 : 부인과질환, 냉증, 생리가 없을 때, 생리통, 이뇨, 부종, 대하증

예부터 익모초는 여성에게 좋은 풀이라 하여 '익모(益母)', 죽은 사람을 살린다 하여 '환혼단'이라는 애칭이 붙었다. 익모초는 여자가 월경을 전후해 허리와 배가 아프고 머리가 무거우며, 구역이 나고 팔다리가 쑤실 때 좋다.

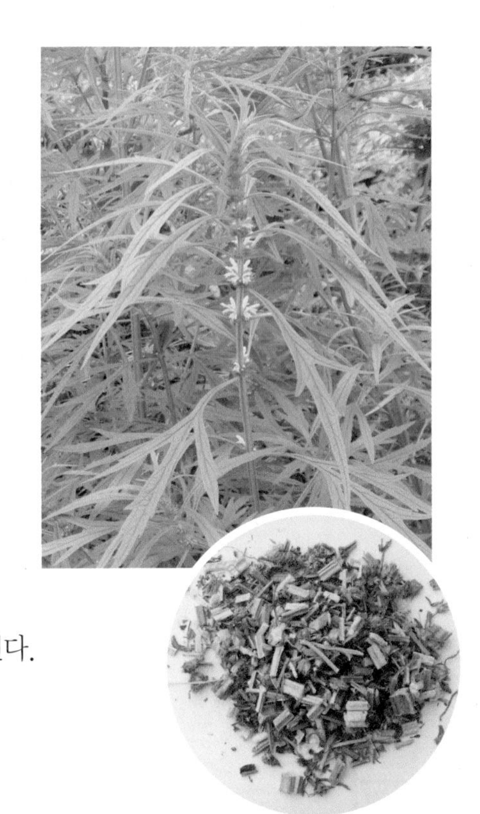

익모초는 독이 없어 식용과 약용으로 가치가 높다. 익모초 씨앗은 간을 좋게 하여 눈을 맑게 한다. 익모초 잎은 쓰지만 방향성 향기가 있고 서늘한 성질이 있어 혈액순환을 도와 어혈을 풀고 부종에도 쓰인다.

‖ 채취 부위 전초, 종자

‖ 약리작용 혈압 강하

‖ 약초 만들기 가을에 전초를 채취해 그늘에 말려서 쓴다.

‖ 익모초주 만들기 봄에 전초를 채취해 용기에 넣고 술을 부은 뒤 밀봉했다가 3개월 후 먹는다.

‖ 식용 봄에 식욕부진으로 입맛이 없을 때 줄기를 채취해 생즙을 내어 먹거나 잎만 따서 된장국에 넣어 먹는다.

‖ 효소 만들기 포인트

설탕	시럽
○	×

❶ 꽃이 피기 전 자루째 채취해 작두로 적당한 크기로 잘라 용기나 항아리에 넣는다.

❷ 설탕을 50%까지 넣어 100일 이상 발효시킨다.

❸ 건더기는 건져내고 용기에 담아 그늘이나 20℃ 내외의 냉장고에 보관한다.

효소요법 엑기스발효액이나 효소원액을 음용할 때는 한 숟가락 정도를 침으로 녹여 먹는다.

부인과질환, 냉증, 생리가 없을 때, 생리통, 이뇨, 부종, 대하증에 응용한다.

민간요법 종자를 채취해 햇볕에 말려 차관이나 주전자에 넣고 약한 불로 끓여서 차로 마신다.

난산을 예방하려고 먹는다. 산후조리, 식욕이 부진할 때 먹는다.

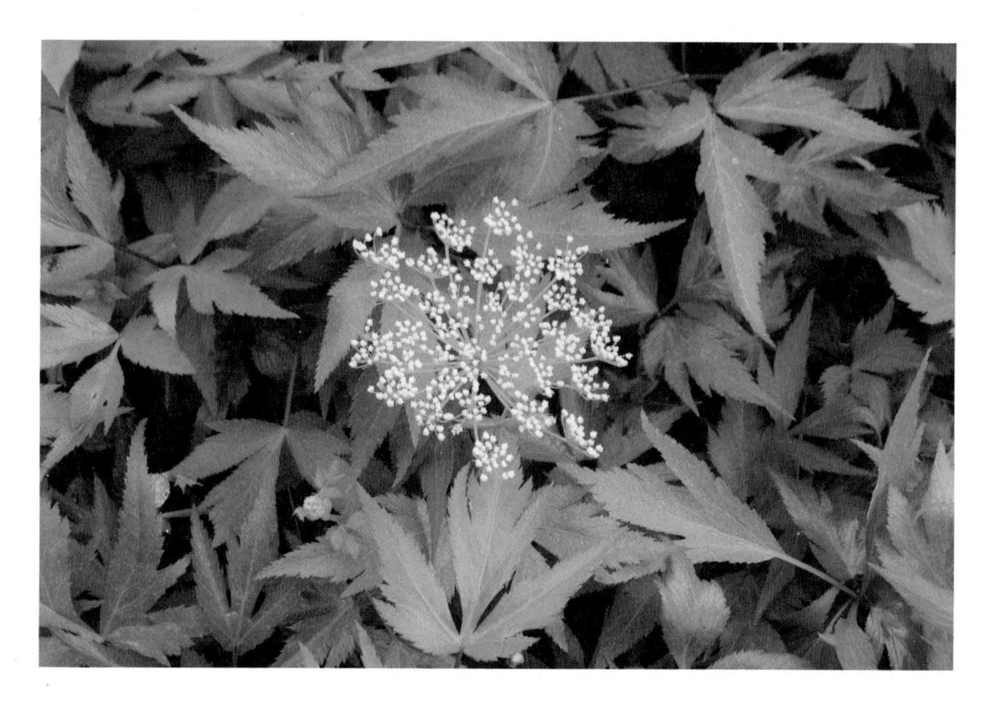

당귀

학명 : *Angelica gigas*

한약명 : 당귀(當歸)

꽃말 : 청춘

다른 이름 : 왜당귀, 일당귀, 화당귀, 동당귀

분류 : 산형과의 여러해살이풀

키 : 60~80cm

꽃 : 6월

채취 : 가을

이용 : 잎, 뿌리

분포지 : 전국 산야의 깊은 곳, 밭

효능 : 신체허약, 산후조리, 빈혈, 생리통, 관절통, 월경불순

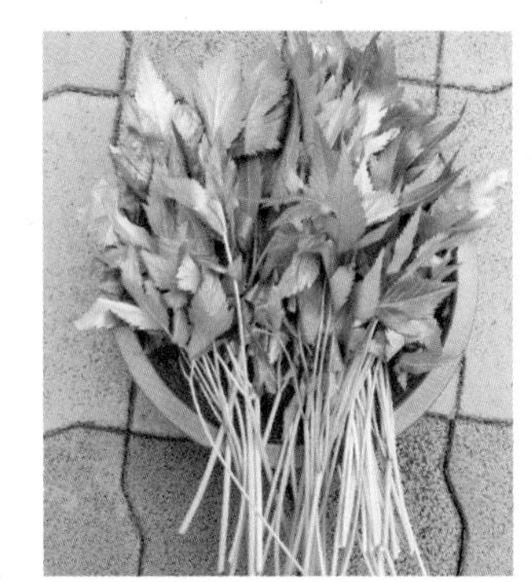

당귀는 전쟁터에 보낸 남편이 살아 돌아온다고 하여 심었다. 사찰 주변에서 자란다 하여 '승검초'라고도 한다. 옛날에는 당귀를 겨울에 움파처럼 움 속에 묻어서 재배하여 은비녀같이 나오는 순을 따서 김치를 담그고 꿀을 찍어먹는 풍습이 있었다. 당귀는 우리나라 특유의 향채로 일본에서 들어온 일당귀와는 다르다.

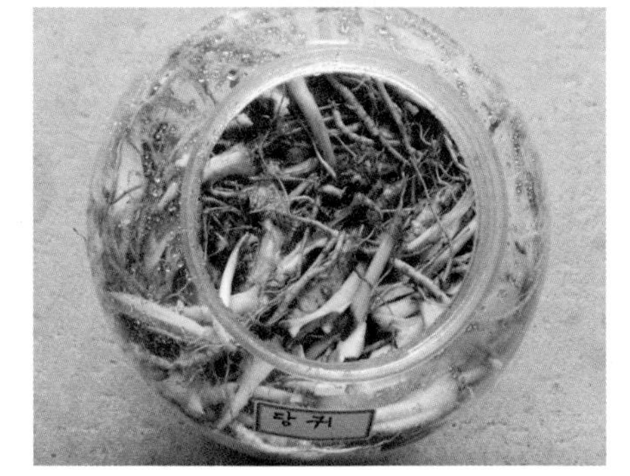

당귀는 독성이 없어 식용, 약용으로 가치가 높다. 부인병의 산후 보혈에 쓴다. 당분, 비타민 A · B · E, 인 등이 풍부하게 들어 있다. 단백질 합성을 촉진하고 비타민 E결핍을 방지하여 유산을 막아주며, 적혈구 생산을 촉진하여 혈류량을 늘려주고 여러 가지 세균 발육을 억제한다.

‖ 채취 부위 잎, 뿌리

‖ 약리작용 항염, 진통, 항산화

‖ 약초 만들기 가을에 뿌리를 채취해 햇볕에 말려서 쓴다.

‖ 당귀주 만들기 가을에 뿌리를 채취해 잔털을 제거한 후 물에 씻어 물기를 뺀 다음 술에 담가 먹었다.

‖ 식용 ❶ 봄부터 여름까지 잎을 뜯어 뜨거운 물에 살짝 데쳐 무쳐 먹거나 쌈, 샐러드, 튀김으로 먹는다. 뿌리를 잘게 잘라 차관이

나 주전자에 넣고 생강을 같이 넣어 약한 불로 끓인 후 국물을 먹는다.

❷ 뿌리를 말려 가루를 낸 뒤 다식을 만들어 먹는다.

‖ 효소 만들기 포인트

설탕	시럽
×	○

❶ 봄에서 여름까지는 잎에 시럽을 재료의 30%까지, 가을에는 뿌리를 물로 씻어 물기를 뺀 다음 용기나 항아리에 넣고 시럽을 재료의 70%까지 부어 100일 이상 발효시킨다.

❷ 100일이 지나도 건더기는 건져내지 않고 용기에 담아 그늘이나 20℃ 내외의 냉장고에 보관한다.

효소요법 엑기스발효액이나 효소원액을 음용할 때는 한 숟가락 정도를 침으로 녹여 먹는다. 빈혈, 생리통, 관절통, 월경불순, 고혈압, 부종에 응용한다.

민간요법 피부를 윤택하게 하려고 뿌리 삶은 물로 목욕을 한다. 입안에 향을 내려고 줄기를 껌처럼 씹는다.

9.
알레르기 비염과 아토피에 좋은 효소 4가지

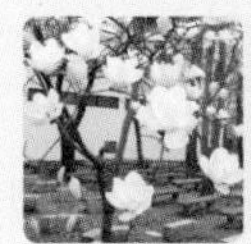
목련

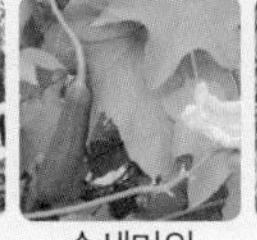
수세미외

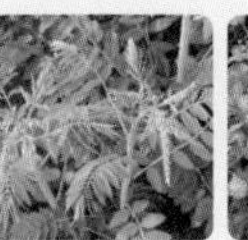
고삼

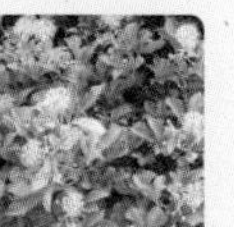
오갈피나무

면역이 답이다

알레르기 비염과 아토피성 피부염으로

고통받은 적이 있나?

스스로 건강한 상태를 유지하라!

그리고 면역력을 높여라!

평소 인스턴트식품을 멀리하고 자연식을 하라!

피를 맑게 하는 녹황색 채소나 과일이 답이다.

환절기나 봄이 되면 꽃가루와 미세먼지 등으로 고통받는다. 알레르기는 일종의 면역반응으로 면역 시스템이 무너지면 몸의 어느 부분에서든 발생한다. 건강한 사람은 면역력이 강하고 탄수화물 분해효소가 풍부해 알레르기 반응을 억제하므로 발생하지 않는다.

알레르기 비염과 아토피성 피부염은 난치병일까? 알레르기 비염은 발작적인 재채기, 맑은 콧물, 코막힘 등의 증상과 코 주위 가려움증을 동반한다.

아토피성 피부염은 만성적으로 재발하는 가려움증을 동반하는 피부염으로 영유아기에 주로 발생한다. 아토피 환자의 부모나 가족 중에는 아토피 천식, 알레르기 비염 같은 환자가 있고 인스턴트식품을 선호하는 경향이 강하다.

아토피성 피부염은 스테로이드제 등 의약품을 이용한 치료법이 부작용을 일으키기 때문에 천연식품이나 약초, 효소를 이용해 몸 안의 활성산소를 분해하는 효소(SOD)를 복용함으로써 산소를 정상 수준으로 유지해주는 나와요법으로 치료하는 환자들이 늘고 있다.

알레르기 비염과 아토피성 피부염 환자는 정서적으로 안정되지 못하고 삶의 질이 떨어지는 경우가 많다. 아토피성 피부염은 습진의 한 증상으로 보통 젖먹이 때 시작된다. 처음은 급성이지만 반복되면 만성으로 진행되고 무릎, 팔꿈치 관절의 안쪽이나 이마 · 목 등에서 나타난다. 조금 좋아졌다 싶으면 또 나빠지다가 어른이 되어도 완치되지 않고 계속되어 개선하기 어려운 질병이다.

먼저 알레르기 원인을 제거해야 한다. 애완동물을 멀리하고 집먼지 진드기가 많이 사는 카펫을 사용하지 말아야 하며 곰팡이가 생기지 않는 환경을 유지해야 한다.

알레르기 증상을 완화하거나 완치하려면 면역을 강화하고 약물요법을 하거나 약초를 복용한다. 아토피성 피부염은 피부 건조증으로 가려움을 동반한다. 고삼 뿌리 삶은 물로 목욕하거나 편백나무 수액을 피부에 뿌리거나 천년초를 짓찧어 환부에 바르면 효과를 볼 수 있다.

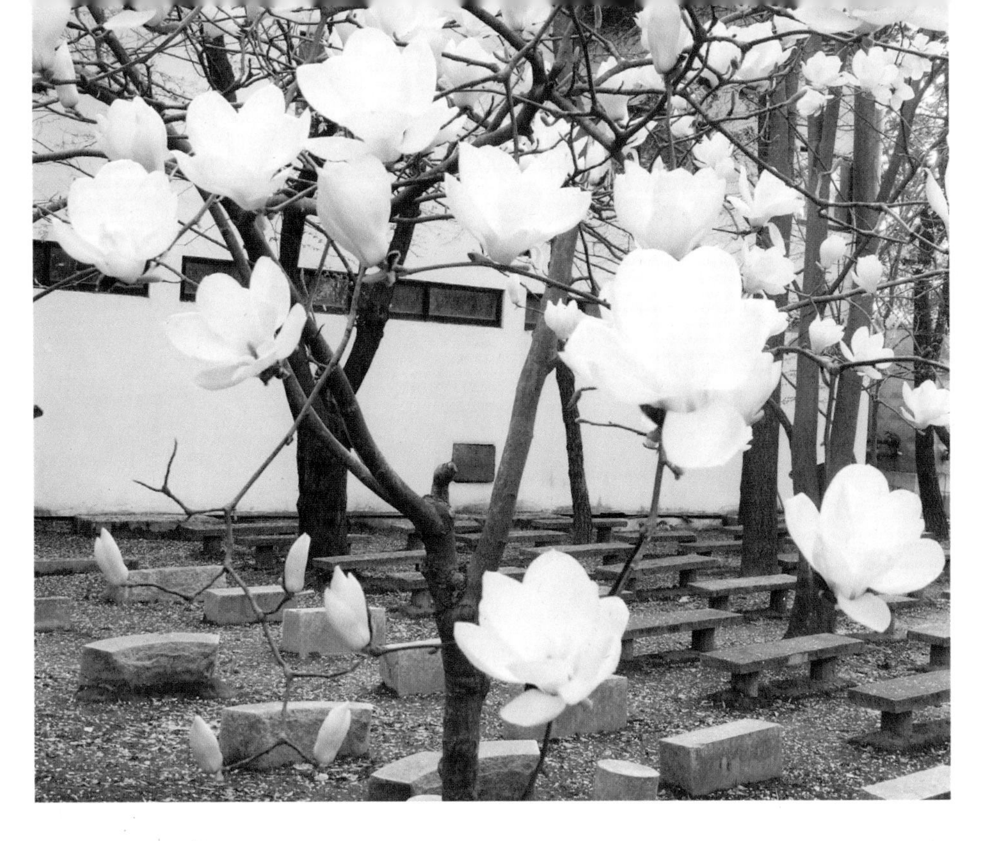

목련

학명 : *Magnolia kobus*

한약명 : 신이(辛夷)

꽃말 : 장엄, 환영

다른 이름 : 근설영춘, 옥란, 목란, 옥수, 향린

분류 : 목련과의 갈잎큰키나무

키 : 8m

꽃 : 3~4월(흰색)

채취 : 12월~이듬해 1~2월(신이), 봄(꽃)

이용 : 잎, 뿌리

분포지 : 전국의 각지

효능 : 감기로 인한 코막힘, 비염, 축농증, 고혈압

목련은 꽃이 피기 전 꽃봉오리가 붓을 닮아 '목필(木筆)', 꽃 하나하나가 옥돌 같다 하여 '옥수(玉樹)', 꽃에 향기가 있다 하여 '향린(香鱗)', 꽃이 옥처럼 생겼다 하여 '옥란(玉蘭)', 향기가 나는 난초라 하여 '목란(木蘭)', 눈이 오는 데도 봄을 부른다 하여 '근설영춘(近雪迎春)'이라 한다.

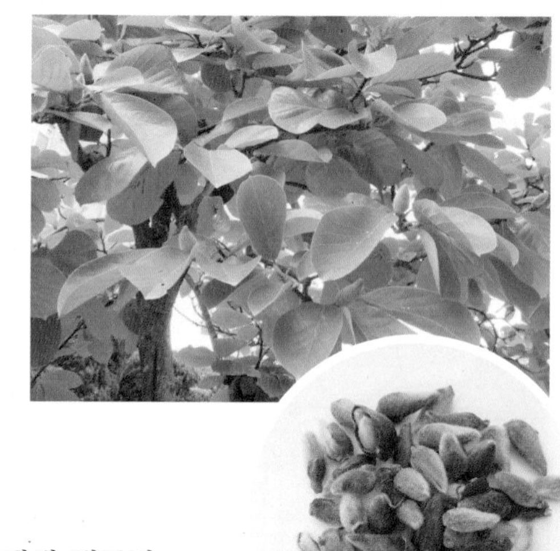

우리나라 목련은 중국이 원산지인 유백색 백목련과 자주색 자목련이 주를 이룬다. 목련은 꽃이 아름다워 정원수, 관상수로 심는데, 꽃봉오리인 신이는 약용으로 가치가 높다.

전통 의서에서 "콧병에는 신이가 아니면 소용이 없다"라고 했듯이 비염에 쓴다. 중국에서 비염 환자 100명을 대상으로 임상 실험한 결과 비염에 효험이 있는 것으로 밝혀졌다. 목련꽃은 방향(芳香)이 있어 향수 원료로 쓰며 잔가지에는 방향성 목련유가 약 0.45% 함유되어 있다.

‖ **채취 부위** 꽃, 신이(꽃봉오리)

‖ **약리작용** 항균, 혈압 강하

‖ **약초 만들기**

❶ 겨울이나 이른 봄에 개화 직전의 꽃봉오리를 따서 햇볕에 말려 쓴다.

❷ 꽃이 활짝 피었을 때 채취해 그늘에 말려서 쓴다.

‖ **신이주 만들기** 봄에 꽃봉오리를 따서 용기에 넣고 술을 부어 밀봉했다가 3개월 후 먹는다.

‖ **금기** 수피와 나무껍질에는 유독 성분인 사리시보린이 있다.

‖ **효소 만들기 포인트**

설탕	시럽
×	○

❶ 봄에 꽃이 피기 전 꽃봉오리 또는 활짝 핀 꽃을 따서 용기나 항아리에 넣는다.

❷ 시럽을 재료의 25%까지 부어 100일 이상 발효시킨다.

❸ 건더기는 건져내지 않고 용기에 담아 그늘이나 20℃ 내외의 냉장고에 보관한다.

효소요법 엑기스발효액이나 효소원액을 음용할 때는 한 숟가락 정도를 침으로 녹여 먹는다. 비염, 축농증에 쓰고, 종자 · 뿌리 · 나무껍질은 가려움증, 멀미 등에 응용한다.

민간요법 봄에 활짝 핀 꽃을 따서 끓는 물에 우려내 차로 마신다. 복통에 꽃을 달여 먹고 불임을 예방하기 위해 꽃을 달여 먹는다.

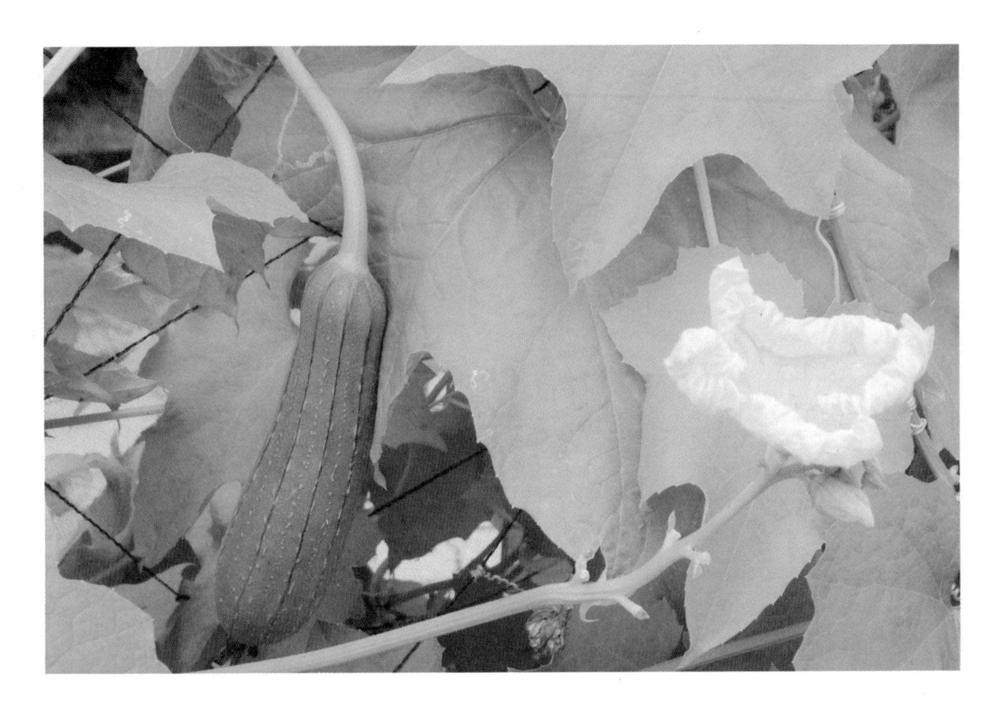

수세미외

학명 : *Nuffa cylindrica*

한약명 : 사과락(絲瓜洛)

꽃말 : 협동

다른 이름 : 수과, 면과, 천라

분류 : 박과의 덩굴성 한해살이풀

길이 : 12m

꽃 : 7~9월(노란색)

채취 : 9~10월

이용 : 잎, 열매, 줄기

분포지 : 담장이나 울타리에 재배

효능 : 부종, 비염, 염증, 이뇨

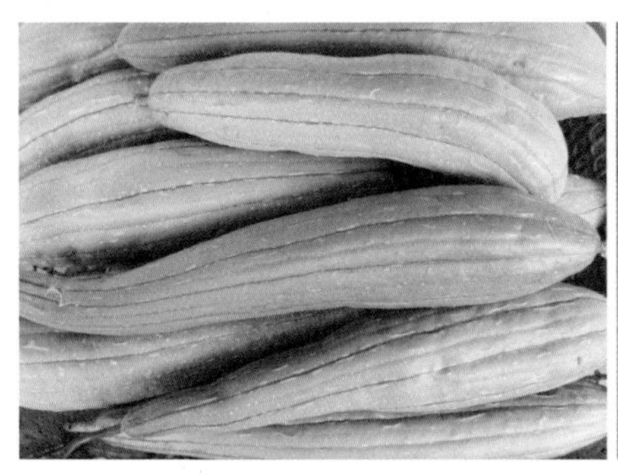
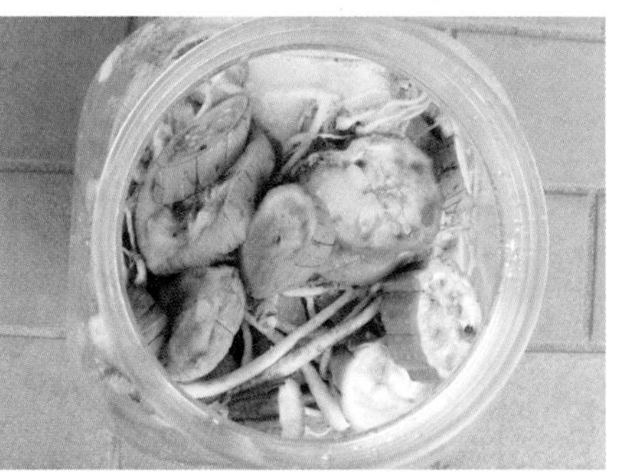

예부터 덩굴성인 수세미외를 시골 담장이나 울타리에 심었다. 수세미외는 독이 없어 약용, 식용, 관상으로 가치가 높다. 성숙한 열매나 줄기, 종자, 뿌리 모두를 쓴다. 수세미외에는 사포닌이 소량 있고 종자에는 지방유가 다량 함유되어 있다.

수세미외는 구멍이 많아 경락을 잘 소통해 만성기관지염, 비염에 좋은 것으로 알려져 있다. 열매는 폐에 좋아 해수나 천식에 쓰고 종자는 전신이 붓는 부종에 쓴다. 뿌리는 유선염이나 편두통에 쓰고 줄기는 요통이나 무릎 통증, 생리불순을 다스리는 데 쓴다.

‖ **채취 부위** 열매

‖ **약리작용** 이뇨, 소염, 항균, 진통, 살충

‖ **약초 만들기** 열매, 줄기, 뿌리, 종자를 햇볕에 말려서 쓴다.

‖ **수세미 수액 만들기**
❶ 가을에 성숙한 열매를 따서 짓찧어 즙을 내어 수액으로 쓴다.
❷ 수세미덩굴을 굽혀 깨끗한 병 속에 넣고 밀봉한 후 3일 이상 받는다.

‖ **식용**
❶ 완전히 익지 않은 것을 따서 씨를 제거한 후 잘게 썰어 양념

을 해서 먹는다.

❷ 부드러운 어린잎을 나물로 무쳐 먹는다.

‖ 금기

한꺼번에 7~10개를 먹으면 엘라테린(elaterin) 성분 때문에 설사하므로 적당량을 먹는다.

‖ 효소 만들기 포인트

설탕	시럽
×	○

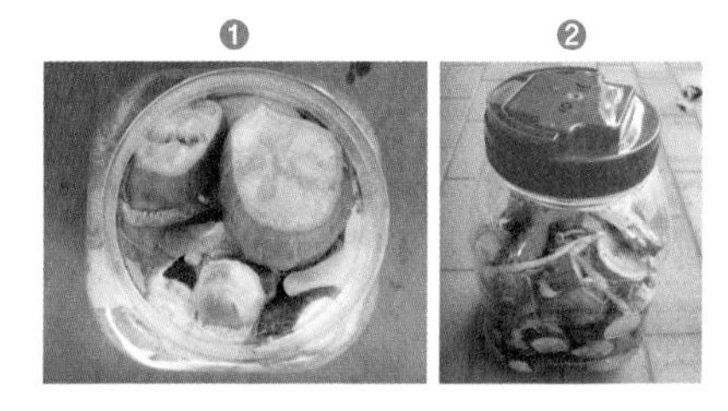

❶ 수세미외를 적당한 크기로 잘라 용기에 넣는다.

❷ 도라지를 30%까지, 시럽을 50%까지 넣고 햇볕이 들지 않는 서늘한 실내에 100일 이상 둔다.

❸ 건더기는 건져내지 않고 용기에 담아 그늘이나 20℃ 내외의 냉장고에 보관한다.

효소요법 엑기스발효액이나 효소원액을 음용할 때는 한 숟가락 정도를 침으로 녹여 먹는다. 부종, 거담, 천식, 비염, 염증, 이뇨에 응용한다.

민간요법 수액은 화장수로 쓰고 생것은 말려 생활용품 세척용으로 쓴다. 화상을 입었을 때 참기름에 개어 환부에 바르고 숙취에는 수세미 수액을 마신다.

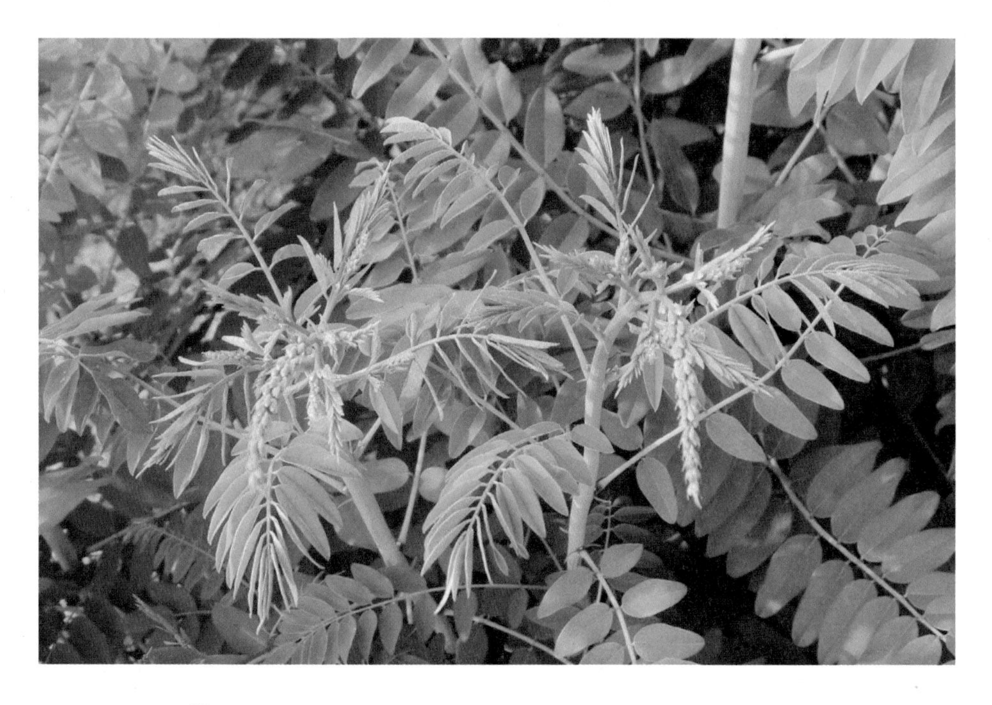

고삼

학명 : *Sophora flavescens* **꽃말 :** 평온, 은총 **한약명 :** 고삼(苦蔘)

다른 이름 : 도둑놈의 지팡이, 느삼, 너삼, 고골, 수괴, 지괴, 야괴, 고신

분류 : 콩과의 여러해살이풀

키 : 30~120cm

꽃 : 6~7월

채취 : 가을부터 이듬해 봄

이용 : 뿌리

분포지 : 전국의 깊은 산기슭

효능 : 피부병, 옹종(癰腫), 습진, 신경통, 간염, 편도선염

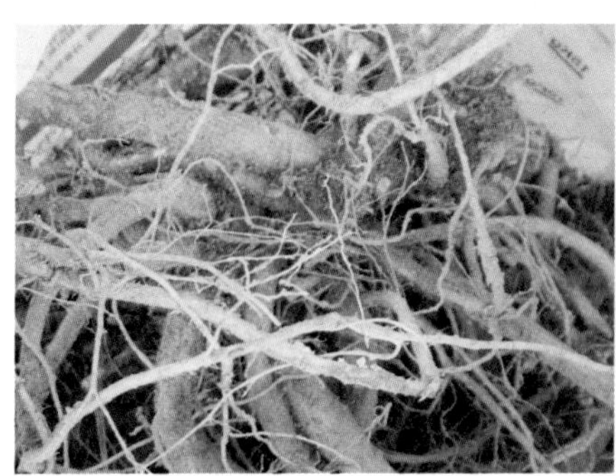
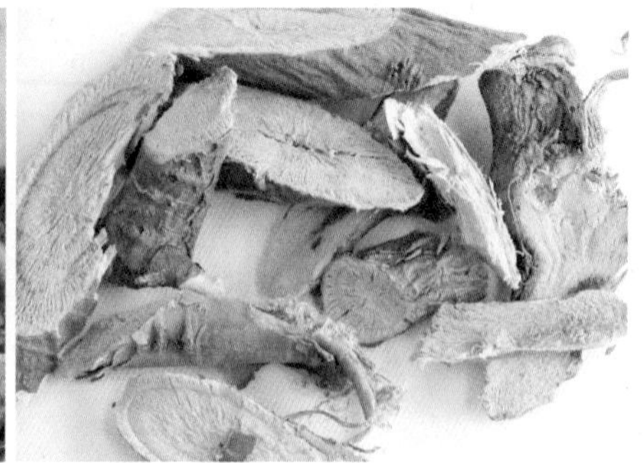

고삼은 식용보다는 약용으로 가치가 높다. 맛이 쓰고 인삼과 같은 효과가 있다 하여 '고삼', '너삼', '도둑놈의 지팡이 뿌리'라는 애칭이 있다.

고삼 뿌리를 캐서 물로 씻은 뒤 물기를 빼고 햇볕에 말려서 가루를 낸 다음 환으로 만들어 위경련 치료제로 썼다. 종기로 인한 통증에 고삼 잎 전체를 생즙을 내거나 달여서 종기를 씻었다.

ǁ 채취 부위 뿌리

ǁ 약리작용 건위

ǁ 약초 만들기 늦은 가을에 뿌리를 수시로 채취해 껍질을 벗긴 뒤 햇볕에 말려서 쓴다.

ǁ 고약(膏藥) 만들기 뿌리를 채취해 햇볕에 말려서 고약을 만들어 트리코모나스 질염, 습진, 신경성 피부염에 바른다.

ǁ 금기 여로(黎蘆 : 박새 뿌리)와 배합하지 않는다.

ǁ 효소 만들기 포인트

설탕	시럽
×	○

❶ 늦가을에 고삼 뿌리를 캐서 물로 씻은 뒤 적당한 크기로 잘라 용기나 항아리에 넣는다.

❷ 시럽을 재료의 70%까지 부어 100일 이상 발효시킨다.

❸ 건더기는 건져내지 않고 용기에 담아 그늘이나 20℃ 내외의 냉장고에 보관한다.

효소요법 엑기스발효액이나 효소원액을 음용할 때는 한 숟가락 정도를 침으로 녹여 먹는다. 피부병, 옹종(癰腫), 신경통, 간염, 편도선염 등에 응용한다.

민간요법 버짐에 뿌리의 즙을 바르고 피부 가려움증에 뿌리 달인 물로 환부를 씻는다. 뿌리를 가루 내어 찹쌀과 배합한 뒤 환으로 만들어 식후에 30~40알 먹는다.

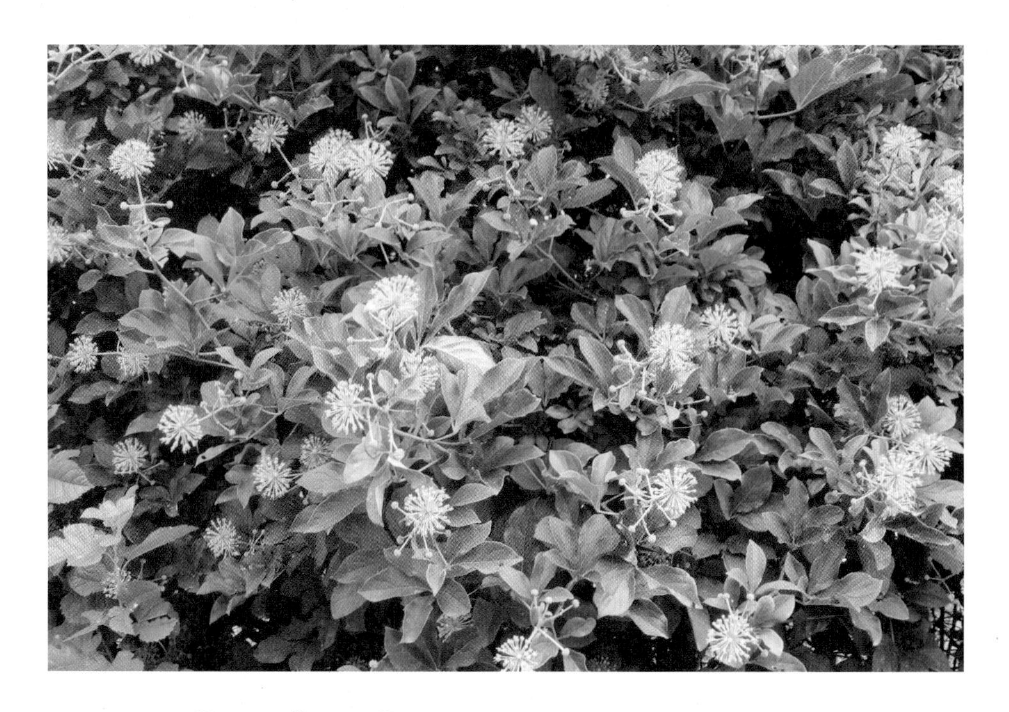

오갈피나무

학명 : *Acanthopanax sessiliflorus*

한약명 : 오가피(五加皮)

꽃말 : 성숙

다른 이름 : 자오가, 남오가피, 자오가근

분류 : 두릅나뭇과의 갈잎떨기나무

키 : 3~4m

꽃 : 7~8월(자주색)

채취 : 봄(새순), 여름(펴진 잎), 가을(성숙한 열매)

이용 : 잎, 열매, 가지, 뿌리

분포지 : 전국 산지 경사면, 그늘지고 습기가 많은 곳

효능 : 암, 당뇨병, 요통, 근골 강화, 면역력 강화, 관절염

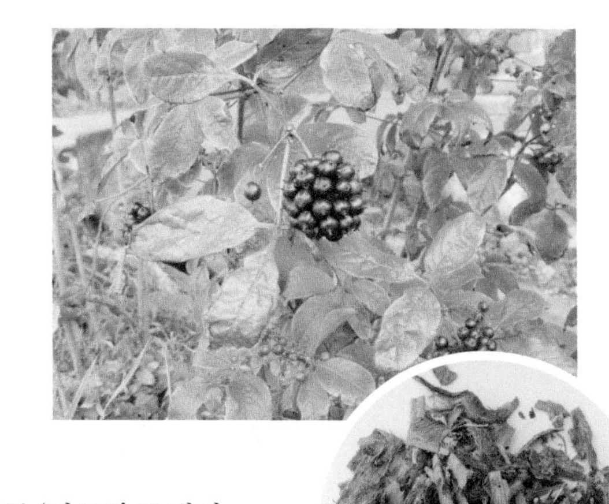

오갈피나무(오가피)의 학명 아칸토파낙스는 만병을 치료하는 가시나무라는 뜻이다. 오갈피나무는 어릴 때 한 가지에 잎이 다섯 개 나오므로 산삼, 인삼과 구분하기 어렵지만 자라면 쉽게 구분할 수 있다. 우리나라 전역에 분포하고 있다.

허준이 쓴 《동의보감》에서는 오가피를 '삼(蔘)' 중에서도 으뜸이라며 천삼(天蔘)이라 하여 '하늘의 선약(仙藥)'이라고 하였다. 이시진이 쓴 《본초강목》에서는 "한 줌의 오가피를 얻으니 한 수레의 황금을 얻는 것보다 낫다"라고 할 정도로 건강에 좋은 것으로 알려져 있다.

오가피는 부작용이 전혀 없어 식용, 약용으로 가치가 높다. 잎, 줄기, 열매, 뿌리 모두 사용할 수 있다. 오가피를 장복하면 신체기능이 활성화되고 근육과 뼈를 튼튼하게 한다. 혈관 내 환경을 정화하고 관상동맥 확장에 도움을 주므로 심장질환에 좋고 혈관 속의 혈전이나 지방질인 고지혈증에도 좋다. 또한 효소가 풍부해 몸 안에서 신진대사에 도움을 준다. 오가피를 오랫동안 먹으면 노화 진행을 늦춰준다.

‖ **채취 부위** 잎, 줄기, 열매, 뿌리

‖ **약리작용** 혈당 저하, 혈압 강하, 해열, 진통, 간장 개선

‖ **약초 만들기** 가지와 뿌리를 수시로 채취해 적당한 크기로 잘라 햇볕에 말려서 쓴다.

‖ 오가피주 만들기

❶ 가지나 뿌리를 채취해 적당한 크기로 잘라 용기에 넣고 술을 부어 밀봉하였다가 3개월 후 먹는다.

❷ 가을에 검게 익은 열매를 따서 용기에 넣고 술을 부어 밀봉하였다가 한 달 후 먹는다.

‖ 식용

❶ 이른 봄에 새순을 따서 쌈으로 먹거나 뜨거운 물에 살짝 데쳐 나물로 무쳐 먹는다.

❷ 잎을 따서 깻잎처럼 양념에 재어 장아찌로 먹는다.

‖ 효소 만들기 포인트

설탕	시럽
○	○

❶ 봄에는 새순을 따서 물에 씻지 않고 이물질을 제거한 뒤 용기나 항아리에 넣고 설탕을 30%까지 부어 100일 이상 발효시킨다.

❷ 설탕이 바닥에 가라앉아 있지 않도록 7일마다 저어준다.

❸ 가을에는 까맣게 익은 열매를 따서 이물질을 제거한 후 용기나 항아리에 넣고 시럽을 재료의 70%까지 부어 100일 이상 발효시킨다.

❹ 건더기는 건져내지 않고 용기에 담아 그늘이나 20℃ 내외의 냉장고에 보관한다.

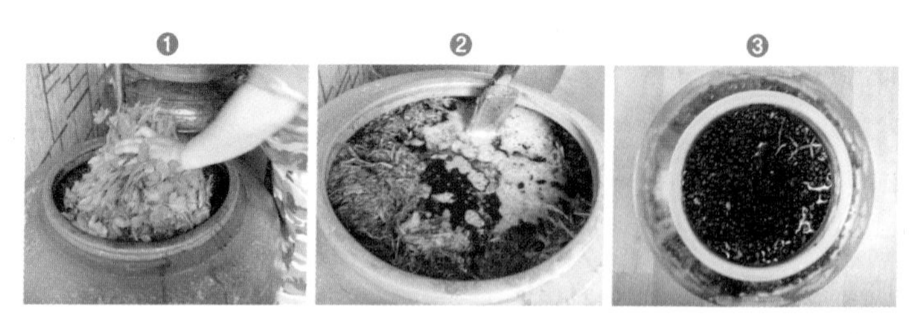

효소요법 엑기스발효액이나 효소원액을 응용할 때는 한 숟가락 정도를 침으로 녹여 먹는다. 암, 당뇨병, 근골 강화, 면역력 강화, 요통, 관절염 등에 응용한다.

민간요법 잎을 그늘에 말려 끓인 물에 우려내어 차로 마신다. 잎이나 열매를 말려 가루를 낸 뒤 찹쌀과 배합해 환을 만들어 식후에 30~40알 먹는다.

10.
통풍에 좋은 효소 4가지

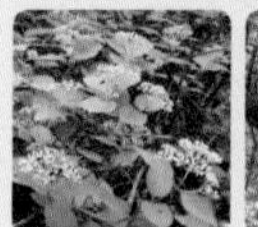
다래나무

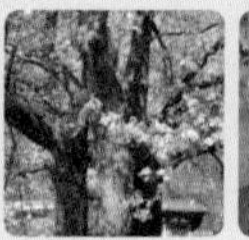
돌배나무

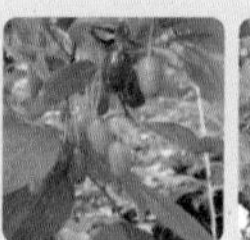
보리수나무

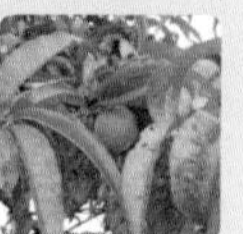
돌복숭아나무

격통(激痛)이 발작 이상으로 무서운 혈관장애

활동적인 남성에게 많은 통풍은
요산치(尿酸値)가 8mg을 넘으면 위험하다.
낫기는 어려워도 조절하기는 쉬운 병인
통풍을 방치하면,
성인병 발병과 노화를 촉진한다.
과산화지질에 좋은 녹황색 채소와 효소가 답이다.

'바람만 스쳐도 아픈 병'으로 알려진 통풍은 자가면역질환의 일종으로, 체내에 과도하게 많아진 요산을 우리 몸의 면역세포가 병원균으로 착각하여 공격하는 질환이다.

만성 통증은 심각한 질병으로 통증 자체를 잡지 못하면 심각한 건강문제는 물론 삶의 질도 떨어진다. 원인이 무엇이든 참을 수 없을 정도의 통증이 3개월 이상 지속되면 통증신경회로 자체가 비정상으로 변해 치료하기 어려워진다.

서양에서는 통풍이 제왕의 병으로 알려져 캐리커처 등에 풍자적으로 등장하였지만 동양의학에서는 풍(風)자가 들어가는 중풍(中風), 통풍(痛風)은 고치기 어려운 병이라고 보았다.

40대 이후 중성지질이나 콜레스테롤을 많이 섭취하면 여러 가지 환경 요인에 따른 과산화반응에 따라 과산화지질 함량이 늘어난다.

대사성질환인 통풍(요산성 관절염)은 혈중 요산이 일정량을 초과해 관절 속과 같은 곳에서 결정(結晶)을 만들어 염증이 생기면서 발병한다. 몸 안에서 생긴 과산화지질이 혈액 속이나 세포 속에 남아 있다가 단백질과 결합하면 갈색의 불용성 물질로 변해 노화의 원인이 된다.

통풍에 걸리면 엄지발가락 뿌리 부분이 무어라 표현할 수 없는 심한 통증이 생기면서 붓는다. 과산화지질 함량은 건강한 사람의 혈액에는 적은 반면 암, 당뇨병, 동맥경화 환자에게는 많은 것으로 밝혀졌다.

노화를 촉진하는 과산화지질의 정체는 무엇인가? 통풍이 있는 사람은 참기 어려울 정도의 통증으로 괴로울 뿐 아니라 성인병에 노출되기 쉽고, 혈관에 장애가 와서 동맥경화 · 심부전 · 신부전 · 심근경색 · 뇌경색 · 심장병 · 신장병 등으로 이어질 수 있다.

통풍은 낫기는 어려워도 조절하기는 쉬운 병이다. 요산이뇨제나 요산합성억제제를 복용하면 요산치가 내려가지만 정확한 시간에 맞춰 평생 복용해야 한다. 발작에 앞서 환자가 대책을 세워야 하고 요산을 억제하는 녹황색 채소, 콩, 식물성 기름, 참깨, 효소를 먹어야 하지만 지방질이 많은 음식은 먹으면 안 된다. 적정 체중을 유지하고 비만을 조심해야 한다. 물을 마시지 않고 땀을 많이 흘리면서 운동을 하면 요산이나 그 밖의 것이 몸 안에 모여 통풍의 원인이 된다.

기름을 장시간 튀김에 사용하면 과산화지질이 생기므로 기름에 튀긴 치킨, 생선, 감자 등을 먹지 말고 단백질, 비타민 A · B · C · E, 셀렌, 카로틴, 요오드가 풍부한 식품을 섭취한다.

피를 맑게 하는 돌복숭아 효소, 다래 효소, 돌배 효소, 보리수나무열매 효소 1에 찬물 5를 희석하여 공복에 먹는다.

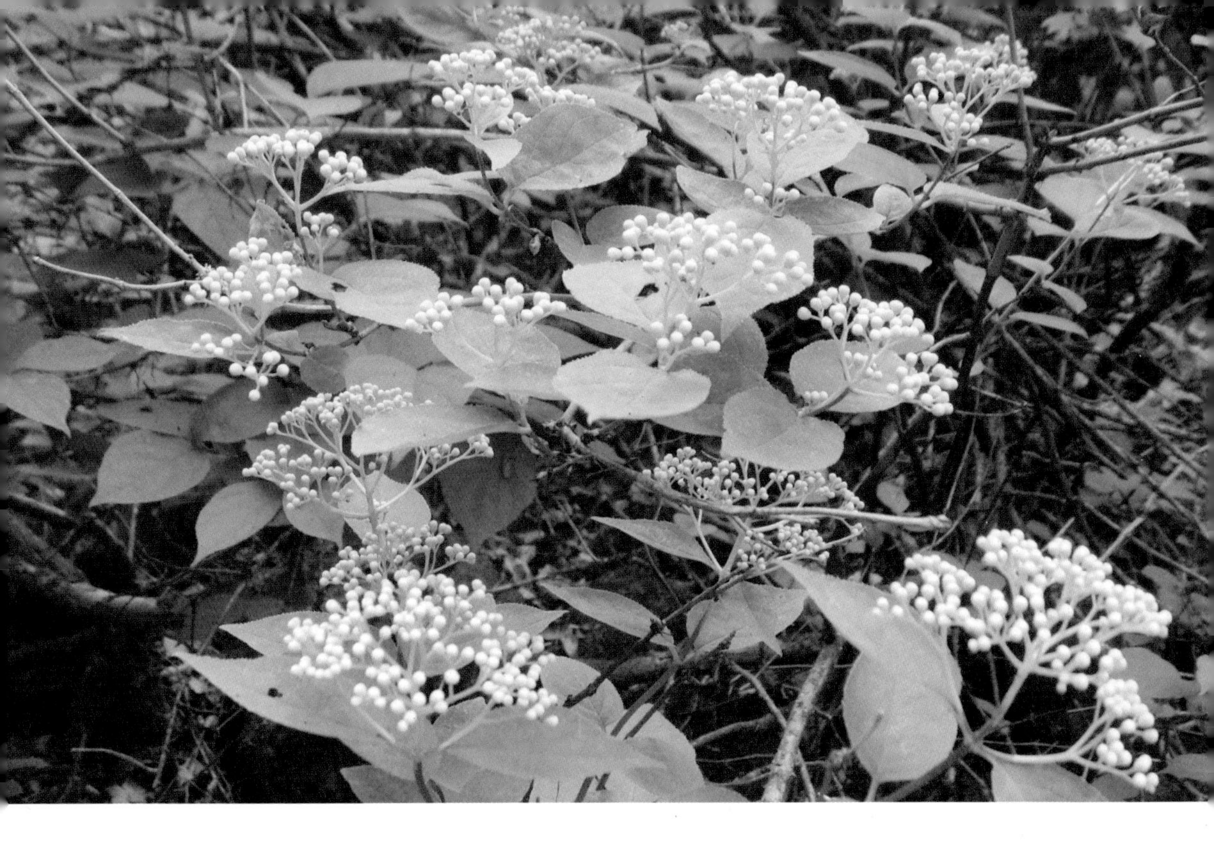

다래나무

학명 : *Actinidia arguta*

한약명 : 미후리(獼猴梨)

꽃말 : 결속

다른 이름 : 개다래, 참다래, 섬다래나무, 쥐다래나무

분류 : 다래나뭇과의 갈잎덩굴나무

길이 : 5~10m

꽃 : 5월(갈색을 띤 흰색)

채취 : 봄(잎), 가을(열매)

이용 : 잎, 열매, 뿌리

분포지 : 전국 해발 200m의 산골짜기나 계곡 주변

효능 : 통풍, 암, 당뇨병, 관절염, 간염, 부종, 신장병

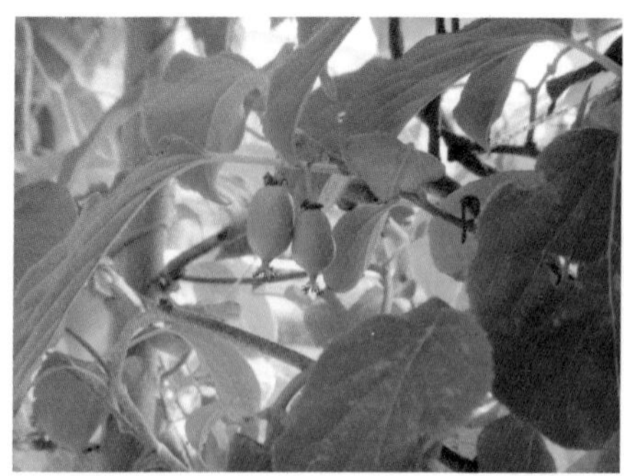

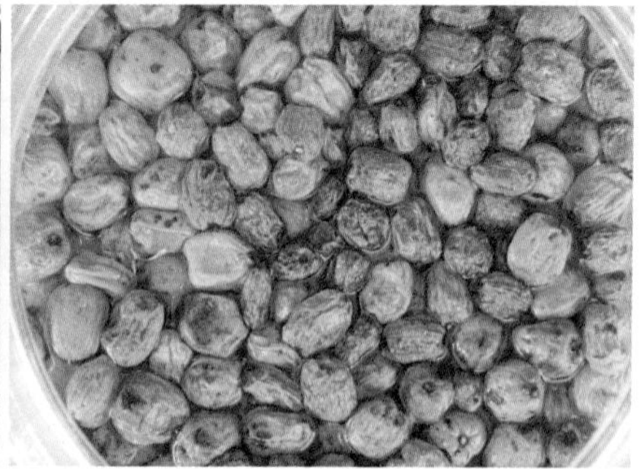

다래나무는 원숭이처럼 다른 나무를 잘 타므로 원숭이 미(獼) + 원숭이 후(猴)자를 써서 '미후리(獼猴梨)'라고 한다.

다래나무는 독성이 없어 식용과 약용으로 가치가 높다. 잎과 줄기에는 사포닌과 플라보노이드가 함유되어 있다. 미네랄, 비타민 C, 아미노산, 마그네슘, 칼슘, 칼륨이 풍부하다.

허준이 쓴 《동의보감》에서 "다래나무는 심한 갈증과 가슴이 답답하고 열이 나는 것을 멎게 하고 결석을 치료하며 장을 튼튼하게 한다"라고 했듯이 건강에 좋다. 다래나무 수액은 알칼리성이어서 산성화된 체질을 개선해주고 여성의 골다공증, 당뇨병, 위장병에 좋다. 고로쇠 수액보다 포도당은 9배, 과당은 23배 많이 함유되어 있다.

고로쇠 수액 채취 규정

- 산림청과 한국수액협회가 정한 규정에 따르면 나무 높이 1.2m에 지름이 10~20cm이면 구멍을 하나, 21~30cm가 넘으면 셋까지 뚫을 수 있다.
- 채취가 끝나면 살균하고 생장촉진제를 구멍 안쪽에 발라 조직이 원상회복되도록 해야 한다.

‖ **채취 부위** 잎, 열매

‖ **약리작용** 항암, 항염

‖ **약초 만들기** 잎이 떨어진 늦가을에서 겨울에 뿌리를 캐서 햇볕에 말려 쓴다.

‖ **충영주 만들기** 가을에 성숙한 열매를 따서 용기에 넣고 소주를 부어 밀봉하였다가 3개월 후 먹는다.

‖ **다래 수액 받기** 경칩을 전후해서 다래나무 밑동에 구멍을 내고 호스를 꽂아 받는다.

‖ **식용** ❶ 열매로 기름을 짜서 먹는다.

❷ 봄에 연한 잎을 따서 나물로 먹거나 양념에 재어 장아찌로 먹는다.

‖ **금기** 독이 소량 있으므로 비위가 약한 사람은 장복을 피한다.

‖ **효소 만들기 포인트**

설탕	시럽
×	○

❶ 봄에는 잎을 용기나 항아리에 넣고 시럽을 재료의 30%까지, 가을에는 성숙한 열매를 따서 용기나 항아리에 넣고 시럽을 재료의 70%까지 부어 100일 이상 발효시킨다.

❷ 건더기는 건져내지 않고 용기에 담아 그늘이나 20℃ 내외의 냉장고에 보관한다.

효소요법 엑기스발효액이나 효소원액을 음용할 때는 한 숟가락 정도를 침으로 녹여 먹는다.

암, 당뇨병, 관절염, 간염, 부종, 신장병, 통풍 등에 응용한다.

민간요법 잎과 가지로 촌충을 없애는 데 쓴다. 통풍에 열매로 효소를 만들어 먹는다.

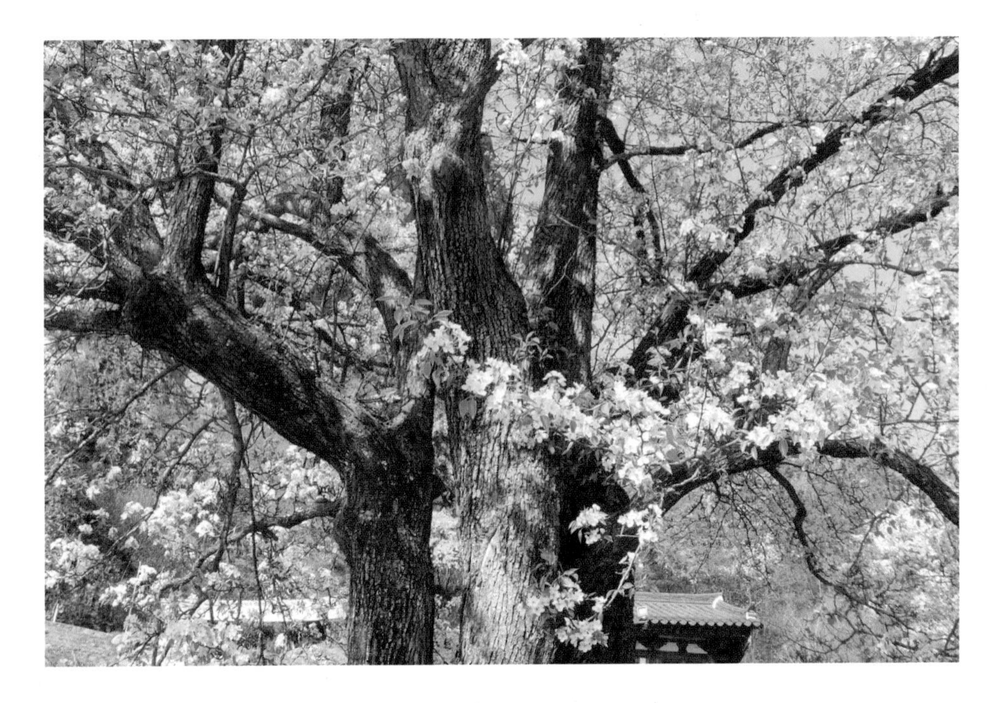

돌배나무

학명 : *Pyrus pyrifolia*

한약명 : 이(梨)

꽃말 : 애정, 사랑

다른 이름 : 산돌배나무

분류 : 장미과의 갈잎작은큰키나무

키 : 10m

꽃 : 4~5월(흰색)

채취 : 열매(10월)

이용 : 열매

분포지 : 중부이남 산지

효능 : 당뇨병, 천식, 기침, 변비

예부터 산속에서 선(禪)이나 기(氣)를 수련하는 사람이 불로장생을 꿈꾸며 돌배나무 열매를 즐겨 먹었다고 한다. 돌배나무는 산에서 자생한다 하여 '산리(山梨)'라 한다. 재배한 돌배보다 자연산 돌배가 3~5배 효능이 좋지만 손쉽게 구할 수 없다. 맛이 달고 냉하며 독이 없어 약용보다는 식용, 과실수로 가치가 높다. 비타민 C, 칼슘, 인, 단백질 등이 풍부하다.

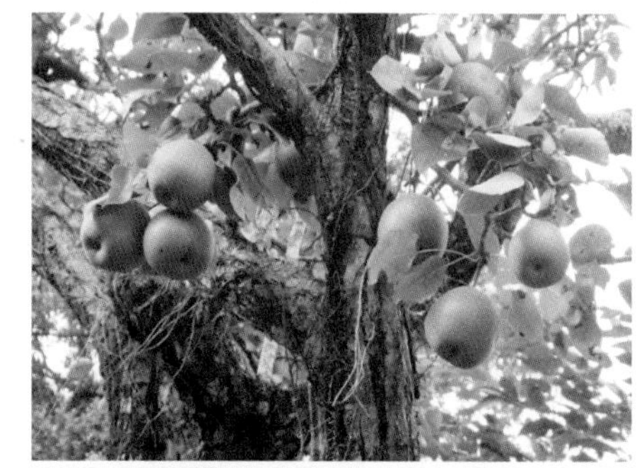

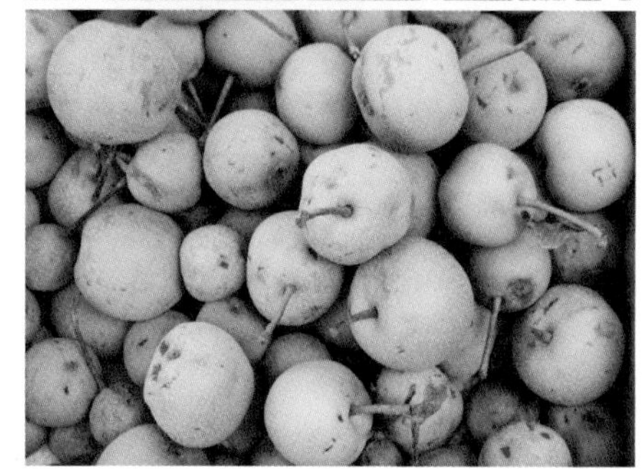

돌배는 주로 폐경과 위경에 작용하는 과일로, 폐를 윤택하게 하고 심장을 맑게 하며, 진액을 만들고 염증을 없앤다.

통풍

‖ **채취 부위** 열매

‖ **약리작용** 해열, 진해, 해독

‖ **약초 만들기** 돌배나무는 잎, 열매, 잔가지, 껍질, 뿌리 모두를 약초로 쓴다.

‖ **돌배주 만들기** 가을에 성숙한 돌배를 따서 용기에 넣고 술을 부어 밀봉하였다가 3개월 후 먹는다.

‖ **식용** 성숙한 열매를 따서 과육을 생으로 먹는다.

‖ **효소 만들기 포인트**

설탕	시럽
○	×

❶ 가을에 성숙한 열매를 따서 4등분한 뒤 속씨를 빼고 용기나 항아리에 넣는다.

❷ 설탕을 80%까지 넣어 100일 이상 발효시킨다.

❸ 건더기는 건져내고 용기에 담아 그늘이나 20℃ 내외의 냉장고에 보관한다.

효소요법 엑기스발효액이나 효소원액을 음용할 때는 한 숟가락 정도를 침으로 녹여 먹는다. 당뇨병, 천식, 기침, 변비 등에 응용한다.

민간요법 벌레에 물렸을 때 돌배의 즙을 바르고 변비에 열매를 먹는다. 기침이 심할 때 돌배의 속씨를 빼내고 콩나물 줄기만 넣어 익혀서 먹는다.

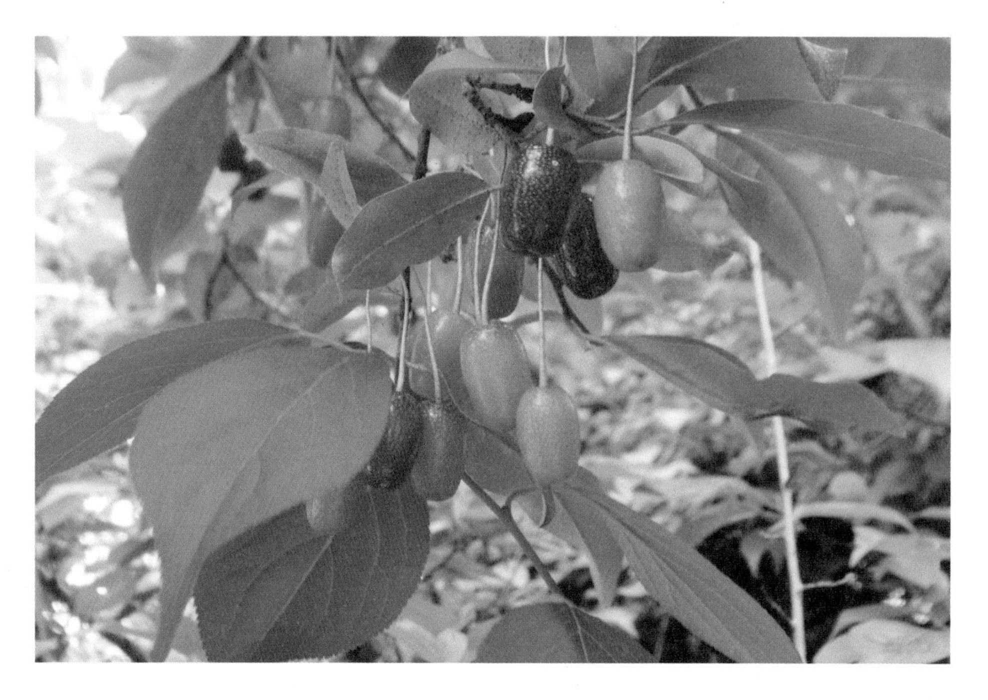

보리수나무

학명 : *Elaeagnus umbellata*

꽃말 : 허무

한약명 : 우내자(牛奶子)

다른 이름 : 보리똥나무, 호퇴목, 볼테나무, 목우내

분류 : 보리수나뭇과의 갈잎떨기나무

키 : 3~4m

꽃 : 6월(연한 노란색)

채취 : 9~10월(성숙된 열매)

이용 : 잎, 열매, 뿌리

분포지 : 남부지방 산기슭

효능 : 해수, 기침, 만성기관지염, 편도선염, 인후염

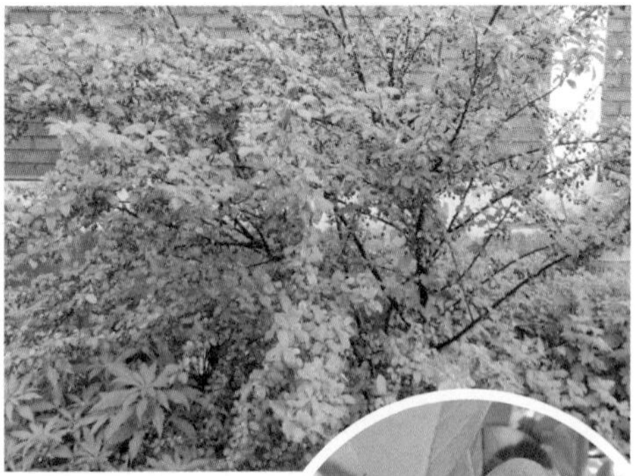

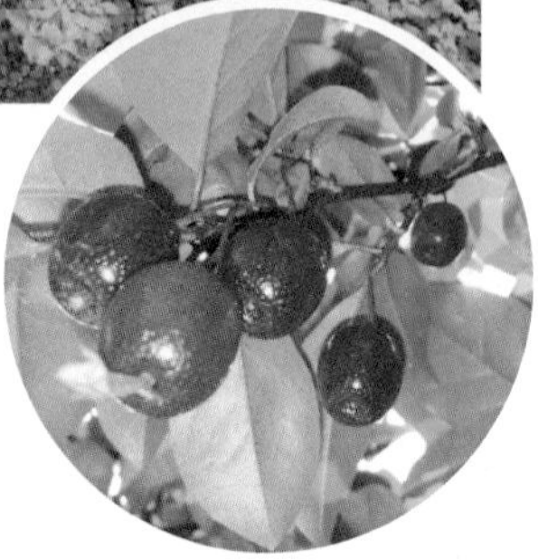

보리수나무는 잎과 꽃의 향기가 좋아 정원수로 많이 심는다. 6월에 꽃이 활짝 피었을 때는 꿀이 많아 훌륭한 밀원(蜜源)이 된다.

보리수나무는 꽃과 열매가 아름다워 관상수, 식용, 약용으로 가치가 높다. 잎은 음식 향료로 쓰고 뿌리와 껍질은 약용으로 쓰며 열매는 기름 원료로 쓴다. 비누가 없던 시절에는 보리수나무 속껍질을 빨래하는 데, 열매껍질을 머리 감는 데 썼다.

인도에서 석가가 사찐(보리수나무) 아래서 득도했다 하여 '각수(覺樹)', 도를 닦고 얻은 나무라 하여 '도수(道樹)', 나무 아래서 생각하는 나무라 하여 '사유수(思惟樹)'라는 애칭이 있다. 이는 우리나라의 보리수나무와는 다르다. 열매는 '우내자(牛奶子)'라 부른다.

‖ **채취 부위** 잎, 열매, 잔가지

‖ **약리작용** 소염, 항염, 모세혈관 확장

‖ **약초 만들기** 줄기, 잔가지 또는 뿌리를 캐서 적당한 크기로 자른 다음 햇볕에 말려 쓴다.

‖ **보리수열매주 만들기** 여름에 빨갛게 익은 열매를 따서 용기에 넣고 술을 부어 밀봉하였다가 3개월 후 먹는다.

‖ **식용** ❶ 봄에 어린잎을 따서 나물로 무쳐 먹는다.

❷ 열매로 잼이나 파이를 만든다.

‖ **효소 만들기 포인트**

설탕	시럽
○	×

❶ 성숙된 빨간 열매를 따서 용기나 항아리에 넣는다.

❷ 설탕을 80%까지 넣어 100일 이상 발효시킨다.

❸ 건더기는 건져내지 않고 용기에 담아 그늘이나 20℃ 내외의 냉장고에 보관한다.

효소요법 엑기스발효액이나 효소원액을 음용할 때는 한 숟가락 정도를 침으로 녹여 먹는다. 청혈이습, 지혈에 효능이 있어 주로 진해, 이질, 대하증, 임병, 붕대(綳帶) 등에 응용한다.

민간요법 열매를 천식에 쓰거나 월경이 멈추지 않을 때 물에 달여 먹는다. 봄에 어린잎을 따서 그늘에 말려 차관이나 주전자에 넣고 끓여 꿀을 타서 차로 마신다.

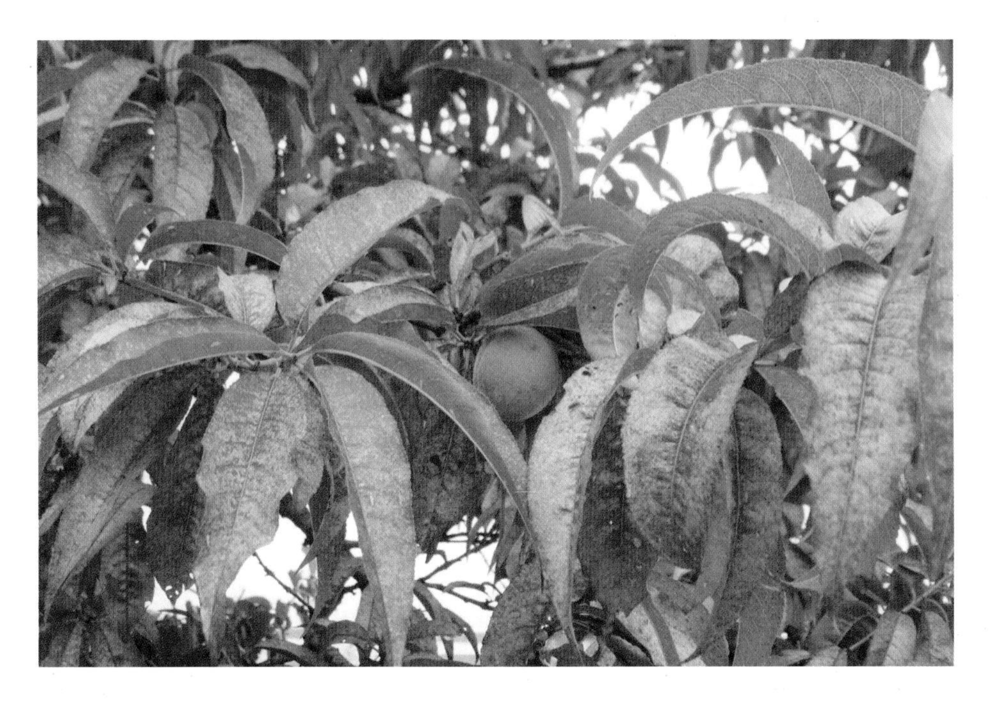

돌복숭아나무

학명 : *Prunus persica*

꽃말 : 영생

한약명 : 도인(桃仁)

다른 이름 : 개복숭아, 도교(桃膠), 도엽(桃葉), 도지(道枝)

분류 : 장미과의 갈잎떨기나무

키 : 3~4m

꽃 : 연한 홍색

채취 : 꽃은 봄, 열매는 8~9월, 진은 봄~여름에 줄기에 상처를 내고 딴다.

이용 : 진을 말려서 보관한다, 열매, 종자

분포지 : 전국 야산이나 마을 근처

효능 : 변비, 기침, 진통, 어혈

우리 조상은 돌복숭아나무를 봄철에는 연한 분홍색 꽃을 보기 위해, 늦여름에는 열매를 약으로 활용하기 위해서 집 주변에 많이 심었다.

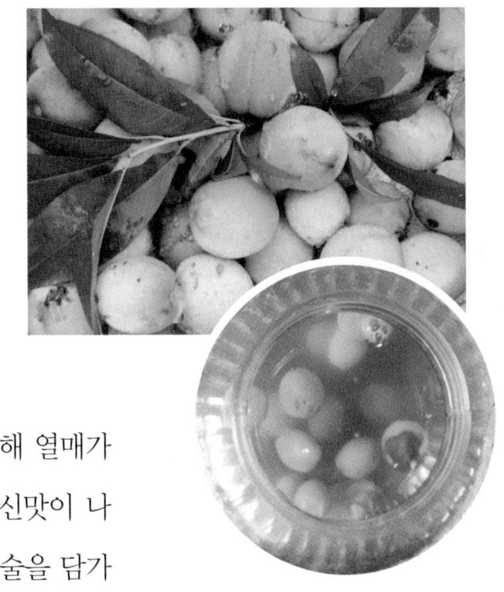

흔히 '개복숭아'라고 불리는 '돌복숭아'의 정식 이름은 '복사나무'이다. 돌복숭아는 본래의 야생 성질을 종자개량이나 유전자조작으로 바꾼 복숭아에 비해 열매가 작다. 토종 돌복숭아는 과육이 단단하고 신맛이 나서 먹을 수 없기 때문에 효소나 돌복숭아 술을 담가 먹든가 약용으로 먹는다.

돌복숭아나무는 관상용으로 가치가 높고 한방과 민간에서 씨(도인(桃仁) : 딱딱한 돌복숭아 씨의 껍질을 깨뜨리면 속씨가 나온다) · 잎 · 열매 · 뿌리 모두 식용 및 약용으로 쓴다.

조선시대 허준이 쓴《동의보감》에서 "복숭아는 속씨(도인)는 어혈로 혈액순환이 되지 않아 막힌 것을 치료하고, 월경을 통하게 하며, 명치 밑이 아픈 것을 치료하고, 명치 끝이 단단한 것을 삭이며, 어혈을 풀어주고 뱃속 덩어리를 삭이며, 위와 장을 튼튼하게 한다"라고 기록되어 있다.

돌복숭아에는 각종 비타민, 사과산, 구연산이 함유되어 있어 식욕증진과 피로해소에 좋다. 만성 기침이나 천식에는 돌복숭아 속씨 1kg을 볶아서 가루를 내어 꿀에 개어두었다가 한 번에 한 숟가락씩 하루 식전에 먹으면 좋다. 신경통에는 뿌리를 달인 물을 마신다. 돌복숭아 장아찌를 만들 때는 씨앗은 버리고 과육만 설탕에 버무려두면 진액이 빠져나와 쪼글쪼글해질 때 건져내서 고추장에 버무려 100일 이상 숙성시킨다.

‖ **채취 부위** 씨(도인), 잎, 열매, 뿌리

‖ **약리작용** 항염, 니코틴 해독, 기관지 수축 억제, 고지혈증 용해

‖ **약초 만들기** 과육을 제거한 후 속씨만을 볶아서 부드럽게 가루를 내어 쓴다.

‖ **돌복숭아주 만들기** 여름에 성숙된 열매의 과육을 제거하고 속씨만 용기에 넣고 35도 소주나 증류수를 붓고 밀봉하여 6개월 후에 마신다.

‖ **식용** 단단하고 신맛이 강해 생으로 먹지 않고 효소로 먹는다.

‖ **효소 만들기 포인트**

설탕	시럽
○	○

❶ 성숙된 열매를 4등분하여 씨를 빼고 용기나 항아리에 넣고 설탕이나 시럽을 부어 100일 이상 발효시킨다.

❷ 건더기는 건져내고 용기에 담아 그늘이나 20℃ 내외의 냉장고에 보관한다.

효소요법 꽃잎이 반쯤 피었을 때 따서 음지에서 말린 백도화(白桃花)는 이뇨제로 쓰고, 주로 어혈, 변비, 기침, 진통 등에 응용한다. 효소 1에 찬물 5를 희석해서 먹는다.

민간요법 활짝 핀 도화(桃花)는 피부병에 쓰고, 복숭아 나뭇가지 삶은 물을 여성의 고질병인 냉증과 대하증에 쓰며, 정신병에는 복숭아 열매를 통째로 구워 먹는다.

11.
혈액에 좋은 효소 4가지

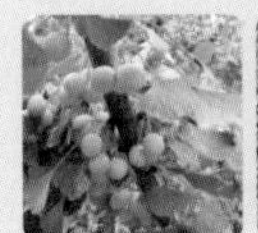
은행나무

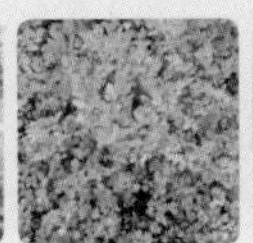
미나리

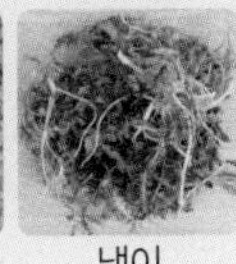
냉이

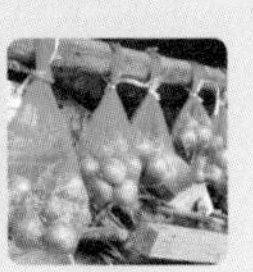
양파

생명유지는 혈액순환에 달렸다

혈관은 생명의 통로다!

깨끗하고 부드럽게 관리하라!

동물성 지방을 피하라!

기름에 튀긴 음식을 피하라!

양파를 많이 먹어라!

피를 맑게 하는 녹황색 채소나 효소를 섭취하라!

혈관은 혈액을 통해 산소와 영양소를 온몸 곳곳에 공급하고 세포 대사과정에서 생기는 노폐물을 운반시켜 밖으로 배출한다. 혈액이 끈적끈적해져 혈전(피떡)이 생기면서 혈관이 막히거나 터지면 혈관은 제 역할을 하지 못한다. 하지만 혈관은 50% 이상 막히기 전에는 아무 증상이 없어서 혈관 건강에 무심한 경우가 많다. 건강을 유지하고 오래 살려면 혈관이 튼튼해야 하는 이유는 심근경색, 뇌졸중, 치매 등 중대한 질병을 유발하고 생명을 좌지우지하기 때문이다.

심장은 일생 동안 잠시도 쉬지 않고 활동하는 중요한 장기다. 하루에 10만 차례, 일생 동안 25억 차례 이상 수축과 이완을 반복하며 매일 혈액 7,000L를 인체 곳곳에 공급해 생명을 유지한다. 현재 전 세계의 사망 원인 1위가 심장질환이다. 심장은 전신에 혈액을 내보내는데, 몸 안의 모든 조직은 혈액으로부터 산소와 영양을 공급받아야 대사기능을 유지할 수 있다. 심장장애가 근본적으로 해소되려면 혈액이 맑고 깨끗해야 하며 산소결합력이 강한 적혈구가 많이 만들어져야 심장 자체도 튼튼해지고 전신의 혈관도 탄력을 받게 된다.

우리 몸은 혈액순환이 잘되어야 생명을 건강하게 유지할 수 있다. 심장은 혈액을 통해 몸의 각 기관으로 산소와 영양분을 공급한다. 또한 병균으로부터 몸을 보호하는 백혈구와 항체도 혈액을 통해 운반된다.

건강한 사람은 혈액이 맑다. 혈액순환에 장애를 일으키는 질환은 혈중 콜레스테롤 수치가 높을 때와 심장 관상동맥에 이상이 있을 때 나타난다. 우리 몸의 조직과 세포에 포도당이 공급되면 혈액 중 존재하는 당의 농도가 낮아진다. 혈액순환이 개선되면 뇌기능이 증대되고 늘 피부가 윤택하다.

혈액순환이 잘 안 되는 직접적 이유는 혈관 속에 혈액덩어리인 혈전(血栓)이 생기기 때문이다. 혈액이 뭉쳐서 생긴 덩어리인 혈전은 온몸을 돌아다니며 언제, 어떤 문제를 일으킬지 모르는 혈관 속 시한폭탄이다. 스트레스, 안 좋은 식습관, 흡연 등의 영향을 받아 몸의 균형이 깨지면 혈전이 과도하게 생성된다. 혈관질환은 혈관 노화를 억제하면 피할 수 있다.

혈관은 16세가 지나면서 노화가 시작되고, 노화가 되면 탄력을 잃어 딱딱해진다.

혈액

가슴을 쥐어짜는 통증이나 일시적 언어장애는 혈관이 보내는 경고다. 심장병에는 허혈성 심장질환으로 협심증과 심근경색증이 있고, 부정맥, 판막질환, 심부전 등이 있다.

현재 의약품으로 시판하는 혈전용해제 트롬빈과 플라스민은 효소의 일종이다. 인체 내에서 만들어내는 효소는 한계가 있다. 체외에서 투여한 효소로 혈류를 방해하는 혈전, 노폐물, 독소 등을 제거할 수 있다.

담배의 니코틴은 혈관 내벽을 파괴하고 스트레스는 혈압을 상승시키며 기름진 음식은 혈액 내에 나쁜 지질(기름)을 많이 만들어 혈관을 좁아지게 하므로 위험 요인을 멀리하고 식습관을 개선해야 한다.

효소는 뇌경색, 뇌출혈, 고혈압, 고지혈증 등의 예방과 치료에 큰 도움을 준다. 효소를 복용하면 부작용이 없고 출혈이 없으며 면역력을 저하시키지 않아 다른 치료와 병행할 수 있는 장점이 있다.

혈관은 오랜 시간에 걸쳐 조금씩 막히므로 평소 피를 맑게 하는 채소류, 효소를 먹고 올바른 생활습관으로 관리하는 것이 최선이다. 인스턴트식품이나 트랜스지방이 많은 경화유(쇼트닝)로 튀겨낸 음식은 먹지 않는 것이 좋다.

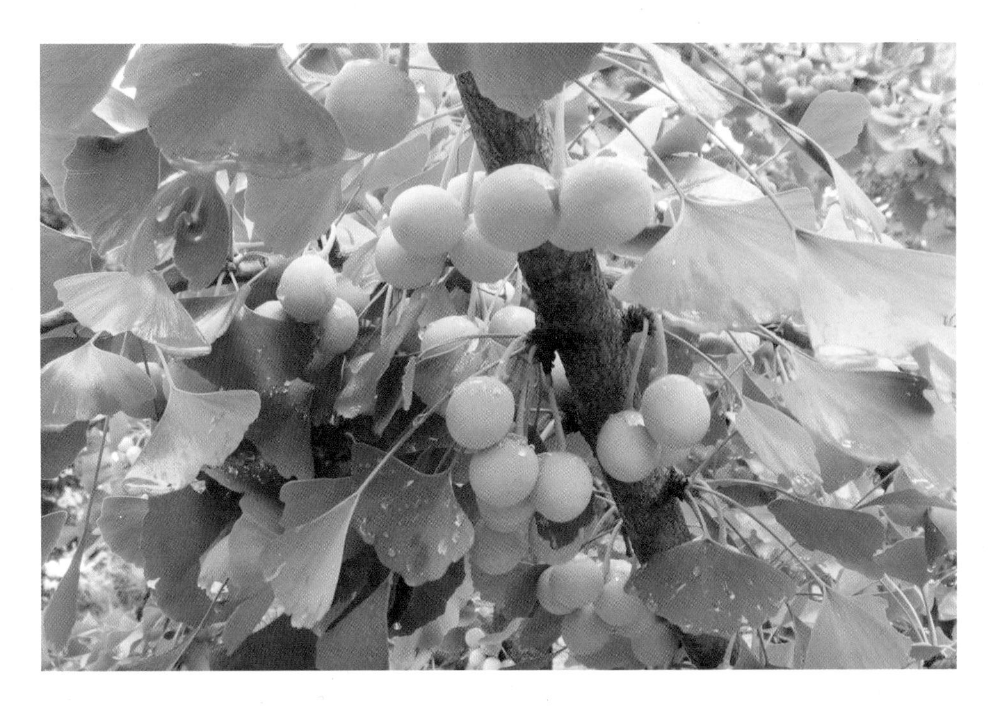

은행나무

학명 : *Ginkgo biloba*

한약명 : 백과(白果)

꽃말 : 장엄

다른 이름 : 압각수, 공손수, 은빛살구, 처녀의 머리

분류 : 은행나뭇과의 갈잎큰키나무

키 : 10~30m

꽃 : 5월(녹색)

채취 : 9~10월

이용 : 잎, 뿌리껍질, 종자

분포지 : 집 주변이나 길가, 공원

효능 : 천식(종자), 혈전용해(잎), 백대하(뿌리)

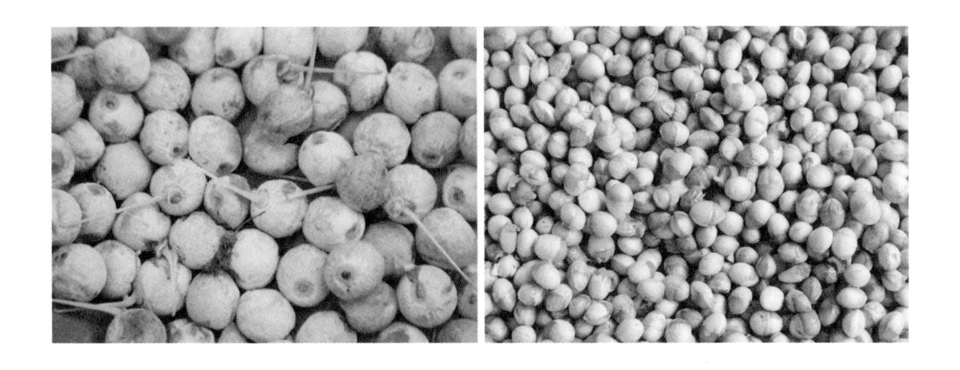

은행나무는 1속, 1종만이 존재하는 독립수(獨立樹)라는 특성으로 숲을 이루지 못한다. 은행나무는 암나무와 수나무가 있어 암수가 서로 마주 봐야 열매를 맺는다.

중국에서는 은행나무가 살구를 닮아 중과피(中果皮)가 희다 하여 '은행(銀杏)', 잎이 오리발을 닮았다고 하여 '압각수(鴨脚樹)', 손자대에 가서야 열매를 얻는다 하여 '공손수(公孫樹)'라고 한다.

은행나무는 공해나 병해충에 강하고 단풍이 아름다워 가로수나 정자목, 관상수로 심으며 약용으로도 가치가 높다. 은행나무 잎에는 혈관을 튼튼하게 하고 혈액의 끈끈함을 줄이며 말초혈관의 저항을 줄여 조직을 회복해주는 성분이 함유되어 있다.

‖ **채취 부위** 잎, 종자

‖ **약리작용** 혈관 확장, 항균, 진경, 혈압 강하, 항산화, 대장균 발육 억제

‖ **약초 만들기** ❶ 가을에 종자를 채취해 흐르는 물에 담가 육질의 외종피를 물속에서 제거한 뒤 속알갱이를 말려서 쓴다.

❷ 봄에 잎을 따 그늘에 말려서 쓴다.

‖ **은행고 만들기** 가을에 성숙한 열매를 따서 통째로 항아리에 넣고 설탕을 100%

넣어 밀봉했다가 6개월 후 속씨를 빼내고 걸쭉한 고를 만든다.

‖ **식용** 단단한 껍데기를 벗겨내고 속알갱이를 프라이팬에 볶아 10~20개씩 먹는다.

‖ **금기**
❶ 독이 있어 많이 먹으면 중독을 일으킨다.
❷ 한번에 많은 양을 먹거나 날것으로 먹으면 위장을 해치거나 복통, 설사, 발열, 경련을 일으킬 수 있다.

‖ **효소 만들기 포인트**

설탕	시럽
○	○

❶ 봄에는 잎을 따서 마르기 전에 용기나 항아리에 넣고 설탕을 30%까지, 가을에는 종자를 채취해 물에 담가 육질의 외종피를 벗겨낸 뒤 알갱이를 용기나 항아리에 넣고 시럽을 80%까지 부어 100일 이상 발효시킨다.

❷ 용기에 담아 그늘이나 20℃ 내외의 냉장고에 보관한다.

효소요법 엑기스발효액이나 효소원액을 음용할 때는 한 숟가락 정도를 침으로 녹여 먹는다. 천식, 거담(종자), 혈전용해(잎), 백대하(뿌리) 등에 응용한다.

민간요법 야뇨증 어린이에게 은행을 먹게 하고 가래나 기침에 은행씨를 태우거나 삶아서 그 즙을 먹는다.

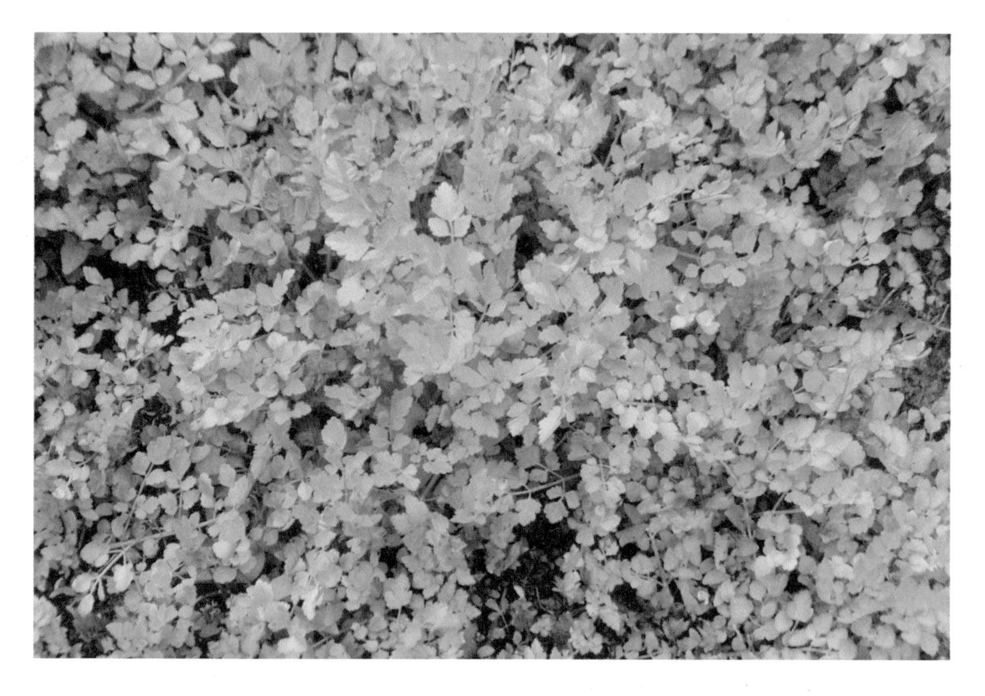

미나리

학명 : *Oenanthe javanica*
꽃말 : 소망
한약명 : 수근(水芹)
다른 이름 : 영화로운 풀, 수영(水英), 근채(根菜), 수근채(水芹菜)

분류 : 산형과의 여러해살이풀
키 : 20~40cm
꽃 : 7~9월(흰색)
채취 : 11월~이듬해 5월
이용 : 잎, 줄기
분포지 : 논이나 계곡, 습지나 물가
효능 : 간염, 해독, 생리불순, 혈액순환, 대하증, 변비, 냉증

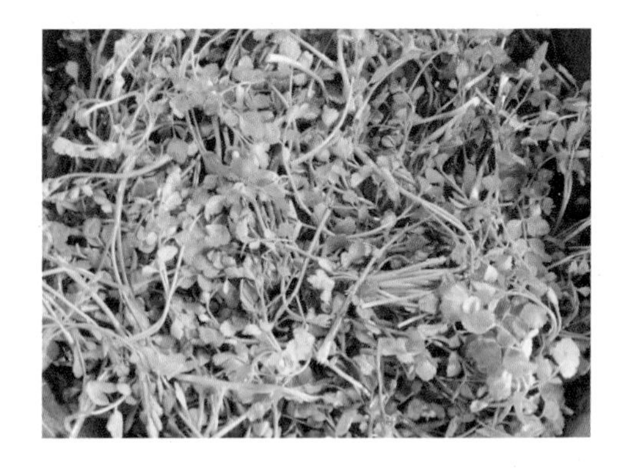

허준이 쓴 《동의보감》에서 "미나리는 갈증을 풀어주고 머리를 맑게 하며 술 마신 후 주독(酒毒)을 제거해줄 뿐만 아니라 신진대사를 촉진하고 여성의 월경 과다증이나 냉증에도 좋다"라고 했듯이 미나리는 건강에 아주 좋다.

미나리는 독성이 없어 식용, 약용으로 가치가 높다. 비타민 A · C, 칼슘, 철 등 무기질이 풍부한 알칼리식품으로 각종 요리에 향기와 맛을 더해준다. 해독작용이 뛰어나 복어탕을 끓일 때 미나리를 넣어 독성을 중화한다.

‖ **채취 부위** 잎, 줄기

‖ **약리작용** 해독, 혈압 강하, 발암물질의 활동 억제

‖ **약초 만들기** 잎과 줄기를 그늘에 말려서 쓴다.

‖ **식용** 돌미나리를 나물로 무쳐 먹고, 김치를 담글 때나 생선찌개 · 탕 등의 주재료 또는 부재료로 쓴다.

‖ **효소 만들기 포인트**

설탕	시럽
○	×

❶ 미나리를 채취해 물로 씻어 물기를 뺀 다음 용기나 항아리에 넣는다.

❷ 설탕을 80%까지 넣고 100일 이상 발효시킨다.

❸ 건더기는 건져내고 용기에 담아 그늘이나 20℃ 내외의 냉장고에 보관한다.

효소요법 엑기스발효액이나 효소원액을 음용할 때는 한 숟가락 정도를 침으로 녹여 먹는다. 간염, 해독, 생리불순, 혈액순환, 대하증, 변비, 냉증 등에 응용한다.

민간요법 지혈에 미나리를 짓찧어 즙을 먹고 여성의 생리불순에는 말린 미나리를 달여 마신다. 땀띠에 미나리즙을 바른다.

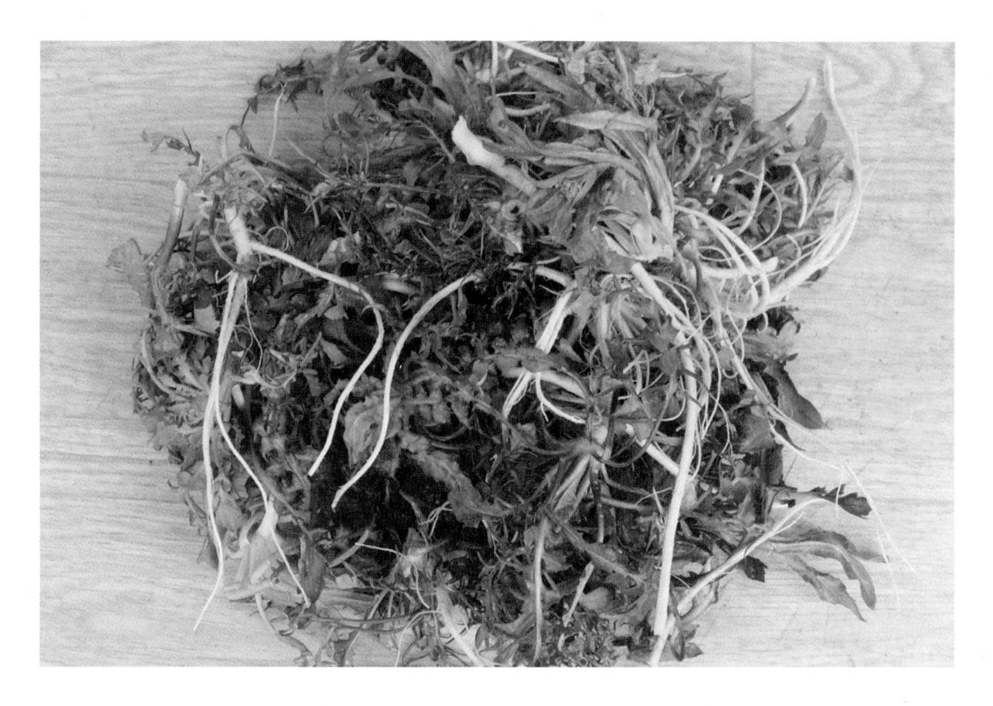

냉이

학명 : *Capsella bursapastoris*

한약명 : 제채(薺菜)

꽃말 : 보은

다른 이름 : 나시, 나이, 나생이, 나상구, 나심개, 나숭게

분류 : 십자화과의 두해살이풀

줄기 : 30~50cm

꽃 : 5~6월(흰색)

채취 : 봄

이용 : 전초, 뿌리

분포지 : 전국의 농경지 밭둑

효능 : 고혈압, 동맥경화, 감기, 간염, 소변불리

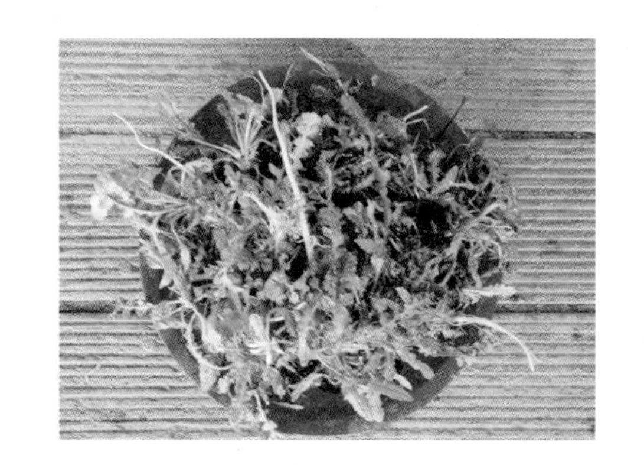

냉이는 봄나물의 하나로 봄에 나른해지기 쉬운 춘곤증을 해소해준다. 감기로 몸살을 앓을 때 따끈한 냉잇국이 해열제 역할을 할 정도로 건강에 좋다.

중국의 신농이 쓴 《신농본초경(神農本草經)》에는 "냉이는 동맥경화를 막아주고 간장에 지방을 제거하며 이뇨, 해열, 지혈 등에 효과가 있다"라고 하였다.

냉이는 알칼리성식품으로 식용, 약용으로 가치가 높다. 칼슘, 철분, 인, 회분, 무기질, 비타민 A · B · C 등이 함유되어 있다. 성인에게 하루 필요한 비타민 A의 3분의 1이 충당될 정도로 영양이 풍부하다.

‖ **채취 부위** 잔초, 뿌리

‖ **약리작용** 혈압 강하, 이뇨, 해열, 지혈

‖ **약초 만들기** 봄에 냉이를 통째로 채취해 그늘에 말려서 쓴다.

‖ **식용** ❶ 된장국에 냉이를 넣고 끓여 먹는다.

❷ 뿌리를 초고추장에 찍어 먹는다.

‖ **효소 만들기 포인트**

설탕	시럽
×	○

❶ 봄에 냉이를 통째로 캐 물에 씻어 물기를 뺀 다음 용기나 항아리에 넣는다.

❷ 시럽을 30%까지 부어 100일 이상 발효시킨다.

❸ 건더기는 건져내고 용기에 담아 그늘이나 20℃ 내외의 냉장고에 보관한다.

효소요법 엑기스발효액이나 효소원액을 음용할 때는 한 숟가락 정도를 침으로 녹여 먹는다.

고혈압, 동맥경화, 감기, 간염, 소변불리 등에 응용한다.

민간요법 시력 회복에 냉이씨를 달여 차로 먹는다. 환자는 입맛을 찾는 별식으로 먹는다.

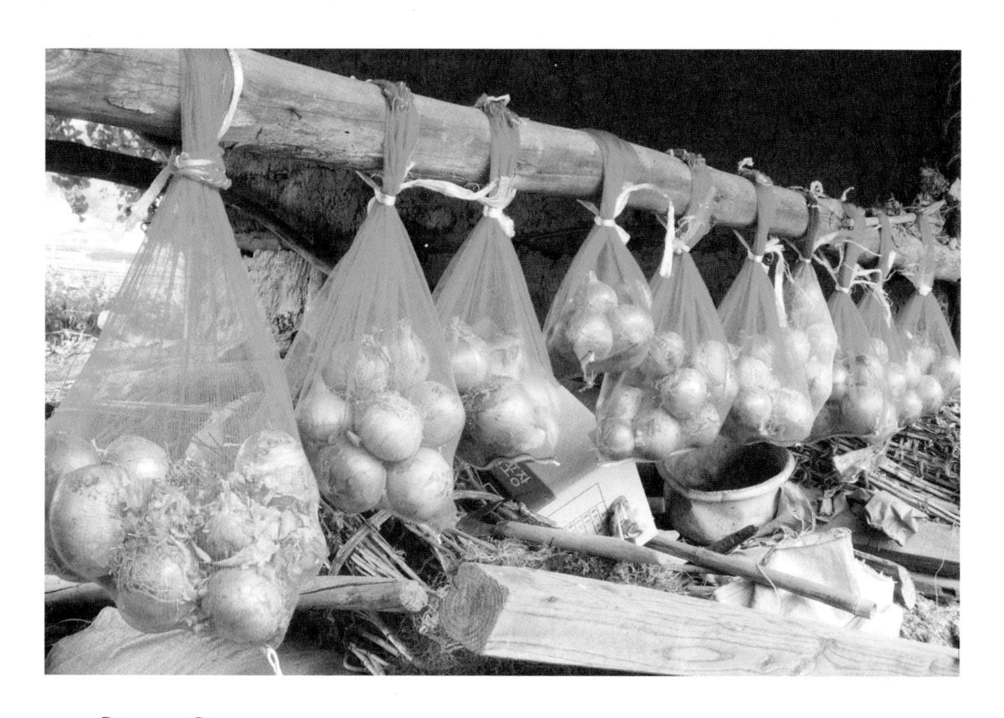

양파

학명 : *Allium cepa*

한약명 : 옥총(玉葱)

꽃말 : 헛됨

다른 이름 : 옥파, 둥글과

분류 : 백합과의 두해살이풀

키 : 50~100cm

꽃 : 6월

채취 : 6월 말

이용 : 붉은 껍질

분포지 : 밭

효능 : 고혈압, 혈액순환

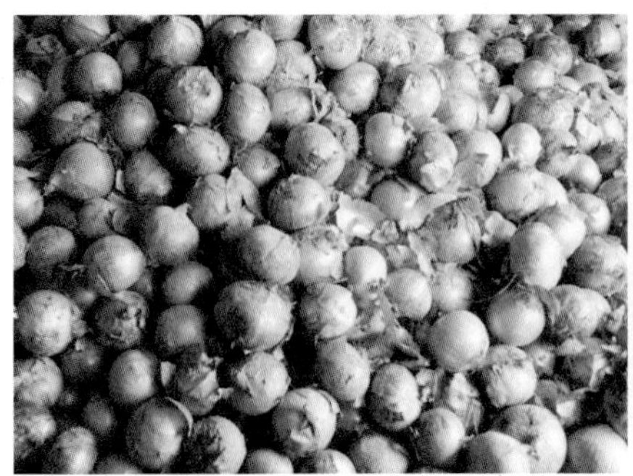
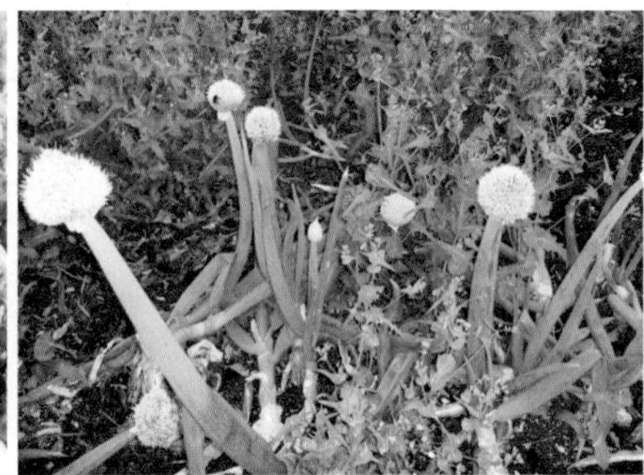

'양파'라는 이름은 서양에서 온 '파'와 비슷한 식물이라 하여 붙여졌다. 세계에서 중국 사람이 양파를 가장 많이 먹는다. 양파의 비늘줄기는 둥글납작하거나 타원형이다. 비늘줄기 밑부분에서 수염뿌리가 나와 흙 속으로 얇게 뻗으며 자란다.

양파는 식용, 약용으로 가치가 높다. 비늘줄기의 겉에 있는 자줏빛이 도는 갈색의 껍질을 한방에서 고혈압 약용으로 쓴다. 안쪽의 비늘줄기는 층층이 겹쳐 있어 매운맛이 있다.

생으로 먹을 때는 맵고 향기가 있다. 양파에는 각종 황화물과 함께 비타민과 무기지질이 풍부하여 혈액 중 유해물질을 제거해준다.

‖ **채취 부위** 비늘줄기(겉과 속)

‖ **약리작용** 혈압 강하, 혈행개선

‖ **약초 만들기** 겉에 있는 비늘줄기만 채취하여 쓰거나 생즙을 내어 쓴다.

‖ **식용** 음식의 양념, 익혀서 먹는다.

‖ **양파 냄새 제거법** 양파를 먹고 난 뒤 김 1장이나 다시마를 먹는다.

‖ **효소 만들기 포인트**

설탕	시럽
○	○

혈액

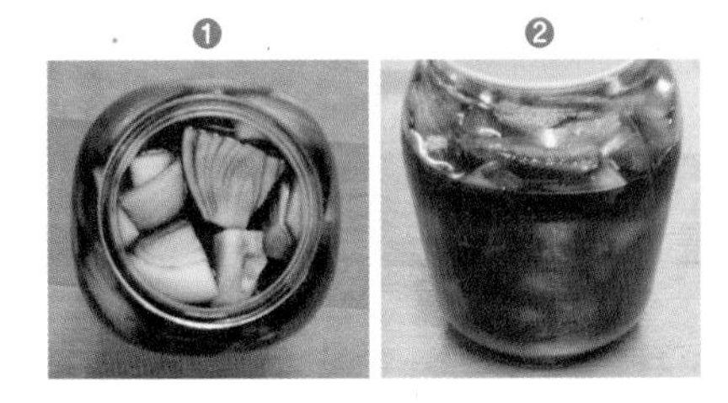

❶ 양파를 적당한 크기로 잘라 시럽을 80%까지 붓거나 와인을 붓고 설탕을 30%까지 넣는다.

❷ 햇볕이 들지 않는 서늘한 실내에 100일 이상 둔다.

❸ 건더기는 건져내지 않고 그늘이나 20℃ 내외의 냉장고에 보관한다.

효소요법 동맥경화나 고혈압 등에 응용한다.

민간요법 혈전 제거, 뇌기능장애, 악성 종양을 다스리는 데 쓴다.

12.
불면증에 좋은 효소 2가지

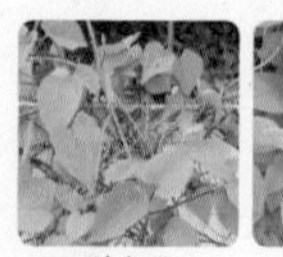
하수오

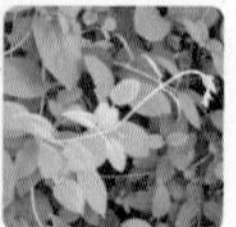
인동덩굴

깊은 수면은 충전하는 시간

잠의 양과 질을 아는가?

잠은 신체의 고유한 리듬이다.

총수면시간을 유지하는 것이 중요하다.

급한 일이 생기면 습관적으로 잠자는 시간부터 줄이려고 한다.

잠은 고무줄이 아니다.

업어 가도 모를 정도로 깊은 숙면은 보약이다.

잠잘 때 신경계통은 휴식상태에 들어간다. 온몸의 골격은 이완되어 있고 신경활동이 저하되며 소화기계통의 활동도 줄고 심장의 박동과 호흡도 약해진다. 잠을 자고 나면 졸음이 없어지고 피로가 풀려 몸이 가뿐해지는 이유는 호르몬이 많이 분비되기 때문이다.

최근 각종 이기(利器)와 사회활동의 과다, 직업에 따라 잠자는 시간 부족, 정신장애인 우울증 등으로 잠을 못 이루는 사람들이 늘고 있다. 사실 잠을 제대로 자지 않으면 손해가 이만저만이 아니다. 잠자리 시간에 대한 개인차는 심하다. 하루 3~4시간만 자도 정상으로 활동하는 사람이 있는가 하면 하루 10~12시간을 자지 못하면 일생생활에 지장이 있는 사람도 있다. 불면증은 잠을 이루지 못하는 것으로, 수면시간이 평균에 비해 적고 잠을 깊이 자지 못해서 양적 · 질적으로 수면이 부족한 상태를 말한다.

미국 샌디에이고대학 정신과 크립키 교수는 6년간 100만 명 이상을 조사한 결과 하루에 6~7시간 수면을 취하는 사람이 그렇지 않은 사람에 비해 장수한다고 밝혔다. 수면은 양보다 질이 중요하다. 잠드는 데 시간이 오래 걸리고 수면시간도 짧아지는 것은 노화의 한 증상이다.

불면증 환자는 대체로 정상인에 비해 좀처럼 잠들기 어렵고 일찍 눈을 떠서 수면시간이 모자라 삶의 질이 떨어지는 경우가 많다. 불면증의 원인은 다양하다. 잠자리가 바뀌면 잠을 자지 못하는 사람이 있는가 하면 너무 피로하면 오히려 눈이 멀뚱멀뚱해져 잠을 못 이루는 사람도 있고, 몸의 병으로 자지 못하는 경우도 있다. 예를 들면 환경적 요소(소음, 기온, 채광), 신체 증상(아픔, 가려움), 뇌의 장애(뇌일혈), 정신병(우울증, 조울증, 정신분열증), 신경질(불면공포증), 금단(禁斷) 등이 있다.

수면은 뇌에서 이루어지기 때문에 병에 따라서는 뇌의 여러 기능이 장애를 받아 불면증이 일어날 수 있다. 최근 수면제는 습관성과 중독성이 적으므로 잠을 자지 못할 때는 수면제를 써서 잠을 잘 자게 되고 건강도 회복한 다음 단계적으로 수면제를 복용하지 않으면 된다.

잠을 잘 자는 사람은 건강하다. 잠을 잘 자려면 규칙적인 습관을 들이고 수면 환경을 만들어주는 것이 중요하다. 잠들기 직전이나 저녁에 카페인을 지나치게 섭취하지 않는다.

잠을 잘 때 작은 불빛이라도 켜놓으면 수면 호르몬인 멜라토닌 분비가 적어져 신체의 항상성이 깨진다. 멜라토닌은 잠을 잘 때 뇌 속의 송과선에서 분비되어 노화를 막고 면역체계를 강화해준다. 잠을 충분히 자지 않으면 멜라토닌 수치가 떨어진다. 잠을 자지 않으면 스트레스 호르몬인 코르티솔이 분비된다.

필자는 잠자리에 들기 전 약초주를 한두 잔 마시고 전등을 완전히 끈 뒤 잔다. 저녁식사 후 카페인이 들어 있는 약이나 음료, 커피를 피하고 낮잠은 가능한 한 자지 않는 게 좋다. 적당한 정신적 · 육체적 노동은 숙면에 도움을 준다. 잠자기 전에 10분 정도 40도 이하의 물로 목욕하면 피로가 풀리고 말초혈관의 순환이 좋아져 야뇨량을 줄이고 잠을 잘 자게 된다. 하수오로 술을 담가 잠들기 직전 소주잔으로 한두 잔 마시면 불면증에 좋다.

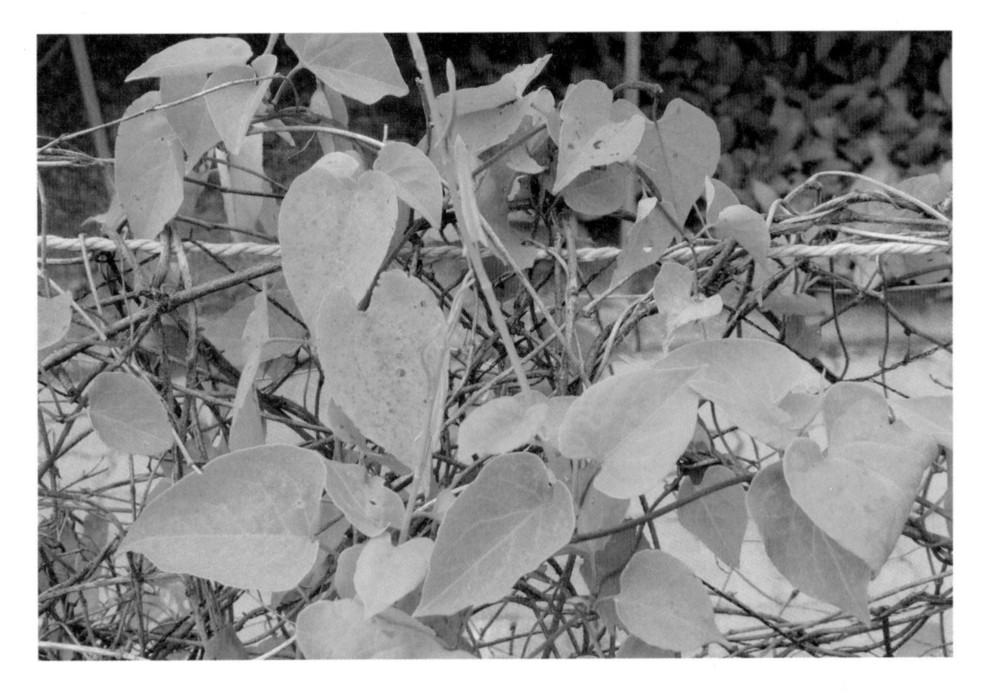

하수오

학명 : *Pleuropterus multflorus*

꽃말 : 야망

한약명 : 적하수오(赤何首烏), 백하수오(白何首烏)

다른 이름 : 은조롱, 진지백, 수오, 지정

분류 : 마디풀과의 덩굴성 여러해살이풀

길이 : 1~3m

꽃 : 8~9월(흰색)

채취 : 봄(잎), 둥근 덩이뿌리

이용 : 잎, 뿌리

분포지 : 백하수오는 내륙 능선이나 산비탈, 적하수오는 남쪽의 섬지방

효능 : 신체허약, 모발조백, 정력부족, 갱년기, 불면증

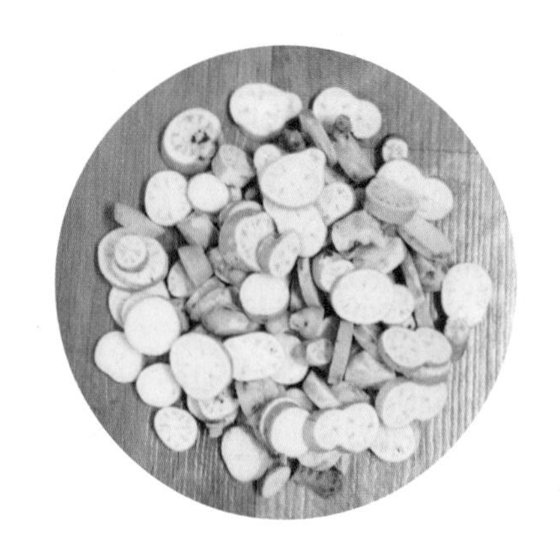

중국에서는 인삼, 구기자, 하수오를 3대 약초로 본다. 하수오는 적(赤)하수오, 백(白)하수오 두 종류가 있다. 적하수오는 고구마처럼 생긴 덩이뿌리고, 백하수오는 뿌리 생김새가 길쭉하고 색깔도 흰색이다. 백하수오와 뿌리가 비슷하게 생긴 중국산 식물 '이엽우피소'와는 다르다. 약재로 위품 논란이 있으므로 구별해야 하지만 쉽지 않다.

허준이 쓴 《동의보감》에서 "하수오를 오래 복용하면 수염과 머리카락이 검어지고 정력이 강해져 골수가 넘치고 불로장생한다"라고 할 정도로 적하수오에는 항노화물질이 함유되어 있다. 또 혈구 생산과 발육을 촉진하고 혈중 콜레스테롤 농도를 떨어뜨려 동맥경화를 막는다.

이시진이 쓴 《본초강목》에서는 하수오뿌리가 50년 된 산로(山老)를 1년쯤 먹으면 수염과 머리카락이 검어지고 150년 된 산가(山哥)를 1년쯤 먹으면 젊은이처럼 되며 200년 된 산옹(山翁)을 먹으면 안색이 어린애와 같고 걸음걸이가 달리는 말과 같이 된다고 했다. 또 300년 된 산정(山精)은 순수한 양기 자체여서 구복하면 지선(地仙)이 된다고 했다.

하수오 유래

하수오는 이름부터 반로환소(反老還少)하는 신비로운 약에서 유래했다. 옛날 중국에 하공(何公)이라는 노인이 야생의 약초뿌리를 캐서 먹었는데 백발이 검어지고 젊음을 되찾았다 하여 하공의 하(何), 머리를 뜻하는 수(首), 까마귀처럼 머리칼이 검어져 오(烏)를 써서 약초 이름이 하수오가 되었다.

‖ 채취 부위 잎, 덩이뿌리

‖ 약리작용 항균, 혈압 강하

‖ 약초 만들기 가을부터 겨울까지 둥근 덩이뿌리를 캐서 잔뿌리를 제거하고 물에 씻어 증기로 찐 뒤 햇볕에 말려서 쓴다.

‖ 하수오주 만들기 적하수오나 백하수오나 뿌리를 캐서 물로 씻은 뒤 물기를 뺀 다음 용기에 넣고 술을 부어 밀봉하였다가 3개월 후 먹는다.

‖ 식용 봄에 어린잎을 끓는 물에 살짝 데쳐서 나물로 무쳐 먹거나 튀김, 부침으로 먹는다.

‖ 효소 만들기 포인트

설탕	시럽
×	○

❶ 봄에 어린잎과 줄기를 용기나 항아리에 넣고 시럽을 30%까지 부어 100일 이상 발효시킨다.

❷ 건더기는 건져내지 않고 용기에 담아 그늘이나 20℃ 내외의 냉장고에 보관한다.

효소요법 엑기스발효액이나 효소원액을 음용할 때는 한 숟가락 정도를 침으로 녹여 먹는다. 신체허약, 모발조백, 정력부족, 불면증 등에 응용한다.

민간요법 피부 가려움증에 줄기를 달여 환부를 씻는다. 하수오뿌리를 물로 씻어 물기를 뺀 다음 햇볕에 말려 제분소에서 찹쌀과 섞은 뒤 환을 만들어 식후에 30~40알 먹는다.

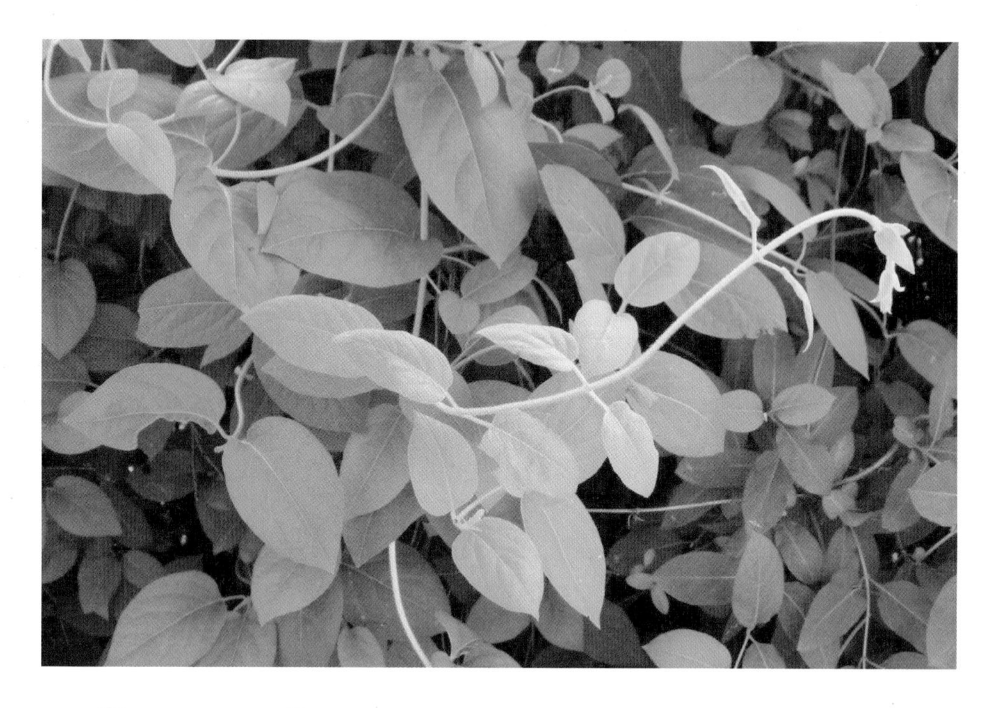

인동덩굴

학명 : *Lonicera japonica*

꽃말 : 연분

한약명 : 금은화(金銀花), 인동등

다른 이름 : 인동, 은화, 금화, 이화, 은화자, 인동등

분류 : 인동과의 덩굴성 갈잎떨기나무

길이 : 2~5m

꽃 : 6~7월(흰색, 나중에는 노란색)

채취 : 6~7월(개화 시 맑은 날에 이슬이 마른 후 채취)

이용 : 줄기

분포지 : 전국의 산과 들

효능 : 간염과 근골동통(줄기), 종독, 나력, 이하선염(꽃)

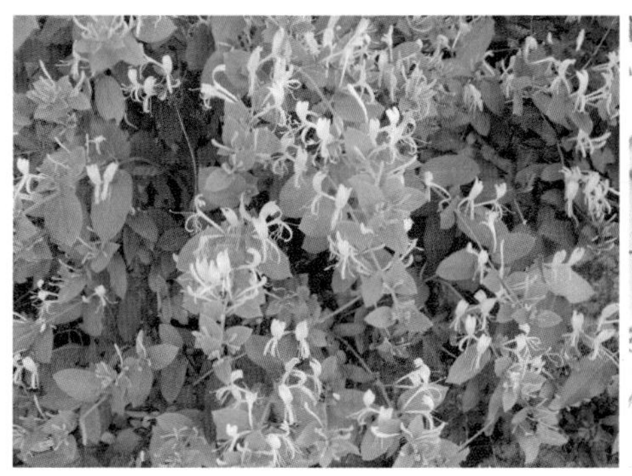
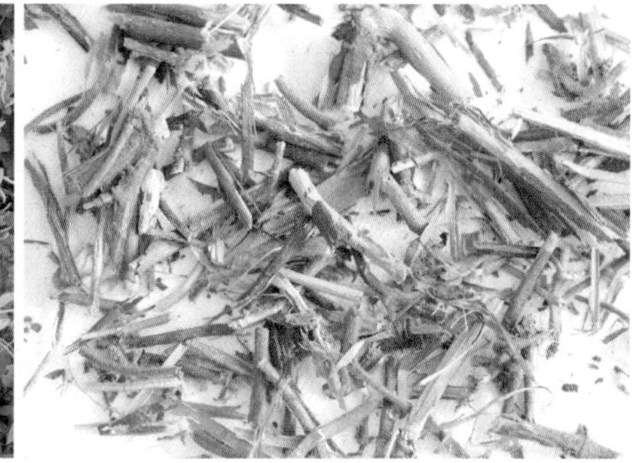

인동덩굴은 이웃 나무에 감아 올라가거나 바위에 기대어 자라며 군락성이 강하다. 인동덩굴은 이파리 몇 개로 추운 겨울에도 잘 참고 견딘다 하여 '인동덩굴[忍冬草]'이라고도 하는데 한 줄기에서 피어난 흰 꽃이 노란 꽃으로 변하여 '금은화(金銀花)', 잎과 가지에 갈색 털이 있는 '잔털인동덩굴', 붉은 꽃이 피는 '붉은 인동덩굴', 원예 품종인 '얼룩무늬인동덩굴' 등이 있다.

인동덩굴은 독이 없어 식용, 약용으로 가치가 높다. 염증을 소멸하고 모든 독을 제거하므로 염증성질환에 좋고 체내에 쌓인 독을 풀어주며 고름을 제거해 종기나 부스럼에 좋고 항균작용이 강하여 피부 가려움, 여드름, 습진, 땀띠에 좋다.

‖ **채취 부위** 꽃, 줄기

‖ **약리작용** 항균, 진경, 항염, 흥분

‖ **약초 만들기** 약초로 쓸 때는 꽃봉오리, 잎, 과실, 경엽, 줄기, 뿌리를 쓴다. 꽃은 피기 전에 따고, 잎은 봄부터 여름까지 따서 그늘에 말려 쓴다.

‖ **금은화주 만들기** ❶ 봄에 꽃만 따서 용기에 넣고 술을 부어 밀봉하였다가 3개월

후 먹는다.

❷ 줄기를 수시로 베어 둥글게 타래처럼 감아 용기에 넣고 술을 부은 뒤 밀봉하였다가 3개월 후 먹는다.

‖ **인동차 만들기** 꽃과 차조기 잎을 따서 말린 후 배합해 물에 끓여서 엽차로 마신다.

‖ **식용** 줄기와 뿌리를 캐어 조청, 식혜를 만든다.

‖ **효소 만들기 포인트**

설탕	시럽
×	○

❶ 봄에 잎을 따서 용기나 항아리에 넣고 시럽을 30%까지 부어 100일 이상 발효시킨다.

❷ 건더기는 건져내고 용기에 담아 그늘이나 20℃ 내외의 냉장고에 보관한다.

효소요법 엑기스발효액이나 효소원액을 음용할 때는 한 숟가락 정도를 침으로 녹여 먹는다. 간염과 근골동통(줄기), 종독, 나력, 이하선염(꽃) 등에 응용한다.

민간요법 손가락 끝에 종기가 나서 곪았을 때 덩굴을 달여 먹는다. 6월에 꽃을 따서 차관이나 주전자에 넣어 끓여 차로 마신다. 엽차 대신 꽃 + 소엽을 배합하여 물에 끓여 마신다.

13.
크론씨병에 좋은 효소 2가지

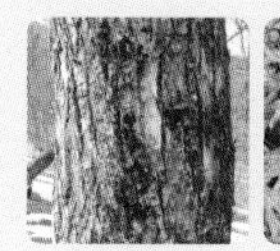
느릅나무

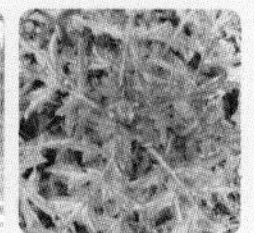
엉겅퀴

염증은 만병을 부른다

어린이의 몸은 따뜻하고 피가 맑다.

노인의 몸은 차갑고 피가 탁하다.

몸을 따뜻하게 하는 음식을 선호하라!

피를 맑게 하는 채소, 과일을 섭취하라!

평소 감기에 걸리지 않아야 건강하다.

음식으로 몸을 건강하게 유지하라!

우리 몸은 자연치유력으로 외부로부터 보호하는 면역 시스템을 가지고 있다. 질병은 면역 시스템의 균형이 깨져 몸이 차가운 부위가 늘어나면서 심장에서 가장 먼 곳인 손발이 차가워지고 인체의 각 조직에 염증이 발생하며 생긴다.

크론씨병은 비위, 소장, 대장에 주로 발생하는 소화기 계통의 염증으로 설사를 하고 식사를 제대로 할 수 없어 체중이 급격히 줄어들고 사회활동을 할 수 없으며 삶의 질이 급격히 떨어진다.

1940년 항생제가 나오고 1960~1970년대 여러 백신이 개발되었으며 영양과 환경 등이 개선되면서 감염질병에 의한 사망률은 현저히 줄고 있지만 감염성 질병에서 해방되지 못하고 있다.

감염성 질병은 대부분 열을 동반하며 가벼운 감기, 장염, 급성 폐렴, 뇌염, 장티푸스, 이질, 관절염 등의 증상이 있다. 환절기에는 위장병, 대장염, 설사, 이질이 발생하고 출산 직후 나쁜 피를 제거하지 않으면 죽은 피가 모여 자궁병, 신방광염, 대장염 등을 일으킨다.

의학이 발달한 오늘날에도 감염증은 바이러스, 세균, 리케차, 마이코플라스마, 원충 등 미생물의 침입으로 발생하고 있다. 크론씨병은 목부터 위, 소장, 대장에 이르기까지 염증이 생기고 설사를 동반하지만 현대의학에서는 수술을 권장하고 완치가 안 되는 불치병으로 알려져 있다.

필자 후배의 29세 된 딸이 크론씨병으로 식사를 2개월째 하지 못하고 사경을 헤맬 때 느릅나무 뿌리 달인 물과 마가목 효소를 상복하게 하고 들기름찰밥을 먹게 한 결과 설사가 멎고 호전되었다.

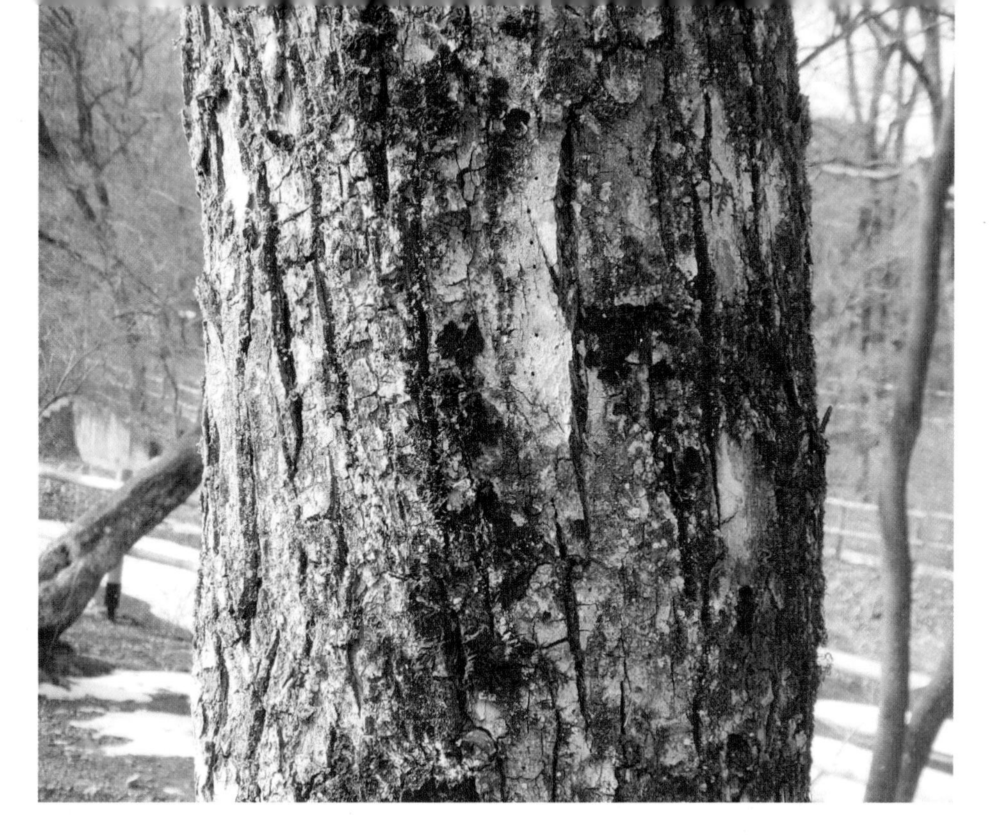

느릅나무

학명 : *Ulmus davidiana var. japonica*

꽃말 : 인애

한약명 : 유백피(楡白皮), 유근피(楡根皮)

다른 이름 : 낭유피, 낭유경엽

분류 : 느릅나뭇과의 갈잎큰키나무

키 : 10m

꽃 : 4~5월(녹색)

채취 : 1년 내내

이용 : 수피, 뿌리

분포지 : 전국의 산지

효능 : 암, 종기, 장내 염증, 옹종, 혈액순환

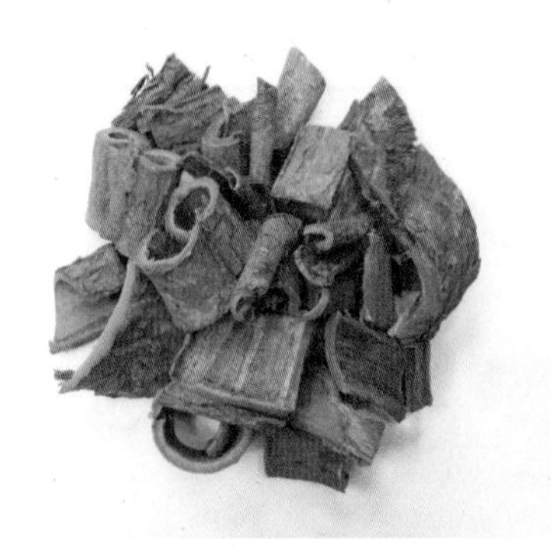

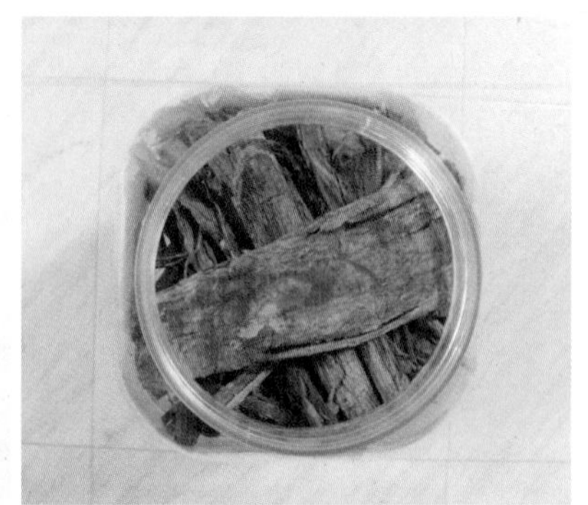

느릅나무는 갈잎큰키나무로 높이가 10~20m 정도이고, 잎은 어긋나고 끝이 뾰쪽한 타원형이며 가장자리는 겹톱니 모양이다. 꽃은 4월에 잎보다 먼저 다발을 이루며 누르스름한 녹색으로 피고, 열매는 4~6월에 달걀 모양으로 여문다.

느릅나무의 맛은 달고 성질은 평하여 식용, 약용으로 가치가 높다. 봄에 어린잎을 먹기도 하지만 1년 내내 뿌리를 캐서 겉껍질을 제거하고 햇볕에 말려서 쓴다.

느릅나무 뿌리인 유근피는 염증제거에 효능이 탁월해 종기, 비염, 창종, 풍독에 쓴다.

‖ **채취 부위**	수피, 뿌리
‖ **약리작용**	항암, 소염
‖ **약초 만들기**	나무껍질이나 뿌리껍질을 수시로 채취해 적당한 크기로 잘라 햇볕에 말려서 쓴다.
‖ **유백피주 만들기**	줄기껍질을 수시로 채취해 적당한 크기로 잘라 용기에 넣고 술을 부어 밀봉하였다가 3개월 후 먹는다.
‖ **식용**	❶ 봄에 어린잎을 따서 된장국에 넣거나 떡으로 만든다.

❷ 열매를 따서 장을 담가 먹는다.

‖ **효소 만들기 포인트**

설탕	시럽
×	○

❶ 뿌리를 캐서 물로 씻고 물기를 뺀 다음 껍질만 적당한 크기로 잘라 용기나 항아리에 넣는다.

❷ 시럽을 80%까지 부어 100일 이상 발효시킨다.

❸ 건더기는 건져내지 않고 그늘이나 20℃ 내외의 냉장고에 보관한다.

효소요법 엑기스발효액이나 효소원액을 음용할 때는 한 숟가락 정도를 침으로 녹여 먹는다.

암, 종기, 장내 염증, 옹종, 혈액순환 등에 응용한다.

민간요법 피부 가려움에 뿌리를 달여서 환부를 씻는다.

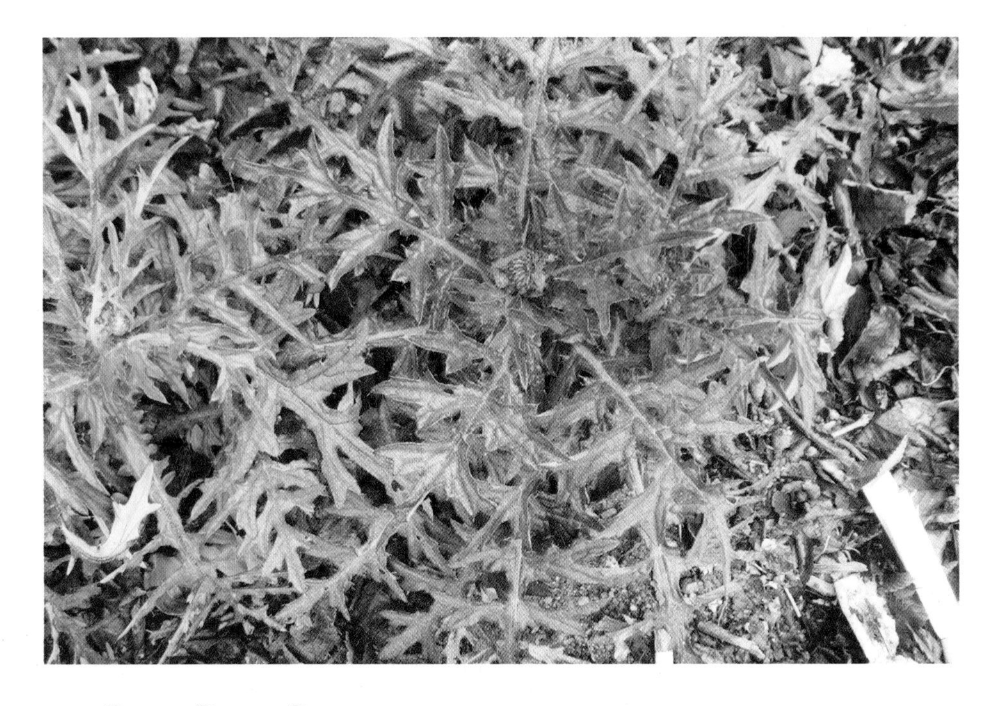

엉겅퀴

학명 : *Cirsium japonicum*

꽃말 : 자비

한약명 : 대계(大薊)

다른 이름 : 야홍화, 산우엉, 호계, 묘계

분류 : 국화과의 여러해살이풀

키 : 50~100cm

꽃 : 6~8월(자주색)

채취 : 잎은 꽃이 피기 전, 가을(뿌리)

이용 : 잎, 뿌리

분포지 : 전국의 산과 들, 밭둑

효능 : 암, 종기, 장내 염증, 옹종, 혈액순환

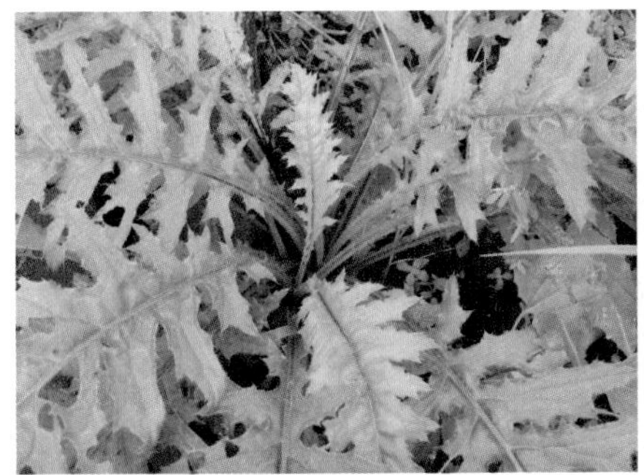

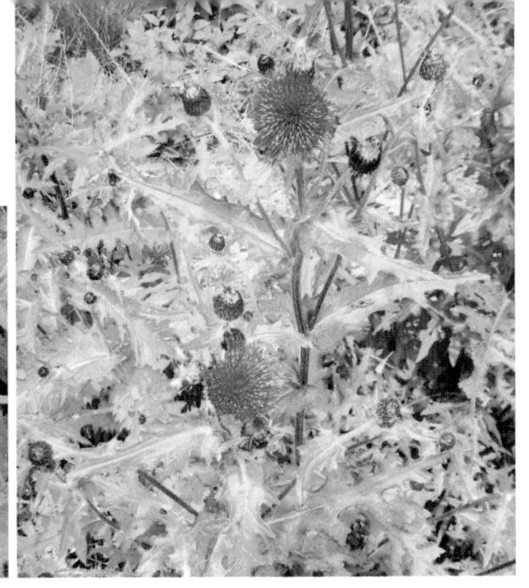

엉겅퀴는 들보다는 산에서 자란다 하여 '산우엉', 싹이 호랑이나 고양이를 닮았다 하여 '호계(虎薊)'라는 애칭이 있다.

엉겅퀴는 독이 없고 잎, 줄기, 뿌리 모두 식용, 약용으로 가치가 높다. 플라보노이드, 알칼로이드, 수지, 이눌린 등의 성분이 있어 종기치료 등에 쓴다.

이시진이 쓴 《본초강목》에서 "큰 엉겅퀴는 어혈을 흩어버리고 옹종(擁腫)을 다스리며, 작은 엉겅퀴는 혈통(血統)을 다스린다"라고 했듯이, 근육의 타박상이나 응어리를 푸는 데 쓴다. 엉겅퀴 잎차는 혈액순환이 안 되는 정맥류에 좋다.

가시엉겅퀴 명인

임실생약 영농법인을 운영하는 심재석(60세) 약초 박사는 청정지역인 임실 오수에 엉겅퀴 동산 165,290m²(5만 평)을 조성하고 멸종위기의 토종 엉겅퀴를 대량 재배하여 엉겅퀴 차와 일정 기간 발효한 효소, 환 등을 개발하였다.

‖ **채취 부위**	전초, 뿌리
‖ **효능**	종기, 옹종, 고혈압, 간염, 정맥류, 토혈
‖ **약리작용**	소염, 이뇨, 해독, 항균, 혈압 강하
‖ **약초 만들기**	❶ 봄에서 여름까지 꽃이 피기 전 전초를 그늘에 말려서 쓴다.

❷ 가을에 뿌리를 캐서 햇볕에 말려 쓴다.

‖ **엉겅퀴뿌리주 만들기** 가을에 뿌리를 캐서 물로 씻고 물기를 뺀 다음 용기에 넣고 술을 부어 밀봉하였다가 3개월 후 먹는다.

‖ **식용**

❶ 봄에 어린잎을 뜯어 끓는 물에 살짝 데쳐 떫은맛을 충분히 우려낸 뒤 잘게 썰어서 나물로 먹는다.

❷ 봄부터 여름까지 줄기를 채취해 껍질을 벗겨 된장국에 넣어 먹거나 고추장에 박아두었다가 먹는다.

❸ 종기에는 뿌리줄기를 채취하여 짓찧어 즙을 환부에 바른다.

‖ **효소 만들기 포인트**

설탕	시럽
×	○

❶ 봄에 꽃이 피기 전에 잎을 뜯어 용기나 항아리에 넣고 시럽을 30%까지, 가을에 뿌리를 캐서 물로 씻고 물기를 뺀 다음 용기나 항아리에 넣고 시럽을 80%까지 부어 100일 이상 발효시킨다.

❷ 잎은 건져내지만 뿌리는 건져내지 않고 용기에 담아 그늘이나 20℃ 내외의 냉장고에 보관한다.

효소요법 엑기스발효액이나 효소원액을 음용할 때는 한 숟가락 정도를 침으로 녹여 먹는다. 종기, 옹종, 고혈압, 간염, 정맥류, 토혈 등에 응용한다.

민간요법 봄에 어린잎을 따서 그늘에 말린 뒤 달인 물에 우려내어 차로 마신다. 성인 여성의 유방에 있는 딱딱한 옹종이나 종기에 잎이나 뿌리를 짓찧어 바른다. 스태미나를 증진할 때 잎을 갈아 생즙으로 먹는다.

14.
종기와 피부에 좋은 효소 4가지

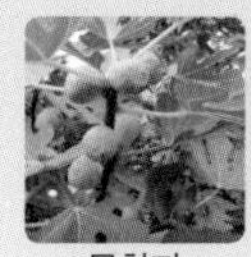
무화과

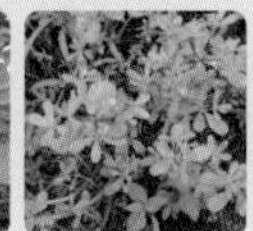
쇠비름

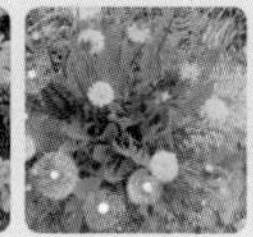
민들레

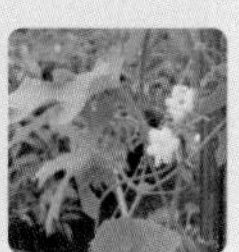
박

피부는 내장의 거울

외인(外因)의 피부병은 빙산의 일각이다.

주름살은 노인성 피부위축증이다.

기미, 검은깨, 검버섯을 경계하라!

노년기에는 피부소양증이 잘 생긴다.

중년기에는 피부 변화에 주의하라!

어린이처럼 건강한 세포를 유지하면 암은 생기지 않는다.

오장육부 중에서 내장의 변화가 피부에 반영되듯 피부는 내장의 거울이다. 피부는 몸 내부의 장기를 감싸는 막(膜) 한 장과 같은 것으로 직접 외계(外界)와 접하기 때문에 몸 밖에서 작용하는 모든 것과 관계가 밀접하다.

피부는 사람의 특징을 반영하고 자극에 따라 행동을 유도한다. 신체를 보호하고 체온을 조절하며 흡수작용과 호흡작용을 하고 분비도 한다.

피부는 노화되면 얇아지고 땀샘이나 피지선의 활동력이 저하된다. 기름기가 적어져 메말라 까칠까칠해지면 여러 가지 자극을 강하게 느끼고 가려움증이 생기기 쉽다. 거친 피부와 기미는 간장이나 신장 등의 기능이 순조롭지 못할 때 주로 나타난다. 중년 이후 대장에 선종이나 용종이 생겼는데 방치하면 암으로 진행되는 경우가 종종 있다.

피부는 표피, 진피, 피하조직 세 부분으로 나뉘는데, 두드러기 · 벌레 물림 · 자반증 · 감염증 등은 진피 알레르기에 의한 것이고, 습진 · 아토피성 피부염 등은 표피에서 생긴다.

피부병은 극세포암을 비롯하여 기저 세포암, 악성궤양, 악성흑색종, 파제트병 등이 시간이 지남에 따라 진무름이나 부스럼 딱지, 인설(鱗屑) 등을 만들기도 한다. 대표적 접촉성 피부염인 옴(개선, 疥癬)은 옴벌레의 기생으로 발생한다. 부드러운 피부에 잘 생기고 심한 경우 가려움을 동반한다.

알레르기성인 사람은 옻나무에 가까이 갔을 뿐인데도 옻을 탈 수 있다. 봄에 새순을 먹을 때는 끓는 물에 살짝 데쳐서 달걀노른자를 풀어 해독한 후 먹는다. 밤나무의 잎을 진하게 달여 그 물로 환부를 씻거나 목욕을 한다.

피부병 중에서 흔히 볼 수 있는 두드러기는 먹은 것이 원인이 되어 발생하는 경우도 있고 약물이나 수혈에 의한 경우도 있으며 피부를 타월로 심하게 문지르거나 압박을 가해서 생기는 경우도 있고 아무리 검사해도 원인을 발견하지 못하는 경우도 있다.

피부병은 완치하기가 매우 어려운 것이 많다. 예를 들면 햇빛에 노출되기 쉬운 부위에 생긴 홍반성 낭창(루푸스)은 100원짜리 동전만 한 것이 점점 커져 흉하게 되는 질병이다.

대상포진은 수두의 병원체와 동종의 바이러스에 의해 띠처럼 작은 수포가 나란히 생기는 병이다. 옹종은 중년 이후 당뇨병 환자의 목이나 등에 생기기 쉽고 많은 털구멍을 중심으로 부종이 융합하여 손바닥만 한 크기로 진행되기도 한다.

최근 들어 일반적으로 암의 조기 발견, 조기 치료라는 말이 무성하게 제창되고 있다. 약초를 활용해 해독을 하기도 하지만 기미, 티눈, 사마귀, 무좀, 종기 등이 치료된 사례가 많다.

사마귀에는 덜 익은 무화과 열매와 잎 꼭지, 작은 가지를 벤 자리에서 나오는 하얀 즙을 바른다. 습진에는 복숭아 잎을 진하게 달여 식기 전에 환부를 씻는다.

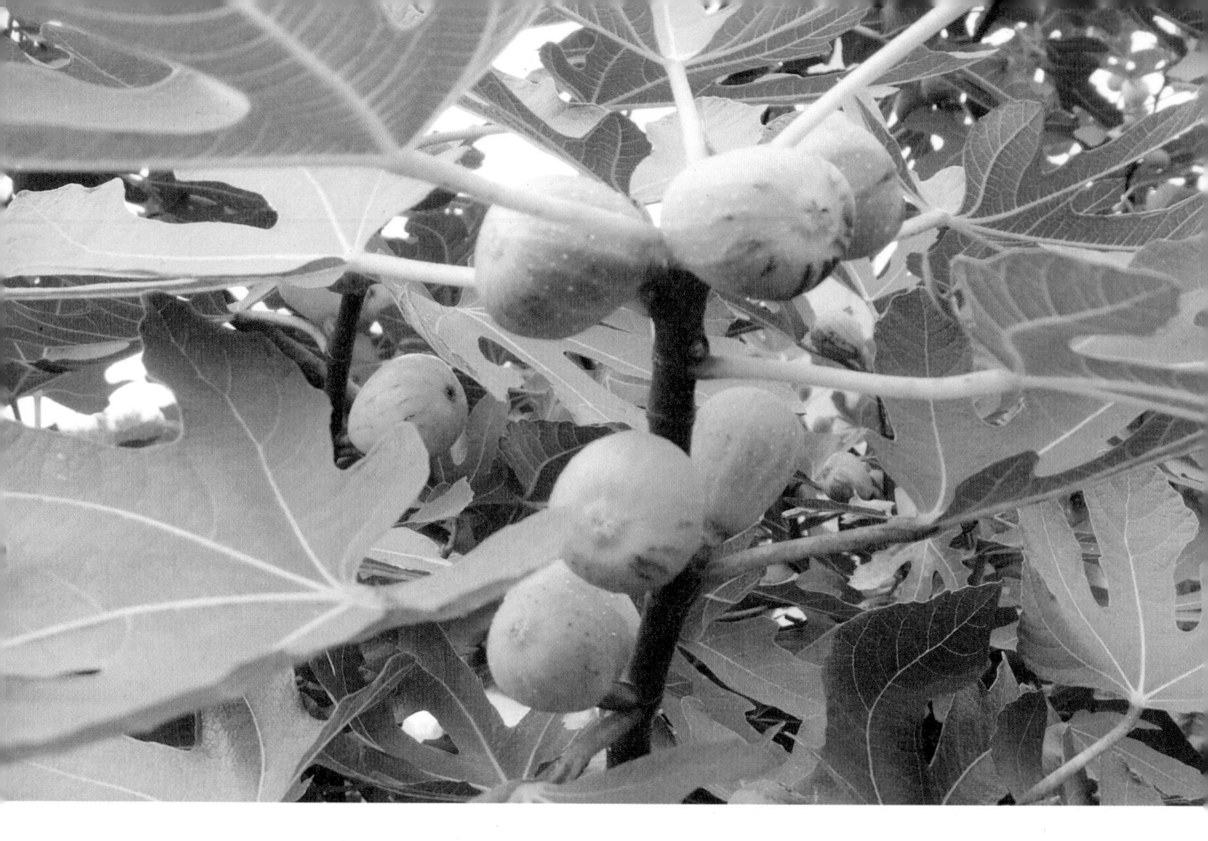

무화과

학명 : *Ficus carica*

한약명 : 무화과(無花果)

꽃말 : 은밀한 사랑

다른 이름 : 영일과, 우담발, 문선과, 품선과

분류 : 뽕나뭇과의 갈잎떨기나무

키 : 2~4m

꽃 : 봄

채취 : 가을(8~10월)

이용 : 열매

분포지 : 남부지방

효능 : 암종(癌腫), 종기, 신체허약, 장염, 이질, 변비

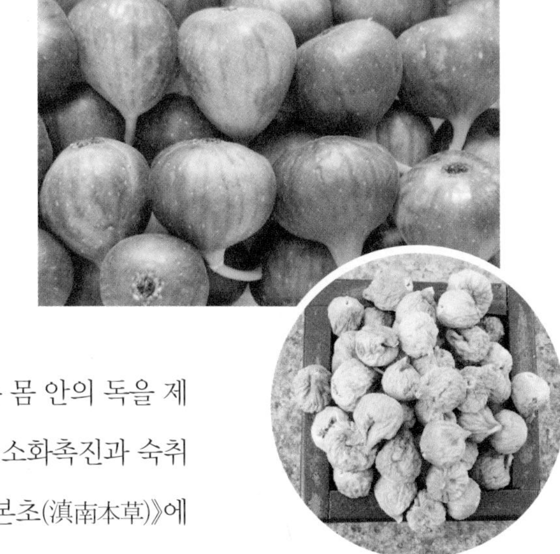

《유양잡조(酉陽雜俎)》에서는 무화과를 하늘에 있는 생명의 열매라 하여 '천생자(天生子)'라고 했다. 무화과는 8~11월 중순까지 수확할 수 있고 제철인 9~10월에 입안 가득 퍼지는 부드럽고 달콤한 풍미를 느낄 수 있다.

허준이 쓴《동의보감》에서 "무화과는 몸 안의 독을 제거할 때, 위장질환, 치질, 빈혈에 좋고 소화촉진과 숙취해소에 효과가 있다"라고 했다.《전남본초(滇南本草)》에서 "모든 종독이나 옹저(癰疽)에는 무화과를 참기름에 으깨어 바른다"라고 했듯이 종기에 좋은 것으로 밝혀졌다.

무화과나무는 독이 없어 식용, 약용으로 가치가 높다. 식이섬유, 칼슘, 칼륨 등이 많이 함유되어 있다. 무화과에 함유되어 있는 배당체인 피신(ficin)은 소화를 촉진하며 각종 종기나 등창에 고약으로 만들어 바른다.

‖ **채취 부위** 열매

‖ **약리작용** 항암, 해독, 소염

‖ **약초 만들기** 여름에 열매가 성숙되었을 때 따서 두면 금세 무르므로 바로 써야 한다.

‖ **식용** ❶ 열매를 고기에 넣어 연육제로 쓰고 잼, 즙, 양갱으로 먹는다.
❷ 무화과는 수확해서 이틀만 지나면 물러지는 부드러운 과일

이므로 껍질째 먹거나 곶감처럼 말려서 먹는다.

❸ 껍질을 벗긴 무화과는 냉동실에 얼려두었다가 숟가락으로 떠먹거나 우유, 요구르트를 넣어 셔벗을 만들어도 좋다.

‖ 효소 만들기 포인트

설탕	시럽
○	×

❶ 여름에는 성숙된 열매를 따서 용기나 항아리에 넣고 설탕을 80%까지 넣어 100일 이상 발효시킨다.

❷ 건더기는 건져내고 용기에 담아 그늘이나 20℃ 내외의 냉장고에 보관한다.

효소요법 엑기스발효액이나 효소원액을 음용할 때는 한 숟가락 정도를 침으로 녹여 먹는다. 암종, 종기, 신체허약, 장염, 이질, 변비 등에 응용한다.

민간요법 무화과 열매를 말려서 물에 달여 차로 마신다. 종기나 치질에는 열매를 짓찧어 환부에 붙이고 사마귀에는 하얀 즙을 바른다.

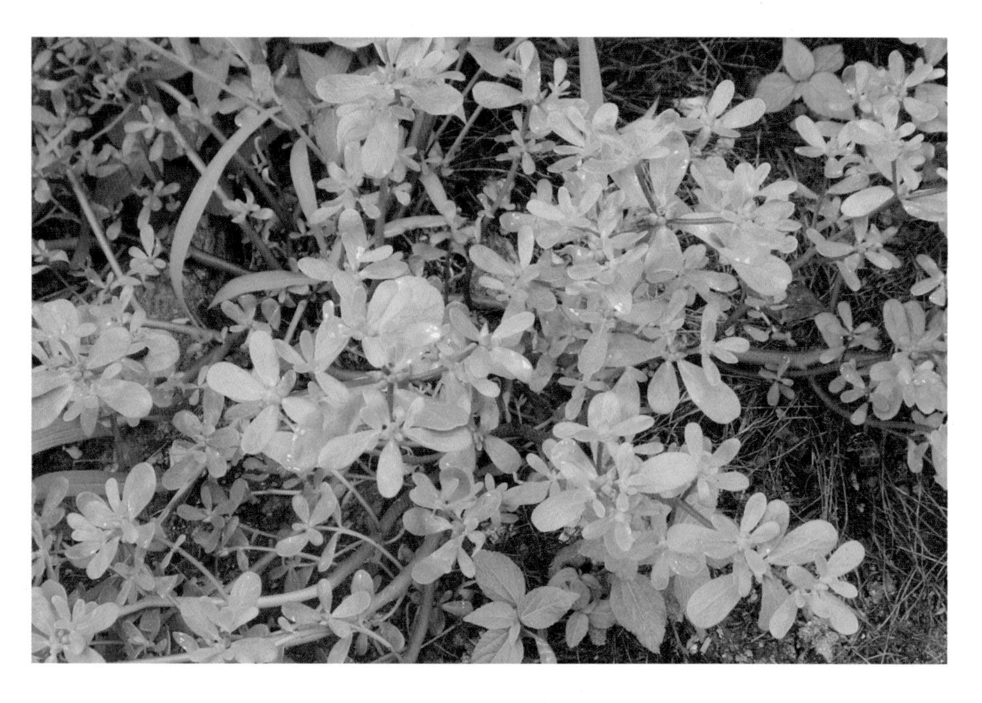

쇠비름

학명 : *Portulaca oleracea*

한약명 : 마치현(馬齒莧)

꽃말 : 영화

다른 이름 : 장명채, 오행채, 오행초, 마치초

분류 : 쇠비름과의 한해살이풀

줄기 : 30cm

꽃 : 5~8월(노란색)

채취 : 5~8월(봄~여름)

이용 : 전초

분포지 : 전국의 밭둑

효능 : 종기, 악창, 암, 관절염, 편도선염, 혈액순환

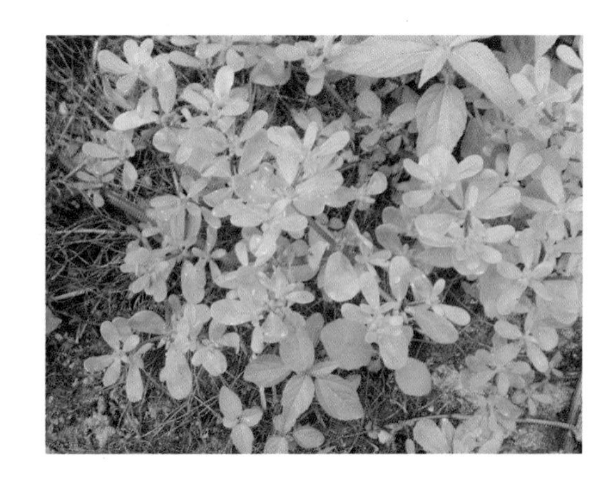

쇠비름은 농촌의 마을 인가 부근 텃밭이나 밭둑에서 자란다. 쇠비름은 색이 다섯 가지라 하여 '오행채(五行菜)'로 부른다. 먹을 것이 귀했던 조선시대에 쇠비름은 구황식품이었다. 쇠비름은 독성이 없어 전초, 줄기, 뿌리 모두 식용이나 약용으로 쓴다.

이시진 쓴《본초강목》에서는 "쇠비름은 어혈을 풀어주고 풍을 없애며 기생충을 죽이고 모든 임질을 다스린다"라고 했고, 《본초비요》에서는 "여러 종기를 다스린다"라고 했을 정도로 고름이나 종기에 좋다.

쇠비름은 어혈을 풀어주고 혈액순환을 좋게 하여 몸 안의 독소를 제거하며 대장에서 암으로 진행되는 용종이나 선종에 좋은 것으로 알려져 있다.

‖ **채취 부위** 전초, 줄기

‖ **약리작용** 항암, 항균, 흥분, 강장, 이뇨, 소염, 이질균 · 대장균 · 황색포도상구균, 피부진균 등에 억제 작용

‖ **약초 만들기** 여름에 전초와 줄기를 채취해 햇볕에 말려서 쓴다.

‖ **식용**
❶ 늦봄에서 여름에 부드러운 잎과 줄기를 뜯어 끓는 물에 살짝 데쳐 양념을 해서 무쳐 먹는다.
❷ 생즙, 죽, 비빔밥, 쌈밥으로 먹는다.

‖ **효소 만들기 포인트**

설탕	시럽
○	×

❶ 봄에서 여름까지 쇠비름 전체를 채취해 물에 씻고 물기를 뺀 다음 용기나 항아리에 넣는다.

❷ 설탕을 80%까지 부어 100일 이상 발효시킨다.

❸ 건더기는 건져내고 용기에 담아 그늘이나 20℃ 내외의 냉장고에 보관한다.

효소요법 엑기스발효액이나 효소원액을 음용할 때는 한 숟가락 정도를 침으로 녹여 먹는다. 종기, 악창(惡瘡), 암, 관절염, 편도선염, 혈액순환, 변비 등에 응용한다.

민간요법 피부염 종기와 악창에는 날로 찧어 환부에 붙인다. 벌레에 물렸을 때와 버짐에는 생잎을 짓찧어 붙인다. 설사나 만성대장염에는 죽을 끓여 먹는다. 잎과 줄기를 채취해 물로 씻은 뒤 말려서 물을 넣고 달여 차로 먹거나 가루 내어 찹쌀과 배합해 환을 만든 다음 하루 세 번 30~40알 먹는다.

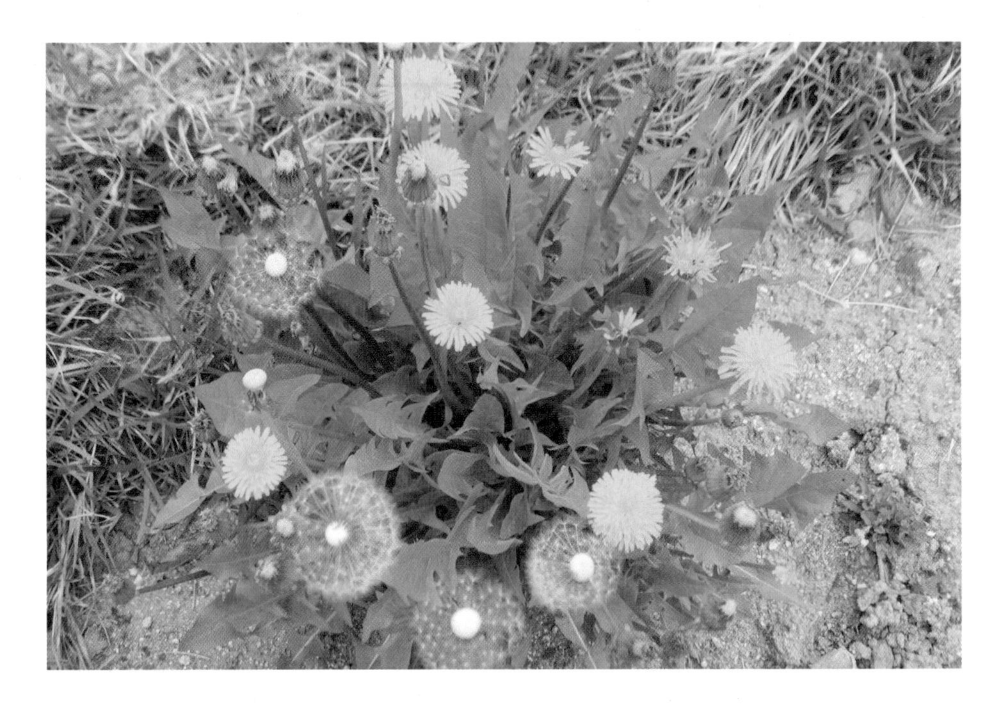

민들레

학명 : *Taraxacum platycarpum*

한약명 : 포공영(蒲公英)

꽃말 : 신탁

다른 이름 : 포공정, 지정, 황화랑, 구유초

분류 : 국화과의 여러해살이풀

키 : 25~30cm

꽃 : 4~5월(흰색 또는 노란색)

채취 : 7~8월

이용 : 전초

분포지 : 들판이나 길가에 널리 분포

효능 : 간염, 해독, 인후염, 유선염, 고혈압, 이뇨, 종기, 변비

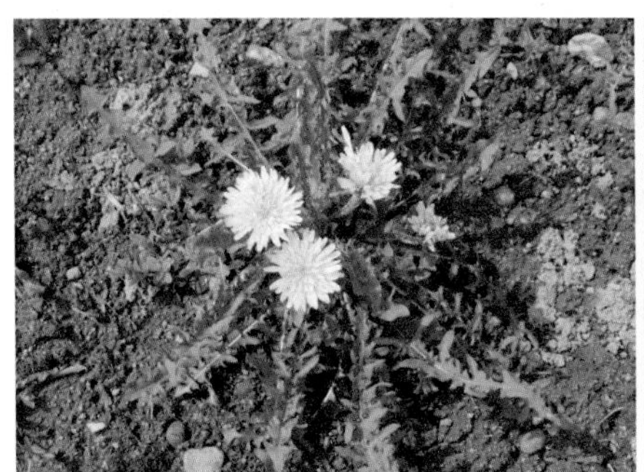
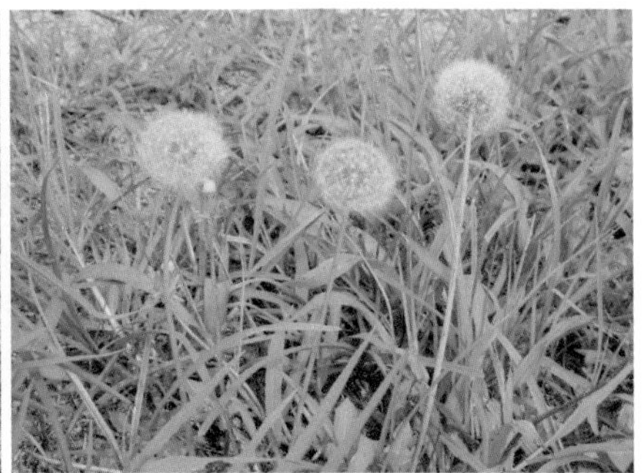

민들레는 흙이 있는 곳이면 어느 곳에나 뿌리를 내릴 만큼 생명력이 강하여 '민초(民草)'라는 애칭이 있다.

민들레는 독성이 없어 식용, 약용으로 가치가 높다. 맛이 쓰고 단맛이 약간 있으며 잎을 자르면 하얀 유액이 나온다. 잎에는 독특한 향기가 나는 정유와 단백질을 분해하는 효소가 들어 있고, 간의 지방변성을 억제하는 이눌린이라는 성분이 있어 급성간염이나 황달에 좋다.

일본에서는 방사능을 해독하는 데 민들레차나 효소를 선호한다. 서양에서는 민들레가 피를 맑게 한다고 하여 종기나 위장병을 치료하는 데 썼다. 프랑스에서는 민들레 새순을 샐러드에 넣을 정도로 고급 요리에 쓴다.

‖ 채취 부위 전초, 뿌리

‖ 약리작용 혈당 강하, 소염, 항균, 이담, 암 활동 억제 작용

‖ 약초 만들기 봄에서 여름까지 전초와 뿌리를 통째로 채취해 그늘에 말려서 쓴다.

‖ 구분 산속에서 자생하는 토종민들레는 총포가 찰싹 달라붙어 있고,

농촌이나 길가에서 흔히 볼 수 있는 서양민들레는 총포가 밑에 있다.

‖ 민들레뿌리주 만들기 봄에서 여름까지 전초와 뿌리를 통째로 채취해 물로 씻고 물기를 뺀 다음 용기에 넣고 술을 부어 밀봉했다가 3개월 후 먹는다.

‖ 식용 ❶ 꽃이 피기 전에 어린잎을 뜯어 물에 씻어 쌈으로 먹는다.
❷ 김치, 생즙, 나물, 무침, 튀김으로 먹는다.

‖ 효소 만들기 포인트

설탕	시럽
×	○

❶ 봄에 꽃이 피기 전에 잎을 뜯어 물로 씻고 물기를 뺀 다음 용기나 항아리에 넣는다.

❷ 시럽을 30%까지 부어 100일 이상 발효시킨다.

❸ 건더기는 건져내고 용기에 담아 그늘이나 20℃ 내외의 냉장고에 보관한다.

효소요법 엑기스발효액이나 효소원액을 음용할 때는 한 숟가락 정도를 침으로 녹여 먹는다. 간염, 해독, 인후염, 유선염, 이뇨, 고혈압, 종기, 변비 등에 응용한다.

민간요법 잎을 그늘에 말려 물에 넣고 달여 차로 마신다. 벌레나 독충에 물렸을 때 잎을 짓찧어 바르고, 얼굴의 기미나 검버섯에 흰 유액을 바른다.

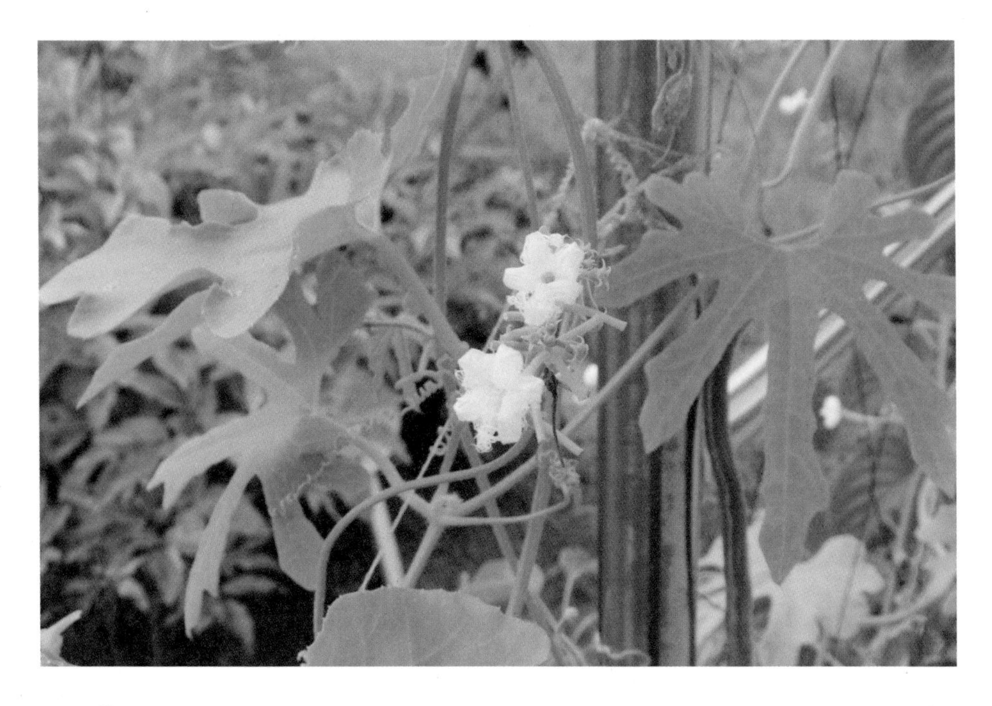

박

학명 : *Lagenaria leucantha*

한약명 : 호로자(壺蘆子)

꽃말 : 순수

다른 이름 : 표주박, 호로(壺蘆)

분류 : 박과의 덩굴성 한해살이풀

길이 : 10~30m

꽃 : 4~5월(흰색 또는 노란색)

채취 : 9~10월

이용 : 열매, 종자

분포지 : 전국에서 재배

효능 : 당뇨병, 수종, 복창, 황달, 이뇨, 해독

박을 옛날에는 바가지로 쓰려고 지붕에 올려 키웠지만 요즘에는 관상용으로 민속촌이나 생태공원에 심는다.

박은 독이 없어 식용, 약용, 관상용으로 가치가 높다. 박에는 섬유질이 수박의 100배, 호박의 10배, 우엉의 3배, 흰쌀의 37배가 들어 있고 칼슘은 우유보다 2배가 많다.

허준이 쓴 《동의보감》에서 "박은 소갈을 다스리고 심장의 열을 제거하며, 심폐를 윤활하게 하고 복통을 없애준다"라고 했다. 미용에도 좋아 서양에서는 미안수로 썼으며 주근깨나 기미, 검은 피부를 희게 하는 데도 썼다.

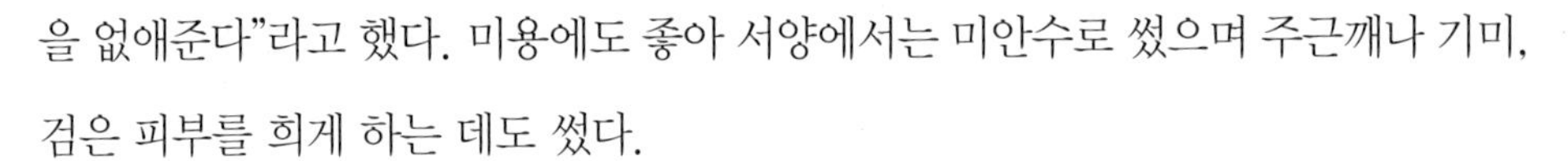

‖ 채취 부위 잎, 중과피, 종자

‖ 약리작용 이뇨

‖ 약초 만들기 열매, 종자를 채취해 햇볕에 말려서 쓴다.

‖ 식용 ❶ 여름에 중과피를 따서 과육을 먹는다.

❷ 새순은 나물로 무쳐 먹는다.

‖ 효소 만들기 포인트

설탕	시럽
○	×

❶ 가을에 열매를 따서 겉껍데기를 벗겨내고 중과피만 엄지손가락 두 배 정도 크기로 잘라 용기나 항아리에 넣는다.

❷ 설탕을 100%까지 넣고 100일 이상 발효시킨다.

❸ 건더기는 건져내고 용기에 담아 그늘이나 20℃ 내외의 냉장고에 보관한다.

효소요법 엑기스발효액이나 효소원액을 음용할 때는 한 숟가락 정도를 침으로 녹여 먹는다. 당뇨병, 수종, 복창, 황달, 이뇨, 해독 등에 응용한다.

민간요법 종자를 달여 차로 마신다. 소변불통에 생즙을 먹는다. 부기에는 박을 생으로 먹고 설사에는 박을 짓찧어 생즙으로 먹는다. 여성의 하복부 통증이나 치질에는 종자 달인 즙으로 환부를 씻는다.

15.
금연에 좋은 효소 2가지

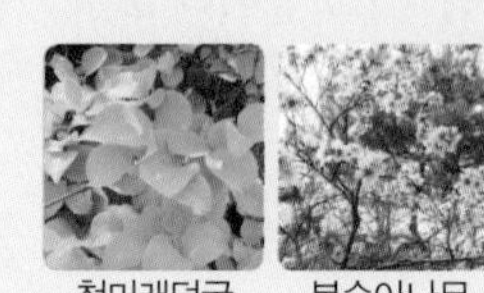
청미래덩굴 복숭아나무

담배는 독극물 덩어리

담배와 전쟁하는 사람들!

완전히 끊도록 노력해야 산다.

금연만 한다면 암이 예방된다.

담배는 아편 정도의 중독성이 있는 마약이다.

담배원자탄에서 졸업하라!

청미래덩굴로 금단 없이 담배를 끊을 수 있다.

지금 세계는 담배와 전쟁하고 있다. 2015년 담뱃값을 두 배 인상했어도 담배를 끊지 못하는 흡연자가 1,400만여 명이라고 한다. 요즘 흡연자는 카페 · 맥줏집 · PC방마저 흡연 금지구역이 되고 일정 구역을 가둬놓으면서 사회적 범죄인 최급까지 받는다. 흡연자들은 니코틴 중독이 일으키는 금단현상이 강하고 기호품이다 보니 담배를 끊기 어렵다고 하소연한다.

담배를 피우면 세포에서 쓰고 남은 콜레스테롤을 간으로 보내 분해되도록 작용하고 혈관을 깨끗하게 청소해주는 HDL콜레스테롤을 급격히 노화시켜 혈관이 좁아지고 혈액이 끈적끈적하게 만든다. 영남대학교 혈청바이오메디컬 조경현 교수팀이 3년간 담배를 피운 성인 23~25세 21명의 혈액을 채취해 분석한 결과 혈액 나이가 70대 고령자처럼 노화된다는 사실을 밝혀냈다.

담배 연기는 기체 성분과 미립자 성분으로 이뤄져 있다. 60%는 가스인데 신체에 가장 피해를 주는 것은 니코틴 · 타르 · 일산화질소다. 타르에는 발암성 탄화수소가 들어 있고 60%가 폐로 들어간다. 일산화질소는 기억력 감퇴 등을 유발한다.

담배 연기에는 발암물질 69종, 화학물질 4,000종, 몸에 해로운 물질 10만 종이 들어 있기 때문에 담배는 백해무익(百害無益)하다.

니코틴은 자율신경계를 교란해 어지럼증을 유발하고 순환기관, 호흡기관, 내분비기관, 소화기관 등에 영향을 준다. 담배를 하루에 1갑 피우면 타르 한 컵을 마시는 것과 같다. 담배 1개비가 수명을 12분 단축하고 남성은 13.2년, 여성은 14.5년 수명이 단축된다. 담배에는 일산화탄소가 많아 연탄가스 중독같이 되며 헤모글로빈에 일산화탄소가 붙어 산소가 부족해진다. 담배 때문에 매일 134명, 해마다 4만 9,000명이 사망한다. 담배 30갑에 있는 청산가스는 사람이 먹으면 즉사한다.

필자는 청소년이 담배 피우는 모습을 보면 자동차 머플러, 쓰레기 소각장, 굴뚝에 입을 대고 있는 것처럼 보인다. 니코틴은 심장과 관상동맥의 순환에 직접 영향을 주고 중추신경계통을 거쳐 심장 · 혈관계통에 간접적으로 작용한다.

담배의 해악은 흡연자 본인뿐 아니라 주변 사람들에게도 피해를 준다는 것이다. 담배를 피우는 사람은 피우지 않는 사람보다 사망률이 높다. 흡연자가 폐암에 걸릴 확률은 비흡연자의 20배나 된다. 폐암 환자의 90%가량이 흡연자다. 담배를 하루만 안 피워도 심장마비 위험이 감소하고 10년만 안 피워도 암에 걸릴 확률이 떨어진다.

청미래덩굴의 잎을 여름에 채취해 잘게 썰어 담배처럼 말아 불을 붙여 한두 달 정도 피우면 금단현상 없이 담배를 끊을 수 있다.

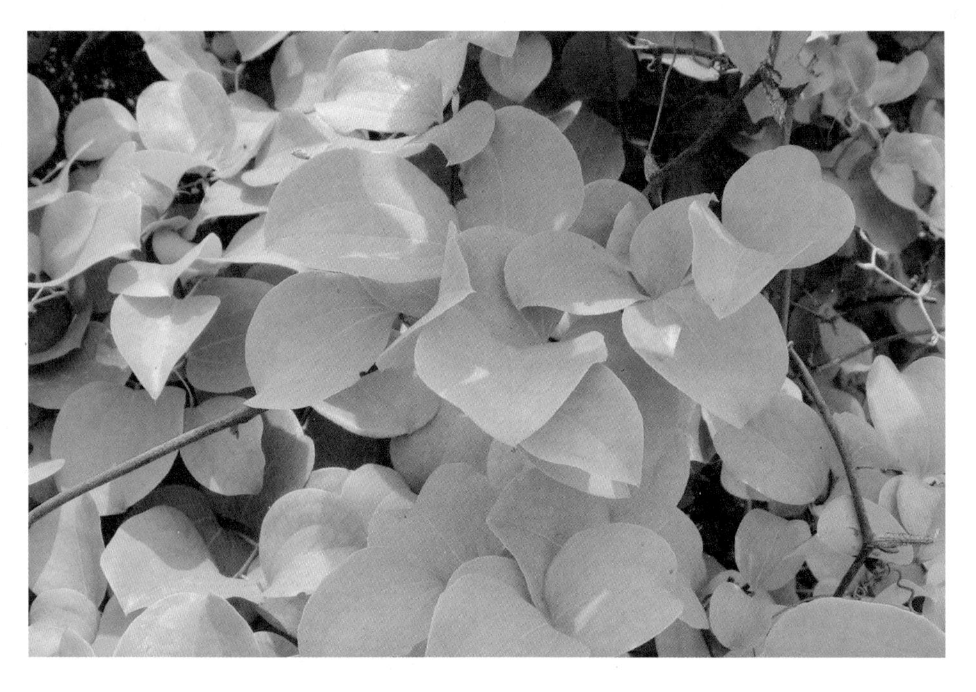

청미래덩굴

학명 : *Smilax china*

한약명 : 토복령(土茯笭)

꽃말 : 수줍음

다른 이름 : 명감나무, 맹감나무, 명개나무, 산귀래

분류 : 백합과의 덩굴성 갈잎떨기나무

키 : 2~3m

꽃 : 5~8월(황록색)

채취 : 봄(잎), 가을(뿌리)

이용 : 잎, 열매, 뿌리

분포지 : 전국의 산기슭

효능 : 관절동통, 근육마비, 수종, 나력, 종독, 매독, 태독, 임질

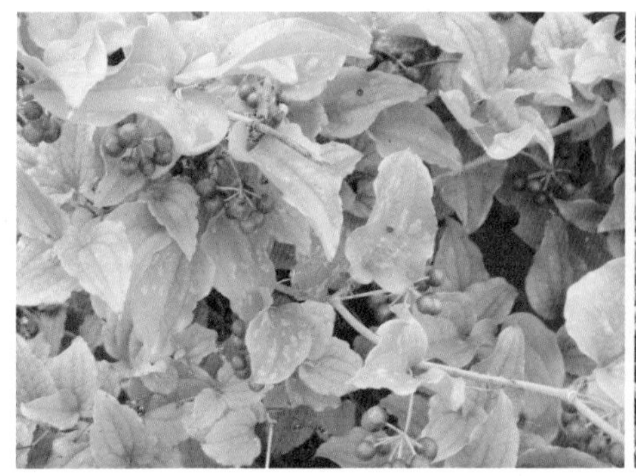
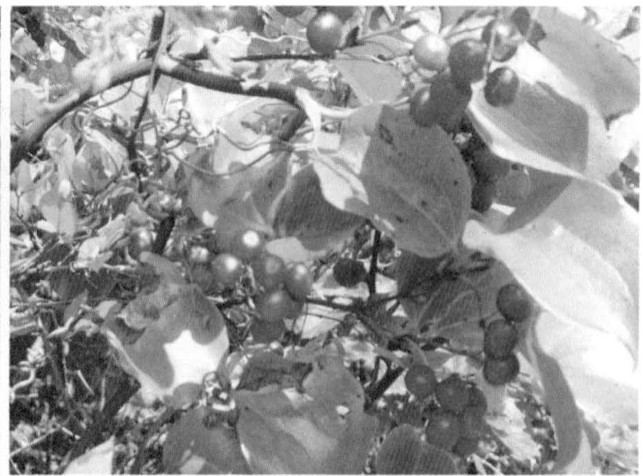

청미래덩굴의 열매로 병을 고쳤다 하여 '명과(明果)', 신선이 먹다가 남긴 열매라 하여 '선유량(仙遺糧)', 병에 걸려 죽게 된 사람이 먹고 나아 산에서 돌아왔다 하여 '산귀래(山歸來)', 넉넉한 요깃거리가 된다 하여 '우여량(禹餘糧)', 산에 있는 기이한 음식이라 하여 '산기량(山寄糧)' 등으로 부른다.

청미래덩굴은 식용, 약용, 관상수나 절화용으로 가치가 높다. 잎, 줄기, 열매, 뿌리 모두 쓴다. 종자에는 지방, 잎에는 루틴, 뿌리에는 아미노산, 당질, 알칼로이드, 페놀류, 유기산, 정유성분이 들어 있다.

이시진이 쓴 《본초강목》에 "매독 같은 성병이 유행할 때는 토복령으로 치료한다"라고 기록되어 있듯이 매독, 임질, 태독, 악창에 쓴다. 《항암본초(杭癌本草)》에는 청미래덩굴 달인 물이 암세포를 억제한다고 되어 있다.

‖ 채취 부위 잎, 열매, 뿌리

‖ 약리작용 종양 억제, 소염

‖ 약초 만들기 겨울철에서 이듬해 봄에 뿌리를 캐어 잘게 썬 뒤 2~3일 물에 담가 쓴맛을 제거한 다음 햇볕에 말려서 쓴다.

‖ 금연 약초 만들기 여름에 청미래덩굴 잎을 따서 담배처럼 말아 불을 붙여 한두 달 정도 피우거나 가루 내어 파이프에 넣고 피우면 담배를 피우고 싶은 마음이 사라지고 금단현상 없이 담배를 끊을 수 있다.

‖ 토복령주 만들기 겨울에 뿌리를 캐어 물로 씻고 적당한 크기로 잘라 2~3일 물에 담가 쓴맛을 제거한 후 용기에 넣고 술을 부어 밀봉하였다가 3개월 뒤 먹는다.

‖ 식용

❶ 봄에 어린순을 채취해 끓는 물에 살짝 데쳐서 나물로 무쳐 먹는다.

❷ 잎으로 떡을 만들어 먹는다.

❸ 어린순을 무침, 튀김으로 먹는다.

‖ 금기 떫은맛이 강하여 장복하면 변비가 생길 수 있다.

‖ 효소 만들기 포인트

설탕	시럽
×	○

❶ 봄에는 잎을 따서 시럽을 30%까지, 가을에는 뿌리를 캐서 적당한 크기로 잘라 2~3일 물에 담가 쓴맛을 제거한 후 용기나 항아리에 넣고 시럽을 90%까지 부어 100일 이상 발효시킨다.

❷ 건더기는 건져내지 않고 용기에 담아 그늘이나 20℃ 내외의 냉장고에 보관한다.

효소요법 엑기스발효액이나 효소원액을 음용할 때는 한 숟가락 정도를 침으로 녹여 먹는다.
관절동통, 근육마비, 수종, 나력, 종독, 매독, 태독, 임질 등에 응용한다.

민간요법 화상에는 잎을 짓찧어 환부에 붙이고 각종 피부병, 태독, 종기, 아토피에는 열매를 까맣게 태워서 참기름에 개어 환부에 바른다. 감기에는 뿌리를 얇게 썰어두었다가 물에 달여 먹는다. 잎은 봄부터 가을까지 채취해 잘게 썰어 말린 뒤 물에 달여 차로 마신다. 가을에 빨갛게 익기 전의 열매를 따서 말린 뒤 가루 내어 찹쌀과 배합해 환으로 만들어 식후에 30~40알 먹는다.

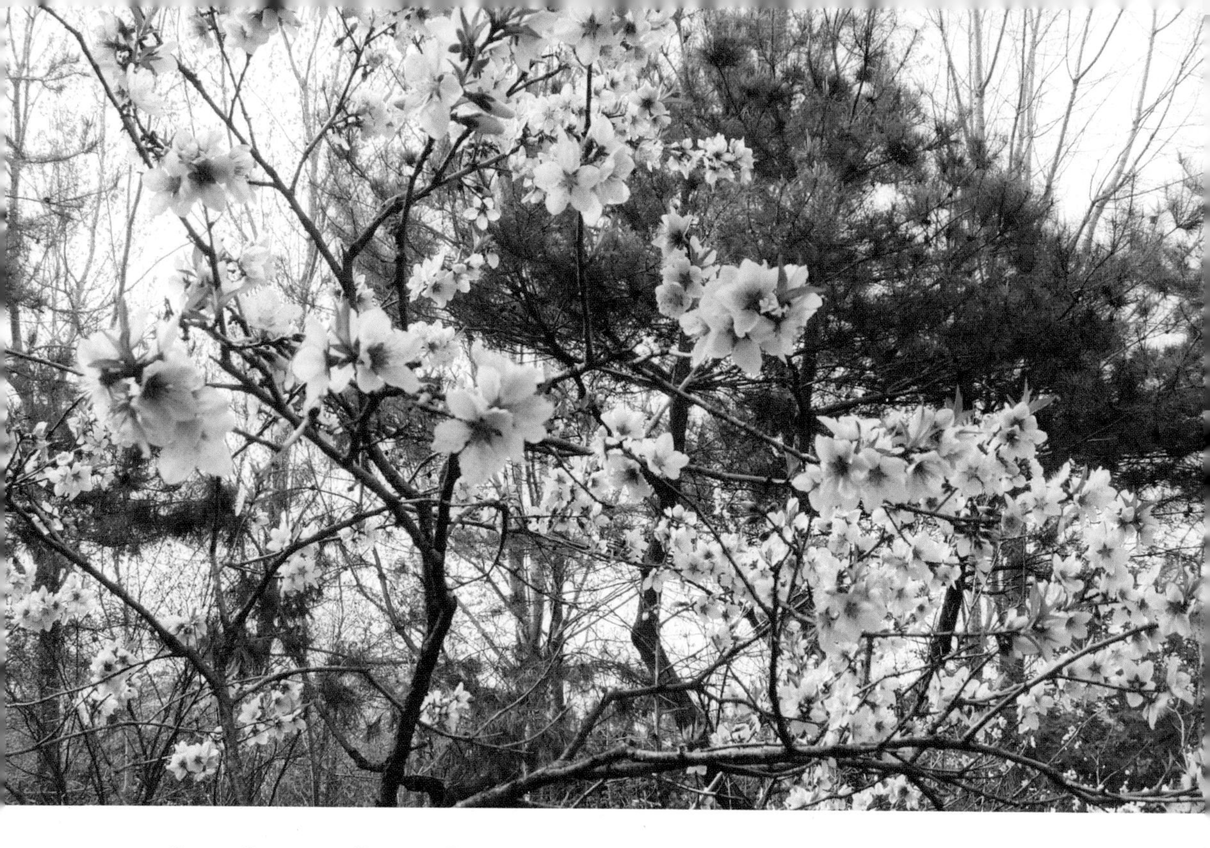

복숭아나무

학명 : *Prunus persica*

한약명 : 도인(桃仁)

꽃말 : 사랑의 행복, 고운 마음씨

다른 이름 : 복사나무, 도(桃), 도화수(桃花水), 선목(仙木)

분류 : 장미과의 갈잎작은큰키나무

키 : 3~6m

꽃 : 4~5월(연한 홍색)

채취 : 7월(열매)

이용 : 열매, 종자

분포지 : 전국 야산이나 마을 부근

효능 : 니코틴 해독, 진해, 거담, 해수, 변비, 생리통, 류머티즘

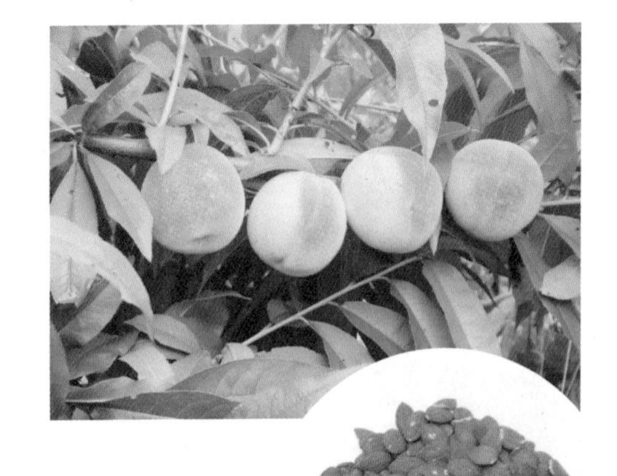

예부터 도교에서 복숭아나무는 불로장생과 이상향의 상징으로 보았다. 복숭아의 문양과 그림은 봄과 장수를 뜻하므로 혼수와 혼례복 등에 수를 놓았고 도장을 파면 장수한다고 믿어 어린이 돌반지에는 반드시 복숭아 모양을 새겼다.

복숭아나무는 약용보다는 식용과 과실수로 가치가 높다. 여름에 생산되므로 여름에 소모된 원기인 양기나 기력을 회복하는 데 좋다. 비타민과 면역력 증강 요소가 풍부한 저칼로리 식품으로 피부미용과 니코틴 해독에 효과가 있다. 농촌진흥청에서는 해마다 복숭아 소비를 촉진하기 위해 초복(初伏) 날을 '복숭아 날'로 정했다.

‖ **채취 부위** 꽃, 열매, 종자

‖ **약리작용** 니코틴 해독, 기관지 수축 억제, 고지혈증 용해 작용

‖ **약초 만들기**
❶ 봄에 꽃이 반쯤 피었을 때 따서 그늘에 말려 쓴다.
❷ 6~7월에 성숙한 과일을 따서 과육과 핵각을 제거하고 속씨를 취하여 햇볕에 말려서 쓴다.

‖ **도화주 만들기** 4~5월에 피는 꽃을 따서 용기에 넣고 술을 부어 밀봉하였다가 3개월 후 먹는다.

‖ **식용** 여름에 성숙한 열매를 따서 과육만 먹는다.

‖ **효소 만들기 포인트**

설탕	시럽
○	×

❶ 여름에 성숙한 열매를 따서 4등분하여 씨를 빼고 용기나 항아리에 넣는다.

❷ 설탕을 100%까지 넣고 100일 이상 발효시킨다.

❸ 건더기는 건져내고 용기에 담아 그늘이나 20℃ 내외의 냉장고에 보관한다.

효소요법 엑기스발효액이나 효소원액을 음용할 때는 한 숟가락 정도를 침으로 녹여 먹는다. 니코틴 해독, 진해, 거담, 해수, 변비, 생리통, 류머티즘 등에 응용한다.

민간요법 여성이 복숭아를 먹으면 아들을 낳는다는 속설을 믿어 은밀하게 복숭아나무 진을 내어 채취해 꿀에 타서 먹었다. 피부병에는 활짝 핀 꽃으로 환부를 씻고 대하증에는 가지를 삶은 물로 뒷물을 한다. 정신병에는 복숭아 열매를 통째로 말려서 먹는다.

16. 갱년기에 좋은 효소 5가지

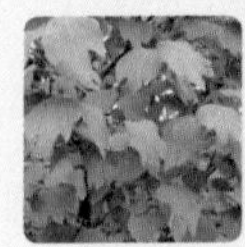
생강나무

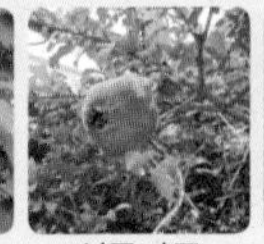
석류나무

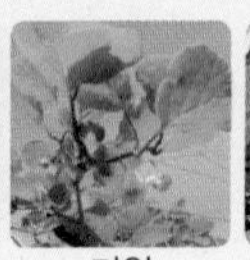
키위

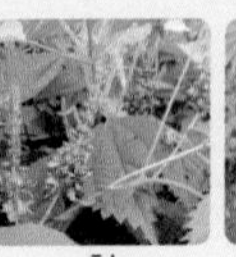
칡

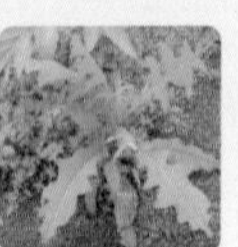
씀바귀

갱년기는 제2의 인생설계도

폐경은 끝이 아니라 제2의 인생이다!

하루에 30분 이상 유산소 운동을 하라!

스트레스를 즐겨라!

나쁜 생활을 바꿔라!

복부비만을 경계하라!

호르몬에 좋은 식품과 약초를 섭취하라!

여자는 7, 남자는 8의 숫자가 적용된다. 여자는 7세에 젖니가 나오고 14세에 월경이 시작되면서 여자로 태어나며, 동서고금을 막론하고 평균 49세에 폐경에 이른다. 남자는 8세에 젖니가 나오고 16세부터 64세까지 자녀를 낳을 수 있다.

여성에게 생리작용을 원활하게 해주는 여성호르몬은 매우 중요하다. 갱년기는 여성이 일생을 살아가는 동안 꼭 거쳐야 하는 생리적 변화기간을 말한다. 여성이 폐경을 겪는 시기는 음식과 환경의 변화로 앞당겨지기도 하고 늦춰지기도 한다. 남자에게도 중년에 근육이 줄고 체지방이 늘어 복부비만 체형으로 변해 고개를 숙이면서 갱년기는 어김없이 찾아온다. 육체적 · 정신적으로 많은 변화를 겪게 되는 시기다.

남자는 갱년기, 여자는 폐경기를 전후해 몸의 변화를 급격하게 느끼는 이유는 효소 고갈에 따른 몸의 항상성 유지에 대한 저항 때문이다. 피부에 주름이 생기고 소화기 안 되며, 근육에 탄력이 떨어지고 잠이 안 오며, 피곤하고 몸이 냉해지는 것 모두 효소 결핍에서 생긴다는 것을 몰라서 병이 생기면 병원이나 약국에 가서 약으로 치료해보지만 잘 낫지 않는 것을 경험하지 않았는가?

그동안 여성호르몬인 에스트로겐이 석류에 많이 함유되어 있는 것으로 알려져 있었지만, 최근 칡에 여성호르몬이 석류보다 220배나 많이 들어 있는 것으로 보도되었다.

여성호르몬으로 자궁과 유방이 발달하고 임신이 가능한 여성으로서 특징을 갖게 된다. 하지만 폐경 전후 몸에 여성을 보호하는 보호막이 없어지므로 몸에서 나타나는 변화에 주목해야 한다.

갱년기 여성은 육체적으로 얼굴이 붉어지고 가슴이 두근거리며 통증을 동반하고 열이 나면서 잠을 이루지 못한다. 정신적으로는 일에 짜증이 나고 우울증이나 건망증이 생긴다.

폐경이 되면서 여성호르몬이 분비되지 않으면 저밀도콜레스테롤이 증가해 혈관벽이 두꺼워져 혈류를 방해함으로써 동맥경화로 이어진다. 이런 과정을 거치면서 혈관이 막히는 뇌경색이나 심장질환에 노출되기 쉽다. 또한 에스트로겐 분비가 중단되면 뼈의 주성분인 칼슘이 빠져나가 골밀도가 낮아진다.

중장년 남성의 갱년기는 건강의 적이다. 남성은 남성호르몬이 30세부터 서서히 감소해 40~50세가 되면 4명 중 1명이 갱년기 증상을 경험한다. 40대 중반이 넘은 남성은 누구나 한 번쯤 자신의 남성성이 예전 같지 않거나 신체적 · 정신적 컨디션이 떨어지는 경험을 한다. 갱년기 증상을 무심히 받아들이면 앞으로 남은 삶의 질이 떨어지고 건강에 치명적인 위험이 될 수 있다. 노화가 촉진되고 성기능 · 기억력 저하, 우울증 등도 생긴다. 올바른 생활습관을 실천해 이미 생긴 갱년기 증상을 완화하고 스트레스를 피하며 음주 · 흡연을 하지 않아야 한다.

남성호르몬이 감소하면서 나타나는 증상으로는 성욕감퇴, 피로감, 우울증, 무력감, 근골격량 저하, 체지방 증가 등이 있다. 남성호르몬이 줄어들면 체형 변화를 가져올 뿐만 아니라 성기능 감퇴와 성기능 저하를 동반한다.

음식으로 갱년기를 극복하려면 신체활동을 고려해 5대 영양소와 적절한 칼로리를 적정량 섭취해야 한다. 아연과 셀레늄 섭취는 필수다. 호르몬이 잘 나오게 하는 식품인 콩, 시금치, 딸기, 석류, 칡 등을 섭취하면 좋다.

노화의 잣대인 리포푸신(lipofuscin)이라는 색소가 피부에 침착되면 갱년기 이후 노인들의 얼굴이나 피부에 기미 · 주근깨 · 검버섯 등이 생긴다.

남성 갱년기 자가진단표

1. 기력이 떨어진다.
2. 근력과 지구력이 떨어진다.
3. 기분이 우울하다.
4. 삶의 질이 떨어진다.
5. 성적 흥미가 감소한다.
6. 발기 강도가 떨어진다.
7. 슬프거나 불안감이 있다.
8. 운동할 때 민첩성이 떨어진다.
9. 일의 능률이 떨어진다.

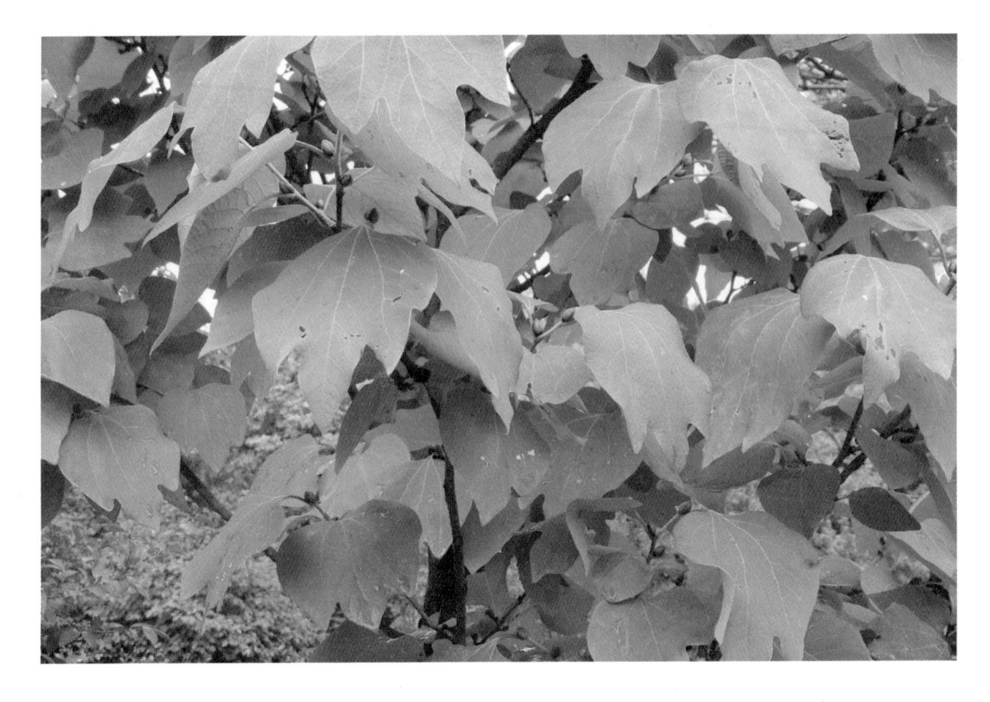

생강나무

학명 : *Lindera obtusiloba*

한약명 : 삼첩풍(三鉆風)

꽃말 : 사모

다른 이름 : 황매목, 단향매, 개동백, 산동백

분류 : 녹나뭇과의 갈잎작은큰키나무

키 : 3~5m

꽃 : 3월(노란색)

채취 : 봄(잎), 꽃이나 잎이 피기 전(가지)

이용 : 잎, 가지

분포지 : 전국 숲속이나 골짜기

효능 : 타박상, 어혈, 냉증, 근육통, 신경통, 두통, 식은땀, 산후통, 생리통

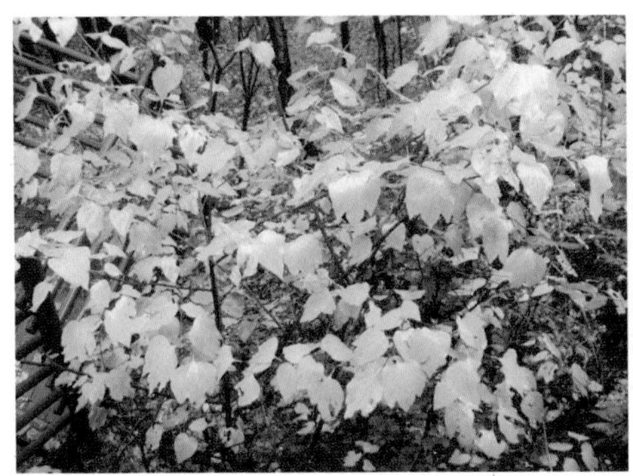
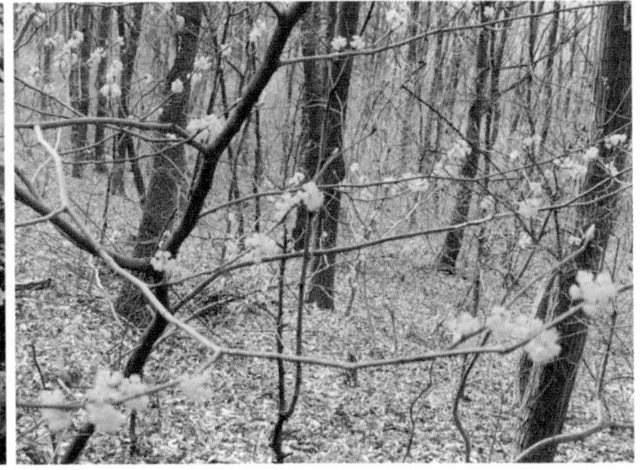

생강나무 잎을 따서 손으로 비비면 생강 같은 냄새가 난다. 열매에는 60% 유지(油脂)가 들어 있어 전기가 없던 시절에는 등불을 밝히는 데 사용하였다.

생강나무는 약용, 식용, 정원수로 가치가 높다. 몸 안의 독을 풀어주고 근육과 뼈를 튼튼하게 한다. 선가(仙家)에서 수행자는 정신수련과 무술을 병행하기에 뼈와 근육이 튼튼해야 하는데 생강나무 잎이나 가지를 달여서 차로 마셨다.

‖ 채취 부위 잎, 가지

‖ 약리작용 진통

‖ 약초 만들기 봄에는 새순을, 한여름에는 잎을, 잔가지는 가을부터 이듬해 봄 꽃이 피기 전까지 채취해 그늘에서 말려 약재로 쓴다.

‖ 생강기름 만들기
❶ 가을에 검은 열매를 딴 뒤 기름을 짜서 머릿기름으로 쓴다.
❷ 생강유는 동백기름과 함께 옛날 사대부 귀부인이나 이름난 기생들이 사용하는 최고급 기름이었다.

‖ 식용
❶ 새순을 쌈으로 먹거나 끓는 물에 살짝 데쳐 나물로 먹는다.
❷ 찹쌀가루를 묻혀 튀겨 먹거나 된장, 고추장에 찍어 먹는다.

❸ 어린잎을 따서 깻잎처럼 간장에 재어 장아찌로 먹는다.

‖ **효소 만들기 포인트**

설탕	시럽
×	○

❶ 봄부터 여름까지 잎을 따서 용기나 항아리에 넣고 시럽을 30%까지 부어 100일 이상 발효시킨다.

❷ 건더기는 건져내지 않고 용기에 담아 그늘이나 20℃ 내외의 냉장고에 보관한다.

효소요법 엑기스발효액이나 효소원액을 음용할 때는 한 숟가락 정도를 침으로 녹여 먹는다. 타박상, 어혈, 냉증, 근육통, 신경통, 두통, 식은땀, 산후통, 생리통 등에 응용한다.

민간요법 위장병이나 어혈에는 어린 가지를 달여 먹는다. 발목이 삐었을 때 뿌리나 가지를 잘게 썰어 달여 먹는다. 여성이 출산한 후 산후조리에 잎과 잔가지를 달여 먹는다. 5월에 어린 새순을 따서 그늘에 말린 다음 차관이나 주전자에 넣고 끓인 뒤 꿀을 타서 작설차로 먹는다.

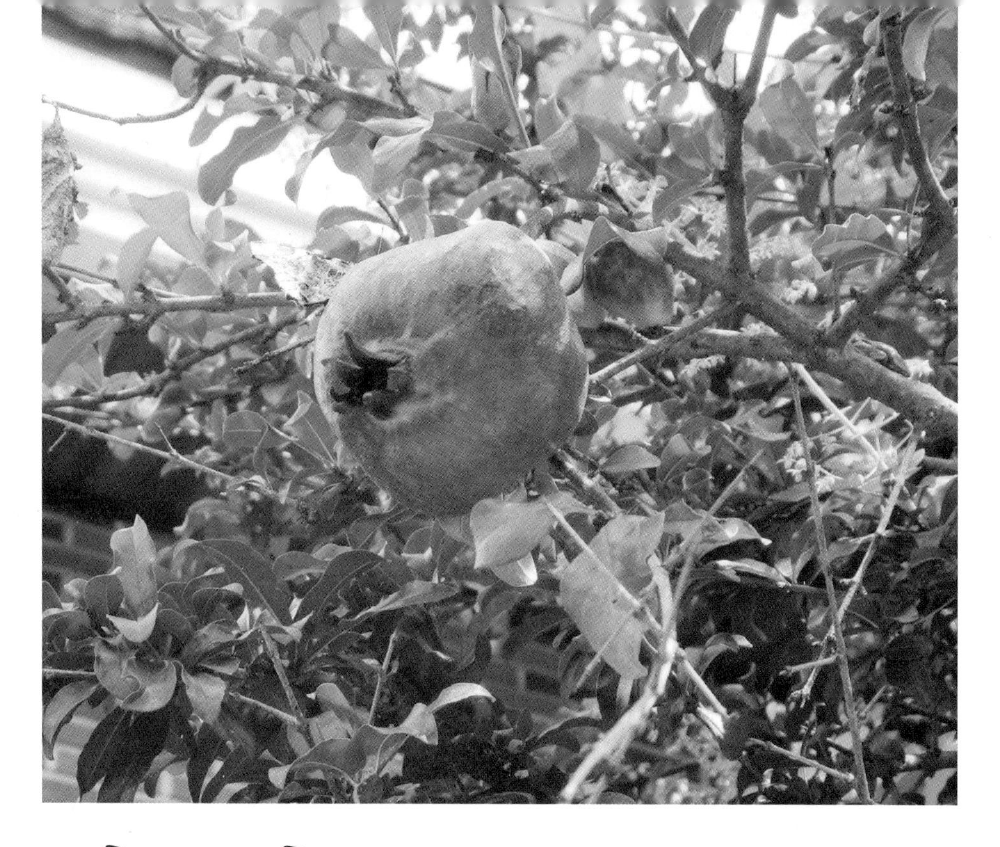

갱년기

석류나무

학명 : *Punica granatum* **꽃말 :** 자손, 번영 **다른 이름 :** 석류수, 안석류, 해류, 석류목
한약명 : 석류(石榴), 석류피(石榴皮), 석류근피(石榴根皮), 석류자(石榴子)

분류 : 석류나뭇과의 갈잎작은큰키나무
키 : 4~5m
꽃 : 5~6월, 홍색
채취 : 9~10월
이용 : 열매
분포지 : 남부 지방
효능 : 암, 촌충구제, 장염, 편도선염, 이질, 설사

허준이 쓴 《동의보감》에서도 "석류는 목 안이 마르는 것과 갈증을 치료하는 과일로 목이 쉬거나 부었을 때 먹으면 좋다"라고 했을 정도로 석류만 생각하면 입안에 침이 고인다.

석류는 식용, 약용, 관상용, 공업용으로 가치가 높다. 석류에는 여성호르몬인 에스트로겐이 종자 1kg당 10~18mg 함유되어 있다.

또 당질, 미네랄, 아미노산, 비타민, 무기질, 칼슘, 단백질 등이 풍부하다. 페르시아에서는 석류를 생명의 과일로 여겨 중동이나 이란 사람들은 10시간 이상 끓여 모든 음식에 넣거나 음료로 만들어 먹는다.

최근 석류에 함유된 '에라그산'이 항암작용이 강하다고 과학적으로 밝혀졌다. 열매는 여성의 자궁 출혈, 대하, 냉증, 월경불순에 쓰고 잎은 무월경에 좋다.

‖ **채취 부위** 열매 껍질, 종자

‖ **약리작용** 항암, 살충, 항균, 항염

‖ **약초 만들기** 가을에 성숙한 열매를 따서 햇볕에 말려 쓴다.

‖ **식용** ❶ 열매의 씨를 제거하고 생으로 먹는다.

❷ 잘 익은 열매를 따서 껍질을 벗겨내고 강판에 갈아 우유나 요구르트를 타서 먹는다.

‖ 금기 여성이 임신기간에 석류를 상복하면 유산할 수 있다.

‖ 효소 만들기 포인트

설탕	시럽
○	×

❶ 열매를 4등분하여 용기나 항아리에 넣는다.

❷ 설탕을 70%까지 넣어 100일 이상 발효시킨다.

❸ 건더기는 건져내고 용기에 담아 그늘이나 20℃ 내외의 냉장고에 보관한다.

❶
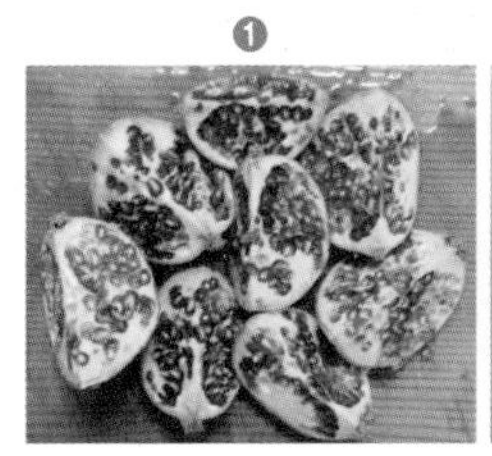

❷
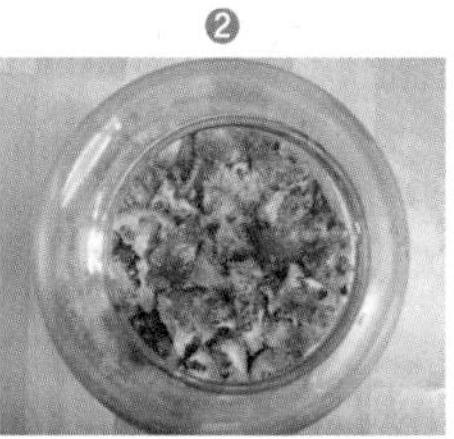

효소요법 엑기스발효액이나 효소원액을 음용할 때는 한 숟가락 정도를 침으로 녹여 먹는다. 암, 촌충구제, 장염, 편도선염, 이질, 설사 등에 응용한다.

민간요법 코피가 날 때는 꽃을 분말로 만들어 코에 넣는다. 편도선염과 인후염에는 석류 한 개를 물에 넣어 달인 즙으로 양치질을 한다.

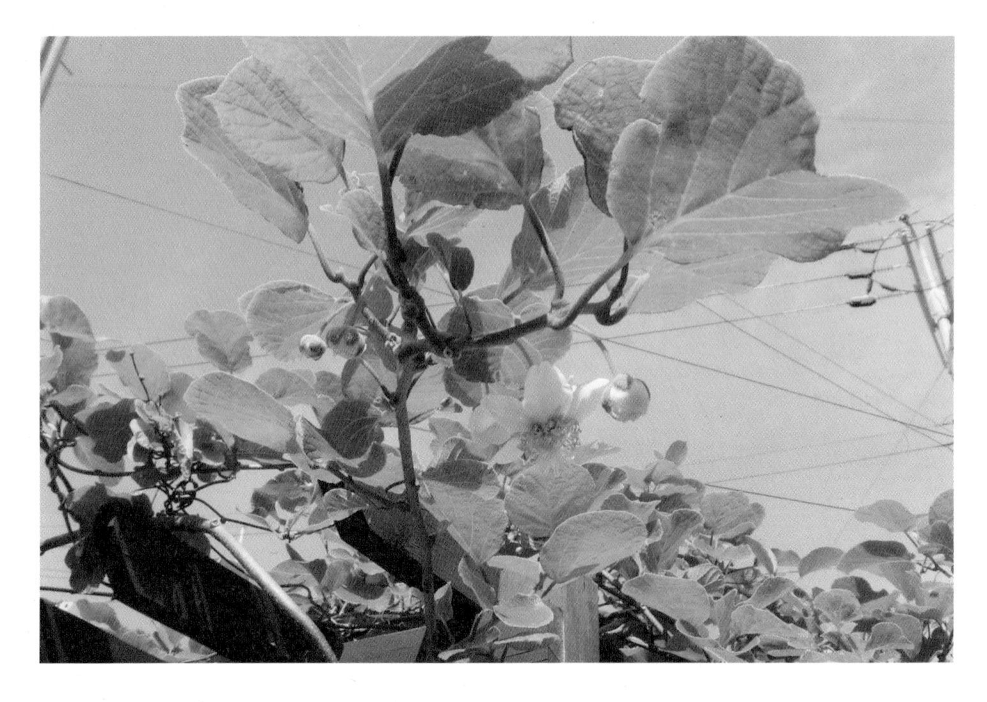

키위

학명 : *Actinidia chinensis*

한약명 : 양다래

꽃말 : 화목

다른 이름 : 양다래, 참다래, 중국다래

분류 : 다래나뭇과의 갈잎덩굴나무

길이 : 5~7m

꽃 : 6~7월(흰색)

채취 : 8~10월

이용 : 열매

분포지 : 남해안 섬

효능 : 소화불량, 변비, 당뇨병, 노인성 안질환

키위는 독성이 없어 식용, 관상용으로 가치가 높다. 키위에 함유되어 있는 '액티니딘(actinidin)'은 소화를 촉진해 위와 장의 기능을 개선해준다. 미네랄, 비타민, 식이섬유, 항산화 성분이 풍부하다. '루테인' 효소는 눈에 특정한 항산화작용이 있어 노인성 안질환을 예방해준다. 키위 한 개면 비타민 C 하루 권장량인 75mg을 섭취할 수 있다.

키위에 든 식이섬유는 물에 녹지 않는 불용성으로 과일 중에서 함량이 가장 높아 변비나 대장암을 예방하고 소화를 도우며 혈중 콜레스테롤 수치를 떨어뜨린다. 생으로 먹으면 몸 안의 나트륨을 배출해서 혈압을 낮춰준다. 당분이 적고 대부분 과당이어서 혈당이 빠르게 변하는 것을 막아주므로 당뇨병 환자에게도 유용하다.

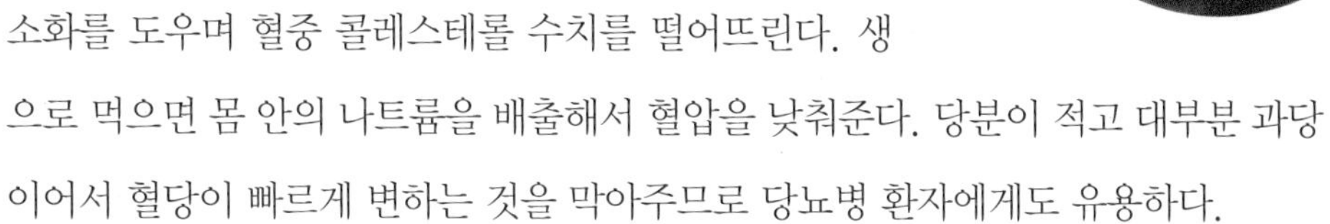

‖ 채취 부위 열매

‖ 약리작용 혈압 강하

‖ 약초 만들기 향기가 나고 손으로 쥐었을 때 탄력이 있는 것을 쓴다.

‖ 식용 ❶ 생으로 먹거나 육식한 뒤 후식으로 먹는다.

❷ 즙을 내서 먹거나 샐러드 재료로 쓴다.

‖ 효소 만들기 포인트

설탕	시럽
○	×

❶ 성숙한 키위를 2~4등분하여 용기나 항아리에 넣는다.

❷ 설탕을 80%까지 부어 햇볕이 들지 않는 서늘한 실내에서 100일 이상 발효시킨다.

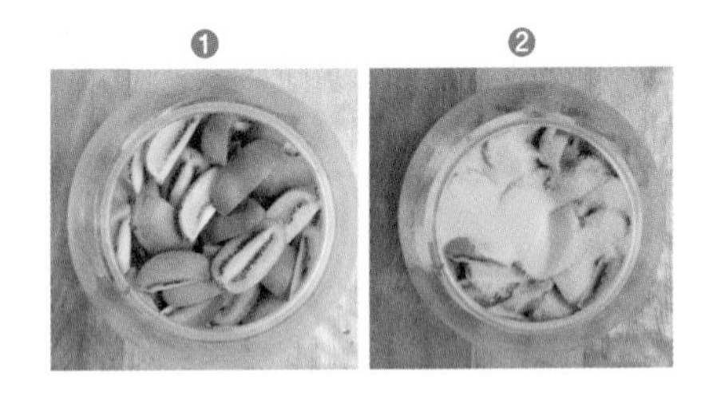

❸ 건더기는 건져내거나 그냥 두어도 무방하며 용기에 담아 그늘이나 20℃ 내외의 냉장고에 보관한다.

효소요법 엑기스발효액이나 효소원액을 음용할 때는 한 숟가락 정도를 침으로 녹여 먹는다.

소화불량, 변비, 당뇨병, 노인성 안질환 등에 응용한다.

민간요법 소화불량이나 변비에 생으로 먹는다.

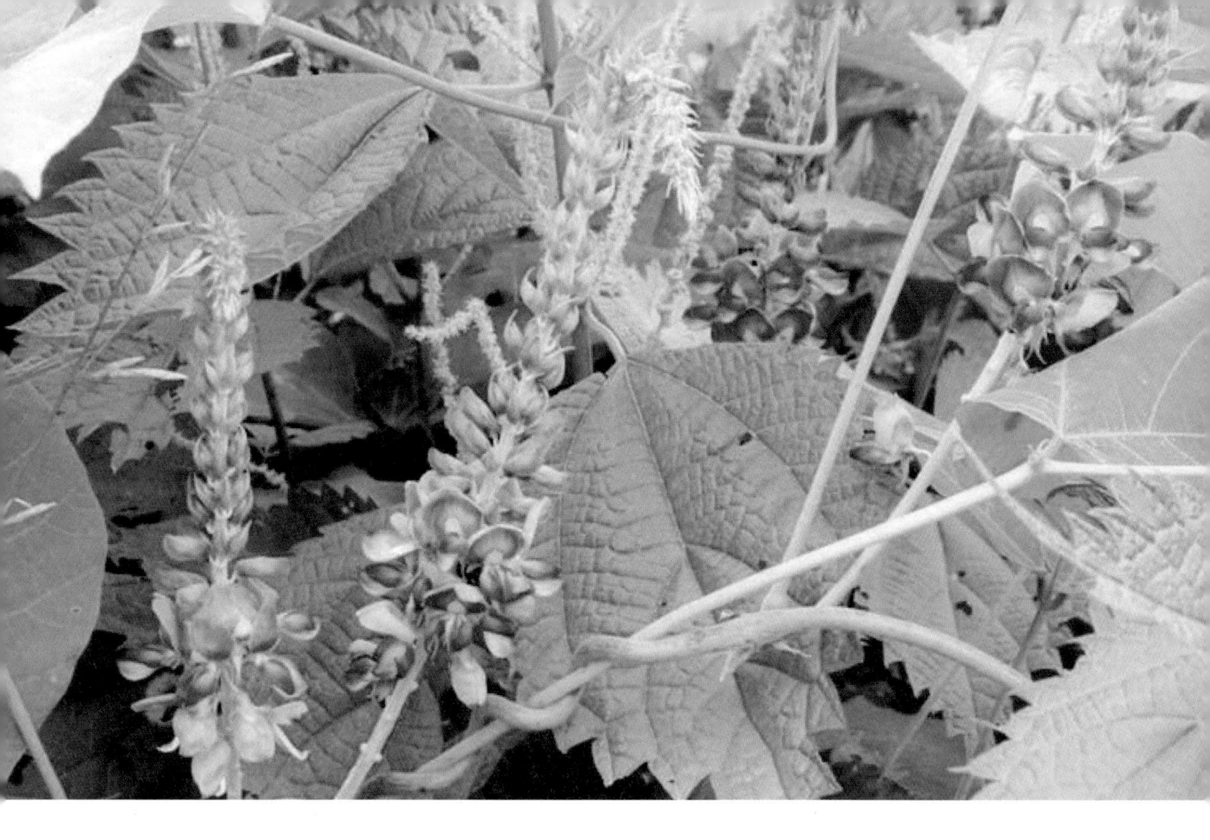

칡

학명 : *Pueraria thunbergiana*

한약명 : 갈근(葛根)

꽃말 : 성숙

다른 이름 : 갈등, 갈화, 갈마, 칡넝쿨

분류 : 콩과의 갈잎덩굴나무

길이 : 10m

꽃 : 6~8월

채취 : 잎(4~6월), 꽃(8월), 뿌리(잎이 진 후 겨울)

이용 : 꽃, 잎, 뿌리

분포지 : 전국의 산기슭 양지

효능 : 갱년기, 숙취, 당뇨, 고혈압, 식욕부진, 어혈

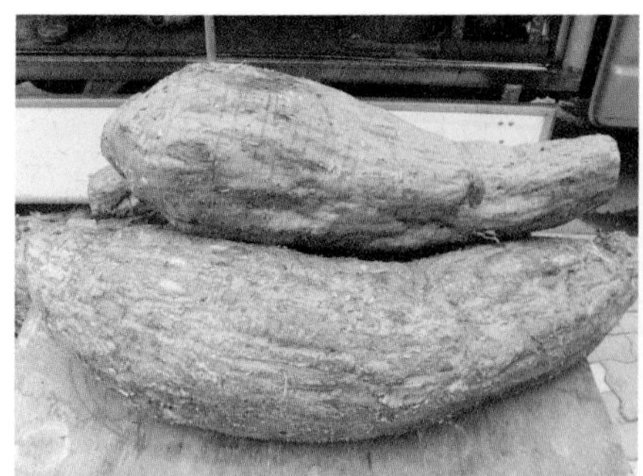

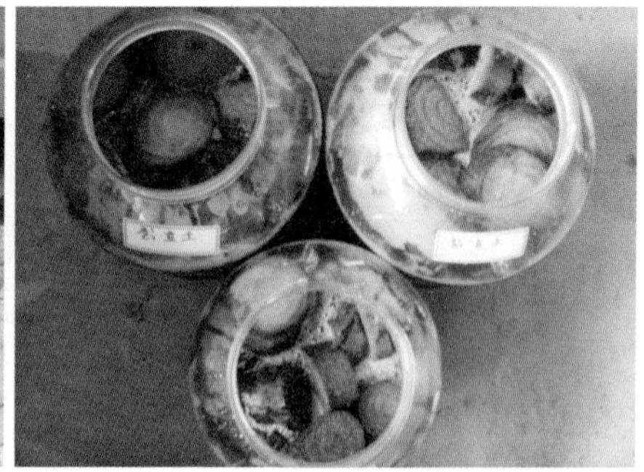

칡은 성질이 온화하고 맛이 달며 독이 없어 오래전부터 식용, 약용으로 이용하였다. 70% 이상이 수분으로 되어 있으며 '플라본'은 관상동맥 확장, 심장박동 조절에 영향을 주고 콜레스테롤 수치를 떨어뜨리며 혈소판 응집을 억제해준다. 당분, 섬유질, 단백질, 철분, 인, 미네랄, 비타민, 다이드제인, 다이드진 등이 함유되어 있다.

이시진이 쓴《본초강목》에서 "갈근은 울화를 흩어버리고 술독을 풀어주며 갈꽃은 장풍을 다스린다"라고 했듯이 주독에 좋다.

칡은 여성호르몬인 에스트로겐이 석류보다 220배나 더 들어 있어 갱년기 여성에게 좋다.

‖ 채취 부위 꽃, 잎, 줄기, 뿌리

‖ 약리작용 발암물질 억제, 혈당 강하, 해열, 진경, 해독

‖ 약초 만들기 꽃은 8월에 따서 그늘에 말려서 쓰고 뿌리는 겨울에 채취해 잘게 썰어 햇볕에 말려서 쓴다.

‖ 칡뿌리주 만들기 겨울에 칡뿌리를 캐서 하룻밤 소금물에 담가 독을 제거한 후 쇠톱으로 세로로 적당한 크기로 잘라 용기에 넣고 술을 부어 밀봉

하였다가 3개월 후 먹는다.

‖ 식용

❶ 봄에 어린잎을 채취해 나물로 무쳐 먹는다.

❷ 봄에 어린잎을 채취해 깻잎처럼 간장에 재어 장아찌로 만들어 먹는다.

❸ 묵, 죽(粥), 국수, 다식(茶食), 엿으로 먹는다.

‖ 금기

몸이 냉한 사람, 평소 땀을 많이 흘리는 사람, 위염으로 구토를 하거나 변비가 있으면서 구토를 자주 하는 사람

‖ 효소 만들기 포인트

설탕	시럽
×	○

❶ 겨울에 칡을 캐서 물로 씻고 소금물에 하룻밤 담가놓았다가 햇볕에서 물기만 말린 뒤 쇠톱으로 적당한 크기로 자른다.

❷ 용기에 칡을 넣고 시럽을 100%까지 부어 햇볕이 들지 않는 서늘한 실내에 100일 이상 둔다.

❸ 건더기는 건져내지 않고 그늘이나 20℃ 내외의 냉장고에 보관한다.

❶

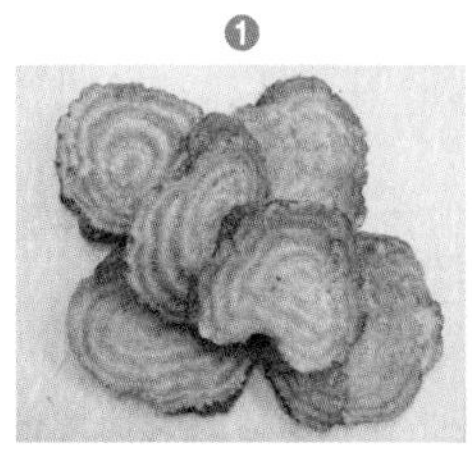

❷

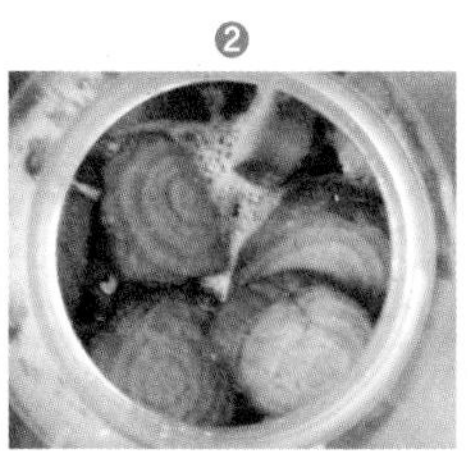

효소요법 엑기스발효액이나 효소원액을 음용할 때는 한 숟가락 정도를 침으로 녹여 먹는다. 숙취, 당뇨, 고혈압, 식욕부진, 어혈 등에 응용한다.

민간요법 숙취에는 칡을 갈아 즙을 먹는다. 해독이나 지혈에는 잎을 짓찧어 즙을 먹는다. 여름에는 꽃을 따서 그늘에 말려 차로 마시고 겨울에는 뿌리를 캐어 껍질을 벗긴 뒤 잘게 썰어 차로 마신다.

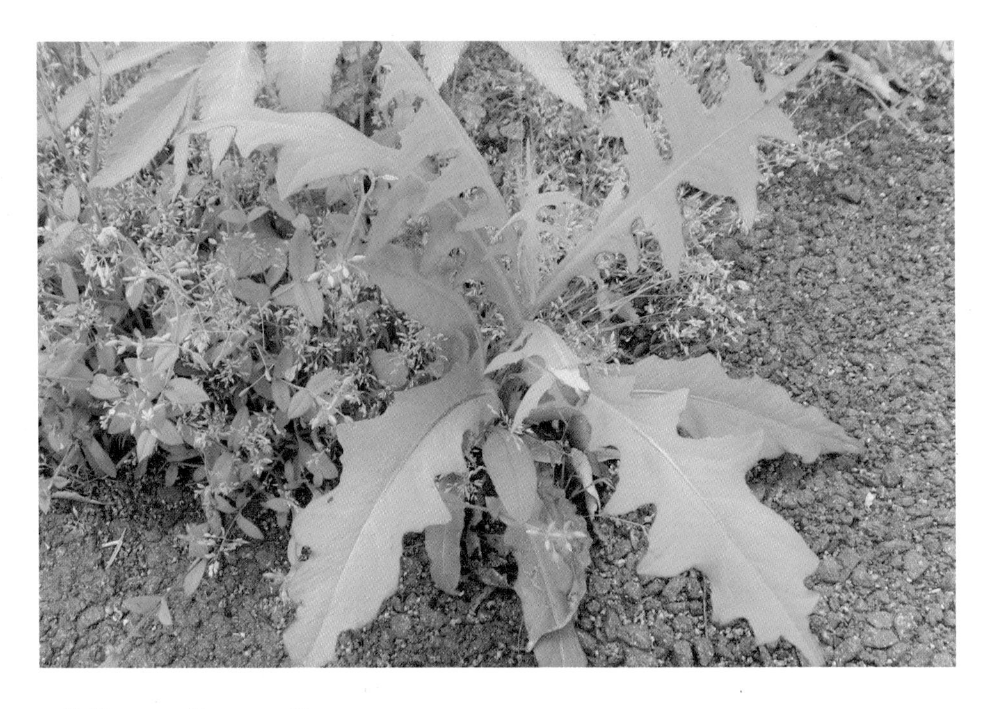

씀바귀

학명 : *Lxeris dentata*

한약명 : 산고매(山苦賣)

꽃말 : 절제

다른 이름 : 고채, 선씀바귀, 갯씀바귀, 쓴나물

분류 : 국화과의 여러해살이풀

키 : 20~40cm

꽃 : 5~7월(노란색)

채취 : 봄

이용 : 전초, 뿌리

분포지 : 전국의 습지

효능 : 간염, 황달, 간질환, 소화불량, 해독

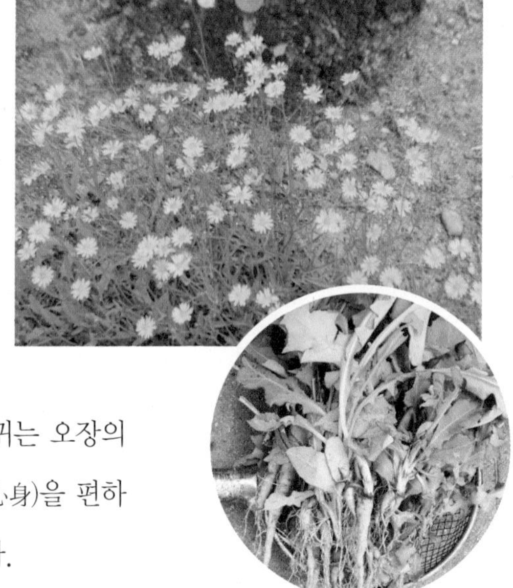

씀바귀는 대표적인 봄나물로 쓴 맛이 있어 '고채(苦菜)', 다른 이름으로 '씹배나물'이라 부른다. 씀바귀는 흰색 꽃이 피는 것과 노란색 꽃이 피는 두 종류가 있다.

중국의 이시진이 쓴 《본초강목》에서 "봄철에 씀바귀나물을 많이 먹으면 여름에 더위를 타지 않는다. 씀바귀는 오장의 사기(邪氣)와 내열(內熱)을 없애고 심신(心身)을 편하게 하여 악창(惡瘡)을 다스린다"라고 했다.

씀바귀의 쓴맛이 부담스러우면 찬물에 오랫동안 우려내어 먹는다.

‖ 채취 부위 전초, 뿌리

‖ 약리작용 소염

‖ 약초 만들기 봄에 전초와 줄기를 채취해 그늘에 말려서 쓴다.

‖ 식용

❶ 봄에 씀바귀 전체를 채취해 물가 담가 쓴맛을 우려낸 뒤 조리하여 먹거나 김치를 담가 먹는다.

❷ 봄에는 나물로 먹고 여름에는 쌈으로 먹는다.

‖ 효소 만들기 포인트

설탕	시럽
×	○

❶ 봄에 전초를 채취해 물로 씻어 물기를 뺀 다음 용기나 항아리에 넣는다.

❷ 시럽을 30%까지 부어 100일 이상 발효시킨다.

❸ 건더기는 건져내고 용기에 담아 그늘이나 20℃ 내외의 냉장고에 보관한다.

효소요법 엑기스발효액이나 효소원액을 음용할 때는 한 숟가락 정도를 침으로 녹여 먹는다.

간염, 황달, 간질환, 소화불량, 해독 등에 응용한다.

민간요법 간염에 전초를 물에 달여 먹는다. 사마귀에는 잎이나 줄기에서 나오는 즙을 바른다.

17.
탈모에 좋은 효소 3가지

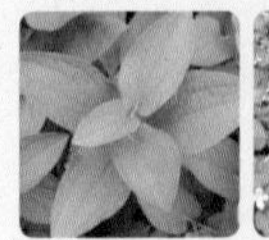
삼백초

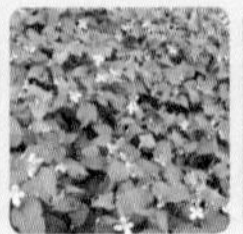
약모밀

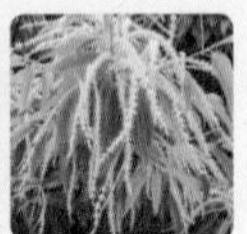
밤나무

머리카락은 몸의 안테나

아름다운 모발을 유지하고 싶은가?

세월이 흐름에 따라 늙어가는 것은 자연의 법칙이다.

머리카락은 나이를 비추는 거울이고

스트레스는 피부의 적이다.

자외선으로부터 피부를 지켜라!

탈모 예방, 지금도 늦지 않았다.

머리카락은 실용성 면에서 아주 중요한 역할을 한다. 두뇌를 보호하고 그 사람의 스타일을 반영한다. 남녀노소를 막론하고 원형탈모나 대머리를 가릴 수 있는 가발 산업이 뜨고 있다. 두피에 모발을 심는 기술이 발달하는가 하면 어성초를 이용해 모발을 자라게 하는 약초가 선을 보이기도 했다.

모발은 단백질로 이루어져 있다. 모발은 진피와 표피 바로 밑 피와 신경을 내포하고 있는 피부층 속에 0.3cm 정도 묻혀 있고 작은 모낭(毛囊, 모발을 만드는 작은 공장)은 하루 24시간씩 약 7년 동안 실용적으로 업무를 한다. 사람마다 다르지만 머리카락이 하루에 70개 정도 빠지면 그 자리를 채워준다. 그러나 색소분비선의 생산속도가 느려지면 모발이 흰색으로 변하고 가늘어진다. 모발은 자동차의 배기가스에서 나오는 납성분에 오염되기도 하지만 잦은 샴푸와 염색으로도 질이 떨어진다.

최근 스트레스로 인한 원형탈모나 대머리가 늘고 있으나 유전의 영향을 크게 받는다. 갑상선 호르몬이 지나치면 모발이 풍성하고 과소 분비되면 모발에 윤기가 없어지고 잘 빠지게 된다.

모발에는 먼지, 박테리아, 부스러기들이 잘 붙는다. 여름에 직사광선에 과다 노출되면 모발이 건조해지고 부서지기 쉬우며 탈색현상이 생기므로 모자를 써서 보호해주어야 한다.

원형탈모에는 보리쌀을 미음죽으로 쑤어 그 물을 탈모 부위에 바르거나 밤송이를 태운 가루를 물에 적셔 바르기도 한다.

나이가 들면서 '리보솜'이 줄어들어 생산량이 떨어지고 활성속도가 느려지므로 40세 이후 해마다 근육량이 줄어들고 소화불량이 생긴다. 효소가 부족하면 얼굴에 기미가 생기고 주름이 잡히며, 흰 머리카락이 나고 피부에 탄력이 떨어진다.

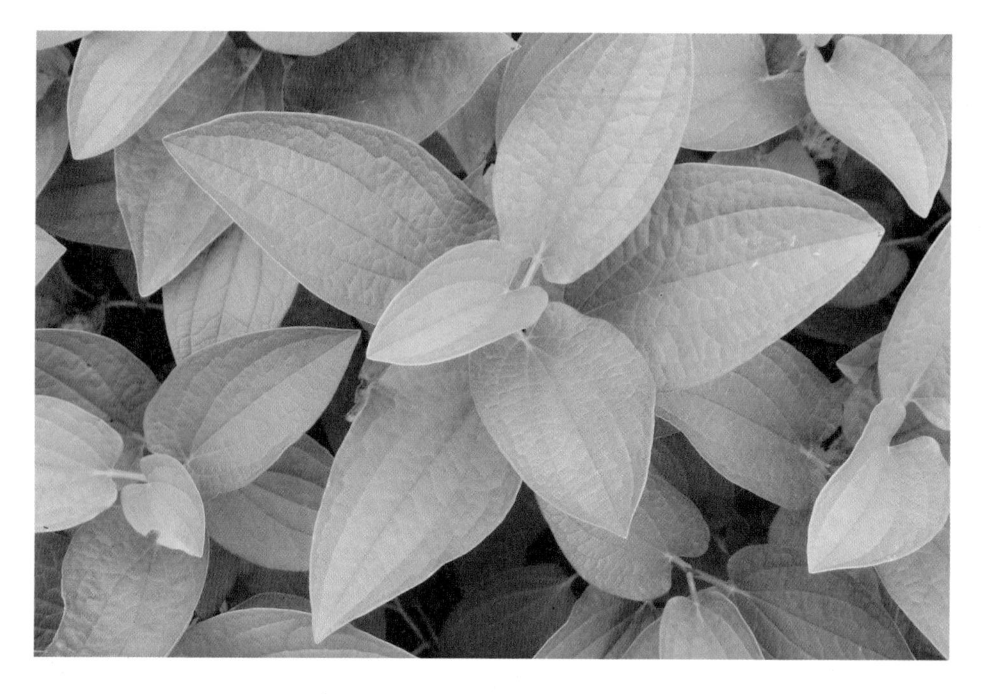

삼백초

학명 : *Saururus chinensis*

한약명 : 백화(白花)

꽃말 : 희망

다른 이름 : 삼점백, 삼백초근, 삼엽백초

분류 : 삼백초과의 여러해살이풀

키 : 40~50cm

꽃 : 5~6월(흰색)

채취 : 여름~가을

이용 : 전초, 뿌리

분포지 : 중부 이남의 산이나 밭둑, 울릉도, 제주도

효능 : 소변불통, 부종, 간염, 고혈압, 이뇨, 거담

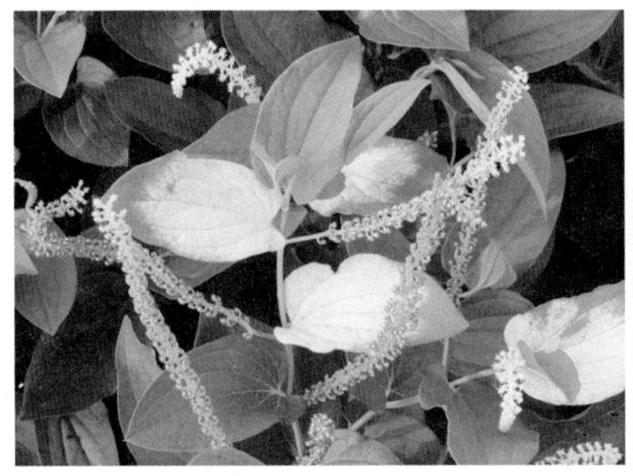
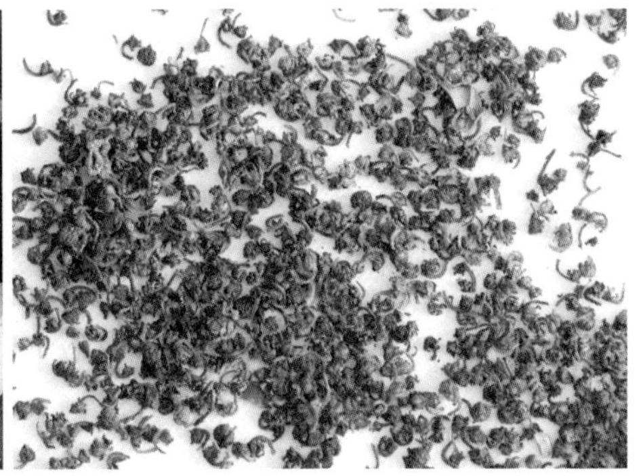

꽃이 필 무렵 잎 세 개가 흰색이 되고 뿌리와 잎, 줄기가 온통 흰색이므로 삼백초라고 한다. 삼백초 꽃에는 꽃잎이 없다는 것이 특징이다. 잎의 표면은 연한 녹색이고 뒷면은 흰색이다. 8월부터 둥근 장과(漿果)가 열리고 종자는 실(室)에 한 개씩 들어 있다.

삼백초는 독이 없어 식용, 약용으로 가치가 높다. 약초를 만들 때는 지상부와 뿌리를 여름철에 채취해 그늘에 말려서 쓴다. 또 꽃, 잎, 줄기를 채취해 말려서 약으로 쓴다. 전신이 붓고 소변이 잘 나오지 않을 때나 위병(胃病), 간병(肝病)에 좋으며 해열, 이뇨, 거담에도 쓴다.

‖ **채취 부위** 전초, 뿌리

‖ **약리작용** 항암, 혈당 강하

‖ **약초 만들기** 여름에 지상부와 뿌리를 채취해 그늘에 말려서 쓴다.

‖ **식용** 봄부터 여름까지 부드러운 잎을 뜯어 끓는 물에 살짝 데쳐서 먹거나 쌈으로 먹는다.

‖ **효소 만들기 포인트**

설탕	시럽
×	○

❶ 봄에 꽃이 피기 전 잎을 채취해 물로 씻어 물기를 뺀 다음 용기나 항아리에 넣는다.

❷ 시럽을 30%까지 부어 100일 이상 발효시킨다.

❸ 건더기는 건져내지 않고 용기에 담아 그늘이나 20℃ 내외의 냉장고에 보관한다.

효소요법 엑기스발효액이나 효소원액을 음용할 때는 한 숟가락 정도를 침으로 녹여 먹는다. 소변불통, 부종, 간염, 고혈압, 이뇨, 거담 등에 응용한다.

민간요법 백대하에는 삼백초 달인 물로 음부를 씻는다. 냉증에는 탕에 어성초와 함께 넣어 목욕을 하고 독충에 물렸거나 치질 등이 있을 때는 잎과 줄기를 찧어 환부에 바른다. 생잎을 찧어 상처 난 곳이나 뱀에 물린 곳에 바르면 독이 더 퍼지는 것을 막는다. 봄에 잎을 채취해 그늘에 말려서 물에 달여 차로 마신다.

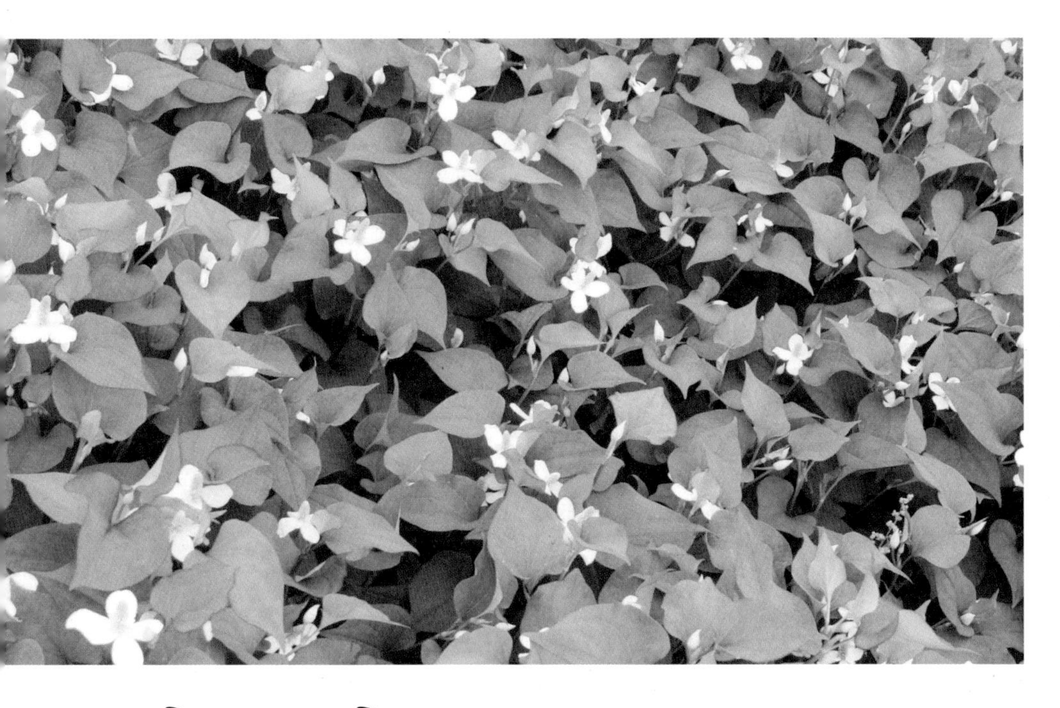

약모밀

학명 : *Houttuynia cordata*

한약명 : 어성초(魚腥草)

꽃말 : 약속

다른 이름 : 십약, 잠채, 필관채, 단근채

분류 : 삼백초과의 여러해살이풀

키 : 30~50cm

꽃 : 5~6월(흰색)

채취 : 여름~가을

이용 : 전초

분포지 : 울릉도 및 중부 지방의 낮은 습지

효능 : 소변불통, 부종, 간염, 고혈압, 이뇨, 거담

생선 비린내가 난다고 하여 뿌리가 달린 전초를 '어성초(魚腥草)'라고 한다. 예부터 어성초는 십약(十藥)이라 하여 10가지 약효가 있어 폐를 다스리거나 면역기능을 증강해주는 것으로 알려져 있다.

이시진이 쓴 《본초강목》에 "어성초는 세균성질환에 효과가 있어 악성종기나 독을 없애는 데 썼다"라고 나와 있을 정도로 항생효과가 일반 항생제의 4만 배 정도 된다.

약모밀은 식용보다는 약용으로 가치가 높다. 여름에 땀을 많이 흘리는 사람은 어성초 잎을 그늘에 말려서 차관이나 주전자에 넣고 끓여 꿀을 타서 마시거나 술을 담가 먹을 수 있다.

정유가 함유된 어성초 전초에는 항염작용과 항균작용이 있어 인플루엔자 간균, 폐렴구균, 황색포도상구균에 항균력이 있고 모세혈관을 확장해 혈류량을 증가시킴으로써 혈액순환을 원활하게 한다.

∥ 채취 부위	전초, 뿌리
∥ 효능	기관지염, 인후염, 자궁염, 창독 해독, 임질, 요도염, 고혈압, 여드름, 종기, 피부염
∥ 약리작용	항균, 모세혈관 확장
∥ 약초 만들기	여름에서 가을까지 뿌리가 달린 전초를 채취해 그늘에 말려서

쓴다.

‖ 식용 전초를 채취해 끓는 물에 살짝 데쳐 비린 냄새를 우려낸 뒤 나물로 무쳐 먹는다.

‖ 효소 만들기 포인트

설탕	시럽
×	○

❶ 봄에서 여름까지 잎을 따서 물에 씻어 물기를 뺀 다음 용기나 항아리에 넣는다.

❷ 시럽을 30%까지 부어 100일 이상 발효시킨다.

❸ 건더기는 건져내고 용기에 담아 그늘이나 20℃ 내외의 냉장고에 보관한다.

효소요법 엑기스발효액이나 효소원액을 음용할 때는 한 숟가락 정도를 침으로 녹여 먹는다. 주로 폐질환, 인후염, 피부염 등에 응용한다.

민간요법 종기나 옻독에 생잎을 짓찧어 환부에 바르고 무좀과 치질에는 달인 물로 씻으며 냉증에는 탕에 잎을 넣고 목욕을 한다.

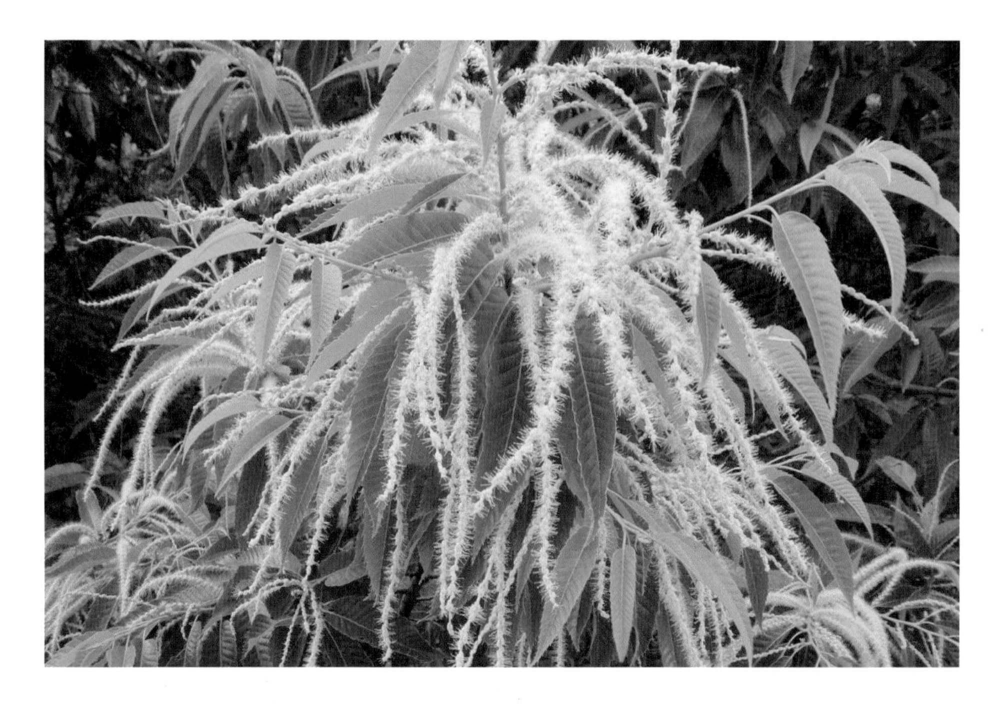

밤나무

학명 : *Castanea crenata*

꽃말 : 공평, 완화

한약명 : 율자(栗子)

다른 이름 : 율, 율엽

분류 : 참나뭇과의 갈잎큰키나무

키 : 10~20m

꽃 : 6월(흰색)

채취 : 10월(열매)

이용 : 밤송이, 밤

분포지 : 전국의 산기슭

효능 : 자양강장, 신체허약, 위장병

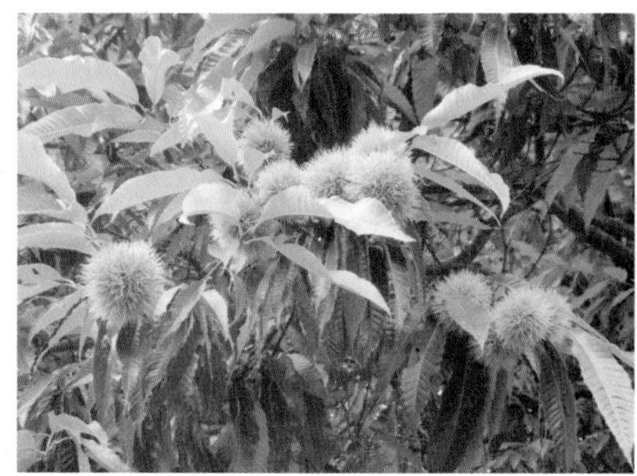
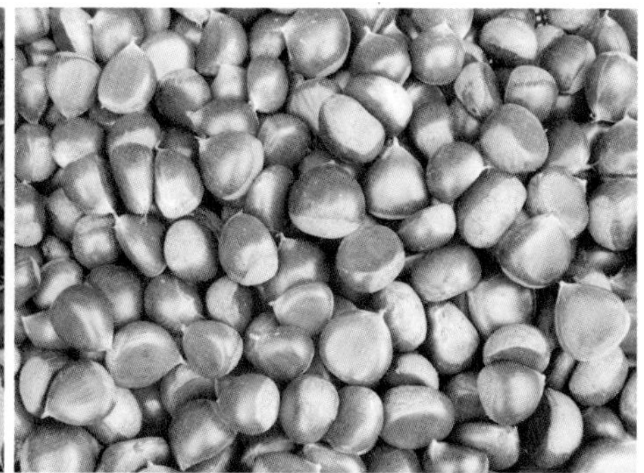

밤나무 꽃이 만발할 때 밤나무 숲에서 연인과 산책하면 여자가 밤나무 꽃에 취해 남자의 사랑을 쉽게 받아준다는 속설이 있다.

예부터 밤나무는 근본을 잊어버리지 않는 나무로 알려져 사당이나 묘(廟)에 두는 위패를 만들었다. 밤은 애섬[立子]을 뜻한다. 주머니 1개에 여러 개가 의좋게 들어 있어서 형제간의 우애를 뜻한다.

밤나무 꽃은 밀원자원으로 농가에 도움을 준다. 약용보다는 식용으로 가치가 높다. 열매는 약으로 쓴다. 밤은 몸을 보신하는 용도인 보양제로 쓴다. 탄수화물, 단백질, 지방, 칼슘, 인, 철분, 무기질, 비타민, 펜토산 등 영양소가 풍부하다. 밤나무 껍질은 타닌 성분이 많아 수렴, 지혈, 지사제로 쓰인다. 밤송이에는 세균을 죽이는 항균작용이 있어 달인 물을 어린이 피부의 태독에 쓴다.

‖ **채취 부위** 밤송이, 밤

‖ **약리작용** 항균

‖ **약초 만들기** 밤과 밤송이는 가을에 채취해 쓴다.

‖ **식용** 밤은 가시껍질을 제거한 후 먹을 수 있다. 밤은 각종 음식이나

밤술을 만들어 먹을 수 있다.

‖ 피부미용 아름다운 피부를 유지하기 위해 밤 속껍질을 그늘에서 말려 가루를 낸 뒤 율무를 배합하여 꿀로 팩을 한다.

‖ 효소 만들기 포인트

설탕	시럽
×	○

❶ 가을에 밤송이를 따서 껍데기를 벗긴 뒤 속알갱이만 용기나 항아리에 넣는다.

❷ 시럽을 70%까지 부어 100일 이상 발효시킨다.

❸ 건더기는 건져내고 용기에 담아 그늘이나 20℃ 내외의 냉장고에 보관한다.

효소요법 엑기스발효액이나 효소원액을 음용할 때는 한 숟가락 정도를 침으로 녹여 먹는다. 자양강장, 신체허약, 위장병 등에 응용한다.

민간요법 밤송이를 태워 원형탈모나 대머리에 바르고 잠을 자면서 코를 골고 이를 갈 때 밤을 먹는다. 천식에는 속껍질을 달여 마시고 생선뼈가 목에 걸렸을 때 밤의 흰색 껍질을 달여 마신다. 옻독에는 잎을 짓찧어 바르고 타박상을 입거나 벌레에 물렸을 때는 껍질 달인 물을 환부에 바른다.

18.
시력에 좋은 효소 2가지

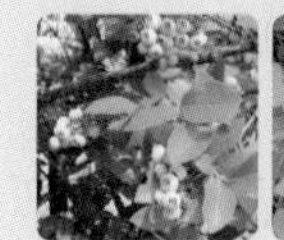
블루베리

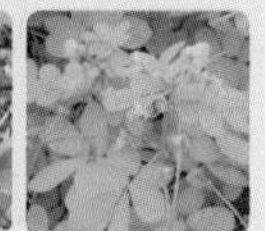
결명자

몸이 천 냥이면 눈은 구백 냥

세상을 보는 눈과 들을 수 있는 귀의 고마움을 아는가?

노화와 함께 찾아오는 노안(老眼).

그 누구도 피해갈 수 없는 노인질환.

소리 없이 진행되는 녹내장.

실명을 부르는 당뇨 합병증을 피하라!

눈을 밝히는 과일, 블루베리가 답이다.

눈의 크기는 탁구공 정도밖에 되지 않지만 전기회선을 수천만 개 가지고 있어 전달되는 메시지 150만 개를 처리할 수 있다. 눈은 1분에 15~30회 깜박거리지만 피곤하면 그 횟수가 많아진다. 눈물에는 라이소자임이라는 강력한 살균제가 들어 있어 감염성 세균으로부터 눈을 보호해준다.

눈과 마음의 창으로 본 세상은 아름답다. 눈을 통해 모든 지식의 80%를 수집한다. 빛은 각막을 거쳐 수정체를 지나 망막에 도달한다. 우리 눈은 신체 중에서 가장 예민한 기관인 만큼 노화도 그만큼 일찍 온다. 노안이 오면 수정체를 볼록하게 만드는 모양체근의 탄력이 떨어져 먼 곳은 잘 보이지만 근거리는 수정체가 두꺼워지지 못해 시야가 흐려 보인다.

전 세계 어린이 중에서 중국 어린이가 안경을 쓰지 않는 이유는 학교에서 눈을 좋게 하는 눈 체조를 하기 때문이다. 푸른 초원을 달리는 유목민인 몽골인의 시력이 좋은 이유는 시야를 가리지 않는 초원이 눈에 안정감을 주고 스트레스를 줄여주기 때문이다.

우리 현실은 어떤가? 잠을 잘 때만 빼놓고 컴퓨터 앞에 있거나 손바닥만 한 스마트폰에 눈을 고정한 채 생활하기 때문에 초등학교 때부터 안경을 쓴다. 사회 환경에 따라 예민하게 반응하는 눈을 지키고 노년의 삶의 질을 높이려면 도심 속에서도 자연을 추구해야 한다.

신문 글자가 희미하게 보인다면 노안이 시작된 것이다. 시력을 보호하는 것은 본인의 몫이지만 시력을 좋게 하는 약초가 많다. 〈뉴욕타임스〉에서 10대 건강식품으로 선정한 블루베리의 안토시아닌이 눈의 망막에서 붉은빛을 감지하는 드롭신 형성을 촉진해 시력 저하를 예방하고 눈의 피로를 완화해준다.

노안은 규칙적인 생활습관과 식습관으로 충분히 늦출 수 있다. 노안은 안경으로 교정이 가능하고 레이저로 각막 단면을 깎는 수술도 할 수 있다. 실명을 부르는 당뇨 합병증이 오지 않도록 관리를 철저히 하고 눈에 좋지 않은 담배는 끊어야 한다. 평소 눈에 좋은 블루베리 효소, 결명자차, 녹황색 채소 등을 수시로 상복하면 좋은 효과를 볼 수 있다.

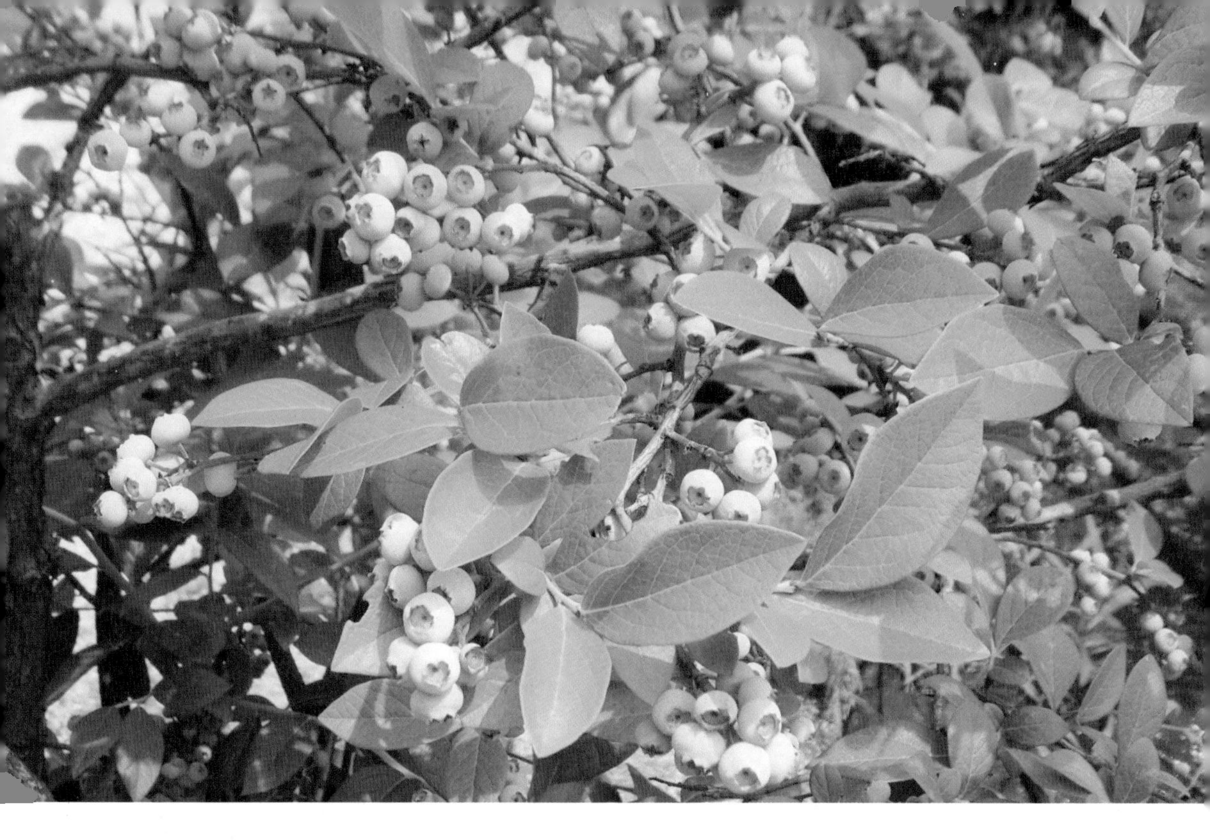

블루베리

학명 : *Vaccinium spp.* **꽃말 :** 현명, 정숙 **외국명 :** blueberry

다른 이름 : 하이부시(highbush) 블루베리, 로부시(lowbush) 블루베리 외 20여 종

분류 : 진달랫과의 관목

키 : 50~2m

꽃 : 4~5월

채취 : 여름~가을(열매)

이용 : 열매

분포지 : 산지나 논과 밭

효능 : 암, 시력회복, 치매, 당뇨병, 신체허약

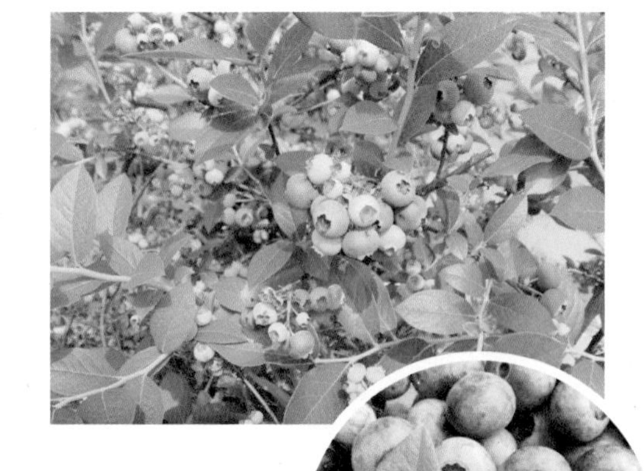

블루베리는 항산화 물질을 많이 함유해 시력에 좋고 신장기능을 강화하며 체내 혈액순환에 좋다. 이탈리아에서는 1970년부터 블루베리에 함유되어 있는 안토시아닌 효능을 인정해 의약품으로 시판하고 있다. 미국, 프랑스, 일본 등에서 블루베리에 함유된 성분을 추출해 의약품으로 사용하고 있다.

블루베리는 독성이 없어 식용, 약용으로 가치가 높다. 블루베리에 들어 있는 안토시아닌은 물에 잘 녹는 수용성 물질로, 보라색 색소가 면역체계를 증진하고 항암작용을 한다. 미네랄, 비타민류, 카로티노이드, 페놀, 이소플라본류, 플라보노이드 항산화 물질이 풍부하다.

Ⅱ **채취 부위**	열매
Ⅱ **약리작용**	항암, 항산화
Ⅱ **약초 만들기**	열매가 보라색이나 검은색으로 익을 때마다 딴다.
Ⅱ **블루베리주 만들기**	여름에서 가을에 보라색이나 검게 익은 열매를 따서 용기에 넣고 술을 부어 밀봉하였다가 한 달 후 먹는다.
Ⅱ **식용**	보라색이나 검은색으로 익은 열매를 따서 생으로 먹거나 즙을 내서 먹는다.

‖ 효소 만들기 포인트

설탕	시럽
○	×

❶ 여름에서 가을까지 성숙한 열매를 따서 용기에 넣고 설탕을 80%까지 넣는다.

❷ 햇볕이 들지 않는 서늘한 실내에 100일 이상 둔다.

❸ 건더기는 건져내지 않고 그늘이나 20℃ 내외의 냉장고에 보관한다.

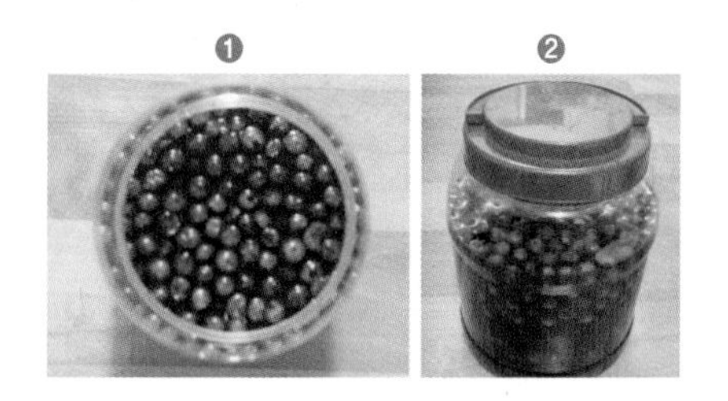

효소요법 엑기스발효액이나 효소원액을 음용할 때는 한 숟가락 정도를 침으로 녹여 먹는다.

암, 시력회복, 치매, 당뇨병, 신체허약, 동맥경화 등에 응용한다.

민간요법 봄에 어린잎을 따서 그늘에 말린 뒤 물에 달여 차로 마신다.

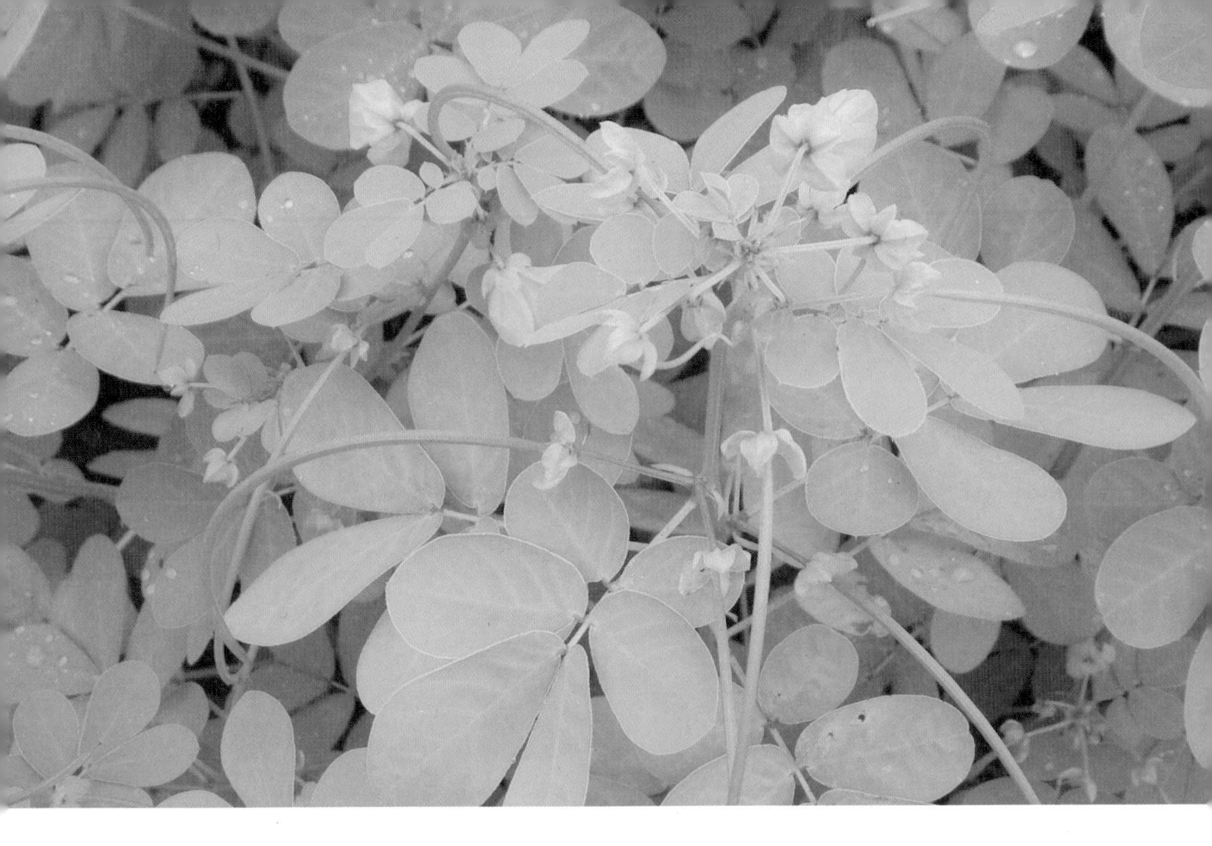

결명자

학명 : *Cassia tora*

한약명 : 결명자(決明子)

꽃말 : 순결

다른 이름 : 긴강남콩, 초결명

분류 : 콩과의 한해살이풀

키 : 1~1.5m

꽃 : 6~7월(노란색)

채취 : 가을

이용 : 종자

분포지 : 밭

효능 : 시력회복, 눈병, 결막염, 고혈압

시력

허준이 쓴 《동의보감》에서는 "결명자를 100일 동안 복용하면 밤에 촛불 없이도 사물을 볼 수 있다"라고 했고 전통의서인 《본초비요》에서는 "결명자는 신장과 정력을 좋게 하고 풍열을 없애며 모든 눈병을 다스린다"라고 했다. 《의적원방(醫摘元方)》에서는 "홍안(紅眼)에는 결명자를 볶아 가루로 만들어 얼굴 눈가의 양 태양혈(太陽穴)에 붙이면 좋아진다"라고 했고, 《약용식물사전(藥用植物事典)》에서는 "결명자차는 이뇨 · 소화불량 · 위장병 등에 다른 약재와 응용하여 처방한다"라고 했을 정도로 눈병을 치료하는 것으로 알려져 있다.

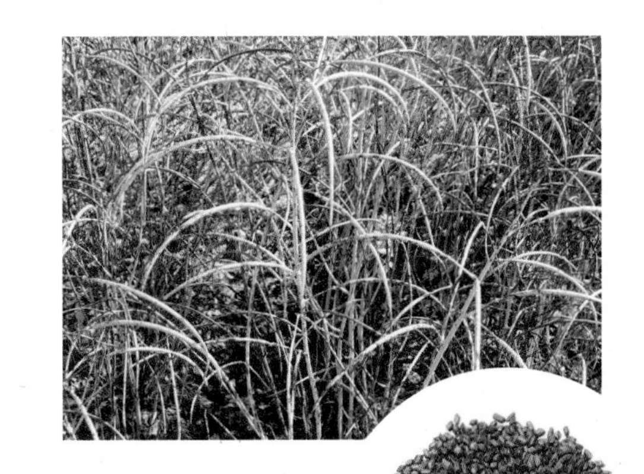

결명자를 볶아서 공복에 차로 꾸준히 복용하면 시력이 좋아진다. 결명자 60g과 댑싸리씨 30g을 가루 내어 하루 세 번 미음에 타서 복용한다. 물 1,000mL에 구기자 20g, 결명자 20g, 감잎 20g을 넣고 달여 물이 반으로 줄었을 때 차로 마시면 피로해소, 눈의 피로에 좋다.

‖ **채취 부위** 종자(약용), 잎(식용)

‖ **효능** 시력회복, 눈병, 간염, 고혈압, 결막염

‖ **약리작용** 혈압 강하, 항균

‖ **약초 만들기** 가을에 종자를 채취해 햇볕에 말려서 쓴다.

‖ **식용** 봄에 어린잎을 채취해 물로 씻어 끓는 물에 살짝 데쳐 나물로

무쳐 먹는다.

‖ 효소 만들기 포인트

설탕	시럽
×	○

❶ 결명자 열매가 마르기 전에 용기나 항아리에 넣는다.

❷ 시럽을 80%까지 부어 100일 이상 발효시킨다.

❸ 건더기는 건져내지 않고 그늘이나 20℃ 내외의 냉장고에 보관한다.

효소요법 엑기스발효액이나 효소원액을 음용할 때는 한 숟가락 정도를 침으로 녹여 먹는다. 시력회복, 눈병, 간염, 고혈압, 결막염 등에 응용한다.

민간요법 시력회복과 야맹증에는 결명자를 가루 내어 미음에 타서 먹는다. 결명자에 감초를 배합해 차로 마신다. 결명자씨를 넣은 베개는 잦은 두통을 다스린다.

19. 냉증에 좋은 효소 3가지

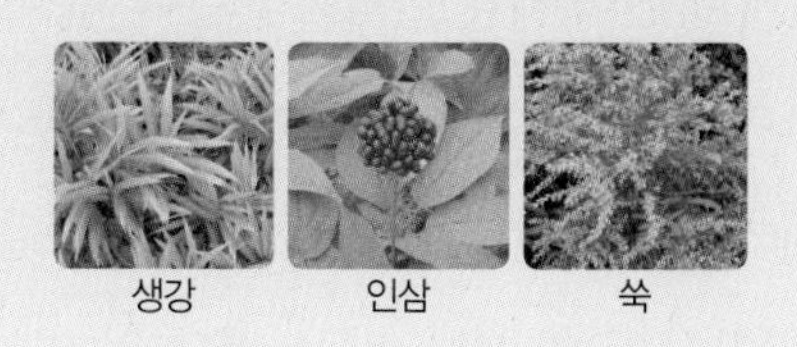
생강 인삼 쑥

차가운 몸은 만병의 근원

온도와 건강은 밀접한 관계가 있다.
몸이 따뜻한 사람은 피가 맑고 건강하다.
몸이 차가운 사람은 피가 탁하고 건강하지 못하다.
차가운 몸을 방치하면 평생 후회한다.
체온 1도가 내려가면 저항력이 30% 떨어진다.
건강하고 싶으면 몸을 따뜻하게 유지하라!

체온 1도의 중요성이 알려주는 지표가 건강의 잣대다. 식물이 싹을 틔우는 온도가 36.5도이고 사람의 평균 체온도 36.5도다. 건강한 사람은 36.5~38도다. 37.5도가 되었을 때 정자와 난자가 만나 임신이 된다. 그러나 온도가 0.5도만 떨어져도 한기를 느끼고 감기에 쉽게 걸린다. 1도가 떨어지면 면역력이 30% 떨어지고 변비에 걸리거나 설사를 한다. 1.5도가 떨어지면 암세포가 활동을 시작해 정상적인 세포를 공격하여 몸을 장악하게 된다. 암세포는 차가운 것을 좋아하고 열을 싫어하므로 평소 손발을 따뜻하게 하고 머리를 차갑게 하며 배는 따뜻하도록 건강관리에 힘써야 한다.

체온이 내려가면 맨 먼저 순환이 제대로 되지 않는다. 몸이 굳게 되고 몸 안에서 노폐물이 잘 배설되지 않으며, 몸 안에 나쁜 것들이 쌓이고 뭉쳐 신진대사를 방해한다. 환절기가 되면 감기 환자가 급증하는 것은 모두 몸이 차가워져 일어나는 일이다. 흔히 감기에 걸렸을 때 생강차나 귤을 먹는 이유는 온도와 면역력을 높이기 위해서다.

허준이 쓴《동의보감》에서 "쑥은 맛은 쓰지만 성질이 따뜻하고 열하여 독이 없다"고 할 정도로 쑥은 건강에 좋다. 쑥은 조선시대 강화도 전등사에 약애고(藥艾庫)를 세워 임금에게 진상할 정도로 귀했다. 일본 히로시마에 원자폭탄이 떨어졌을 때 생명이 있는 것은 거의 다 죽었지만 쑥만은 살아남았을 정도로 쑥은 생명력이 강하다.

해풍을 맞고 자라는 강화약쑥에는 유파틸렌, 유파폴린, 자세오시딘, 세사민 등이 있어 몸에 이롭기도 하지만 일반 쑥도 건강에 좋으니 된장국에 넣어 먹거나 무침으로 먹으면 좋다.

평소 머리는 차갑고 발은 따뜻해야 한다는 '두한족열(頭寒足熱) 건강법'이 한때 유행했다. 건강한 사람은 몸이 따뜻하다. 건강하지 못한 사람은 손, 발, 배가 차다. 체온이 1도 올라가면 저항력이 5배나 증가하므로 평소 몸을 따뜻하게 유지하는 것이 중요하다.

몸을 따뜻하게 하는 약초가 많다. 한여름 양기를 듬뿍 담고 있는 생강, 5월 단오 전 채취한 쑥, 몸이 차가운 사람에게 좋은 인삼, 냉증을 쫓는 지치, 비타민이 풍부한 귤 등을 먹으면 몸이 따뜻해져 저항력이 강해진다. 쑥은 바닷바람과 안개가 지나는 곳에서 자란 것을 5월 단오 이전 채취해 100일 이상 숙성 발효한 뒤 효소 1에 찬물 5를 희석해서 먹는다.

갑상선 기능에 장애가 생기면 빈혈이나 단백뇨가 오고 냉증도 생기기 쉽다. 냉증은 당장 생명에 영향을 주지 않으므로 소홀하기 쉽지만 빈혈, 생리불순, 생리통, 대하 같은 부인병과 요통, 좌골신경통, 방광염 등으로 진행되므로 그대로 방치해서는 안 된다.

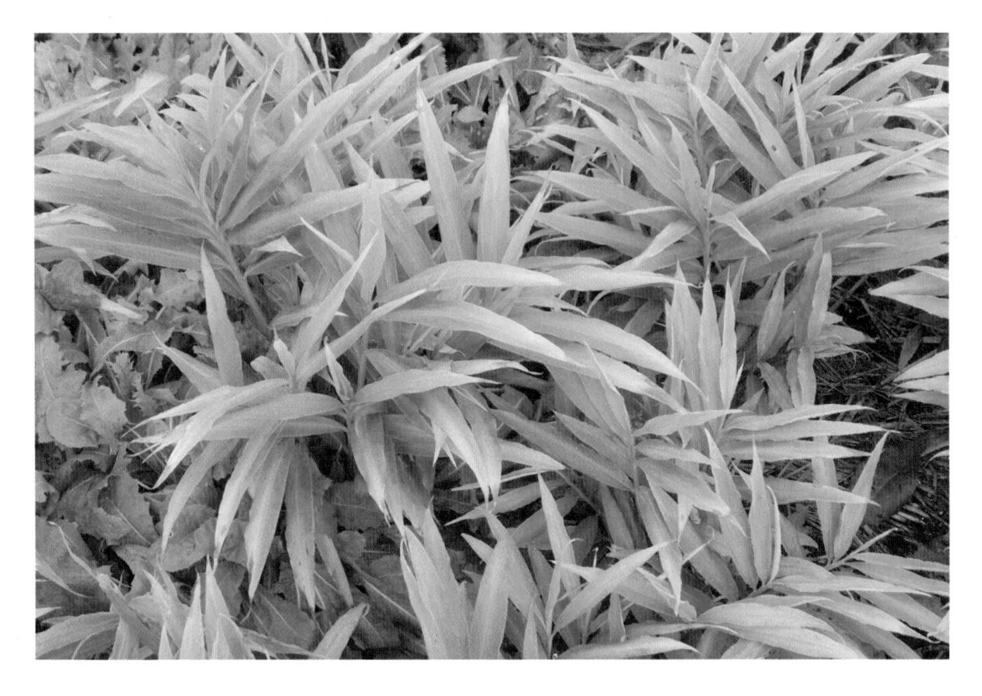

생강

학명 : *Zingiber offcinale*

한약명 : 생강(生薑)

꽃말 : 향기의 눈

다른 이름 : 건강

분류 : 생강과의 여러해살이풀

키 : 20~30cm

꽃 : 8~9월(황색)

채취 : 가을

이용 : 덩이뿌리

분포지 : 남부지방

효능 : 감기, 몸살, 냉증, 담음, 천식, 구토

옛날부터 생강은 특유한 향과 매운맛이 있어 음식의 향신료로 썼다. 생강의 매운 성분인 진저롤과 향 성분인 소가올은 살균 작용이 있어 위액의 분비를 촉진해 소화를 돕는다.

생강은 한여름 뙤약볕을 받고 자라는 양기가 풍부한 식품이다. 생강은 체온을 상승시켜 감기 예방은 물론 혈액순환을 돕는다.

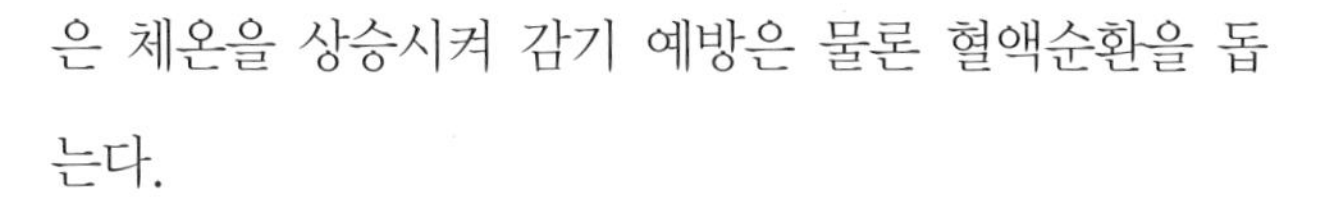

생강에는 단백질 분해효소와 녹말 분해효소인 디아스타제가 함유되어 있어 생선회를 먹을 때 비린내를 제거해준다.

‖ 채취 부위 덩이뿌리

‖ 약리작용 항균

‖ 약초 만들기 가을에 덩이뿌리를 캐어 햇볕에 말려서 쓴다.

‖ 식용
❶ 생강을 짓찧어 음식의 양념으로 쓴다.
❷ 덩이뿌리를 햇볕에 말려 잘게 썬 뒤 편강으로 만들어 간식으로 먹는다.

‖ 효소 만들기 포인트

설탕	시럽
○	×

냉증

❶ 가을에 덩이뿌리를 캐어 물로 씻고 녹즙기에 갈거나 절구에 빻아서 용기나 항아리에 넣는다.

❷ 설탕을 50%까지 넣어 100일 이상 발효시킨다.

❸ 그늘이나 20℃ 내외의 냉장고에 보관한다.

효소요법 엑기스발효액이나 효소원액을 음용할 때는 한 숟가락 정도를 침으로 녹여 먹는다.

감기, 몸살, 담음, 천식, 구토 등에 응용한다.

민간요법 감기, 몸살에는 생강을 물에 넣고 달여 먹는다.

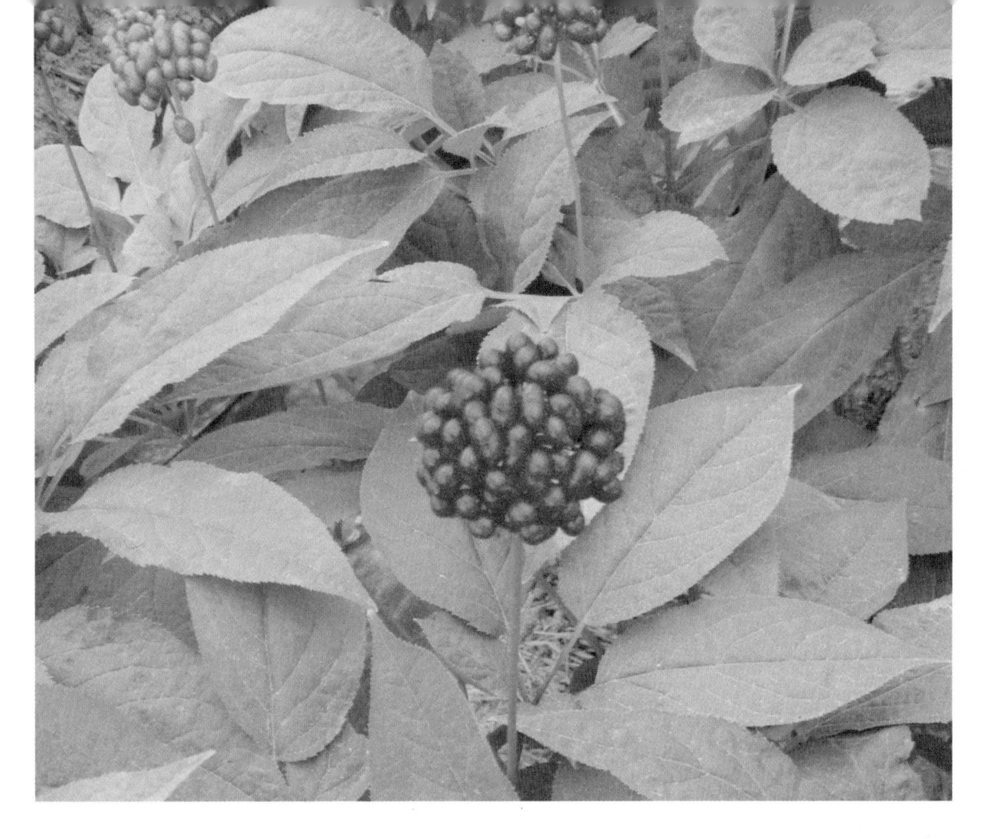

인삼

학명 : *Panax ginseng*

한약명 : 인삼(人蔘)

꽃말 : 향기의 눈

다른 이름 : 인삼수, 인삼엽, 신초, 인신, 지정, 인위

분류 : 두릅나뭇과의 여러해살이풀

키 : 50~60cm

꽃 : 4월

채취 : 가을

이용 : 새순, 뿌리

분포지 : 산 경사면이나 밭(반 음지)

효능 : 암, 면역증강, 신체허약, 원기회복, 기혈부족

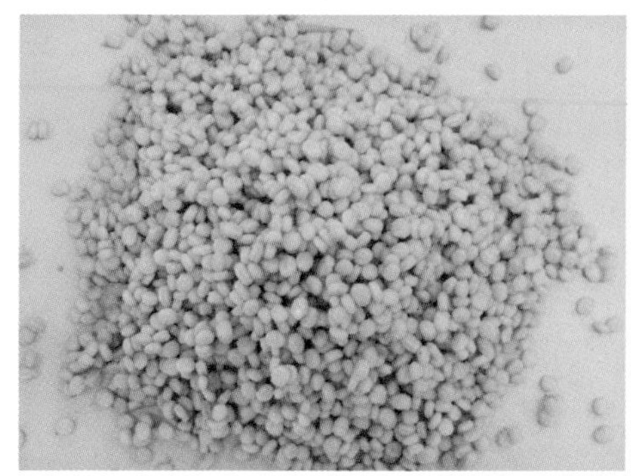
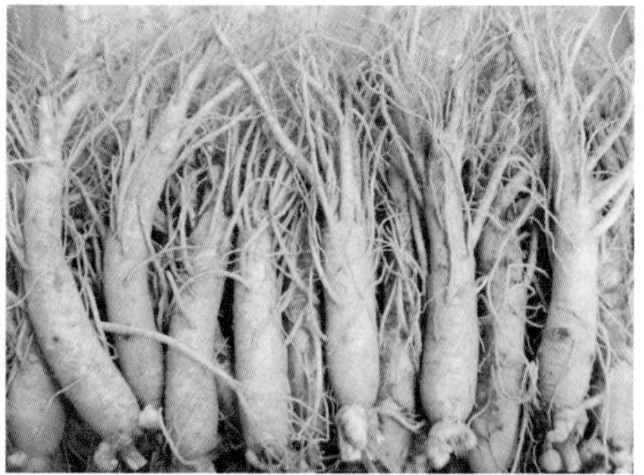

인삼은 뿌리 모양이 人(사람 인)자와 비슷하다 하여 인삼(人蔘)이라고 한다. 인삼의 학명인 '파낙스(Panax)'는 Pan(모든, 汎) + acos(醫藥, axos)로 조합되어 만병통치를 뜻한다.

허준이 쓴 《동의보감》에서 "인삼은 성미가 달고 약간 쓰며 따스하다. 비폐경에 들어간다. 오장의 기운 부족을 낫게 하고 정신을 안정시키며 눈을 밝게 하고 지혜를 솟아나게 하며 허로 손상을 낫게 한다"라고 했다. 인삼은 기력을 보하는 보기약(補氣藥)으로 가장 많이 처방한다. 손발이 차갑고 냉할 때, 낮에 땀을 많이 흘릴 때는 물론 저혈압 환자에게도 좋다. 인삼은 식용, 약용으로 가치가 높다. 또 보기약으로 원기를 높여준다. 사포닌, 게르마늄, 폴리아세틸렌, 산성다당체 등이 있어 암세포 증식을 억제하고 면역기능을 좋게 한다.

‖ **채취 부위** 어린순, 뿌리

‖ **약리작용** 항암, 진정, 혈압 강하, 항궤양, 중추신경 흥분

‖ **약초 만들기** 가을에 뿌리를 캐어 잔뿌리를 떼어내고 겉껍질을 칼로 긁어 말려서 쓴다.

‖ 인삼주 만들기 4~6년 된 뿌리를 캐서 물에 씻어 물기를 뺀 다음 용기에 넣고 밀봉하였다가 3개월 후 먹는다.

‖ 식용

❶ 봄에 새순을 따서 쌈으로 먹거나 살짝 데쳐 나물로 먹는다.

❷ 인삼 뿌리를 짓찧어 즙을 내어 먹거나 생으로 먹는다.

❸ 3년 미만 된 뿌리를 꿀에 재어 먹거나 삼계탕이나 백숙 등에 넣어 먹는다.

‖ 구분

수삼(水蔘) : 인삼을 물에 씻어 정선한 생것

백삼(白蔘) : 수삼의 껍질을 벗겨 1~2일간 햇볕에 말린 것

홍삼(紅蔘) : 백삼을 증기솥에 2~5시간 쪄서 말린 것

‖ 금기 고혈압 환자는 먹지 않는다.

‖ 효소 만들기 포인트

설탕	시럽
×	○

❶ 봄에 어린잎을 따서 용기나 항아리에 넣고 시럽을 30%까지, 가을에 뿌리를 캐서 물에 씻어 물기를 뺀 다음 마르기 전에 적당한 크기로 잘라 용기에 넣고 시럽을 80%까지 부어 100일 이상 발효시킨다.

❷ 건더기는 건져내지 않고 그늘이나 20℃ 내외의 냉장고에 보관한다.

효소요법 엑기스발효액이나 효소원액을 음용할 때는 한 숟가락 정도를 침으로 녹여 먹는다. 암, 면역증강, 신체허약, 원기회복, 기혈부족 등에 응용한다.

민간요법 손발이 차갑고 냉할 때, 낮에 땀을 많이 흘릴 때는 인삼을 물에 달여 먹는다. 봄에 새순을 따서 말린 뒤 물에 우려내 차로 마신다.

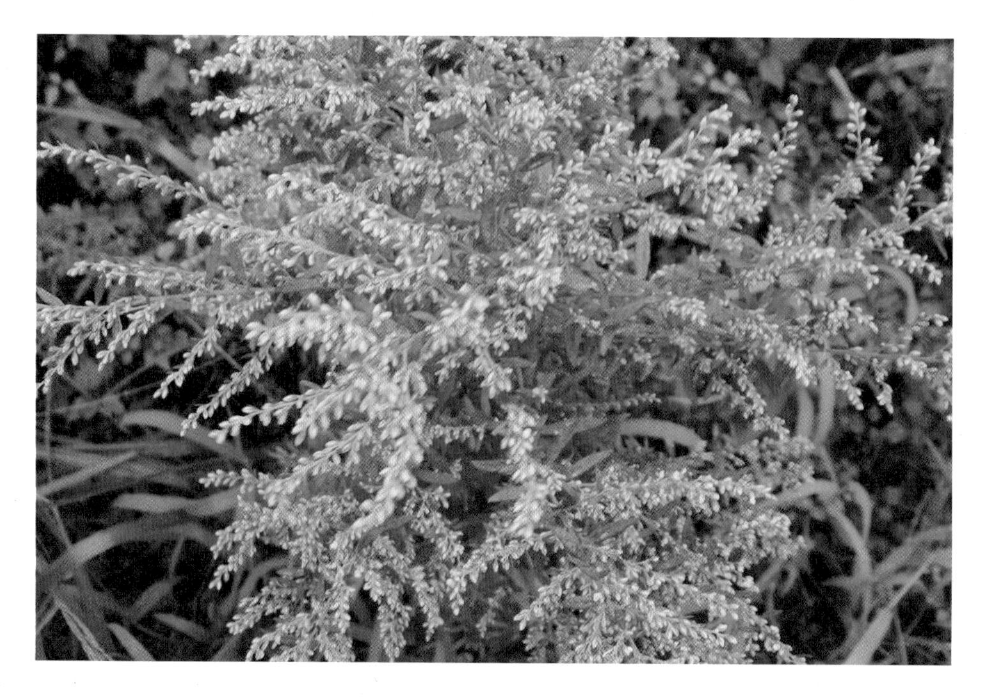

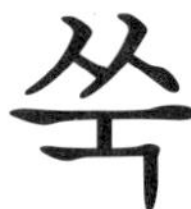

학명 : *Artemisia princeps var.orientalis*

꽃말 : 기쁨

한약명 : 애엽(艾葉)

다른 이름 : 약쑥, 사재발쑥, 모기태쑥

분류 : 국화과의 여러해살이풀

키 : 60~120cm

꽃 : 7~9월(노란색)

채취 : 4~6월(음력 5월 5일 단오 이전)

이용 : 잎

분포지 : 전국의 산과 들, 밭두렁

효능 : 냉증, 여성질환, 월경불순, 생리통, 간염, 부종, 고혈압, 위나 복부 통증

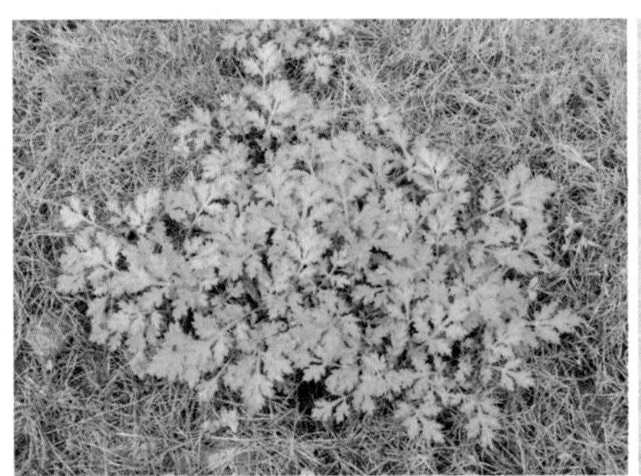

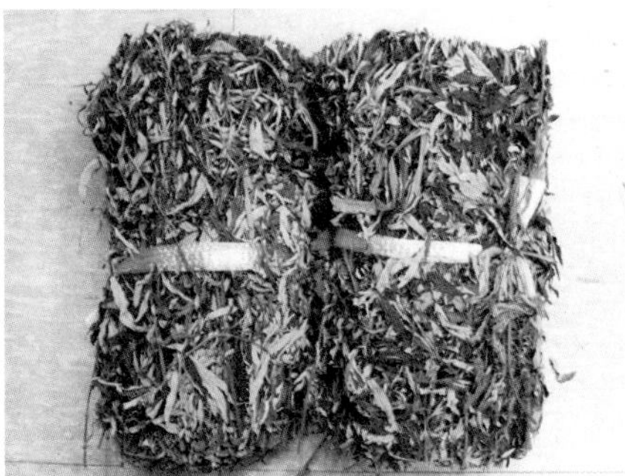

우리나라 산야의 지천에는 약쑥, 사철쑥, 개똥쑥, 물쑥, 황해쑥 등 다양한 쑥이 자생한다. 허준이 쓴 《동의보감》에서 "쑥이 간장과 신장을 보하며 황달에 효과가 있다"라고 했듯이 여성질환과 냉한 사람에게 좋다.

5월 단오 이전에 채취한 쑥은 독이 없어 식용, 약용으로 가치가 높다. 쑥에는 위점막을 보호하는 플라보노이드 성분이 있다. 또 타닌, 비타민, 칼륨, 미네랄, 무기물, 비타민 C, 단백질, 칼슘, 인, 철분, 엽록소 등이 풍부하다.

최근에는 쑥을 이용한 건강법으로 한약재, 좌훈, 쑥환, 쑥뜸, 건강음료, 화장품 등에 응용되고 있다.

‖ **채취 부위** 전초, 뿌리

‖ **약리작용** 항암, 항균, 자궁수축

‖ **약초 만들기** 5월 5일 단오 이전에 뿌리가 달린 전초를 채취해 햇볕에 말려서 쓴다.

‖ **쑥뿌리주 만들기** 쑥 뿌리를 캐서 물에 씻어 물기를 뺀 다음 용기에 넣고 술을 부어 밀봉하였다가 3개월 후 먹는다.

‖ **식용** ❶ 단오 전에 채취한 쑥을 된장국에 넣어 먹는다.

❷ 쑥떡, 개떡, 인절미, 송편, 부침개 등으로 먹는다.

‖ **금기** 단오 이후의 쑥은 독이 있으니 먹지 않는다.

‖ **효소 만들기 포인트**

설탕	시럽
×	○

❶ 5월 단오 이전에 쑥을 뜯어 물에 씻고 물기를 뺀 후 이물질을 제거해 용기나 항아리에 넣는다.

❷ 시럽을 30%까지 부어 100일 이상 발효시킨다.

❸ 건더기는 건져내고 용기에 담아 그늘이나 20℃ 내외의 냉장고에 보관한다.

효소요법 엑기스발효액이나 효소원액을 음용할 때는 한 숟가락 정도를 침으로 녹여 먹는다. 냉증, 여성질환, 월경불순, 생리통, 간염, 부종, 고혈압, 위나 복부 통증 등에 응용한다.

민간요법 냉증에는 쑥을 우린 물에 목욕하거나 좌욕한다. 봄에 쑥을 뜯어 햇볕에 말려 가루 낸 다음 찹쌀과 배합한 뒤 환을 만들어 식후에 30~40알 먹는다.

20.
고지혈증에 좋은 효소 3가지

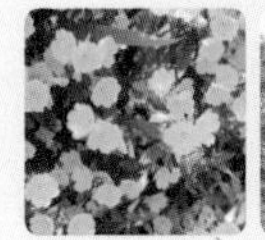
달맞이꽃

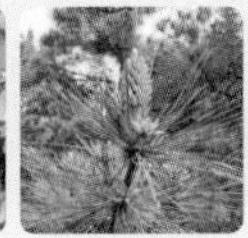
소나무

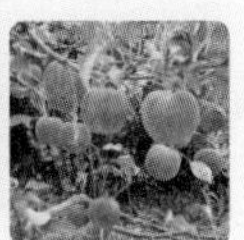
사과나무

죽음을 부르는 혈액 속의 지방

생활습관을 개선하라!

콜레스테롤과 중성지방 수치를 유지하라!

복부비만과 내장지방을 없애라!

콩으로 고혈압과 고지혈증을 개선하라!

평소 꾸지뽕잎차를 마셔라!

심장과 혈관의 건강은 생존과 직결되는 문제다.

심장은 태어나서 죽을 때까지 1분간 70회 전후로 규칙적으로 박동한다. 80년을 산다고 가정할 때 평생 25억 회 이상 펌프질을 해서 생명을 유지한다. 우리 몸속의 혈관은 약 10만 킬로미터로 무려 지구 두 바퀴 반에 해당하는 길이다. 심장에서 나온 피는 인체를 한 바퀴 도는 데 1분 정도도 걸리지 않는다.

높을 고(高)에 기름 지(脂)를 쓰는 고지혈이라는 이름처럼 혈액에 지방성분이 지나치게 많으면 혈관 내벽이 두꺼워지고 혈관이 좁아져 혈압에 영향을 준다. 또 혈관에 혈전이 쌓여 진행된 부위가 갑자기 터져 생명이 위태로울 수 있다. 그래서 대다수 사람은 고혈증을 예방하기 위해 콜레스테롤 수치에 신경을 많이 쓴다.

고지혈증 위험인자인 중성지방과 콜레스테롤은 혈액 속의 지방성분으로, 간에서 지방을 빼내 체내를 돌며 몸속 세포에 콜레스테롤을 보내는 저밀도콜레스테롤(LDL)과 중성지방 중 어느 하나라도 높거나 둘 다 높으면 고지혈증이다.

고밀도콜레스테롤(HDL)이 정상보다 떨어지고 저밀도콜레스테롤이 많아지면 관상동맥이 점점 좁아져 혈관을 막거나 혈관이 터져 동맥경화가 진행되기 때문에 죽음을 부르는 혈액 속 지방이라는 별명이 붙었다.

동맥경화는 지질대사이상으로 산화가 진행되고 혈중 콜레스테롤이 증가해 혈관에 지방이 축적되면서 혈관의 내벽이 딱딱해진 상태를 말한다. 혈관이 좁아지고 경직되어 60대 이상 남자에서 65%가 혈관장애에 따른 발기부전을 일으키는 데 영향을 주는 병이다.

의학 전문가에 따르면 성기 내의 작은 동맥에서 콜레스테롤 지방덩이가 발견되기 때문에 높은 콜레스테롤, 고혈압, 당뇨에 효능이 있는 꾸지뽕잎차를 마시면 효과를 볼 수 있다고 한다.

고지혈증 진단을 받으면 일단 식사요법을 해야 한다. 그중 섬유소를 충분히 섭취해야 한다. 심장질환이 있거나 당뇨병이 있는 경우 저밀도콜레스테롤을 최소한 100 이하로 유지해야 한다. 평소 술, 흡연을 삼가고 비만, 운동부족이 되지 않게 하며 피를 맑게 하는 채소나 과일을 섭취하고 꾸지뽕잎차나 뿌리를 달여 상복한다.

심장근육은 세포막에 효소가 있어야 수축할 수 있으며 심장에 근육이 있어야 혈관이 깨끗해진다. 평소 꾸지뽕 열매로 효소를 만들어 원액 1에 찬물 5를 희석해서 먹는다.

구분	정상치	위험 수준
중성지방	150mg/dL	200mg/dL 이상
저밀도콜레스테롤	130mg/dL 이하	130mg/dL 이상

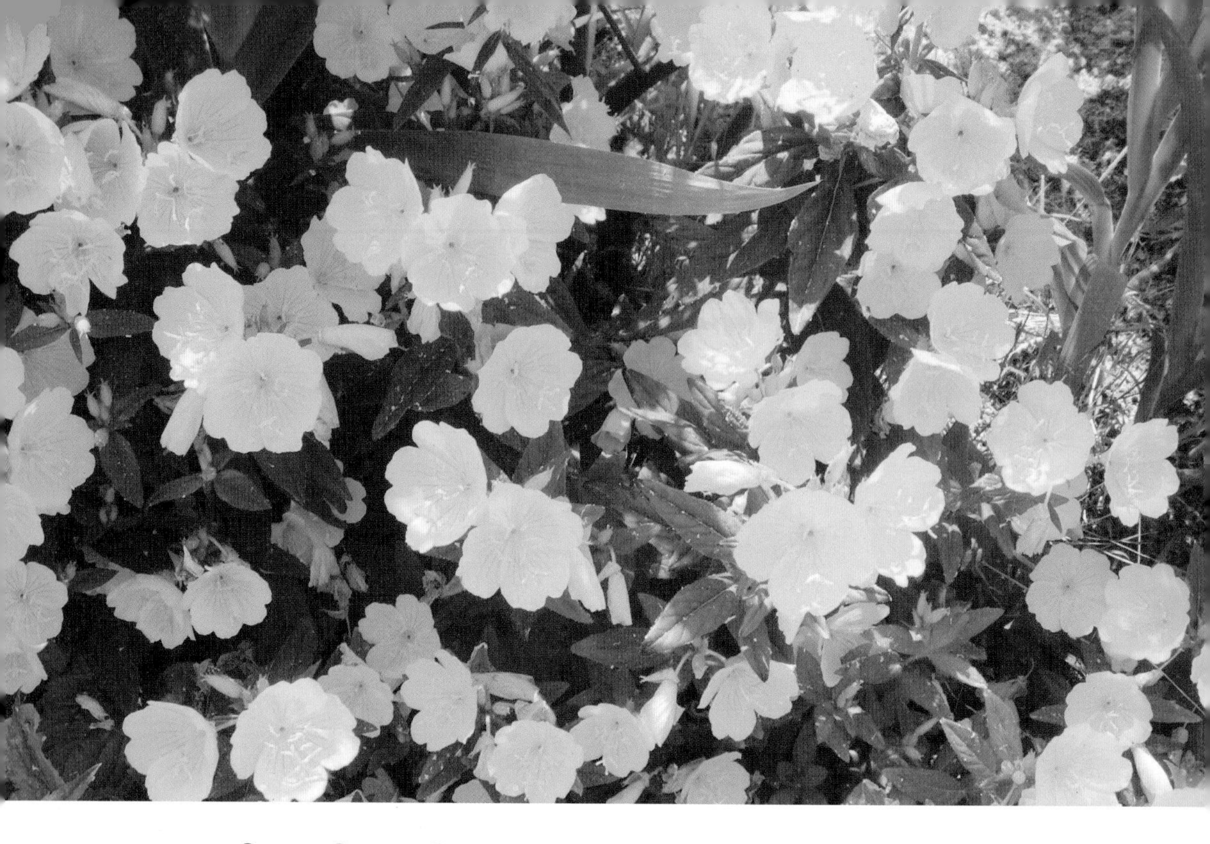

달맞이꽃

학명 : *Oenothera biennis*
한약명 : 월견초
꽃말 : 충실
다른 이름 : 월하향, 월견자, 대소초, 야래향

분류 : 바늘꽃과의 여러해살이풀
키 : 50~90cm
꽃 : 7~9월(노란색)
채취 : 7월(꽃), 9~10월(종자)
이용 : 종자, 뿌리
분포지 : 전국의 산과 들
효능 : 동맥경화, 고혈압, 갱년기, 염증, 인후염, 비만, 해열, 고지혈증

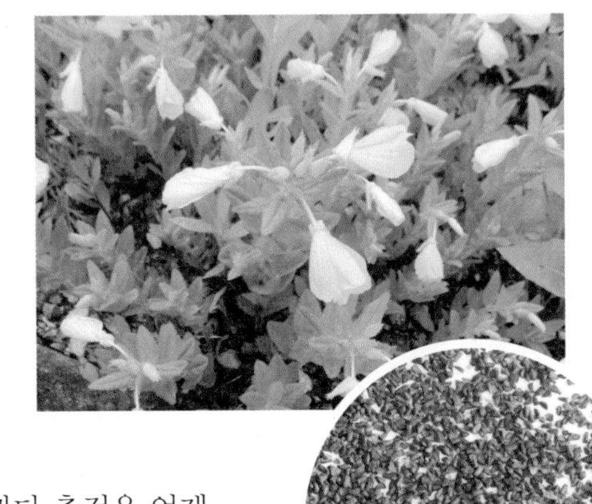

달맞이꽃은 달과 교감하며 밤에 꽃을 피웠다가 아침에 햇살이 비치면 곧 오므라든다 하여 '월견초'라는 애칭이 있다.

달맞이꽃은 독이 없어 식용, 약용, 관상용으로 가치가 높다. 종자에는 정유가 다량으로 함유되어 있고 콜레스테롤을 비롯한 지질 성분의 과다 축적을 억제하므로 동맥경화, 고지혈증에 좋다. 꽃은 감기에 따른 인후염, 뿌리는 해열, 기관지염, 피부염에 좋다.

‖ 채취 부위	꽃, 전초, 줄기, 뿌리, 종자
‖ 약리작용	소염, 해열
‖ 약초 만들기	봄에는 꽃과 잎, 가을에는 뿌리와 종자를 채취해 햇볕에 말려서 쓴다.
‖ 달맞이꽃주 만들기	여름에 활짝 핀 꽃을 따서 용기에 넣고 술을 부어 밀봉하였다가 3개월 후 먹는다.
‖ 식용	❶ 잎은 몹시 써서 생으로 먹을 수 없으므로 끓는 물에 살짝 데쳐 찬물에 우려내 먹는다. ❷ 꽃은 튀김, 잎은 묵나물로 먹는다.
‖ 달맞이기름 만들기	가을에 꼬투리가 터지기 전 줄기째 채취해 햇볕에 말린 후 털어 기름을 짠다.

‖ **효소 만들기 포인트**

설탕	시럽
×	○

❶ 가을에 뿌리를 채취해 물에 씻어 물기를 뺀 다음 용기나 항아리에 넣는다.

❷ 시럽을 80%까지 부어 100일 이상 발효시킨다.

❸ 건더기는 건져내고 용기에 담아 그늘이나 20℃ 내외의 냉장고에 보관한다.

효소요법 엑기스발효액이나 효소원액을 음용할 때는 한 숟가락 정도를 침으로 녹여 먹는다. 동맥경화, 고혈압, 갱년기, 염증, 인후염, 비만, 해열, 고지혈증 등에 응용한다.

민간요법 여성의 갱년기에는 달맞이꽃으로 기름을 짜서 먹는다. 꽃은 말려서 물에 우려내 차로 마신다.

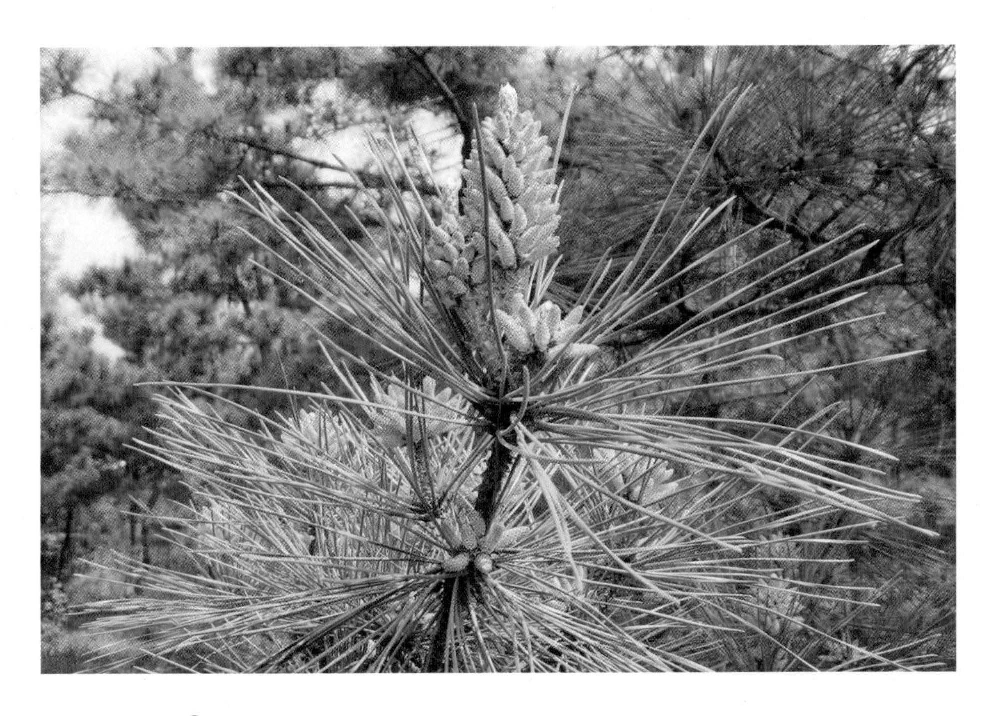

소나무

학명 : *Pinus densiflora*

한약명 : 송절(松節)

꽃말 : 절개, 불로장생, 영원불멸, 자비

다른 이름 : 솔, 적송, 구룡목, 호피송

분류 : 소나뭇과의 늘푸른큰키나무

키 : 10~25m

꽃 : 5월

채취 : 4월(솔순), 5~6월(솔방울)

이용 : 꽃가루, 솔잎, 솔방울, 속껍질

분포지 : 전국 각지의 산지

효능 : 동맥경화, 관절염, 통풍, 요통, 악창(송지), 류머티즘, 부종(송엽), 설사, 지혈(송화분), 심신불안(복령)

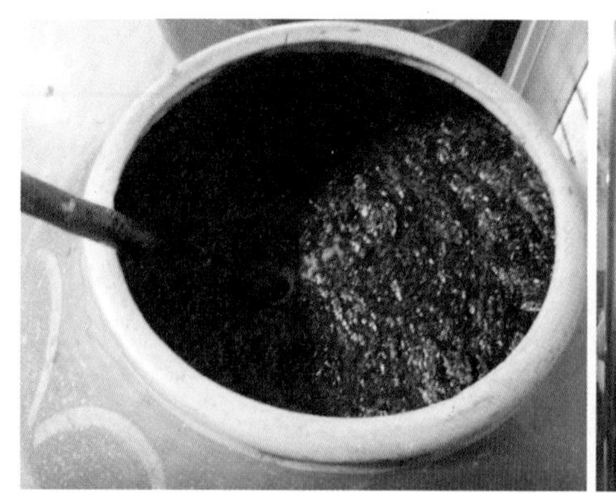

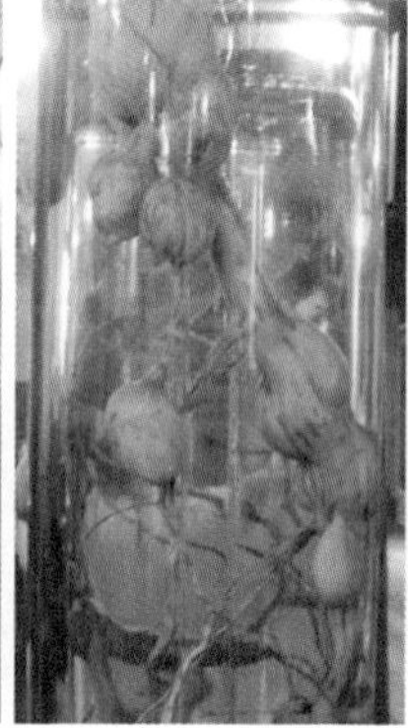

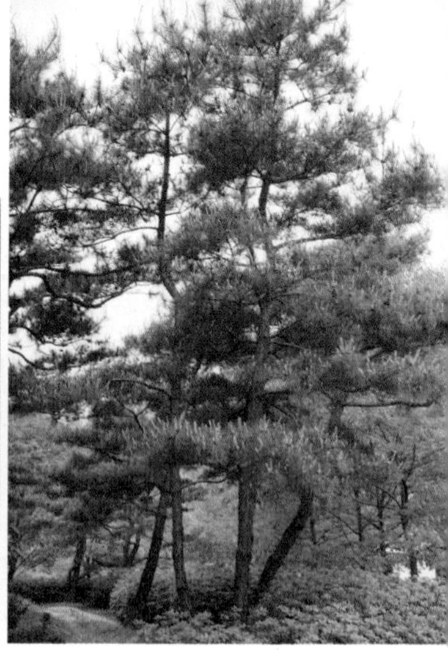

소나무의 이름은 다양하다. 소나무는 줄기에서 붉은빛이 나는 적송(赤松), 육지에서 자라는 육송(陸松), 줄기에서 검은빛이 나는 흑송(黑松), 바닷가에서 자라는 해송(海松) 등으로 부른다.

소나무는 꽃가루, 솔잎, 솔방울, 속껍질을 먹을 수 있다. 먹을 것이 귀할 때는 소나무의 바깥쪽 껍질을 벗겨내고 색깔이 흰 안껍질을 벗겨서 말려 찧어 가루를 내서 송피떡을 만들어 먹었다.

소나무는 정원수, 풍치수, 식용, 약용으로 가치가 높다. 최근 소나무의 껍질에서 혈전용해제를 추출하였으며, 소나무에서 나오는 피톤치드는 인체에 해로운 발암물질, 중금속, 유해물질을 분해 · 제거해준다.

‖ **채취 부위** 꽃가루, 잎, 줄기에서 나오는 수지, 소나무의 가지가 갈라지는 관솔 부위

‖ **약리작용** 살균, 항균, 인적, 항알레르기

‖ **약초 만들기** 꽃가루는 3~4월, 줄기에서 나오는 수지는 수시로, 송엽은 새순

이 나올 때 채취해 쓴다.

‖ 솔잎주 만들기 봄에 소나무의 새순을 뜯어 용기에 넣고 술을 부어 밀봉하였다가 3개월 후 먹는다.

‖ 식용
❶ 송홧가루를 꿀이나 조청에 반죽해 다식판에 찍은 송화다식으로 먹는다.
❷ 송편에 솔잎을 넣어 먹는다.

‖ 복령차 만들기
❶ 소나무 뿌리에서 복령을 캐서 물로 씻어 햇볕에 말린 후 잘게 썰어 만든다.
❷ 복령을 먹을 때는 신맛이 나는 음식을 먹지 않는다.

‖ 고약(膏藥) 만들기 송진으로 만든다.

‖ 송근봉주 만들기 300년 이상 된 뿌리에 메추리알이나 계란만 한 혹이 수십 개 달린 것을 통째로 채취해 뿌리가 끊어지지 않도록 손질한 뒤 기다란 용기에 담고 소주를 부어두었다가 1년 후 먹는다.

‖ 구분 2엽송(二葉松)은 소나무 · 곰솔 · 반송, 3엽송(三葉松)은 백송 · 리기다소나무 · 대왕송, 5엽송(五葉松)은 잣나무 · 섬잣나무다.

‖ 효소 만들기 포인트

설탕	시럽
×	○

❶ 봄에 새순을 따서 마르기 전에 용기나 항아리에 넣고 시럽을 30%까지, 봄에 벌어지지 않은 솔방울을 따서 용기나 항아리에 넣고 시럽을 80%까지 부어 100일 이상 발효시킨다.

❷ 건더기는 건져내지 않고 그늘이나 20℃ 내외의 냉장고에 보관한다.

효소요법 엑기스발효액이나 효소원액을 음용할 때는 한 숟가락 정도를 침으로 녹여 먹는다. 동맥경화, 관절염, 통풍, 요통, 악창(송지), 류머티즘, 부종(송엽), 설사, 지혈(송화분), 심신불안(복령) 등에 응용한다.

민간요법 냉증에는 탕에 솔잎을 넣고 목욕을 하고 신경통에는 솔잎을 물에 달여서 찜질을 한다. 솔씨는 성욕을 자극하는 데 쓴다.

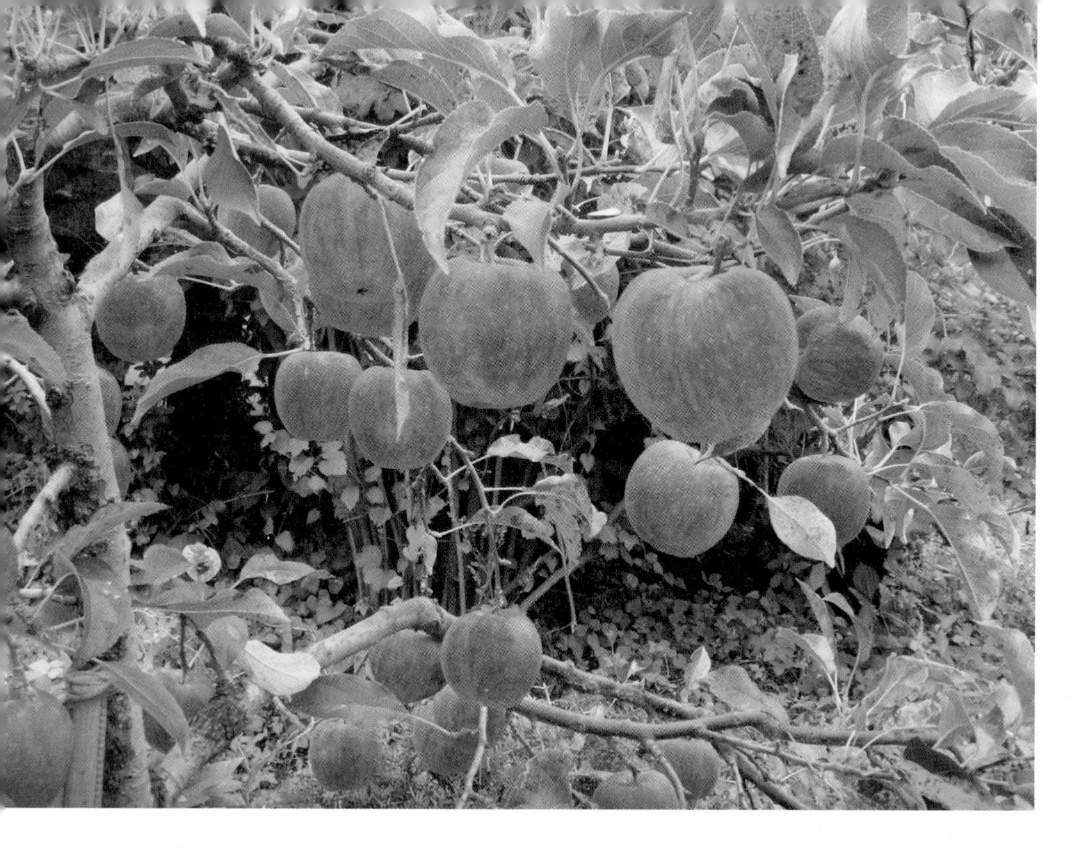

사과나무

학명 : *Malus pumila var. dulcissima*

한약명 : 평과(平果)

꽃말 : 유혹, 후회

다른 이름 : 능금, 임금

분류 : 장미과의 갈잎큰키나무

키 : 5~8m

꽃 : 4~5월(분홍색)

채취 : 9~11월

이용 : 열매

분포지 : 중부 이남의 산지

효능 : 변비, 위장, 당뇨병, 화상

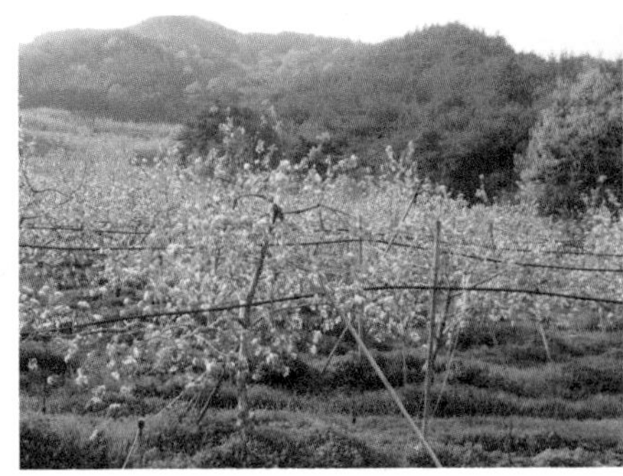
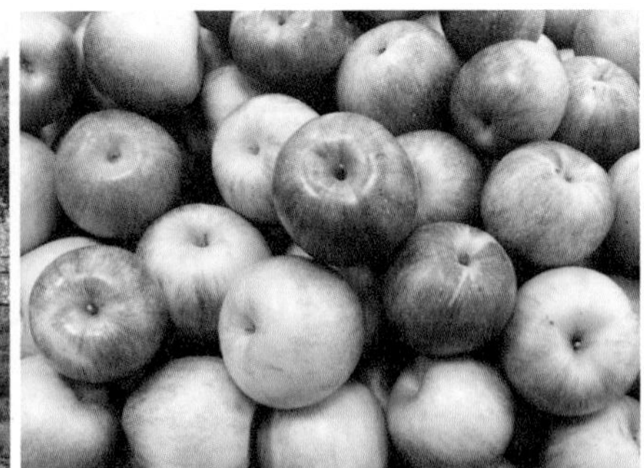

이시진이 쓴 《본초강목》에서는 "덜 익은 능금은 맛은 떫으나 약으로 쓸 수 있다. 너무 많이 먹으면 담이 생기고 종기가 난다. 소갈(당뇨병), 곽란, 복통, 이질을 다스리고 담을 없앤다"라고 하였다.

사과는 맛이 좋아 약용보다는 식용으로 가치가 높다. 주성분은 탄수화물이고 섬유질, 비타민 C, 칼슘, 나트륨 등이 함유되어 있다. 타닌과 껍질에 함유되어 있는 펙틴이 위장운동을 도와준다. 사과는 소화를 촉진하므로 장질환이나 변비에 좋다. 사과에는 칼륨이 많아 몸 안에 남아 있는 나트륨을 배출해준다.

‖ 채취 부위 열매

‖ 약리작용 혈당 강하

‖ 약초 만들기 말린 사과 껍질을 반위토담(反胃吐痰)에 쓴다.

‖ 식용 ❶ 가을에 빨갛게 성숙된 열매를 생으로 먹는다.

❷ 주스, 잼 등을 만들어 먹는다.

❸ 사과껍질을 깎아 색이 변하기 전에 바로 먹는다.

‖ **효소 만들기 포인트**

설탕	시럽
○	×

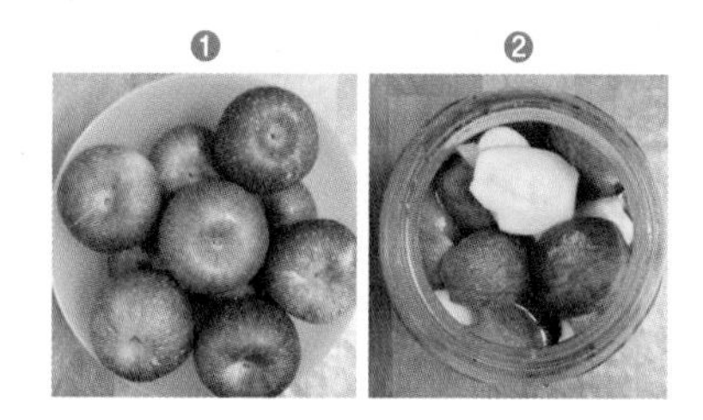

❶ 9~11월에 빨갛게 성숙한 열매를 따서 물에 씻어 물기를 뺀 뒤 4등분으로 잘라 속씨를 빼고 용기나 항아리에 넣는다.

❷ 설탕을 120%까지 넣어 100일 이상 발효시킨다.

❸ 건더기는 건져내고 용기에 담아 그늘이나 20℃ 내외의 냉장고에 보관한다.

효소요법 엑기스발효액이나 효소원액을 음용할 때는 한 숟가락 정도를 침으로 녹여 먹는다. 변비, 위장, 당뇨병, 화상 등에 응용한다.

민간요법 버짐이나 두드러기에는 사과식초를 만들어 환부에 바르고 화상에는 사과로 연고를 만들어 쓴다. 변비에는 사과즙을 식전이나 공복에 먹고 소진된 기력을 회복하려 할 때는 사과를 오래도록 달여 고약을 만들어 먹는다.

21.
화병에 좋은 효소 1가지

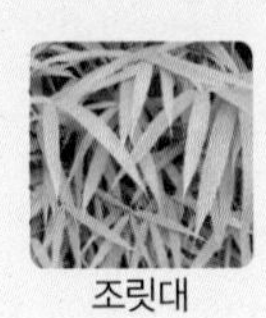
조릿대

내 마음을 태우는 화병

화를 자주 내는 사람은
심장 위에 칼끝을 놓고 다니는 사람이다.
마음을 다스리는 훈련을 하라!
평소 부부싸움과 운전습관이 그 사람의 마음이다.
끼어드는 차에 화를 내나, 내지 않나?
입에서 나오는 부정적인 말들이 나를 죽인다.

살다 보면 하루에도 여러 번 화가 나는 상황에 처한다. 화는 가벼운 짜증부터 격한 분노에 이르기까지 다양한 감정으로 나타난다. 지속적인 스트레스가 화병을 부른다.

참을 인(忍)자는 마음 심(心) 위에 칼날[刀]이 놓여 있고, 재(災)자는 시내[川] 아래

불이 있는데, 분을 참지 못해 자기 몸을 해친다는 깊은 뜻이 담겨 있듯이 우리 몸을 해치는 무서운 파괴력을 가지고 있다.

화를 내면 몸 전체 근육이 긴장하고 오장육부에 영향을 주어 혈압이 오르고 소화력이 떨어진다. 화를 내면 가장 먼저 교감신경계가 아드레날린과 신경전달물질, 스트레스호르몬을 분비하고 이어서 혈액이 근육 쪽으로 몰리면서 혈압과 혈당이 올라간다. 평소 잦은 분노로 자율신경의 항진상태가 습관처럼 반복되므로 심장질환과 당뇨병이 생길 수 있다.

한방에서는 병을 일으키는 원인을 육음(六陰, 풍(風), 한(寒), 서(署), 습(濕), 조(燥), 화(火))과 칠정(七情, 희(喜), 노(怒), 우(憂), 사(思), 비(悲), 경(驚), 공(恐))으로 본다. 육음은 외적인 병인으로 바람, 추위, 더위, 습기, 건조, 불이고 칠정은 내적인 병으로 기쁨, 노여움, 근심, 생각, 슬픔, 놀람, 두려움이다.

사람이 가장 많이 먹는 게 마음이다. 이 마음을 넉넉하고 편안하게 하는 방법이 있을까? 마음이 아프면 어떻게 고쳐야 할까? 마음을 고쳐주는 곳이 어디에 있단 말인가? 내 마음을 고치는 방법이 있다. 조선시대 퇴계 이황의 《활인심방(活人心方)》 첫 부분에 나오는 중화탕(中和湯)에 30가지 마음처방이 있다. 형체가 있는 보이는 유형(有形)이 아닌 무형(無形)의 약재다. 이 약재를 먹고 싶은가? 마음으로 먹을 수 있다.

마음으로 복용하는 약, 건강을 부르는 것이 마음가짐이다. 생각을 간사하게 하지 말고 좋은 일을 하며, 마음을 속이지 말고 편안하게 행동한다. 자기 본분을 지키고 시기하거나 질투하지 말며, 교활함과 간사함을 버리고 모든 일에 성실하고 하늘의 이치에 따른다. 타고난 명(命)의 한계를 알고 마음을 맑고 깨끗이 하며, 욕심을 적게 하고 참고 견딘다. 성정(性情)을 부드럽고 순하게 하고 겸손하고 온화하며, 만족할 줄 알고 청렴하고 근면하게 한다. 어진 마음을 간직하고 검소하고 절제하며, 한

쪽에 치우치지 말고 중용을 지킨다. 살생을 경계하고 성냄을 경계하며, 포악하지 말고 탐욕을 경계한다. 매사에 신중하고 독실하며, 기미를 잘 알아서 하고 사랑을 지닌다. 물러나야 할 때를 알고 고요함을 지니며, 숨어서 남을 해치는 일을 하지 말아야 한다.

마음은 땅과 같다. 땅을 내버려두면 잡초만 무성해진다. 잡초 밭에는 씨앗을 뿌릴 수 없다. 씨앗을 뿌리려면 땅을 개간하고 땅속의 깡통, 돌멩이, 비닐 등을 걷어내야 한다. 마음도 이와 다를 바 없다. 마음속에 부정적인 생각을 멀리하고 긍정적인 생각으로 전환하며 마음속 무질서를 정리하면 된다. 마음속에 간직했던 탐욕, 용서하지 못하는 마음, 주변 사람을 이해하지 못하는 마음 등을 버리면 된다.

평소 바쁜 삶에서 느림으로 전환하고 명상, 등산, 걷기, 산책, 독서 등을 해서 마음으로 다스리고 전통차와 화병을 다스려주는 조릿대 효소나 차를 먹으면 좋다.

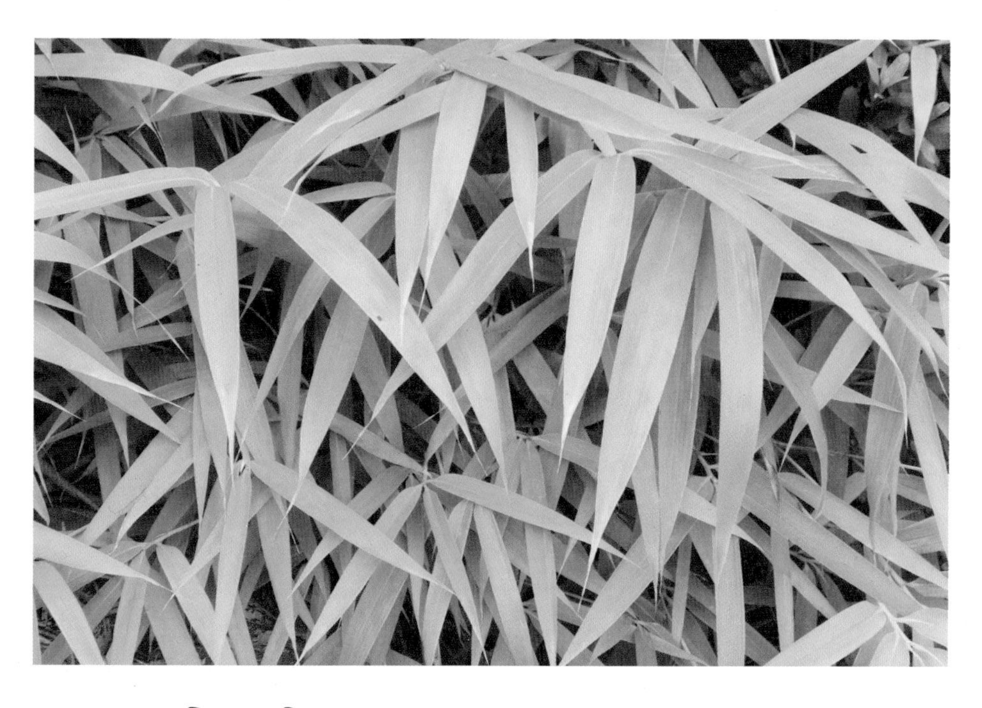

조릿대

학명 : *Sasa borealis*

한약명 : 죽엽(竹葉)

꽃말 : 끈기

다른 이름 : 산죽, 죽실, 죽미, 야맥

분류 : 볏과의 늘푸른떨기나무
키 : 1~2m
꽃 : 4월
채취 : 4~6월(새순)
이용 : 잎, 뿌리, 줄기
분포지 : 전국 산중턱(군락)
효능 : 화병, 당뇨병, 암, 이뇨

죽순은 다른 식물과 비교도 안 될 만큼 성장이 빠르다. 죽순은 7~10일이 지나면 대나무처럼 딱딱해 먹을 수 없으므로 부드러울 때 채취해야 한다.

허준이 쓴 《동의보감》에서 "조릿대는 달고 성질이 약간 차서 빈혈과 갈증을 없애주고, 체액이 원활히 순환되도록 하며 기운을 북돋아준다"라고 했듯이 몸 안에 열이 있는 사람이나 열 때문에 가슴이 답답한 증상에 좋다.

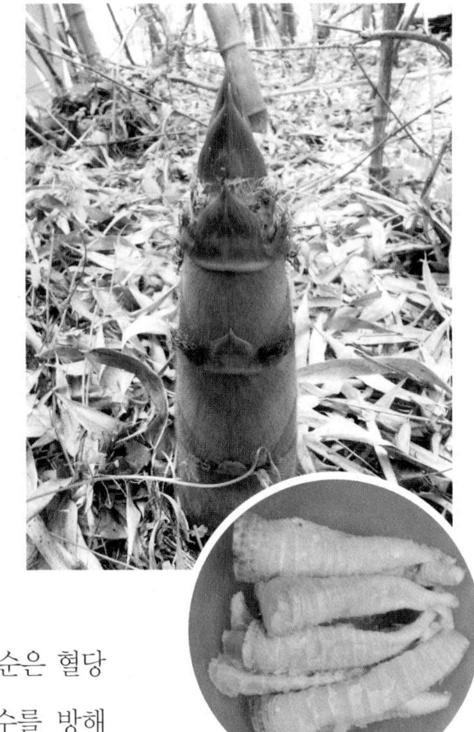

조릿대의 잎, 줄기, 열매, 뿌리는 모두 식용이나 약용으로 가치가 높다. 죽순은 혈당과 콜레스테롤을 낮추고 중성지방의 흡수를 방해하며 식이섬유가 풍부하여 다이어트에도 좋다. 단백질, 당질, 식이섬유, 칼슘, 인, 철, 당분, 비타민 A · B · C 등이 함유되어 있다.

‖ **채취 부위** 잎, 줄기

‖ **약리작용** 항암

‖ **약초 만들기** 잎은 사시사철, 줄기는 가을부터 이듬해 봄까지 채취해 잘게 썰어 말려서 쓴다.

‖ **죽순주 만들기** 봄에 죽순을 채취해 통째로 용기에 넣고 술을 부어 밀봉하였다

가 3개월 후 먹는다.

‖ 식용

❶ 죽순의 껍질을 벗겨내고 쌀뜨물에 삶아서 초고추장을 찍어 먹거나 잘게 썰어 양념해서 먹는다.

❷ 녹말을 넣어 떡이나 죽을 만들거나 죽순냉대나 장아찌를 만들어 먹는다.

❸ 식혜, 조청, 엿, 기름, 죽순밥, 죽순탕, 죽순정, 죽순회로 먹는다.

‖ 금기

손발이 차가운 사람, 저혈압 환자

‖ 효소 만들기 포인트

설탕	시럽
×	○

❶ 조릿대의 새순이나 죽순을 채취해 껍질을 벗겨내고 적당한 크기로 잘라 용기나 항아리에 넣는다.

❷ 시럽을 40%까지 부어 100일 이상 발효시킨다.

❸ 건더기는 건져내지 않고 그늘이나 20℃ 내외의 냉장고에 보관한다.

효소요법 엑기스발효액이나 효소원액을 음용할 때는 한 숟가락 정도를 침으로 녹여 먹는다. 화병, 당뇨병, 암, 이뇨 등에 응용한다.

민간요법 봄에 조릿대의 새순을 채취해 그늘에 말려서 차관이나 주전자에 넣고 끓인 뒤 꿀을 타서 차로 먹는다.

22.
춘곤증에 좋은 효소 3가지

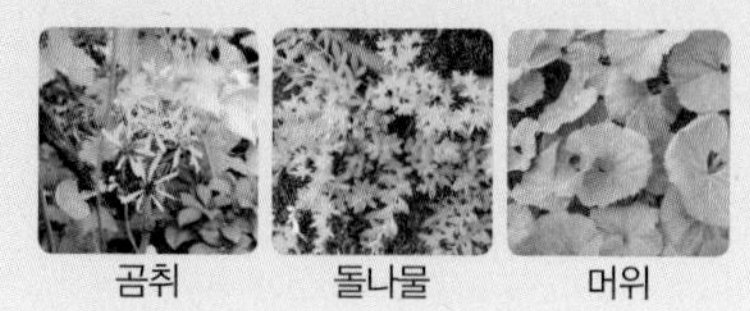

들나물, 산나물이 보약

들나물, 산나물은 건강의 보고!

삼월삼일제체당영단(三月三日薺菜當靈丹),

음력 삼월삼짇날 먹는 냉이는 만병을 통치하는 영약!

냉이 한 뿌리를 뜨거운 물에 우려내 마신다.

어린 새싹 머위를 쌈으로 먹는다.

곰취를 깻잎처럼 장아찌로 먹는다.

봄이 되면 병든 닭처럼 꾸벅꾸벅 졸고 온몸이 나른해지는 병이 아닌 병이 춘곤증이다. 사람마다 차이는 있지만 일시적 현상으로 계절병이다. 어떻게 하면 춘곤증을 이길 수 있을까? 사람에게 필요한 거의 모든 영양소와 생명력을 지닌 채소, 들나물, 산나물, 산야초 등은 봄에 몸이 나른하고 피곤할 때 찾아오는 춘곤증에 그만이다.

봄에 만물이 생동하듯이 사람도 기온이 올라감에 따라 인체의 신진대사가 왕성해지면서 영양소와 미네랄 등 필요량이 증가한다. 사람은 겨울에도 비닐하우스에서 싱싱한 채소를 재배해 건강을 유지하지만 동물은 풀이 없으므로 봄철에 산나물의 새싹을 뜯어 먹으며 생명을 유지한다.

살아 있는 생명체는 자연의 순리에 순응해야 생명을 유지할 수 있다. 겨울에 땅도 휴면에 들어가듯이 사람도 겨울에는 신진대사가 원활하지 않다가 봄이 되면 우주의 기운과 맞물려 오장육부가 활발해진다. 인체의 장기가 활발한 만큼 몸 안에 피로물질이 쌓이고 필요한 영양소나 미네랄이 부족해 춘곤증이 생긴다.

한겨울 눈보라 속에서도 살아남는 생명력이 강한 토종 선인장인 천년초, 겨울에 꽃을 피우는 관동초, 냉이를 비롯한 들나물, 산나물 등은 나물이나 효소로 먹으면 영양소가 풍부해 춘곤증 퇴치에 그만이다.

엄동설한에도 얼어 죽지 않는 풀을 겨울을 깔보는 풀이라고 하여 능동초(凌冬草)라고 한다. 냉이는 얼어붙은 땅에 뿌리를 내리고 잎이 불그죽죽하게 움츠린 상태로 겨울을 난다. 우리가 먹는 천연약물은 식물에서 80% 이상 추출하고 있다. 산야초 효소에는 식물의 고유한 약성(藥性)과 인체에 필요한 각종 미네랄이 고스란히 담겨 있다.

약(藥)자는 풀[草]과 즐거울 락(樂)으로 만들어진 글자로 '즐거움을 주는 풀'이라는 깊은 뜻이 담겨 있듯, 우리 땅에서 자라는 약초나 산야초를 제대로 먹었을 때 건강할 수 있다. 봄나물인 냉이, 달래, 쑥, 민들레, 머위 등에 들어 있는 약성을 먹고자 할 때는 신선한 상태에서 쌈으로 먹거나 끓는 물에 살짝 데쳐 나물로 먹거나 된장을 풀어 국을 끓여서 먹는다.

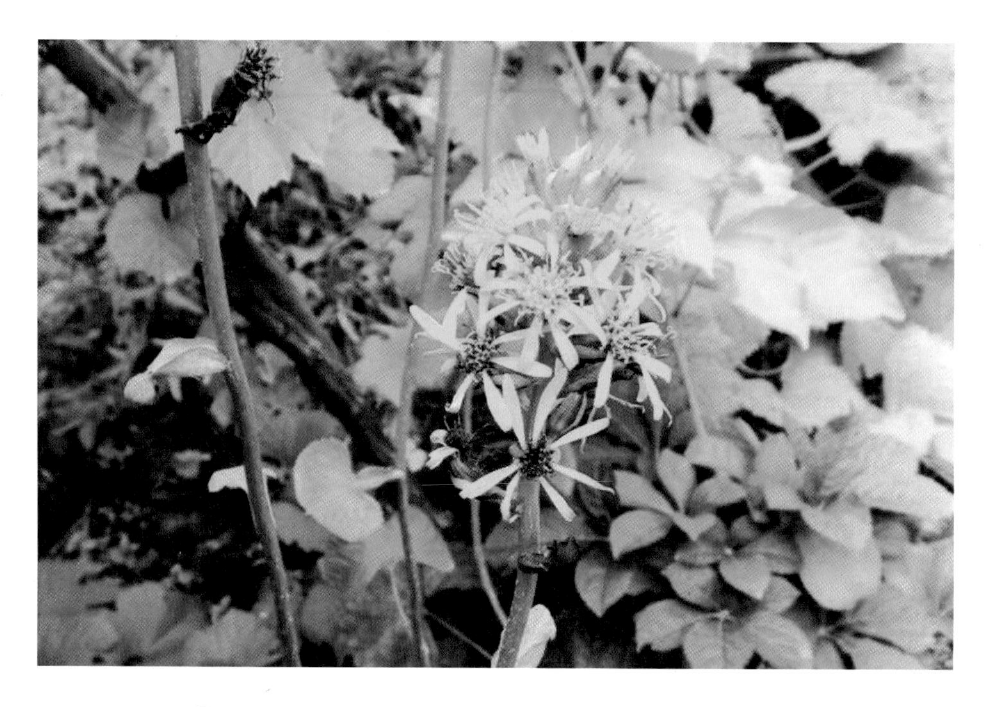

곰취

학명 : *Ligularia fischeri*

한약명 : 호로칠(葫蘆七)

꽃말 : 영원한 사랑

다른 이름 : 곤달비, 산자원, 마제엽, 웅채

분류 : 국화과의 여러해살이풀

키 : 50~100cm

꽃 : 7~9월(노란색)

채취 : 여름

이용 : 잎

분포지 : 전국 깊은 산이나 밭

효능 : 고혈압, 천식, 면역력 강화, 암, 폐질환, 관절염

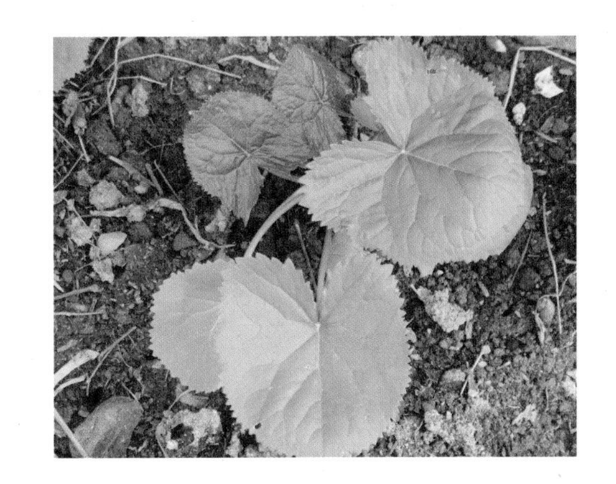

곰취는 우리나라 산과 들의 습기 있는 곳에서 자라는데, 향이 좋아 산나물의 제왕이라는 애칭이 있다. 몸에 좋은 각종 항산화, 비타민, 미네랄 등의 성분이 하우스에서 자란 것보다 야생에서 자란 것에 훨씬 많이 함유되어 있다.

곰취는 독성이 없어 약용보다는 식용으로 가치가 높다. 곰취 뿌리는 폐를 다스리는 데 쓴다. 해수, 천식, 폐결핵으로 인한 각혈과 거담에 응용한다.

‖ 채취 부위 잎, 뿌리

‖ 약리작용 항암, 항산화, 진통, 항염, 지혈

‖ 약초 만들기 봄에 잎과 줄기를 채취해 그늘에 말려서 쓴다.

‖ 식용
❶ 봄에 잎을 뜯어 쌈으로 먹거나 끓는 물에 살짝 데쳐 나물로 먹는다.
❷ 된장국에 넣어 먹거나 전을 만들어 먹는다.

‖ 곰취장아찌 만들기
❶ 봄에 잎을 뜯어 물로 씻은 뒤 깻잎처럼 간장에 재어 만든다.
❷ 봄에 잎을 뜯어 여러 장을 묶은 뒤 항아리 안에 두었다가 꺼낸 다음 삶아서 양념을 배합해 장아찌를 만든다.

‖ 효소 만들기 포인트

설탕	시럽
×	○

❶ 봄에 전초를 뜯어 물에 씻어서 물기를 뺀 다음 용기나 항아리에 넣는다.

❷ 시럽을 30%까지 부어 100일 이상 발효시킨다.

❸ 건더기는 건져내고 용기에 담아 그늘이나 20℃ 내외의 냉장고에 보관한다.

효소요법 엑기스발효액이나 효소원액을 음용할 때는 한 숟가락 정도를 침으로 녹여 먹는다.

고혈압, 천식, 면역력 강화, 암, 폐질환, 관절염 등에 응용한다.

민간요법 어깨결림이나 통증에 곰취의 잎을 살짝 데워서 환부에 붙인다.

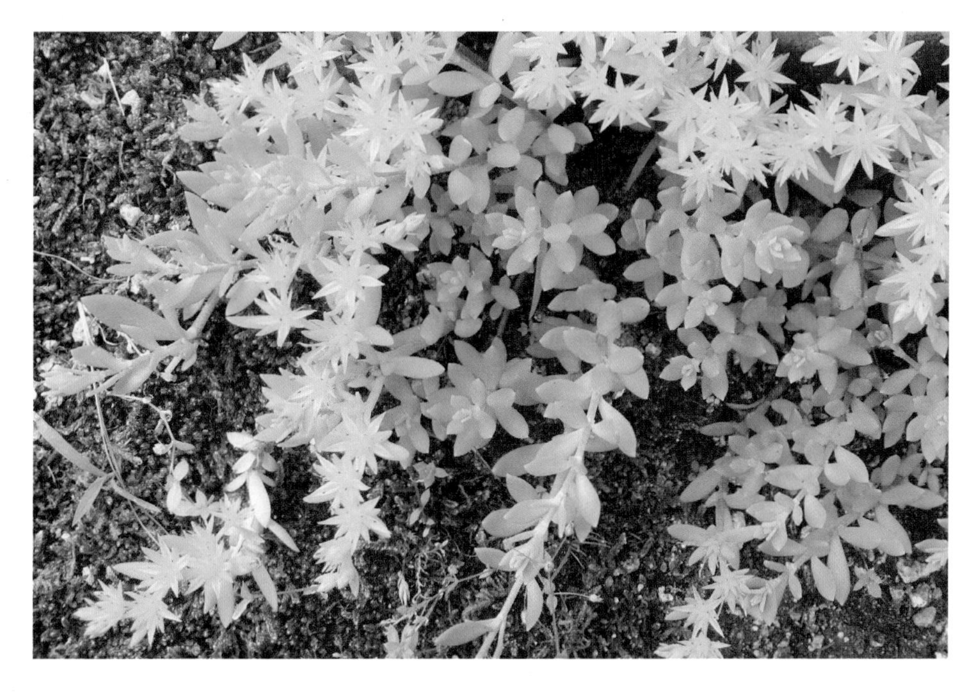

돌나물

학명 : *Sedum sarmentosum*

한약명 : 석지초(石指草)

꽃말 : 우정, 포옹

다른 이름 : 석상채, 불갑초, 석련화, 돗나물

분류 : 돌나물과의 여러해살이풀

키 : 옆으로 10~15cm

꽃 : 5~6월(노란색)

채취 : 4월(꽃이 피기 전)

이용 : 전초

분포지 : 산과 들의 약간 습기가 있는 바위틈이나 바위

효능 : 간염, 편도선염, 대하증, 고혈압, 화상, 해독

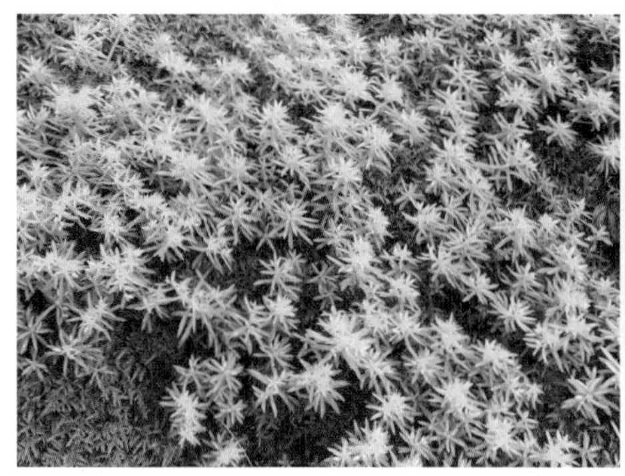
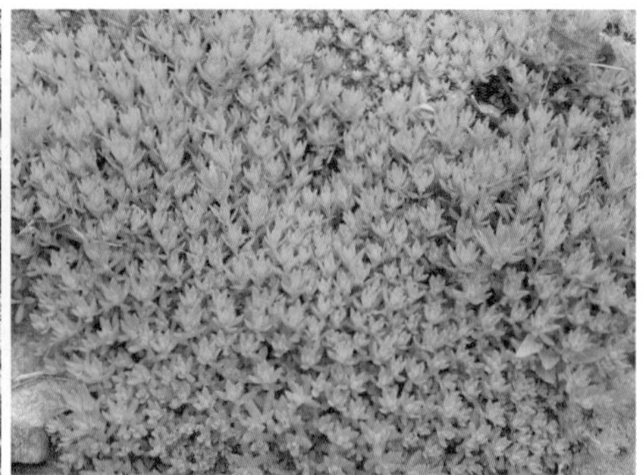

돌나물은 생명력이 강하고 척박한 땅에서도 잘 자란다. 주로 들이나 산기슭의 바위나 돌 위에서 자생한다 하여 '돌나물' 또는 '석상채'라는 애칭이 있다.

돌나물은 새콤한 신맛이 있어 식욕을 촉진해주고 각종 영양소가 풍부하다. 섬유질이 적고 비타민 C와 인산이 풍부하여 간질환인 간염이나 간경화에 좋다.

약초지식을 기록한 책에서는 "간염과 대하증에는 돌나물 줄기와 잎을 짓찧어 즙을 내서 먹으면 효과를 본다"라고 하였다.

‖ 채취 부위 전초

‖ 약리작용 소염, 진통, 혈당 강하

‖ 약초 만들기 봄에 전초를 채취해 그늘에 말려서 쓴다.

‖ 식용
❶ 봄에 꽃이 피기 전 전초를 뜯어 생으로 먹거나 양념에 무쳐서 먹는다.
❷ 김치를 담가 먹는다.

‖ 효소 만들기 포인트

설탕	시럽
○	×

❶ 봄에 꽃이 피기 전 전초를 뜯어 물에 씻어서 물기를 뺀 다음 용기나 항아리에 넣는다.

❷ 설탕을 70%까지 넣어 100일 이상 발효시킨다.

❸ 건더기는 건져내고 용기에 담아 그늘이나 20℃ 내외의 냉장고에 보관한다.

효소요법 엑기스발효액이나 효소원액을 음용할 때는 한 숟가락 정도를 침으로 녹여 먹는다. 간염, 편도선염, 대하증, 고혈압, 화상, 해독 등에 응용한다.

민간요법 화상에는 잎을 짓찧어 즙을 환부에 바르고 독충에 물렸을 때는 짓찧어 환부에 붙인다.

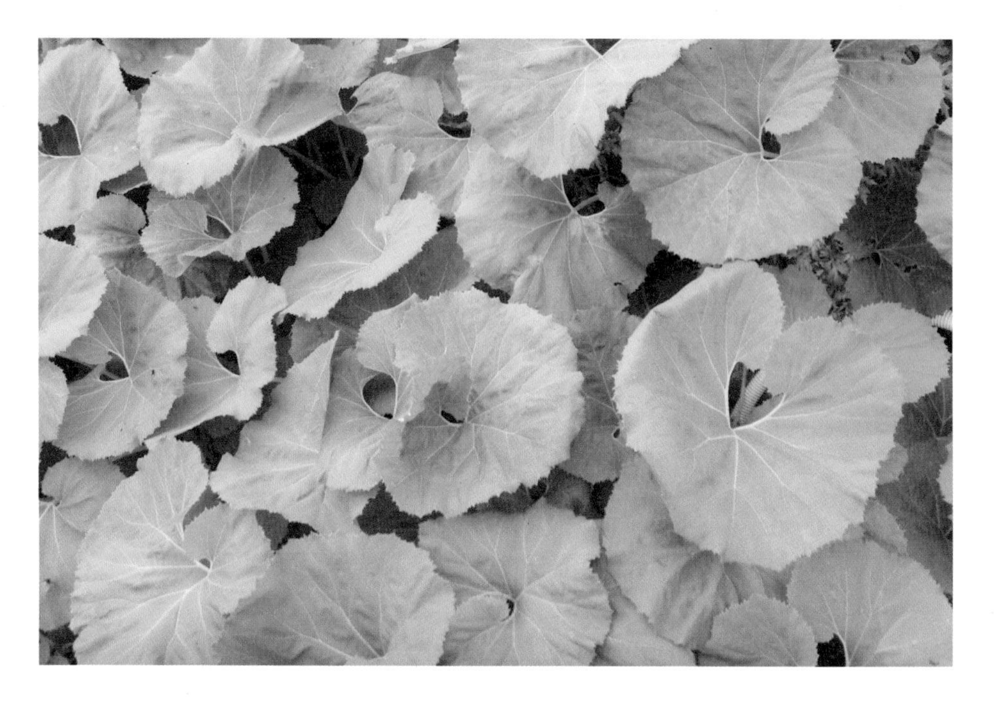

머위

학명 : *Petasites japonicus*

한약명 : 봉두채(蜂斗菜)

꽃말 : 행복

다른 이름 : 사두초, 머구, 머우, 관동화

분류 : 국화과의 여러해살이풀

키 : 10~50cm

꽃 : 4월(흰색)

채취 : 3월(어린잎), 6월(넓은 잎, 줄기)

이용 : 꽃, 전초

분포지 : 제주도, 울릉도, 중부 이남의 낮은 논둑

효능 : 암종, 당뇨병, 간염, 편도선염, 기관지염, 거담, 해독

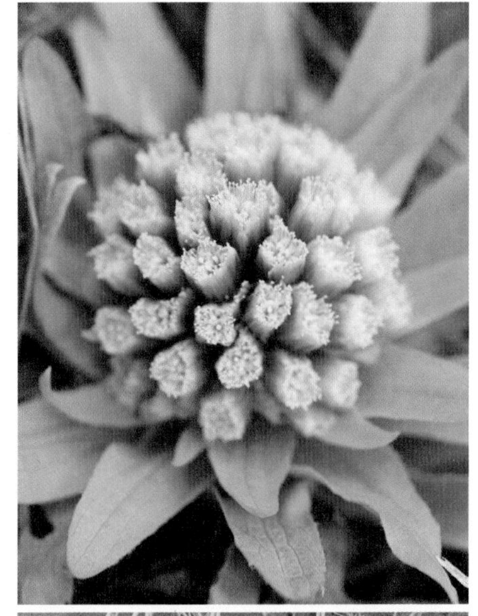
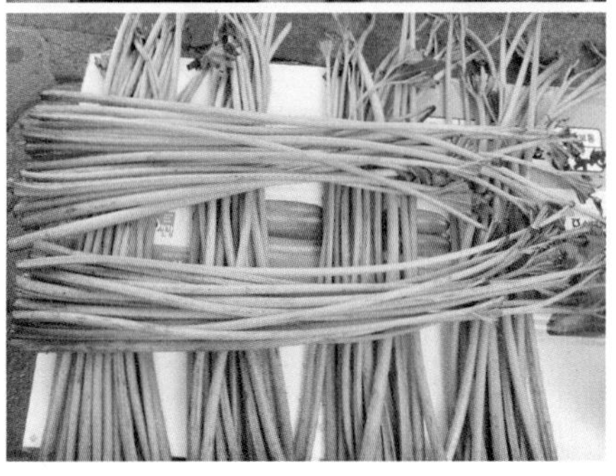

머위는 겨우내 기운을 저장하고 있다가 봄의 생기를 식탁에서 가장 먼저 알리는 우리 토종 산나물이다. 눈 속에서도 피어난다 하여 '관동화(款冬花)'라는 애칭이 있다.

이시진이 쓴 《본초강목》에 "머위는 성질은 따뜻하고 맛은 달며 독이 없어 폐에 좋고 담을 삭이며 기침을 멎게 한다"라고 기록되어 있는 것에서 보듯이 기침을 자주 하거나 기관지가 좋지 않은 사람이 먹으면 좋다.

머위는 독성이 없고 식용, 약용으로 가치가 높다. 머위의 말린 꽃봉오리를 한방에서는 '봉두채'라고 한다. 알칼리성 산나물로 무기염류, 칼슘, 인, 아스코르브산 등이 함유되어 있다. 최근 유럽산 머위가 항암치료약으로 개발되면서 암환자에게 희망을 주고 있다.

‖ 채취 부위 꽃, 전초, 머위대

‖ 약리작용 항암, 혈당 강하

‖ 약초 만들기 꽃이 피기 전 꽃대를 말려서 쓰거나 뿌리줄기를 채취해 말려서 쓴다.

‖ 머위주 만들기 6월에 뿌리를 캐서 물에 씻어 물기를 뺀 다음 용기에 넣고 술을 부어 밀봉하였다가 3개월 후 먹는다.

‖ 식용
❶ 봄에 부드러운 잎을 뜯어 쌈으로 먹는다.
❷ 6월에 머위 잎자루를 통째로 꺾어 껍질을 벗긴 후 잘게 썰어서 양념장에 재어 반찬으로 먹는다.

‖ 효소 만들기 포인트

설탕	시럽
×	○

❶ 봄에 손바닥보다 작은 어린잎을 따서 물에 씻어 물기를 뺀 다음 용기나 항아리에 넣는다.

❷ 시럽을 30%까지 부어 100일 이상 발효시킨다.

❸ 건더기는 건져내고 용기에 담아 그늘이나 20℃ 내외의 냉장고에 보관한다.

효소요법 엑기스발효액이나 효소원액을 음용할 때는 한 숟가락 정도를 침으로 녹여 먹는다. 암종, 당뇨병, 간염, 편도선염, 기관지염, 거담, 해독 등에 응용한다.

민간요법 생선 중독에는 잎을 짓찧어 즙을 마시고 열이 날 때는 뿌리를 달여 먹는다. 꽃대를 꺾어 그늘에 말려서 물에 달인 뒤 차로 마신다.

23.
각종 질병을 예방하고 치료하는 효소 1가지

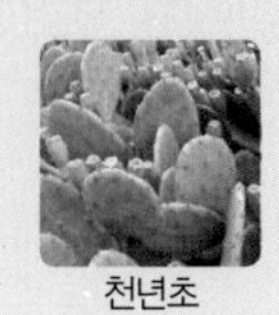
천년초

운명과 수명결정설, 바꿀 수 있다

하루 동안 화학물질 200종에 노출된 우리 몸
조용히 병들고 있다는 것을 알고 있는가?
생활 주변 온갖 곳에 있는 화학물질!
우리가 모르는 사이 신체에 영향을 주고 있다.
건강의 열쇠는 갖고 싶은가?
지금부터 효소에 귀를 쫑긋 세우고
매일같이 효소를 음용하면 된다.

전 세계적으로 10만여 종의 화학물질이 사용되고 있다. 최근 가습기 살균제나 항균탈취제 같은 생활용품의 화학적 · 인공적으로 만들어진 화학물질이 인체에 유해하다는 사실이 밝혀져 충격적이다.

유럽에서는 안전성이 검증되지 않았다며 판매되지 않는 살균제가 우리나라에선 버젓이 팔려 환경보건시민단체가 발표한 피해자 수는 2016년 4월 24일 현재 사망자 228명을 포함해 폐질환에 국한된 환자만 1,528명에 달한다. 2010년에 가습기 화학살균제를 사용한 사람의 숫자가 1,000만 명 이상임을 감안할 때 잠재적 피해자는 227만 명에 달할 수 있다고 본다.

해마다 중국으로부터 날아온 미세먼지나 황사에 대처하지도 못하는 무방비 상태에서 일상생활 주변에 온갖 화학물질이 주로 피부, 코, 입을 통해 몸속으로 들어와 종류에 따라 각종 질병을 유발한다.

우리 몸속에 들어온 유해물질을 해독하는 방법은 자연과 효소뿐이다. 유해한 화학물질은 내분계는 물론 생식계, 호흡기계, 신경계 등에 수많은 문제를 일으킨다. 지금부터라도 잘못된 생활습관과 식습관을 바꾸는 효소가 풍부한 채소 중심으로 골고루 먹고, 소식을 하며, 늦은 밤에는 음식을 먹지 않고 규칙적으로 먹는 것이 중요하다.

우리 몸에서 피는 생명의 결정체다. 핏속의 적혈구가 몸속 구석구석에 산소를 공급하고, 백혈구는 침입자를 막으며 생명을 유지하도록 돕는다. 피는 우리 몸의 상태를 그대로 보여주는 건강의 지표다.

나의 현재 건강 상태는 내가 지금까지 먹었던 식습관의 결과다. 지금부터라도 몸에서 혈관의 피를 정화해주는 채소, 발효식품, 효소 등을 꾸준히 먹어야 건강을 유지할 수 있다.

우리 환경에서 오염이 안 된 공기, 맑은 물, 미네랄과 효소가 풍부한 산나물과 채소를 먹기란 쉽지 않다. 평소에 이유 없이 몸이 나른하고 쉽게 피로하면 체내에 효소가 부족하기 때문이다. 효소는 영양학을 넘어 망가진 몸을 회복하는 지름길이다.

왜 효소인가? 바이러스나 세균은 현미경으로 확대해서 볼 수 있지만, 효소는 1억 분의 1mm밖에 안 되는 단백질 알갱이로, 효소 1mL에는 수백만에서 수억 마리의 미생물인 효모와 유산균이 있다. 지금까지 밝혀진 효소는 우리가 먹는 음식을 분해하여 소화를 촉진하고 흡수하여 배출하는 작용을 한 그 외에 효소는 체내 환경을 정비하고 혈액을 약알칼리성으로 만들며 이물질을 제거하고 장내 세균의 균형을 유지해준다. 세포 내외의 환경을 정화하고 혈액으로부터 영양소를 세포로 흡수하도록 촉진하며 장내 환경을 깨끗하게 유지해주는 작용을 한다.

필자는 육식을 전혀 하지 않는 채식주의자다. 누가 뭐라고 해도 건강에 도움을 주는 피를 맑게 하는 음식만 먹는다. 상대가 민망할 정도로 거절한 적이 한두 번이 아니다. 각종 효소를 매일 음용하기 때문에 환갑인데도 얼굴에 주름이나 기미가 없고, 탄력이 있고 윤기가 난다.

미국의 하우엘(Edward Howell) 박사에 따르면 사람은 일생 중 몸이 생산하는 효소량이 한정되어 있고 체내 효소를 다 써버리면 그만큼 수명이 짧아진다고 주장했다. 사람은 일정량의 효소를 가지고 태어나 나이가 들수록 효소가 줄어들고 체내의 효소가 고갈되기 때문에 각종 병에 노출되기 시작한다.

효소는 음식물의 소화흡수와 배출, 세포 형성, 유해한 독성 물질 해독, 지방분해 외에 수천 가지가 넘게 직간접적으로 관여하기 때문에 건강의 비밀을 푸는 열쇠는 효소에 있다고 해도 지나친 말이 아니다.

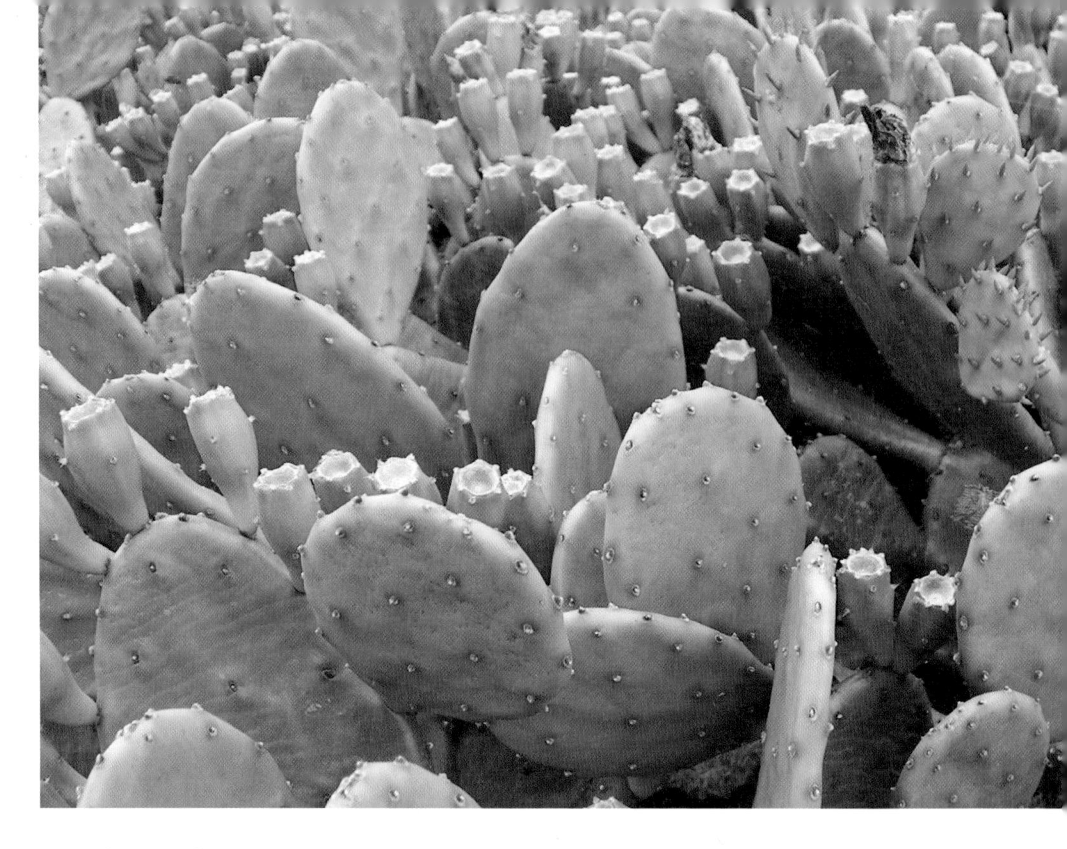

천년초

학명 : *Opuntia humifusa X*

한약명 : 천년초(千年草)

꽃말 : 장생불사

다른 이름 : 태삼, 불로초, 손바닥 선인장

분류 : 선인장과의 여러해살이풀

키 : 30cm

꽃 : 6월(노란색)

채취 : 7월

이용 : 잎, 줄기, 뿌리

분포지 : 전국의 산기슭이나 밭, 제주도

효능 : 암종, 비염, 변비, 천식, 아토피, 고혈압, 당뇨병, 동맥경화, 골다공증

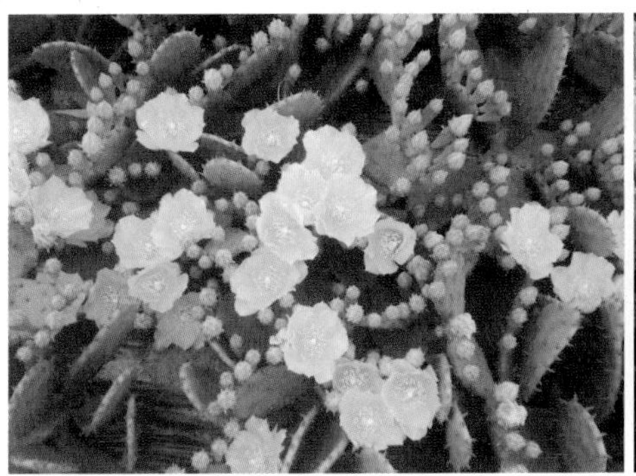

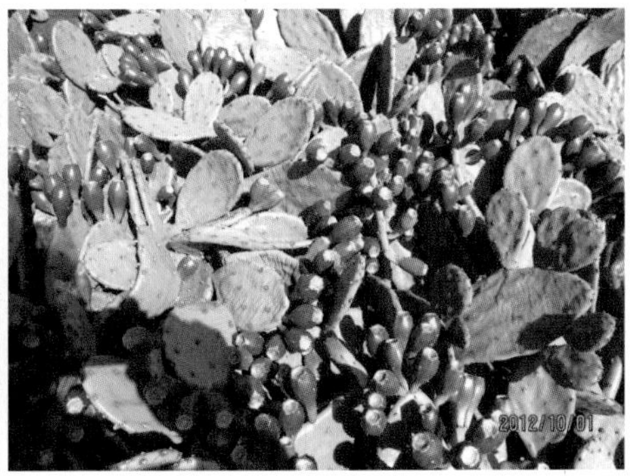

천연초는 40℃가 넘는 뜨거운 여름철에도, 영하 20℃의 한겨울 눈보라 속에서도 살아남는 생명력이 강한 토종 손바닥선인장이다.

우리 조상은 나이를 알 수 없어 '불로초', 뿌리에서 인삼 냄새가 난다고 하여 '태삼(太蔘)', 제주도에서는 손바닥 모양을 닮았다 하여 열대성 귀화선인장인 백년초와 구분 없이 손바닥선인장으로 부른다.

자기방어물질인 플라보노이드가 다른 식물에는 0.1~0.2% 들어 있지만 천년초에는 5%나 들어 있다. 인삼에 많이 들어 있는 사포닌, 식이섬유 함량이 높고 칼슘 등이 풍부하다.

천년초는 잔가시가 있지만 독성이 없어 식용, 약용으로 가치가 높다. 나쁜 콜레스테롤이나 중성지방의 축적을 억제하고 피를 맑게 해준다. 항산화제와 칼슘, 칼륨, 마그네슘, 철분, 아미노산, 비타민 C, 무기질 등 미네랄이 풍부하다.

‖ **채취 부위** 잎, 줄기, 뿌리

‖ **약리작용** 항암, 항산화, 항염, 항균, 혈당 강하

‖ **약초 만들기** 꽃이 피기 전 잎과 줄기, 뿌리를 통째로 채취해 햇볕에 말려서

쓴다.

‖ 천년초주 만들기 천년초를 통째로 채취해 가시를 제거하지 않고 물에 씻어 물기를 뺀 다음 용기에 넣고 술을 부어 밀봉했다가 3개월 후 먹는다.

‖ 식용 ❶ 천년초가루나 달인 육수를 음식에 넣어 먹는다.

❷ 냉면, 만두, 국수에 넣어 먹는다.

‖ 효소 만들기 포인트

설탕	시럽
×	○

❶ 천년초를 통째로 채취해 물에 씻어 마르기 전에 적당한 크기로 잘라 용기나 항아리에 넣는다.

❷ 시럽을 70%까지 부어 100일 이상 발효시킨다.

❸ 건더기는 건져내지 않고 그늘이나 20℃ 내외의 냉장고에 보관한다.

효소요법 엑기스발효액이나 효소원액을 음용할 때는 한 숟가락 정도를 침으로 녹여 먹는다. 암종, 비염, 변비, 천식, 아토피, 고혈압, 당뇨병, 동맥경화, 골다공증 등에 응용한다.

민간요법 무좀, 습진, 가려움증, 베었을 때는 천년초를 짓찧어 즙을 환부에 바른다. 천년초를 말려 가루 내어 환으로 만든 다음 식후에 30~40알 먹는다.

집 안에서 흔히 접하는 화학물질

구분	대표 화학물질	유해성	비고
안방	화장품(파라벤)	정자, 유방암	
	좀약(나프탈렌)	어지럼증, 무기력, 질식	
	드라이클리닝한 옷(퍼클로에틸렌)	비뇨기계, 암	
욕실 · 주방	치약(트리클로산)	내분비계, 근육	
	샴푸 및 린스(디에탄올아민)	태아 성장 방해	
	표백제(치아염소산나트륨)	화상, 손발톱박리증	
	주방세제(알킬페놀류)	내분비계	
아이 방	장난감(프탈레이드)	정자 DNA 손상	
	모기 기피제(디에칠롤루아미드)	구토, 경련, 어지럼증	
	물티슈(폴리에틸렌글리콜)	피부발진, 구역, 구토	

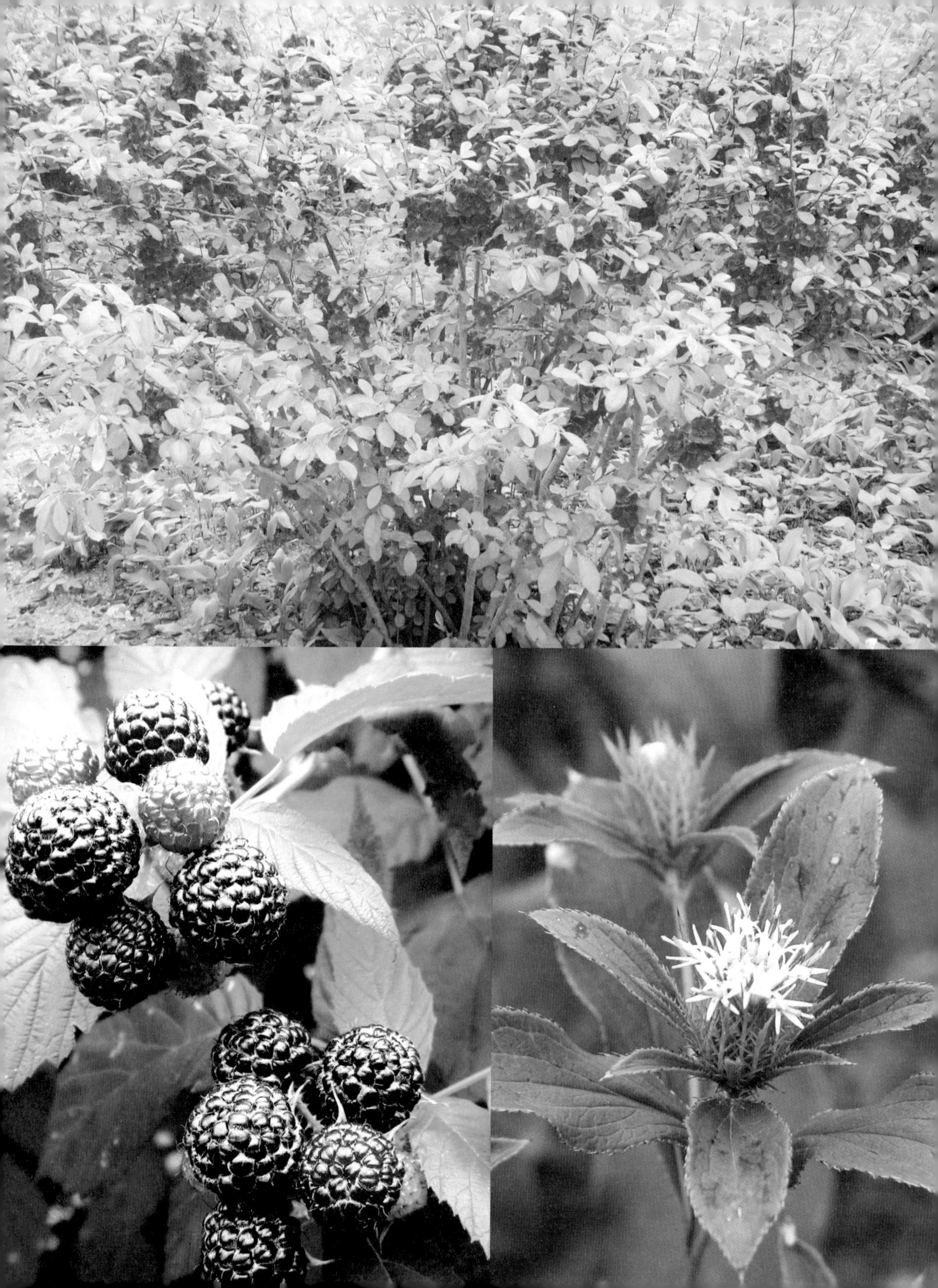

5장

100세 비밀을 푸는 열쇠, 효소에 있다

1.
면역과 노화에 좋은 효소 3가지

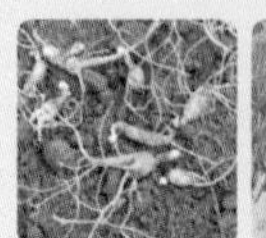
산삼

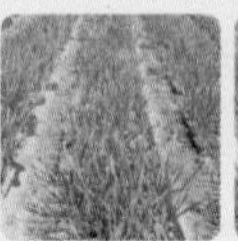
마늘

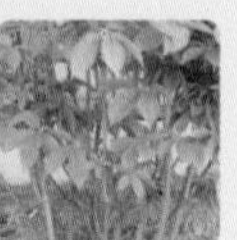
가시오가피

질병을 막는 방패

100세 건강의 열쇠는 면역력에 있다.

면역력이 떨어지는 순간 병이 자리를 잡는다.

내 안의 자연치유력, 강한 면역을 유지하라!

내 몸의 면역체계 붕괴 원인은 식습관 때문이다.

우리 산야 지천에는 면역력을 강화해주는 약초가 많다.

병은 치료보다는 예방이 으뜸이다.

면역은 자기(自己)와 비자기(非自己)의 싸움이다. 우리 몸은 자연치유력을 가지고 있고, 본능적으로 외부로부터 몸을 보호하는 면역 시스템도 가지고 있다. 질병은 면역 시스템의 균형이 깨지는 순간 시작된다. 정상적인 면역 시스템은 '나'와 다른 '외부 물질'을 찾아내 공격하는 게 정상이다. 하지만 면역체계가 무너지면 혈관이 통하는 모든 곳에 염증을 일으키고 피부, 뼈, 관절, 장기 등을 공격해 사망에 이르게 된다.

면역력은 나이, 성별, 기온에 따라 달라지기도 하지만 생활방식과 식습관에 따라 다르게 나타난다.

우리 몸의 면역체계에서 중요한 역할을 하는 세포인 백혈구는 방어기능의 최전선에서 중심 역할을 한다. 림프구는 NK세포, B세포, T세포 등에서 항체를 만들고 적을 잡아먹거나 독소를 분비해 항원을 공격하며 암세포 등을 공격한다. 나이가 들면 면역력이 떨어져 각종 병에 노출되기 쉬우므로 면역력을 키우는 게 중요하다. 암으로부터 몸을 보호해주는 주역은 면역이다. 결국 최고의 암 치료약은 최첨단 항암제가 아니라 내 몸속의 면역세포다. 우리 몸의 면역체계에서는 수천 개에 이르는 비정상적 암세포를 인식해 항체를 만들어 제거한다.

면역력이 강한 사람은 병에 걸리지 않는다. 건강한 사람의 몸에도 암세포가 있지만 암으로 발병하지는 않는 이유는 몸의 면역체계에서 수천 개에 이르는 비정상적 암세포를 인식해 항체를 만들어내기 때문이다. '마크로파지'라고 해서 면역세포가 우리 몸속에서 암세포가 암으로 발병하지 않도록 암세포를 제거하기에 가능하다.

마늘에는 '피로해소 비타민'이라고 불리는 비타민 B군이 풍부하다. 비타민 B군은 탄수화물, 단백질, 지방 3대 영양소를 에너지로 전환하는 데 꼭 필요한 영양소로, 부족하면 에너지 생성이 잘 안 돼 먹어도 힘이 없다. 또한 간에서 콜레스테롤이 만들어지는 것을 막고 다른 음식을 통해 몸에 들어온 콜레스테롤을 배출해준다. 마늘에 함유돼 있는 알리신은 몸속 비타민 B_6와 결합해 인슐린 분비를 늘려준다.

면역을 강화해주는 생마늘을 먹을 때는 하루에 1~3조각이 적당하고, 간장에 재어 먹어도 좋다. 소화불량을 유발한다면 효소에 찬물을 타서 음용하고, 항응고제를 사용 중이거나 임신 중 또는 수유 중에는 마늘은 먹어서는 안 된다.

신체의 방어기전인 항산화효소는 나이가 들어감에 따라 감소하므로 노화현상이 가속화되고 면역력이 떨어지면 질병에 걸릴 확률은 높아진다. 다행히 우리의 신체는 활성산소에 의한 손상을 줄이기 위해 스스로 항산화제를 가지고 있지만, 꾸지뽕에는 강력한 항산화제인 비타민 C를 비롯해 비타민 A · B_1 · B_2가 일반 뽕잎이나 녹차보다도 많이 함유되어 있다.

면역력을 올리는 방법은 세상에 수도 없이 많다. 좋은 식습관에 적당한 휴식과 수면을 취하고 적당히 운동하며 스트레스를 줄이면 된다.

우리 산야에는 지천에 질병과 면역에 좋은 약초가 많다. 내 몸의 면역력을 깨우는 약초는 산삼류를 비롯해서 수없이 많다. 무너진 면역체계는 세상에서 단 하나뿐인 생명과 건강을 위협하므로 면역력에 가장 큰 영향을 미치는 생활습관부터 바꾸어야 한다. 건강의 열쇠인 면역력을 높이는 최상의 방법은 건강한 생활을 유지하면서 과식을 피하고 표준체중과 정상혈압을 유지하며 영양과 미네랄이 풍부한 채소와 과일, 면역에 좋은 꾸지뽕, 인삼, 마늘, 하수오, 산양산삼, 가시오갈피 등 약초를 섭취하는 것이다.

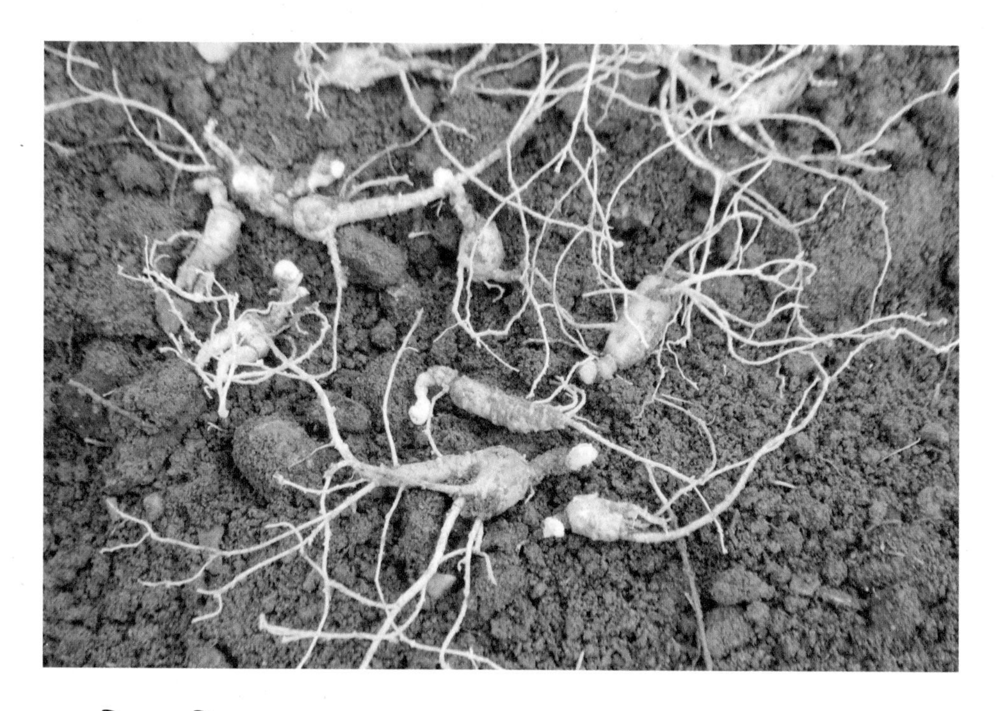

산삼

학명 : *Panax ginseng*

한약명 : 산양산삼(山養山蔘)

꽃말 : 영원함

다른 이름 : 천종, 지종, 인종, 산양삼

분류 : 두릅나뭇과의 여러해살이풀

키 : 50~60cm

꽃 : 4월

채취 : 가을

이용 : 잎, 줄기, 열매, 뿌리

분포지 : 깊은 산속(반음지)

효능 : 암, 면역력 강화, 신체허약, 스태미나 강화

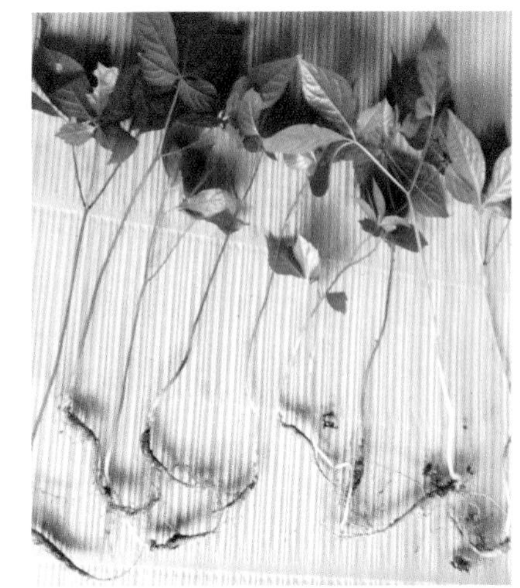

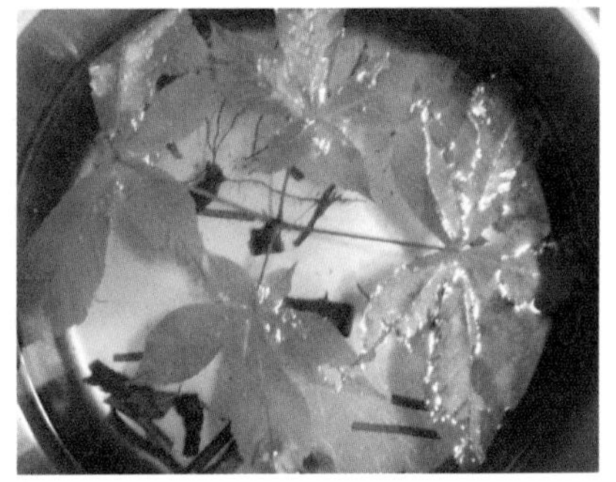

예부터 산삼은 신비성과 희귀성으로 신의 가호를 받았다 하여 죽은 사람도 살릴 수 있는 신비의 영약으로 알려져 있다.

최근 중국삼, 북한삼, 외국화기삼 등이 장뇌삼이나 산삼으로 둔갑하는 경우가 많아 2010년 산림청에서 '산양산삼'으로 명칭을 통일하였다.

산삼은 뿌리가 가늘고 굽어지며 길게 뻗어 잔털이 별로 없고 천혜의 자연 조건이 맞지 않거나 벌레나 동물이 살짝 스치기만 해도 생장점을 멈추고 일정기간 휴면한다. 인삼은 무게로 가격을 정하지만 산삼은 연수로 가격이 정해진다.

산양산삼은 독성이 없어 식용, 약용으로 가치가 높다. 한약처방전에서 산양산삼의 효능은 자연산삼 다음으로 높이 평가하고 있다. 산양산삼은 역사적 · 문화적은 물론 건강상으로도 매우 중요한 우리 민족의 유산이다. 산삼주, 산삼꿀, 산삼와인, 산삼효소 등이 개발되어 시판되고 있다.

‖ 채취 부위 잎, 열매, 줄기, 뿌리

‖ 약리작용 항암

‖ 약초 만들기 봄에 산양산삼을 잎, 줄기, 뿌리를 통째로 캐서 마르기 전에 약

초로 쓴다.

‖ 구분

산삼 : 산림에서 자생하는 두릅나뭇과 인삼

산양삼 : 산삼을 채취한 종자나 종묘를 무농약, 무시지, 자연채광으로 산림에서 채광한 것

산양생삼 : 말리지 않은 산양삼

산양건삼 : 산양생삼을 햇볕, 열풍 또는 기타 방법으로 익히지 아니하고 말린 것

산양홍삼 : 산양생삼을 증기 또는 기타 방법으로 쪄서 익혀 말린 것

산양삼류 : 규정된 산양삼의 모든 것

연근 : 산양삼이 출아하여 자란 햇수

‖ 산삼주 만들기

6년 이상 된 산양산삼 뿌리를 캐서 물로 씻어 물기를 뺀 다음 용기에 넣고 술을 부어 밀봉하였다가 3개월 후 먹는다.

‖ 식용

❶ 산양산삼을 먹을 때는 공복에 10분 이상 잎부터 뿌리까지 꼭꼭 씹어서 먹는다.

❷ 5년 미만인 뿌리를 삼계탕이나 백숙 등에 넣어 먹거나 꿀에 담가 정과로 먹는다.

‖ 금기

열이 많은 사람

‖ 효소 만들기 포인트

설탕	시럽
×	○

❶ 잎과 줄기와 뿌리를 통째로 캐서 흙을 제거한 후 용기나 항아리에 넣는다.

❷ 시럽을 70%까지 부어 100일 이상 발효시킨다.

❸ 건더기는 건져내지 않고 그늘이나 20℃ 내외의 냉장고에 보관한다.

효소요법 엑기스발효액이나 효소원액을 음용할 때는 한 숟가락 정도를 침으로 녹여 먹는다.

암, 면역력 강화, 신체허약, 스태미나 강화 등에 응용한다.

민간요법 잎이나 뿌리를 끓여 차로 마신다.

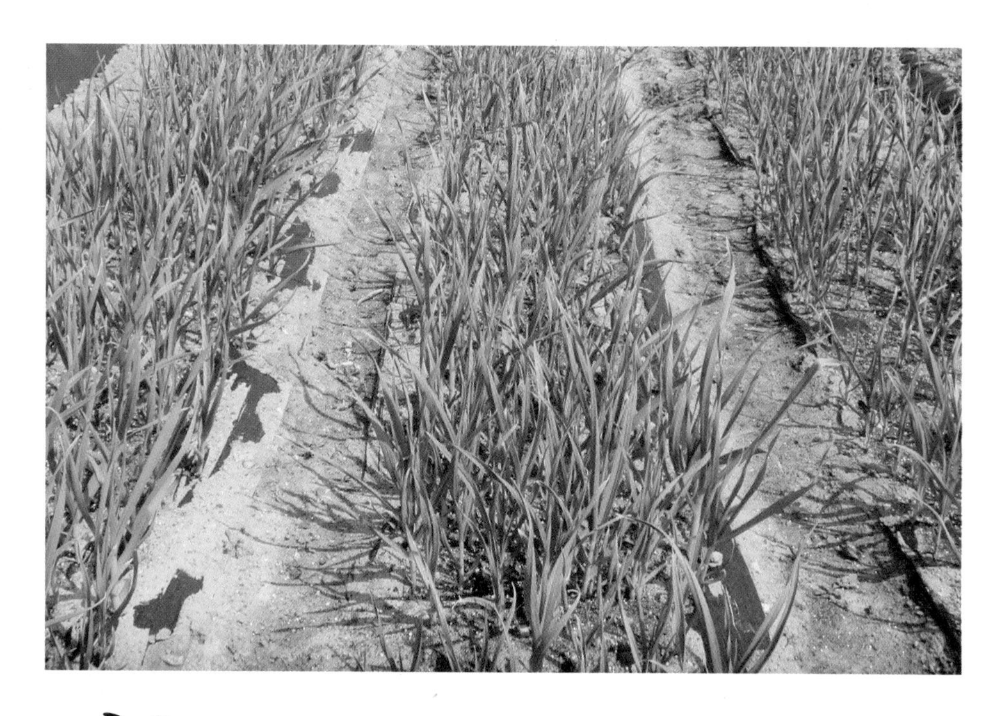

마늘

학명 : *Allium scorodorpasum var. viviparum Regel*

한약명 : 대산(大蒜)

꽃말 : 생명

다른 이름 : 호사, 산채, 산산, 야산

분류 : 백합과의 여러해살이풀

키 : 60cm

꽃 : 7월(연한 자주색)

채취 : 9월

이용 : 비늘줄기, 통마늘

분포지 : 전국의 논과 밭

효능 : 암, 면역력 강화, 스태미나 강화, 해독, 냉증, 구충

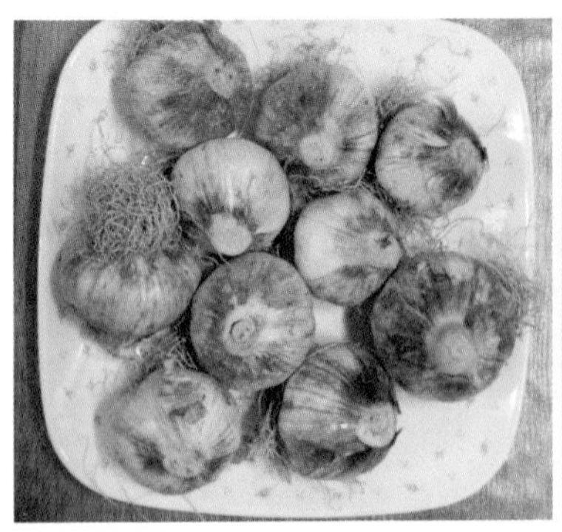
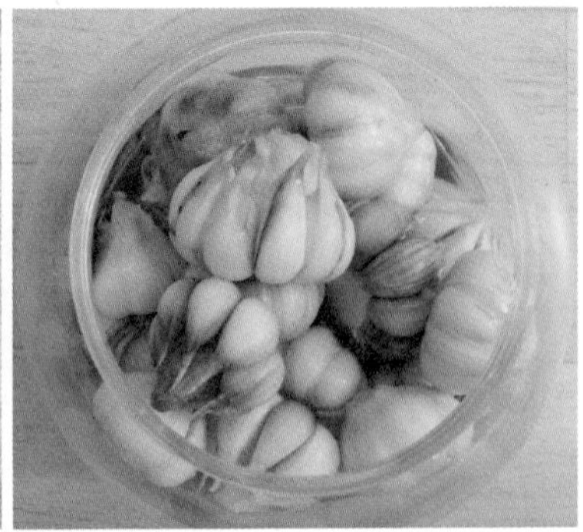

마늘을 치료에 사용한 역사는 5,000년이나 된다. 지난 30년간 1,000편 이상의 마늘 관련 연구논문이 발표되었고, 미국 암센터에서 권장하는 항암식품 1위에 올라 있다. 마늘에는 강력한 화합물인 '알리신(allicin)'과 혈전을 용해하는 '트롬복산'이 함유되어 있다. 마늘에 상처를 내어 냄새가 내면 알리신의 항균력은 페니실린의 100배에 이른다.

마늘은 독성이 없어 식용, 약용으로 가치가 높다. 《본초학(本草學)》에서 "마늘은 신맛이 있고 기가 따뜻하다. 또한 육곡(肉穀)을 소화시키고 해독, 산옹(散癰)한다"라고 했듯이, 최근 논문에 따르면 마늘은 변조된 생체기능을 회복해주고 몸을 따뜻하게 하여 말초혈관을 확장해주며 면역을 강하게 해준다.

마늘 추출액은 면역력을 강화해주고 암세포를 억제하는 효력이 있으며, 체외에서 배양한 암세포를 70~90% 억제할 정도로 효능이 좋은 것으로 알려져 있다.

∥ 채취 부위 비늘줄기, 통마늘

∥ 약리작용 항암, 항균, 강심, 면역 강화

∥ 약초 만들기 가을에 마늘줄기를 채취해 그늘에 말려서 쓴다.

‖ 마늘주 만들기 가을에 종자를 캐서 껍질을 벗겨 용기에 넣고 술을 부어 밀봉하였다가 3개월 후 먹는다.

‖ 식용 ❶ 마늘의 껍질을 벗겨내고 생으로 먹거나 양념으로 쓴다.

❷ 마늘줄기를 채취해 초고추장에 찍어 먹거나 간장에 재어 마늘종으로 먹는다. 끓는 물에 살짝 데쳐서 나물로 먹는다.

‖ 금기 마늘을 한꺼번에 너무 많이 섭취하면 위장장애를 일으킬 수 있고 시력이 약해지며 빈혈의 원인이 될 수 있다. 어린이는 먹지 않는다.

‖ 효소 만들기 포인트

설탕	시럽
×	○

❶ 껍질을 벗겨낸 마늘을 용기에 넣는다.

❷ 시럽을 70%까지 부어 햇볕이 들지 않은 서늘한 실내에서 100일 이상 발효시킨다.

❸ 건더기는 건져내지 않고 그늘이나 20℃ 내외의 냉장고에 보관한다.

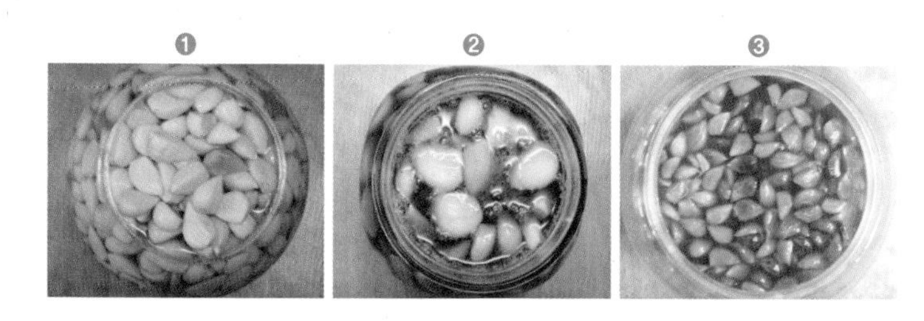

면역 · 노화

효소요법 엑기스발효액이나 효소원액을 음용할 때는 한 숟가락 정도를 침으로 녹여 먹는다. 암, 스태미나 강화, 해독, 냉증, 구충 등에 응용한다.

민간요법 상비약으로 쓴다. 탈모증에 마늘을 짓찧어 즙을 바르고 귓병에는 귀에 마늘을 끼워 넣으며 티눈에는 짓찧어 바른다.

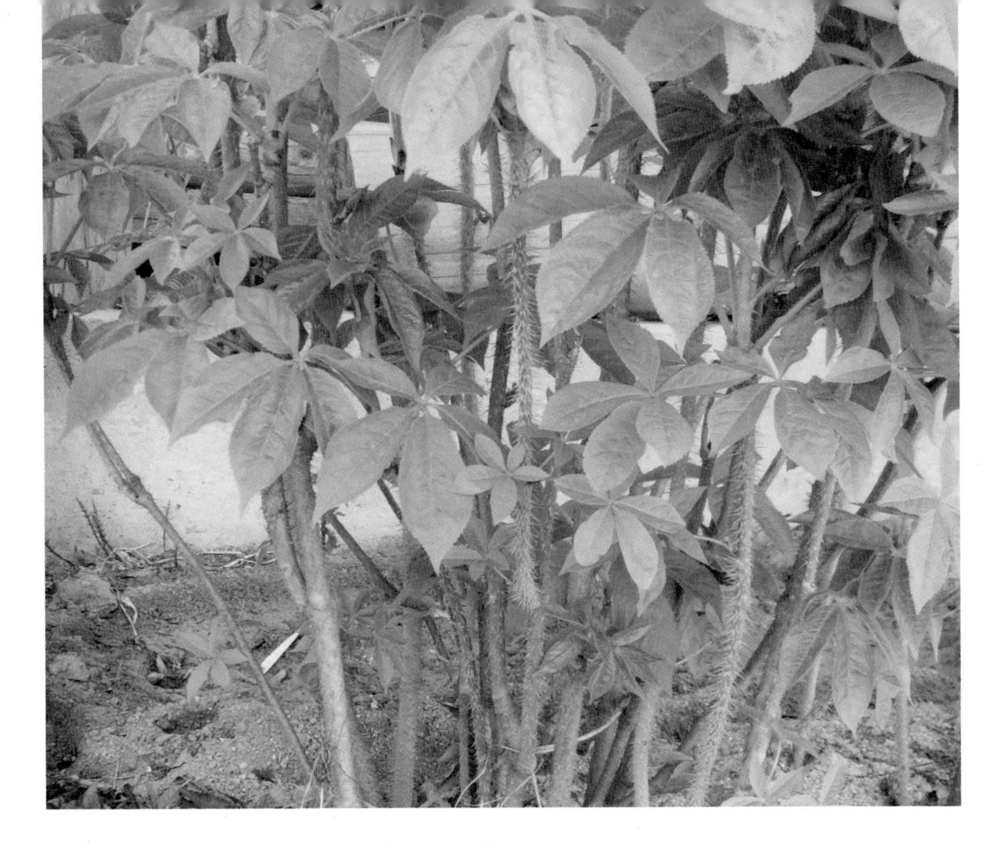

가시오가피

학명 : *Acanthopanax senticosus*

꽃말 : 우아

한약명 : 자오가(刺五加)

다른 이름 : 자오가근, 천삼

분류 : 두릅나뭇과의 갈잎떨기나무

키 : 2~3m

꽃 : 4월

채취 : 4월(새순), 10월(열매), 수시(가지와 뿌리)

이용 : 잎, 열매, 가지, 뿌리껍질

분포지 : 전국의 깊은 산(해발 500m 이상)

효능 : 암, 당뇨병, 면역력 강화, 근골 강화, 간장, 신장, 관절염, 요통

오가피(五加皮)의 학명은 아칸토파낙스(*Acanthopanax*)다. 만병을 치료하는 '가시나무'라는 뜻이다. 가시오가피는 해발 500m 이상에서 자라고 가지에 솜털 같은 가시가 많으며 잎 가장자리에 날카로운 톱니가 있다.

허준이 쓴 《동의보감》에서 오가피를 '삼(蔘)' 중에서도 으뜸인 천삼(天蔘)이라 하여 '하늘의 선약(仙藥)'이라고 하였고, 이시진이 쓴 《본초강목》에서 "한 줌의 오가피를 얻으니 한 수레의 황금을 얻는 것보다 낫다"라고 할 정도로 건강에 좋은 것으로 알려져 있다.

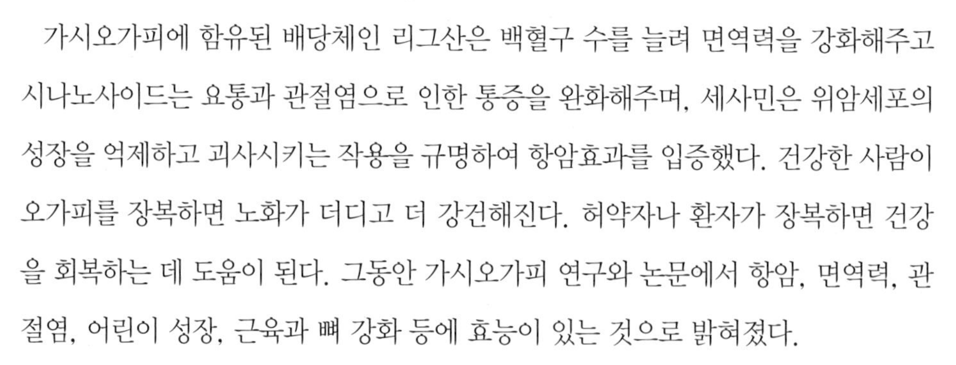

가시오가피에 함유된 배당체인 리그산은 백혈구 수를 늘려 면역력을 강화해주고 시나노사이드는 요통과 관절염으로 인한 통증을 완화해주며, 세사민은 위암세포의 성장을 억제하고 괴사시키는 작용을 규명하여 항암효과를 입증했다. 건강한 사람이 오가피를 장복하면 노화가 더디고 더 강건해진다. 허약자나 환자가 장복하면 건강을 회복하는 데 도움이 된다. 그동안 가시오가피 연구와 논문에서 항암, 면역력, 관절염, 어린이 성장, 근육과 뼈 강화 등에 효능이 있는 것으로 밝혀졌다.

‖ **채취 부위** 꽃, 잎, 줄기, 열매, 뿌리

‖ **약리작용** 항암, 혈당 강하, 성장 촉진, 신장 사구체 개선

‖ **약초 만들기** 봄에 전초, 가을에 성숙한 열매, 줄기와 뿌리는 수시로 캐서 적

당한 크기로 잘라 햇볕에 말려 쓴다.

‖ 오가피주 만들기

❶ 가지나 뿌리를 채취해 물에 씻어 물기를 뺀 다음 용기에 넣고 술을 부어 밀봉하였다가 3개월 후 먹는다.

❷ 가을에 까맣게 성숙한 열매를 따서 이물질을 제거한 후 용기에 넣고 술을 부어 밀봉하였다가 15일 후 먹는다.

‖ 식용

봄에 새순을 따서 뜨거운 물에 살짝 데쳐 나물로 무쳐 먹거나 잎을 따서 깻잎처럼 간장에 재어 장아찌를 만든다.

‖ 금기

고혈압이나 심장병 환자는 장복하지 않는다.

‖ 효소 만들기 포인트

설탕	시럽
×	○

❶ 가을에 성숙한 열매를 따서 이물질을 제거한 후 용기나 항아리에 넣는다.

❷ 시럽을 70%까지 부어 100일 이상 발효시킨다.

❸ 건더기는 건져내지 않고 그늘이나 20℃ 내외의 냉장고에 보관한다.

효소요법 엑기스발효액이나 효소원액을 음용할 때는 한 숟가락 정도를 침으로 녹여 먹는다. 암, 당뇨병, 면역력 강화, 근골 강화, 간장, 신장, 관절염, 요통 등에 응용한다.

민간요법 봄에 새순을 따서 그늘에 말려 차로 마신다. 면역력에는 오가피로 효소를 만들어 먹는다.

2.
노화 억제와 성인병 예방에 좋은 효소 1가지

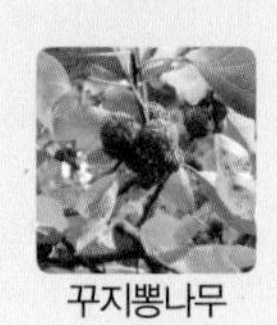
꾸지뽕나무

인간 수명 100세의 조건

무병장수, 그것은 모든 일류의 꿈이다.
그러나 사람은 생로병사의 길을 간다.
인간의 최대 화두는 건강과 행복이다.
단순히 오래 사는 것보다 삶의 질이 중요하다.
병든 상태에서 오래 산다는 것이 과연 그만한 가치가 있는가?
건강하지 못하다면 삶의 질은 낮을 수밖에 없다.
삶에서 몸을 먼저 챙기는 것이 시급한 이유다.

사람은 왜 병이 들까? 병들지 않고 건강하게 사는 방법은 없을까? 인간의 생과 사는 시대를 불문하고 가장 큰 관심사다. 사람은 늙음과 죽음을 피할 수 없다. 조선 왕조 500여 년 동안 왕이 모두 27명 있었는데 평균수명이 46.1세였다. 실제로 회갑을 넘긴 임금은 태조(74세), 정종(63세), 영조(83세), 고종(68세) 등이었고 단명한 경우가 적지 않았다. 특히 50세를 넘긴 왕들이 대부분 고혈압, 심근경색, 동맥경화, 당뇨병을 앓았다는 기록이 있다.

불로초를 구하기 위해 각고의 노력을 기울인 진시황이나 영생을 위해 미라가 된 이집트의 람세스도 결국 죽었다. 18세기 산업혁명 이후 해마다 인간의 평균수명이 3개월씩 증가하고 오늘날 의학의 발달로 100세 시대를 살고 있지만, 여전히 건강하지 못한 사람이 늘어나고 성인병에 노출되어 있는 것이 현실이다.

한국방송 프로그램 〈생로병사의 비밀〉에서는 노화와 장수의 신비를 추적 · 방송하고 있지만 전 세계적으로 고령인구가 빠르게 늘고 있고 의료환경과 영양상태가 좋아져 90세 이상이 급증하면서 심혈관질환과 당뇨, 고혈압 등 만성질환자, 치매 환자가 늘어나는 게 문제다.

항상 젊음을 유지하고 건강하게 살고자 하는 것은 나이 든 사람들의 한결같은 바람이다. 사람은 나이가 들면서 인체 어디선가 소리 없이 노화시계가 가고 있다. 나이가 들어감에 따라 세포에서 활성산소가 정상적인 세포를 공격해 피부가 늘어지고 주름살이 생기며 심장을 포함한 모든 장기가 점점 제 기능을 못해 결국 몸을 늙게 만든다. 주름살은 진피(眞皮) 안에 있는 탄력섬유와 근육섬유의 퇴화, 위축 그리고 수분이나 피하지방 감소 등으로 나타난다.

사람의 피부는 다른 기관과 마찬가지로 나이가 들어감에 따라 노화한다. 나이든 노인들의 얼굴을 보면 깊게 팬 주름과 반점이 있고 근육은 약하다. 여성의 경우 피부에 좋다는 기초화장을 한 다음 햇빛 차단 크림을 바르고 파운데이션을 하지만 눈가, 입가, 목의 주름을 막을 수 없다.

60대가 되어 지방이 축적되고 뼈가 약해지며 근육이 줄어들면서 심폐기능이 떨어지면 노화 진행 속도를 늦추려고 하지만 다시는 젊어질 수 없다. 많은 사람이 노화 과정을 억제하거나 노화시계를 거꾸로 돌려 잃어버린 청춘의 샘을 다시 찾을 거라고 생각하지만 그것은 환상일 뿐이다.

인간의 수명을 연장할 방법이 없다고 해서 실망할 필요는 없다. 40대부터 철저하게 건강을 챙겨야 한다. 어느 누구도 노화를 멈추거나 젊은 세포로 되돌릴 방법은 없지만 노화를 늦출 수는 있다. 지금부터라도 돈으로 건강을 살 수 없다는 사실을 깨닫고 날마다 꽃을 가꾸듯 몸을 살펴야 한다. 단순히 오래 사는 것이 아니라 건강하고 활기차게 사는 것이 바로 진정한 장수가 아닐까? 이 말에 동의하라!

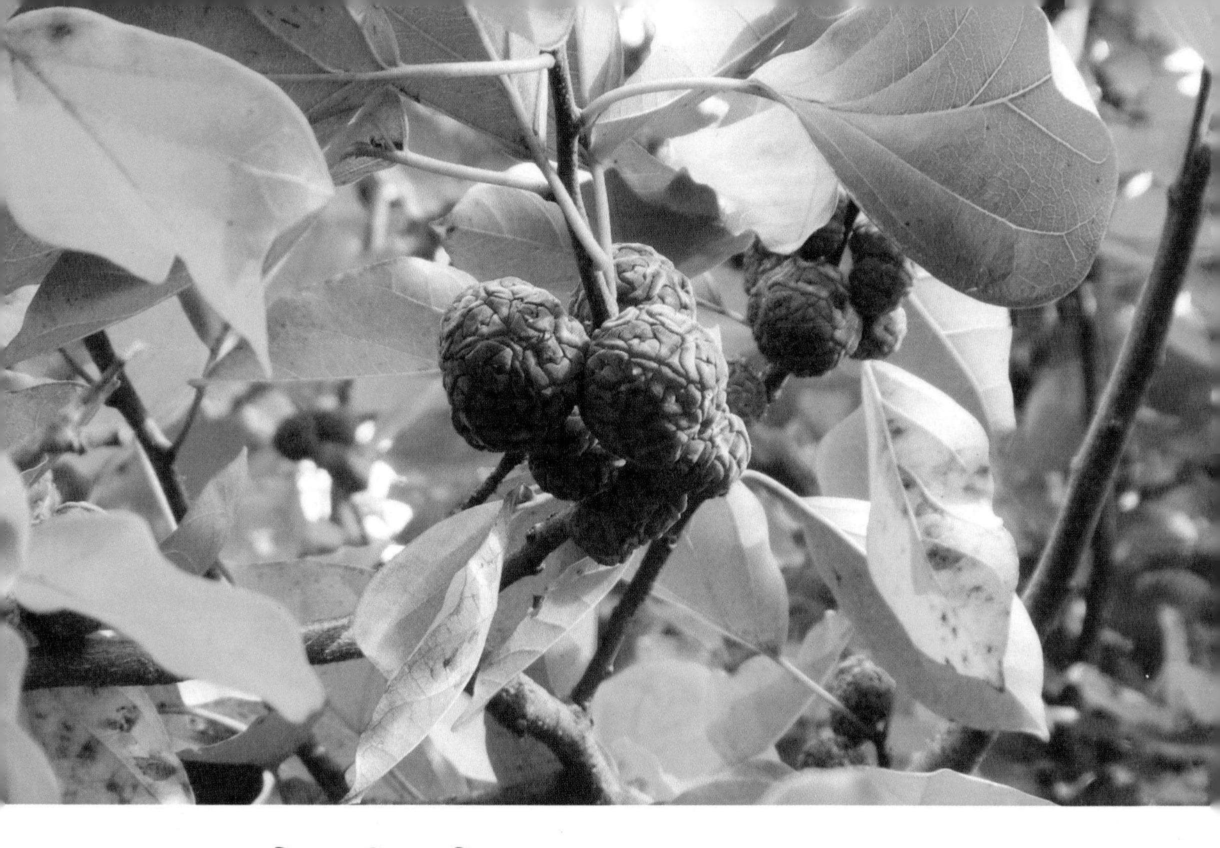

꾸지뽕나무

학명 : *Cudrania tricuspidata*

한약명 : 자목(柘木)

꽃말 : 희망

다른 이름 : 돌뽕나무, 활뽕나무, 가시뽕나무, 상자

분류 : 뽕나뭇과의 갈잎작은큰키나무

키 : 3~5m

꽃 : 5~6월(연노란색)

채취 : 봄~여름(잎), 가을(열매), 겨울(뿌리)

이용 : 잎, 열매, 줄기, 뿌리

분포지 : 전국의 산기슭이나 밭둑

효능 : 암, 당뇨병, 고혈압, 고지혈증, 중성지방, 여성질환, 생리통

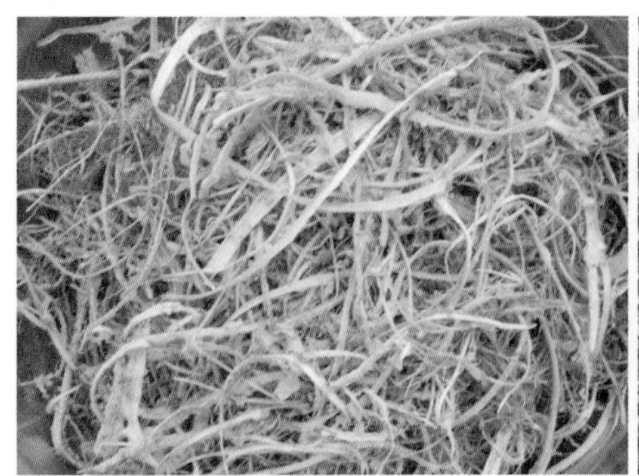
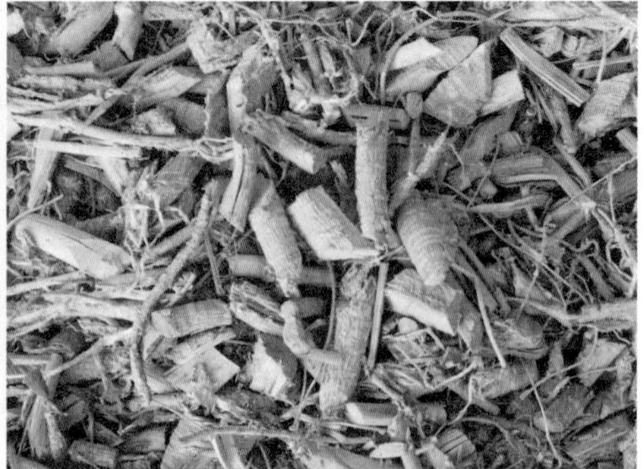

꾸지뽕나무는 남부지방 양지바른 산기슭이나 밭둑, 마을 주변에서 자란다. 일반 뽕나무와 달리 토종 꾸지뽕나무에는 가지에 가시가 있지만 요즘은 접목해서 가시가 없는 품종도 나왔다.

허준이 쓴 《동의보감》에 꾸지뽕나무는 항암, 혈당 강하, 기관지 천식, 부인병 예방, 스트레스 해소에 좋은 것으로 기록되어 있고 그 밖의 책에도 꾸지뽕나무의 효능과 효과가 언급되어 있다.

꾸지뽕나무는 독성이 없어 잎, 가지, 뿌리, 열매 어느 것 하나 버릴 것 없이 식용, 약용으로 가치가 높다. 식물의 자기방어물질인 플라보노이드가 들어 있어 면역력과 강력한 항균 · 항염 효과가 있다. 췌장의 인슐린 작용을 도와주는 내당인자(Glucose Tolerance Factor)와 미네랄(칼슘, 마그네슘)이 풍부해 체내 포도당 이용률을 높이고 인슐린 분비를 조절해준다.

‖ **채취 부위** 잎, 가지, 뿌리, 열매

‖ **약리작용** 항암, 항산화, 혈당, 혈압

‖ **약초 만들기** ❶ 꾸지뽕나무를 약초로 쓸 때는 봄에 부드러운 잎을 따서 말려

쓴다. 가지나 뿌리를 수시로 채취해 적당한 크기로 잘라서 쓴다.

❷ 가을에 성숙한 열매를 따서 냉동보관해두고 필요할 때마다 쓴다.

‖ 꾸지뽕주 만들기

❶ 가을에 빨갛게 익은 열매를 따서 용기에 넣고 술을 부어 밀봉하였다가 3개월 후 먹는다.

❷ 수시로 뿌리를 캐서 물에 씻어 물기를 뺀 다음 용기에 넣고 술을 부어 밀봉하였다가 3개월 후 먹는다. 재탕, 삼탕까지 먹을 수 있다.

‖ 식용

❶ 가을에 성숙한 열매를 따서 생으로 먹거나 밥에 넣어 먹는다.

❷ 봄에 부드러운 잎을 따서 깻잎처럼 양념에 재어 장아찌로 먹는다.

❸ 잎을 갈아 즙을 내어 수제비, 국수, 부침개 등으로 먹는다.

❹ 꾸지뽕(말린 잎, 가지, 뿌리), 당귀, 음나무, 두충, 대추, 오가피, 황기 등을 넣고 하루 이상 달인 물로 육수를 만들어 각종 고기를 재어 먹는다.

‖ 효소 만들기 포인트

설탕	시럽
×	○

❶ 가을에 열매가 빨갛게 익었을 때 따서 용기나 항아리에 넣는다.

❷ 시럽을 70%까지 부어 햇볕이 들지 않는 서늘한 실내에서 100일 이상 발효시킨다.

노화·성인병

❸ 건더기는 건져내지 않고 그늘이나 20℃ 내외의 냉장고에 보관한다.

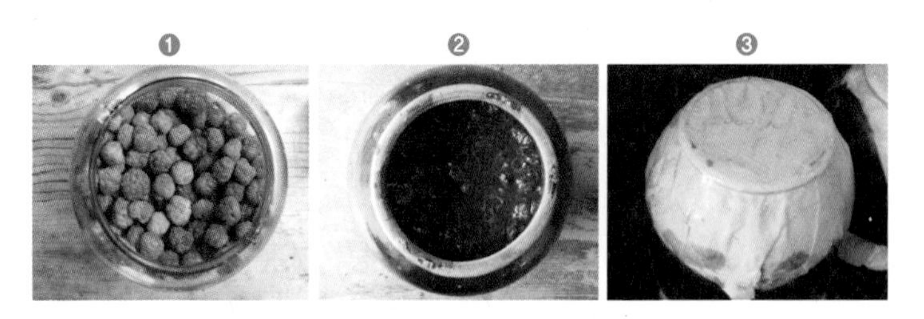

효소요법 엑기스발효액이나 효소원액을 음용할 때는 한 숟가락 정도를 침으로 녹여 먹는다. 항암, 당뇨병, 고혈압, 고지혈증, 중성지방, 여성질환 등에 응용한다.

민간요법 고혈압과 당뇨병에는 잎, 줄기, 뿌리를 물에 달여 먹는다. 불면증과 이명에는 뿌리로 술을 담가 먹는다. 잎을 그늘에 말려서 차로 마신다. 봄에 잎을 따서 그늘에 말려 가루를 낸 뒤 찹쌀과 배합해 환을 만들어 식후에 30~40알 먹는다.

3.
관절과 뼈에 좋은 효소 5가지

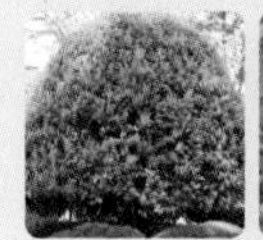
호랑가시나무

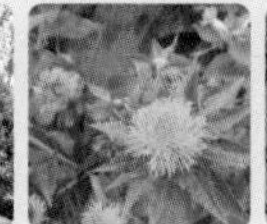
잇꽃

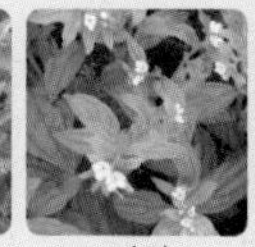
지치

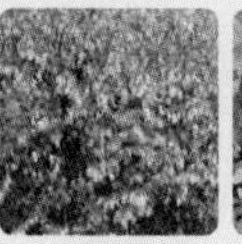
골담초

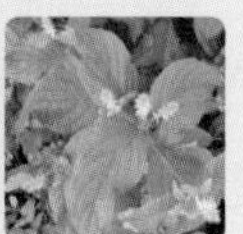
쇠무릎

건강한 노년의 조건

건강한 사람은 자세가 바르다.

인체의 불균형은 병의 원인이 된다.

근육과 뼈의 균형감각을 잃지 마라!

관절을 보호하고 관절에 부담을 주는 운동을 삼가라!

걷기 열풍에 참여하라!

관절이 굳지 않도록 부드러운 요가나 태극권을 하라!

최근 의학의 발달로 100세 시대를 살고 있지만 평균수명이 중요한 게 아니라 개인의 건강수명이 중요하다. 필자가 20년 넘게 국내의 100세 이상자를 찾아 관찰한 결과 여자가 85% 정도였다. 주로 키가 작고 비만자가 드물었다. 자세가 바르고 척추가 곧바로 서 있으며 대부분 관절이 정상이었다.

사람은 식물과 달리 움직이며 삶을 영위한다. 인체의 근육은 650개이고 뼈는 206개다. 뼈와 뼈 사이에 관절이 100개 있다. 사람은 걸어 다닐 때도, 앉거나 서 있을 때도, 음식물을 먹을 때도 관절을 사용한다. 근육과 뼈가 얼마나 중요한지는 물론 서로 관여하고 있다는 사실을 잊고 살아갈 때가 많다.

관절은 다양한 조직으로 이루어진 복잡한 기관이다. 뼈의 끝에는 연골이 있고 관절을 싸고 있는 관절막에는 얇은 활막이 있어 영양을 공급하고 충격을 흡수하는 활액을 분비한다.

평소 다리를 꼬고 있다거나 긴 시간 쪼그려 앉아 있다거나 체중이 과다하면 관절에 영향을 준다. 주말이면 건강을 위해 등산하다가 무리해서 근육이나 인대가 파열되는 경우가 종종 있다. 산을 오를 때보다는 내려올 때 하중을 몸무게의 2배 이상 받는다.

건강한 사람은 자세가 바르다. 건강하지 못한 사람은 자세가 바르지 못하고 관절이 부드럽지 않다. 관절염은 불치병이 아니다. 관절염에 걸린다고 해서 사망에 이르지는 않지만 통증 때문에 삶의 질이 떨어질 수밖에 없다. 특히 근육 속에 과산화지질이 쌓여 관절에 결절이 생기면서 신경이나 혈액의 흐름을 방해해서 오는 통풍은 극심한 통증을 가져다준다.

나이가 들면 척추에 골다공증이 생기고 몸이 앞으로 기울면서 관절염이 생길 확률이 높아진다. 관절염은 류머티즘, 퇴행성, 세균성, 타박상 등이 있지만 통상 관절 내에 생기는 염증을 일컫는다. 원인과 현상도 다양하지만 염증 반응과 관절 내 혈액막 염증이 주원인이므로 평소 무릎을 보호해야 한다. 오가피, 복분자에는 여성의 빈혈을 예방하는 칼슘, 인, 철, 엽산, 아연 같은 무기질이 함유되어 있어 철분을 보충해주고 뼈를 튼튼하게 해준다.

여성은 골다공증이 문제다. 폐경으로 호르몬 균형이 깨지면 뼈 성분을 제대로 만들지 못해 골다공증으로 취약해져 작은 충격에도 쉽게 뼈가 손상된다. 뼈를 보호하려면 적절한 운동으로 근육을 강화해야 한다. 노인 낙상의 3~15%는 골절로 이어진다. 낙상으로 척추가 부러지거나 골반이 부러지는 경우 72%가 5년 안에 사망한다. 뼈가 튼튼해야 온몸이 튼튼하다. 홍화씨는 뼈를 강하게 하는 데 최고다.

식물에서 철, 구리, 니켈, 수은 같은 금속물질을 추출하듯 홍화씨에 있는 미량의 인과 규소가 부러진 뼈를 잇는 접착제 역할을 한다. 지치를 비롯해 뼈에 좋은 홍화, 골담초, 쇠무릎, 호랑가시나무 등이 관절염에 좋다.

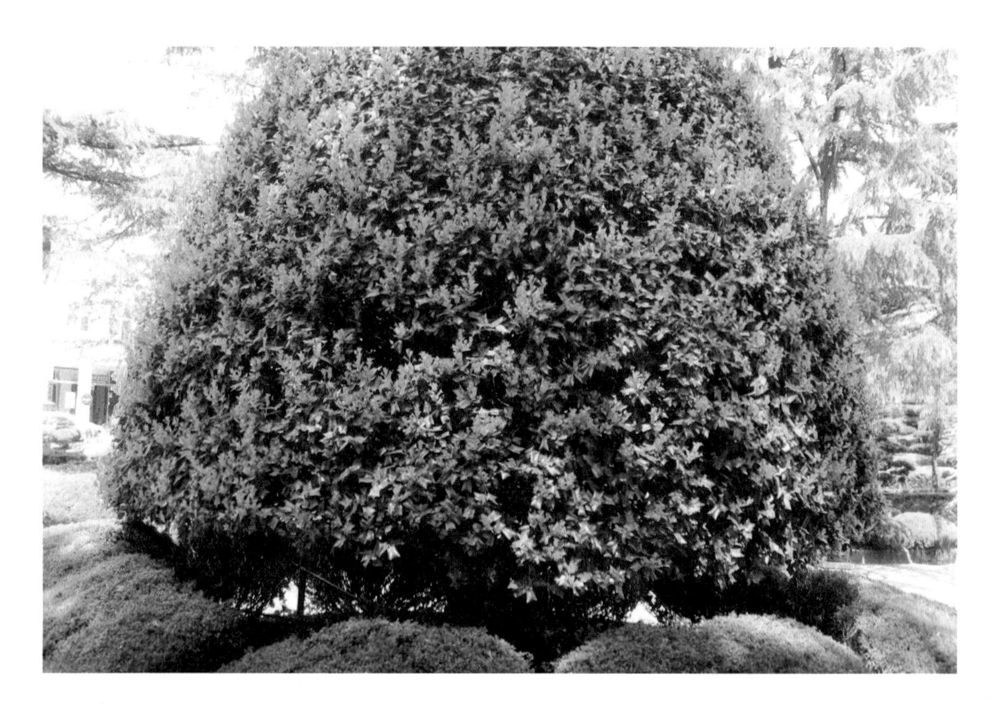

호랑가시나무

학명 : *Llex cornuta*

한약명 : 구골엽(枸骨葉)

꽃말 : 격정, 가정의 행복

다른 이름 : 호랑발톱나무, 가시낭이, 묘이자, 구골목

분류 : 감탕나뭇과의 늘푸른떨기나무

키 : 2~3m

꽃 : 4~5월

채취 : 봄(잎), 가을(열매)

이용 : 잎, 종자, 가지, 뿌리

분포지 : 남부지방 산기슭의 양지

효능 : 관절염, 퇴행성관절염, 골다공증, 골절, 신경통

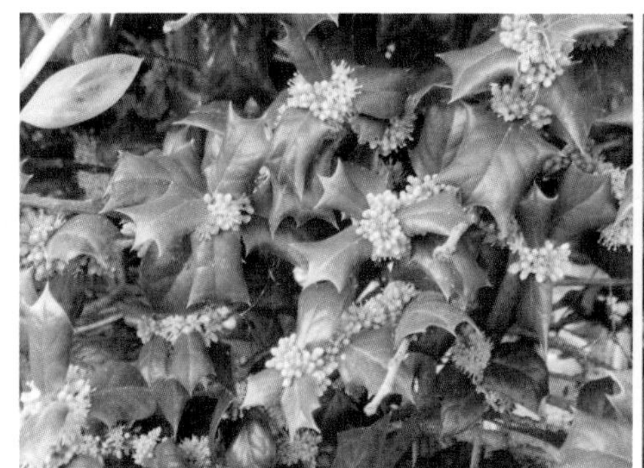
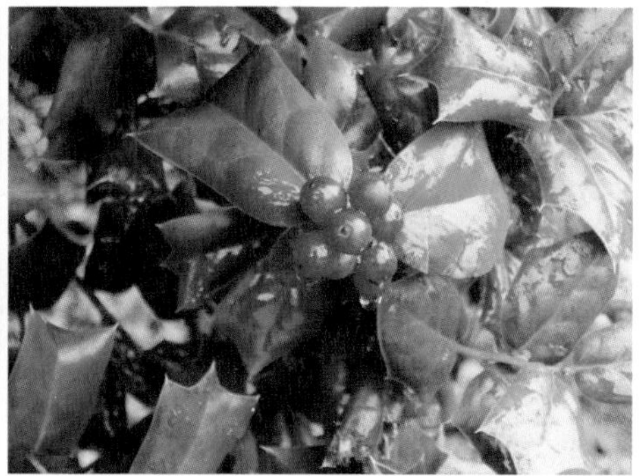

호랑가시나무 잎 가장자리 끝에는 호랑이 발톱처럼 날카롭고 단단한 가시가 달려 있다. 해마다 크리스마스가 다가오면 호랑가시나무의 꽃, 잎, 열매, 줄기로 장식을 한다.

호랑이가 등이 가려울 때 이 가시로 등을 긁는다 하여 '호랑이등긁기나무', 제주도에서는 가시가 많이 달렸다 하여 '가시낭이', 나무가 단단하고 개뼈처럼 생겼다고 해서 '구골목(狗骨木)'으로도 부른다.

호랑가시나무는 관상용으로 가치가 높고 잎, 줄기, 열매, 잔가지, 껍질, 뿌리 모두를 식용보다는 약용으로 쓴다. 호랑가시나무는 관절과 뼈질환에 좋다. 근육과 뼈를 튼튼하게 하고 몸속의 진액을 늘려 골수를 보충해주므로 원인을 알 수 없는 관절염, 퇴행성관절염, 골절에 좋다.

Ⅱ **채취부위** 잎, 줄기, 열매, 잔가지, 껍질, 뿌리

Ⅱ **약리작용** 항염, 진통

Ⅱ **약초 만들기** 여름에 잎, 수시로 줄기나 잔가지, 껍질, 뿌리를 채취해 그늘에 말려서 쓴다.

Ⅱ **금기** 임신을 원하는 여성은 먹지 않는다.

Ⅱ **효소 만들기 포인트**

설탕	시럽
×	○

관절·뼈

❶ 가을 이후 이듬해 봄까지 줄기와 뿌리를 적당한 크기로 잘라 마르기 전에 용기나 항아리에 넣는다.

❷ 시럽을 90%까지 부어 100일 이상 발효시킨다.

❸ 건더기는 건져내지 않고 그늘이나 20℃ 내외의 냉장고에 보관한다.

효소요법 엑기스발효액이나 효소원액을 음용할 때는 한 숟가락 정도를 침으로 녹여 먹는다.

관절염, 퇴행성관절염, 골절 등에 응용한다.

민간요법 두통이나 이명증에는 잎이나 가지를 말려 물에 달여 차로 마신다.

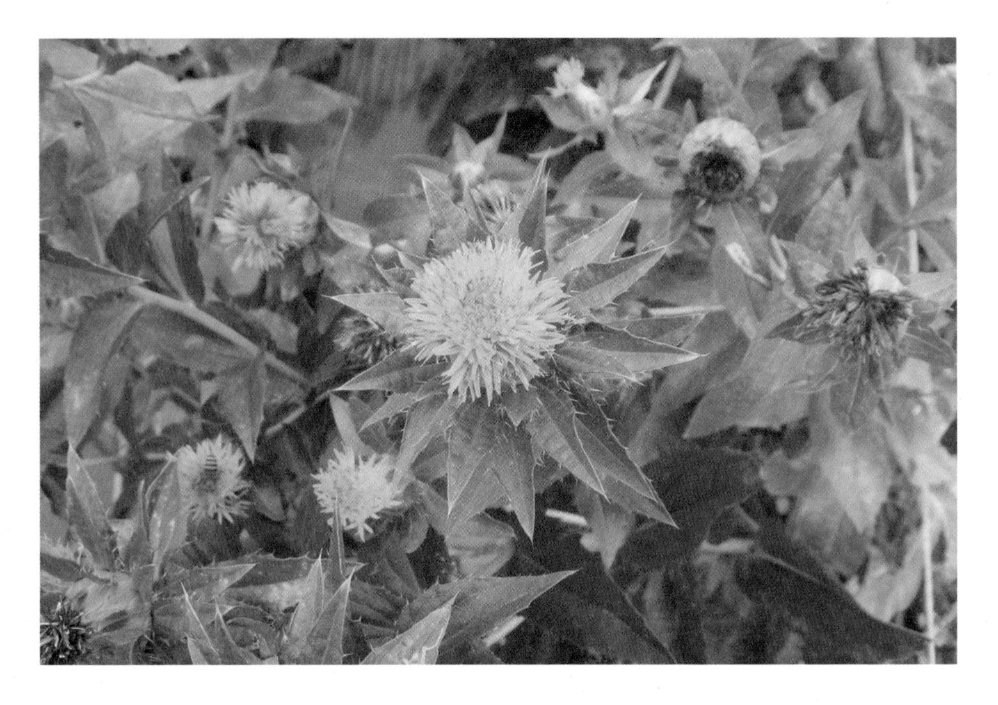

잇꽃

학명 : *Carthamus tinctorius*

한약명 : 홍화(紅花)

꽃말 : 새색시, 색동옷

다른 이름 : 홍람화, 자홍화, 홍화자, 홍화묘

분류 : 국화과의 한해살이

키 : 1m

꽃 : 7~8월

채취 : 6~7월(꽃)

이용 : 꽃, 종자

분포지 : 전국에서 재배

효능 : 혈액순환(꽃), 어혈복통, 동맥경화, 골절, 골다공증(종자), 어혈에 따른 통증, 타박상

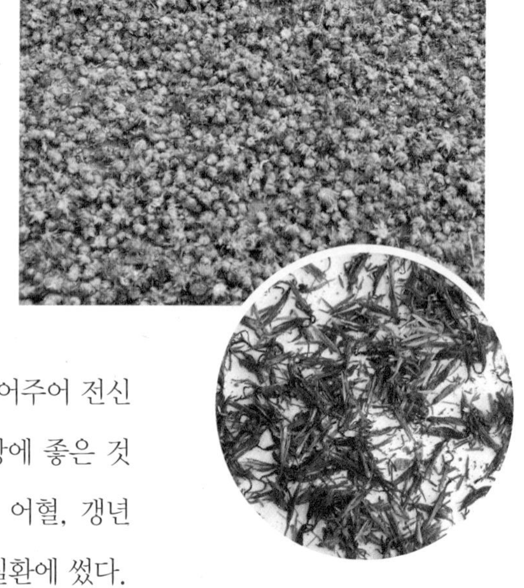

조선시대 여인들은 꽃을 짓찧어 화장할 때 연지로 썼다. 사람 몸을 이롭게 한다 하여 '잇꽃', 꽃이 아름다워 '홍람화'라는 애칭이 있다.

이시진이 쓴 《본초강목》에서 "홍화는 혈액을 좋게 하고 건조한 피부를 습윤하게 한다. 통증을 가시게 하고 종기를 다스리며 경락의 울체를 풀어주어 전신의 리듬을 조절해준다"라고 했듯이 건강에 좋은 것으로 알려져 있다. 예부터 홍화는 골절, 어혈, 갱년기 장애, 산전, 산후, 생리불순 등 여성질환에 썼다.

홍화는 독이 없어 꽃잎, 잎, 종자를 식용이나 약용으로 이용한다. 75%가 불포화지방산인 홍화씨는 페놀성 물질이 들깨, 도토리, 살구씨, 아몬드, 해바라기, 호두에 비해 많이 들어 있고, 리놀레산, 토코페롤, 식물성스테롤 성분이 혈중 콜레스테롤을 낮춰 동맥경화, 고혈압, 고지혈증을 예방해준다.

‖ **채취 부위** 꽃, 종자

‖ **약리작용** 기관지의 평활근을 흥분시켜 수축, 심근 수축, 혈액 응고

‖ **약초 만들기** 꽃이 홍색으로 변할 때 채취해 햇볕에 말려서 쓴다.

‖ **홍화기름 만들기** 가을에 종자를 채취해 기름을 짠다.

‖ **식용** ❶ 봄에 어린순을 따서 물에 씻어 끓는 물에 살짝 데친 뒤 나물로 먹는다.

❷ 식후 계란에 기름 한 순가락을 섞어 먹는다.

‖ 효소 만들기 포인트

설탕	시럽
×	○

❶ 잎이나 종자를 채취해 마르기 전에 적당한 크기로 잘라서 용기나 항아리에 넣는다.

❷ 시럽을 50%까지 부어 100일 이상 발효시킨다.

❸ 건더기는 건져내지 않고 그늘이나 20℃ 내외의 냉장고에 보관한다.

효소요법 엑기스발효액이나 효소원액을 음용할 때는 한 순가락 정도를 침으로 녹여 먹는다. 혈액순환(꽃), 어혈복통, 동맥경화, 골절, 골다공증(종자), 어혈에 따른 통증, 타박상 등에 응용한다.

민간요법 꽃을 천연염료로 널리 사용한다.

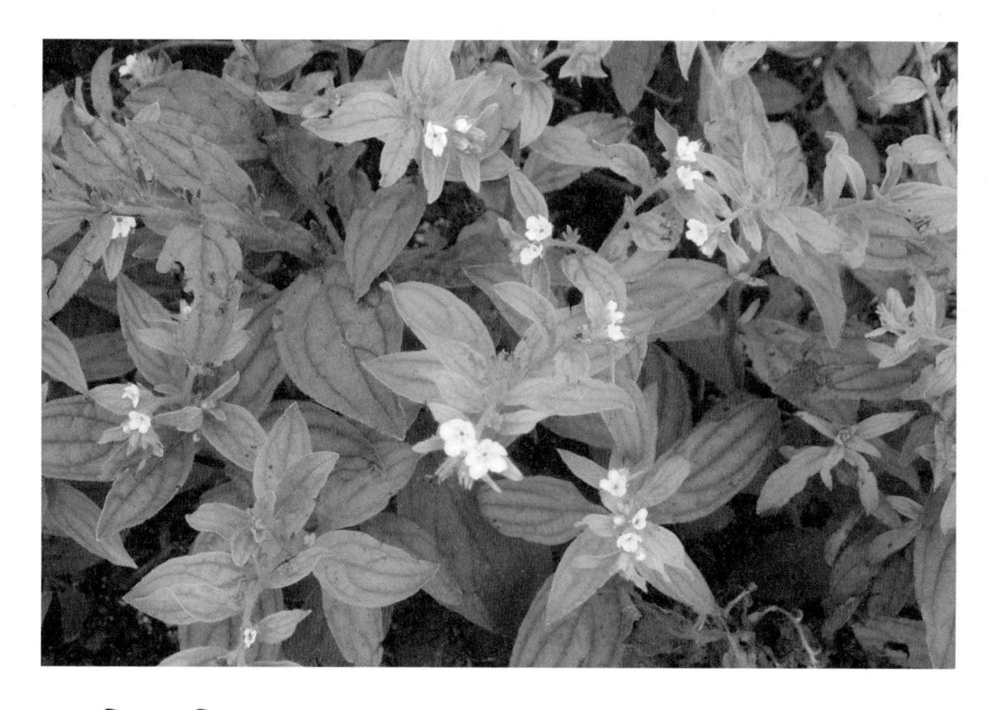

지치

학명 : *Lithospermum erythrorhizon*

꽃말 : 정성

한약명 : 자초(紫草)

다른 이름 : 칙금잔, 촉기산, 호규근

분류 : 지칫과의 여러해살이풀

키 : 30~70cm

꽃 : 6월

채취 : 봄(잎), 가을~겨울(뿌리)

이용 : 뿌리

분포지 : 전국의 깊은 산속

효능 : 관절염, 냉증, 불면증, 간염, 당뇨병

예부터 지치는 산삼을 능가하는 약초로 알려져왔다. 도교에서 불로장생을 추구하는 불로초는 지치를 가리킨다. 뿌리가 자줏빛에 가까운 붉은색을 띠므로 자초(紫草)라고도 한다.

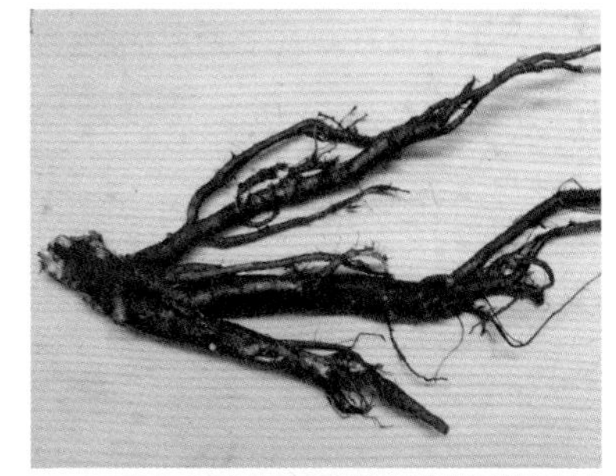

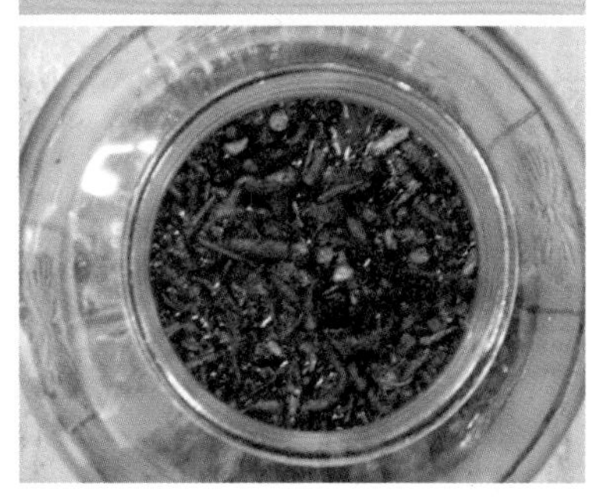

허준이 쓴 《동의보감》에서 "지치가 황달을 낫게 한다"라고 했을 정도로 혈관 벽을 튼튼하게 하고 피를 정화해 간염과 황달에 좋다. 피부에 습진이나 반진 등이 생겨 발열이나 해열이 있을 때, 부스럼이나 종기가 생겼을 때, 태독(아토피)에 쓴다.

지치는 식용, 약용, 공업용으로 가치가 높다. 뿌리에서 자주색 염료를 얻었으므로 우리 생활과 친숙하다. 최근 관절염에 효능이 있다고 밝혀졌고 냉증, 불면증에도 좋다. 면역을 억제하는 물질인 시코틴을 함유해 면역기능이 항진되어 일어나는 혈관염, 화농성 염증에 효과를 보인다.

팔뚝만 한 지치 뿌리를 흔들면 안에서 물소리가 나는 것을 최고로 친다.

‖ **채취 부위** 뿌리

‖ **약리작용** 항염증, 항종양

‖ **약초 만들기** 지치 뿌리를 약초로 쓸 때 물에 씻지 않는 이유는 자줏빛의 약성이 씻겨나가기 때문이다. 소주를 분무하며 칫솔을 이용해 흙을 제거한 후 햇볕에 말려서 쓴다.

‖ **자초주 만들기**

❶ 뿌리를 캐서 소주를 분무하며 흙을 제거한 후 적당한 크기로 잘라 용기에 넣고 소주를 부어 밀봉했다가 3개월 뒤 먹는다.

❷ 진도의 유명한 홍주도 지치 뿌리를 재료로 빚은 술이다.

‖ **식용**

봄에 꽃이 피기 전 어린잎을 뜯어 끓는 물에 살짝 데쳐서 나물로 먹는다.

‖ **금기**

심장질환이나 뇌질환 환자는 먹지 않는다. 지치는 혈액을 응고하는 효과가 커서 혈전 형성이 문제가 되는 질환인 동맥경화나 뇌경색에는 위험하기 때문이다.

‖ **효소 만들기 포인트**

설탕	시럽
×	○

❶ 가을에서 겨울까지 지치 뿌리를 캐서 물로 씻지 않고 소주를 분무하며 칫솔로 흙을 제거한 후 마르기 전에 적당한 크기로 잘라 용기나 항아리에 넣는다.

❷ 시럽을 80%까지 부어 100일 이상 발효시킨다.

❸ 건더기는 건져내지 않고 그늘이나 20℃ 내외의 냉장고에 보관한다.

효소요법 엑기스발효액이나 효소원액을 음용할 때는 한 숟가락 정도를 침으로 녹여 먹는다. 관절염, 냉증, 불면증 등에 응용한다.

민간요법 뿌리를 캐서 소주를 분무하며 칫솔로 흙을 제거한 후 햇볕에 말려서 가루를 낸 다음 물에 타서 차로 먹거나 찹쌀과 배합해 환으로 만들어 식후에 30~40알 먹는다.

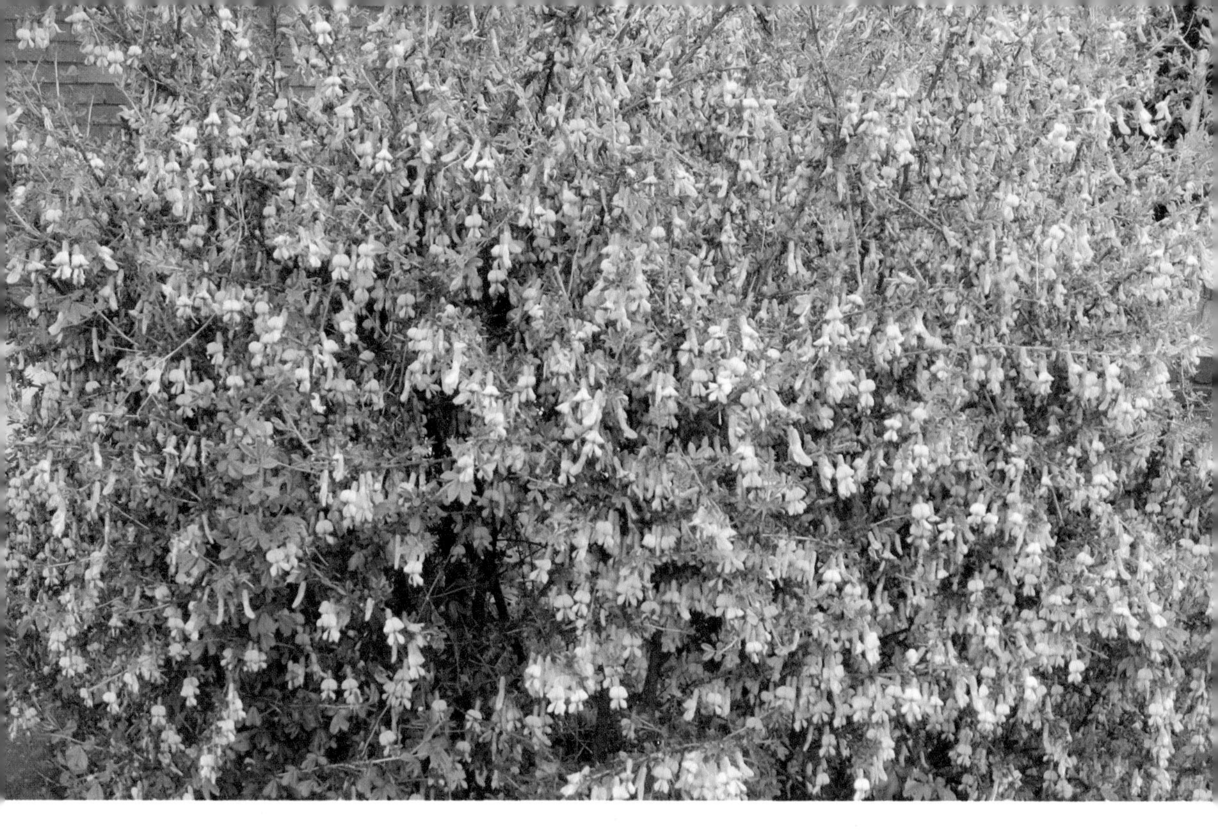

골담초

학명 : *Caragana sinica*

한약명 : 금작근(金雀根)

꽃말 : 청초, 겸손

다른 이름 : 금작화, 금작목, 골담근, 금계아

분류 : 콩과의 갈잎떨기나무

키 : 2m

꽃 : 5~6월

채취 : 봄(꽃과 새순), 9월(열매), 11월(뿌리)

이용 : 꽃, 뿌리

분포지 : 산지와 마을 부근

효능 : 관절염, 뼈질환, 타박상, 담이 걸렸을 때, 혈액순환, 통풍

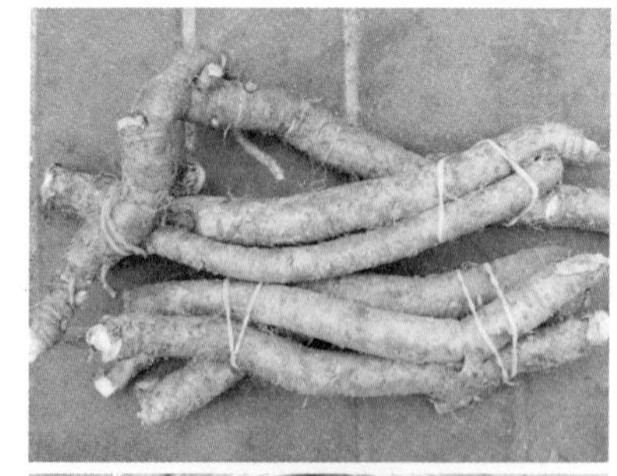

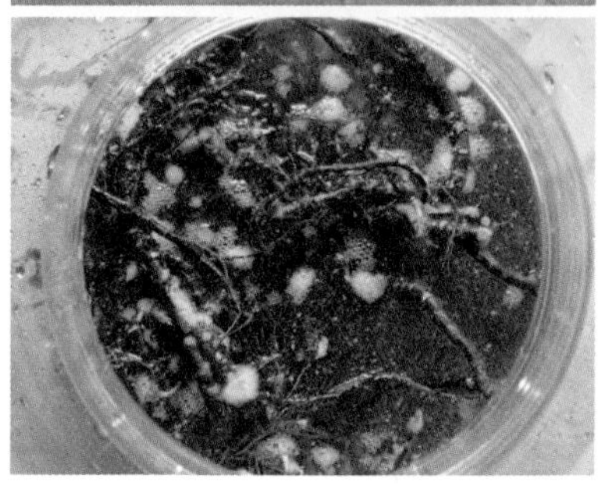

골담초는 꽃과 잎이 옥처럼 아름다워 '선비화(仙扉花)', 뼈를 튼튼하게 한다고 하여 '골담근'으로 부른다. 뿌리를 '금작근(金雀根)'이라 한다.

조선시대에 골담초 꽃을 달여 마시면 아들을 낳는다는 속설이 있어 여인들이 차로 먹기도 했다. 우리 조상은 산행 중 넘어져 타박상이 생기면 골담초를 달여 먹었고 흉년이 들어 식량이 부족할 때는 꽃을 먹기도 했다.

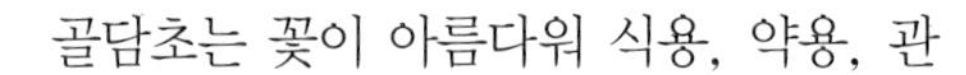

골담초는 꽃이 아름다워 식용, 약용, 관상용으로 가치가 높다. 골담초는 관절 부위에서 양전기와 음전기의 교류를 활성화해 백혈구로 하여금 조골, 접골을 신속히 해서 뼈를 붙게 하므로 통풍, 관절염에 좋다.

‖ 채취 부위 꽃, 뿌리

‖ 약리작용 혈압 강하, 항염, 진통, 소염

‖ 약초 만들기 약초로 쓸 때는 꽃, 잎, 줄기, 뿌리 모두를 쓴다.

‖ 골담초주 만들기 봄에는 꽃을 따서, 가을에는 뿌리를 캐서 용기에 넣고 술을 부어 밀봉하였다가 3개월 후 먹는다.

‖ 식용 ❶ 꽃을 따서 먹거나 끓는 물에 살짝 데쳐 나물로 먹는다.
❷ 비빔밥, 떡, 화채 등으로 먹는다.

‖ 금기 다량으로 장복할 때는 피부소양증, 알레르기성 피부염 등이 생

길 수 있다.

‖ **효소 만들기 포인트**

설탕	시럽
×	○

❶ 봄에는 꽃과 잎에 시럽을 30%까지, 가을에는 줄기와 뿌리를 채취해 물로 씻어 물기를 뺀 다음 마르기 전 적당한 크기로 잘라 용기나 항아리에 넣고 시럽을 80%까지 부어 100일 이상 발효시킨다.

❷ 건더기는 건져내지 않고 그늘이나 20℃ 내외의 냉장고에 보관한다.

효소요법 엑기스발효액이나 효소원액을 음용할 때는 한 숟가락 정도를 침으로 녹여 먹는다. 주로 골절, 관절통, 어혈 등에 응용한다.

민간요법 뼈가 부러져 쑤시고 아플 때, 삔 데, 타박상에 가지를 꺾어다 달여 먹고 뿌리를 으깨어 어혈을 풀며 타박상에 붙인다. 골담초 줄기와 뿌리를 채취해 물에 씻어 말려 가루를 낸 뒤 물에 타서 먹거나 달여서 차로 먹는다.

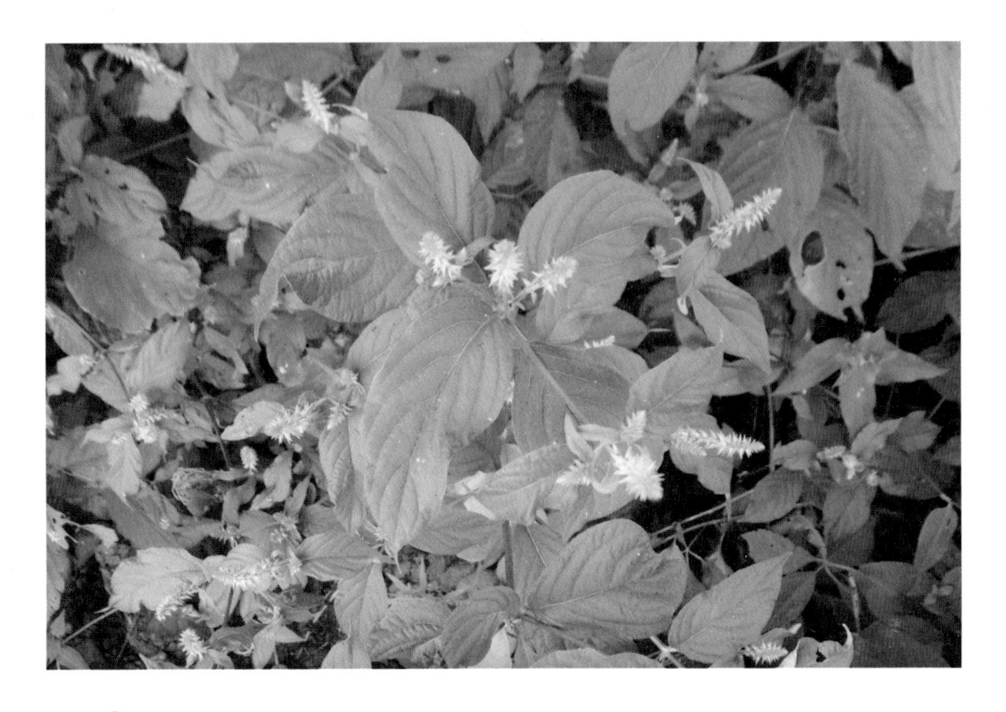

쇠무릎

학명 : *Achyranthes japonica*

한약명 : 우슬(牛膝)

꽃말 : 번영, 충만

다른 이름 : 쇠물팍, 우경, 접골초, 고장근

분류 : 비름과의 여러해살이풀

키 : 50~100cm

꽃 : 8~9월

채취 : 봄~여름(잎), 가을~겨울(뿌리)

이용 : 잎, 줄기, 뿌리

분포지 : 중부 이남의 산과 들, 밭둑

효능 : 관절염, 요슬동통, 산후복통, 어혈과 종기(생우슬), 허리 통증, 무릎 통증(줄기와 잎)

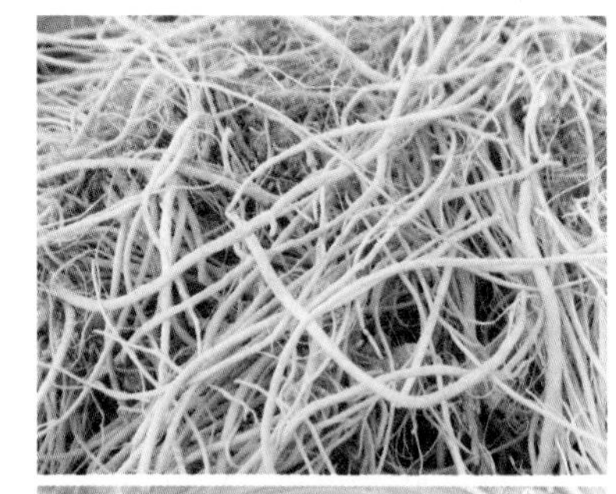

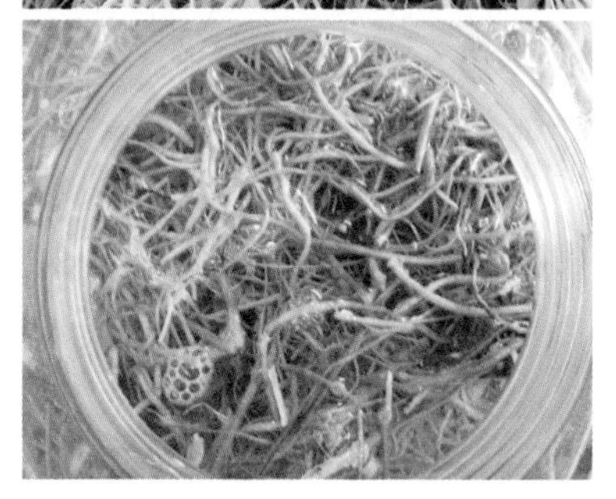

쇠무릎은 논 주변이나 밭둑에 흔하다. 쇠무릎은 줄기의 마디가 소[牛]의 무릎을 닮았다 하여 붙여진 이름이다.

무릎 통증으로 고생하는 사람은 걷고 싶지 않고 계단을 오르내리기도 힘들어 삶의 질이 떨어진다. 무릎 연골에는 신경, 세포, 혈관이 없으므로 연골을 싸고 있는 활막을 보호하려면 무릎관절 주변 인대를 강화하는 등척성 운동이 좋다. 또 무릎에 부담을 주지 않기 위해 적정 체중을 유지한다.

쇠무릎은 독이 없어 잎, 줄기, 뿌리 모두 식용과 약용으로 가치가 높다. 퇴행성 류머티즘, 관절염, 무릎 통증에 좋다.

‖ **채취 부위** 잎, 줄기, 뿌리

‖ **약리작용** 진통, 혈압 강하, 항균, 흥분, 이뇨

‖ **약초 만들기** 약초로 쓸 때는 잎과 줄기는 꽃이 피기 전, 뿌리는 가을부터 겨울까지 채취해 말려서 쓴다.

‖ **우슬주 만들기** 뿌리를 캐서 물에 씻어 물기를 뺀 다음 용기에 넣고 술을 부어 밀봉하였다가 3개월 후 먹는다.

‖ **우슬조청 만들기** 뿌리를 진하게 달여 우려낸 물에 엿기름을 넣어 조청을 만든다.

‖ **식용** 봄에 쇠무릎 어린잎을 뜯어 쌈으로 먹거나 끓는 물에 살짝 데쳐 무쳐 먹는다.

‖ 금기 임산부, 여성이 장복하면 난소의 기능이 저하된다.

‖ 효소 만들기 포인트

설탕	시럽
×	○

❶ 봄에서 여름까지 꽃이 피기 전에 잎을 채취해 물에 씻어 물기를 뺀 다음 용기나 항아리에 넣고 시럽을 30%까지 부어 100일 이상 발효시킨다.

❷ 뿌리를 캐서 물에 씻어 물기를 뺀 다음 용기나 항아리에 넣고 시럽을 80%까지 부어 100일 이상 발효시킨다.

❸ 건더기는 건져내지 않고 그늘이나 20℃ 내외의 냉장고에 보관한다.

효소요법 엑기스발효액이나 효소원액을 음용할 때는 한 숟가락 정도를 침으로 녹여 먹는다. 관절염, 요슬동통, 산후복통, 어혈과 종기(생우슬), 허리 통증, 무릎 통증(줄기와 잎) 등에 응용한다.

민간요법 부종에는 탕에 잎을 넣고 우린 물로 목욕한다.

4.
정력에 좋은 효소 4가지

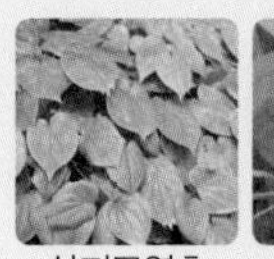
삼지구엽초

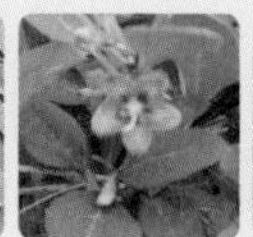
구기자나무

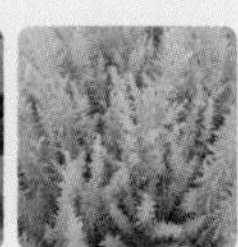
비수리

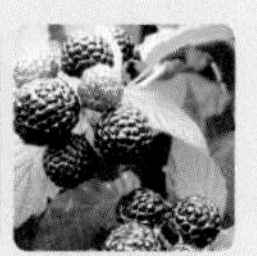
복분자딸기

강한 몸이 진짜 생명이다

20대의 정력을 유지하기는 쉽지 않다.

자신의 성기능은 과연 정상이고 만족한가?

정력을 강화하는 방법은 무엇인가?

하체를 단련하기 위해 산을 다녀라!

정력을 증강해 삶의 질을 높여라!

동물이나 사람은 강한 자만 살아남는다.

우리 속담에 "얼굴 예쁜 것보다 마음 예쁜 것이 더 예쁘고, 마음 예쁜 것보다 이불 속(성생활)에서 예쁜 것이 더 예쁘다"라는 말이 있다. 최근 성기능장애는 많은 사람에게 심각하고도 말 못할 고민 가운데 하나가 되고 있다. 현실에서 드러내놓지 못하고 즐기는 것이 방중술이다.

정력

중국의 《소녀 방중경》은 《황제내경》, 《소녀경》, 《옥방비결》, 《양생요집》 등 불로장생을 꾀하려는 선인들의 가르침을 고대부터 모아 방중술을 설명하고 성의 법전으로 쓰였다.

《선경》에서 사정을 억제하는 비법은 상대방에게 정기를 주어도 정액은 방출되지 않고 다시 몸 안으로 돌아와 뇌 속으로 환원된다. 비법은 욕실로 가서 그것을 찬물로 씻는 것이다. 이러한 급냉법은 그것을 바싹 오므라들게 하여 처음과 같은 기분으로 성기능을 유지할 수 있다.

전통의학에 따르면 구기자는 매일 상복하면 병약자가 건강해지고 정력이 증강되며 불로장수의 선약이라고 기록되어 있을 정도로 늙지 않게 한다 하여 '각로(却老)'라고 하였다.

야관문을 통째로 채취해 용기에 넣고 소주를 부어 밀봉했다가 3개월 후 취침 전에 소주잔으로 한두 잔 마셔도 효과를 볼 수 있다.

최근 미국 캘리포니아대학 연구진은 6개월간 매일 석류즙을 먹인 남성은 발기부전 증상이 절반 정도 완화될 뿐 아니라 전립선암을 예방하고 진행을 늦춘다는 사실을 발견했다.

장한종이 쓴 《어수신화》에 보면 남근의 여섯 가지 보배는 "발기력이 좋아야 하고, 뜨거워야 하고, 귀두가 곤봉처럼 커야 하고, 길어야 하고, 딱딱해야 하고, 사정을 조절할 줄 알아야 한다"라고 했는데, 이는 약초와 약초술로 강화가 가능하다.

기력이 떨어진 남성은 아연을 섭취해야 한다. 아연은 오래전부터 남성의 정자 생성과 전립선 건강에 좋은 영양소로 알려져 있다. 아연은 단독으로 먹으면 20% 정도만 몸에 흡수되므로 반드시 비타민 B와 같이 먹어야 효과를 볼 수 있다. 아연이 풍부한 생굴, 조개, 마른오징어를 먹는다.

정력을 강화하려면 평소 산을 자주 다니고 하체를 단련하며 산야초의 씨앗, 발효 식품, 흑색을 띠는 검은깨, 검은콩, 통밀, 수수 등을 먹는다. 정력에 좋은 약초로는 야관문을 비롯해 산수유, 하수오, 삼지구엽초, 구기자 등이 있다.

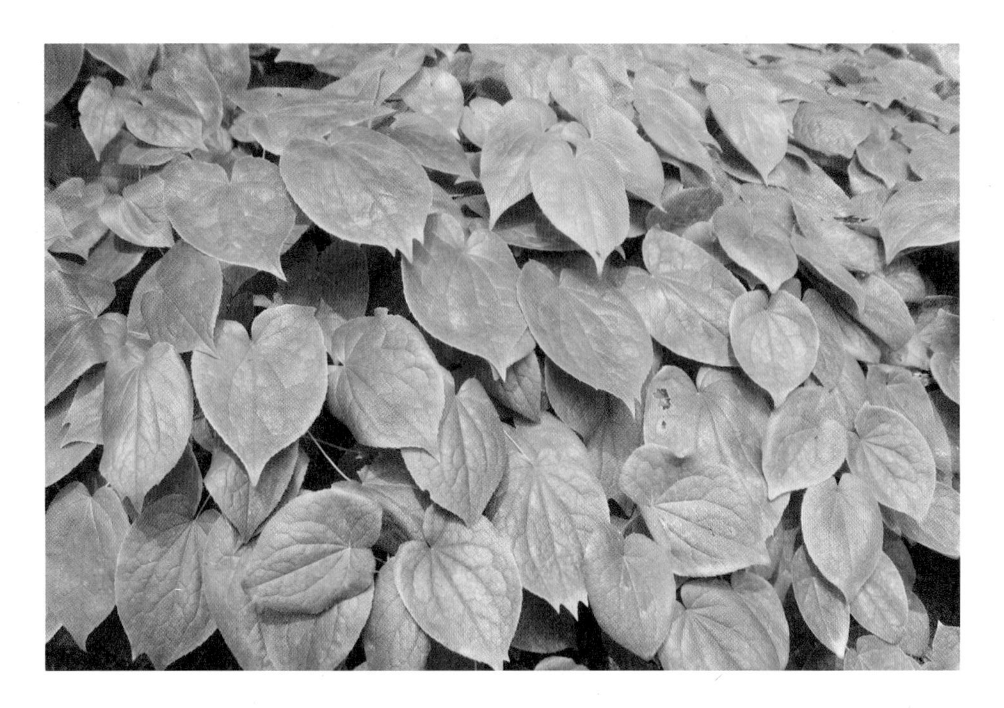

삼지구엽초

학명 : *Epimedium koreanum*
꽃말 : 신뢰
한약명 : 하포목단근(荷包牧丹根)
다른 이름 : 음양곽(淫羊藿), 선령비(仙靈脾), 삼지초, 선영피

분류 : 매자나뭇과의 여러해살이풀
키 : 30cm
꽃 : 5월
채취 : 봄~가을
이용 : 전초, 뿌리
분포지 : 중부 이북과 지리산 일대
효능 : 자양강장, 요슬무력, 냉증, 고혈압, 불임

중국 명나라 때 고서 《삼재도회(三才圖會)》에 "숫양 한 마리가 삼지구엽초를 먹고 암양 100마리와 교배했다"라고 기록되어 있을 정도로 삼지구엽초는 스태미나 강화나 정력에 좋다.

노인이 삼지구엽초를 상복하고 정력을 참지 못해 지팡이를 내던졌다 하여 '방창초', 뿌리에 음낭처럼 생긴 것이 매달려 있어서 숫양이 즐겨먹는 풀이라 하여 '음양곽(淫羊藿)'이라 한다.

허준이 쓴 《동의보감》에 "삼지구엽초는 허리와 무릎이 쑤시는 것을 보하며 양기가 부족하여 일어나지 않는 남자, 음기가 부족하여 아이를 낳지 못하는 여자, 망령한 노인, 건망증과 음위증이 있는 중년에게 좋다"라고 했듯이 간장, 신장, 심장이 튼튼하게 하고 정액 분비를 촉진한다.

삼지구엽초는 독이 없어 식용, 약용으로 가치가 높다. 한방에서 뿌리줄기를 음양곽이라 한다. 주로 자양강장, 중풍, 반신불수, 불임증, 요통, 냉증에 다른 약재와 처방한다.

‖ 채취 부위 꽃, 전초, 줄기, 뿌리

‖ 약리작용 정액 분비 촉진, 혈압 강하, 말초혈관 확장

‖ 약초 만들기 여름부터 가을에 잎, 뿌리, 줄기, 열매를 채취해 그늘에 말려서 쓴다.

‖ **선령비주 만들기** 여름부터 가을까지 전초나 뿌리를 채취해 용기에 넣고 술을 부어 밀봉하였다가 3개월 후 먹는다.

‖ **식용**

❶ 봄에 어린잎을 뜯어 쌈으로 먹거나 끓는 물에 살짝 데쳐 나물로 먹는다.

❷ 닭을 삶을 때 잎을 몇 개 넣어 냄새를 없앤다.

❸ 정력증강에는 음양곽 잎 20g을 채취해 물에 달여서 하루 3번 식사 30분 전에 복용한다.

‖ **금기** 유정, 몽설이 있거나 성기능이 높을 때는 쓰지 않는다.

‖ **효소 만들기 포인트**

설탕	시럽
×	○

❶ 잎을 채취해 마르기 전에 용기나 항아리에 넣고 시럽을 30%까지 부어 100일 이상 발효시킨다.

❷ 건더기는 건져내지 않고 그늘이나 20℃ 내외의 냉장고에 보관한다.

효소요법 엑기스발효액이나 효소원액을 음용할 때는 한 숟가락 정도를 침으로 녹여 먹는다. 자양강장, 요슬무력, 냉증, 고혈압, 불임 등에 응용한다.

민간요법 히스테리와 건망증에는 말린 전초를 물에 달여 먹고 그늘에 말려 보관하였다가 차로 마신다.

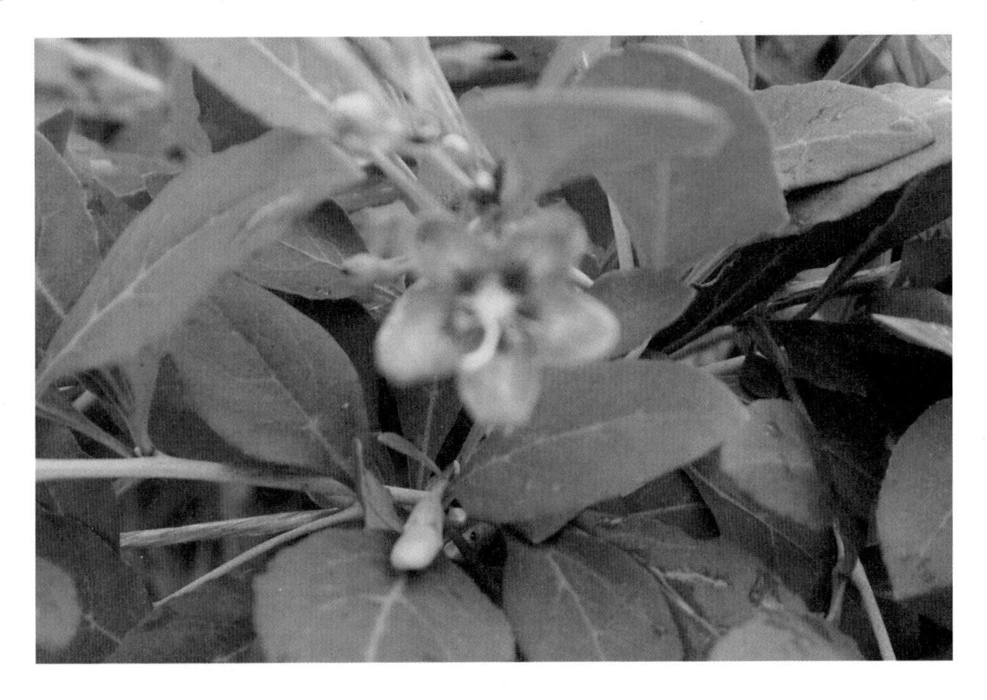

구기자나무

학명 : *Lycium chinense*

한약명 : 구기자(枸杞子)

꽃말 : 검소

다른 이름 : 지골피, 구기엽, 지골자, 구기묘

분류 : 가짓과의 갈잎떨기나무

키 : 1~2m

꽃 : 6~9월

채취 : 봄(잎), 가을(성숙한 열매)

이용 : 잎, 열매, 뿌리

분포지 : 전국의 인가 부근

효능 : 신체허약, 고혈압, 면역력 강화, 양기부족, 요슬산통, 간염, 당뇨병, 시력감퇴

전통 의서에는 "구기자는 매일 상복하면 병약자가 건강해지고 정력이 증강되며 불로장수의 선약이다"라고 기록되어 있다. 늙지 않게 한다 해서 '각로(却老)'라고도 한다. 《향약집성방(鄕藥集成方)》에는 "구기자는 정액과 피를 보하며 얼굴빛을 좋게 하고 눈을 밝게 한다"라고 하였다.

구기자는 독이 없어 식용, 약용으로 가치가 높다. 잎, 열매, 뿌리를 모두 쓴다. 잎과 열매에는 비타민 A · B_1 · B_2 · C를 비롯해 칼슘, 인, 철, 단백질, 타닌, 미네랄 등이 함유되어 있다. 약리 실험에서 혈전을 용해해 피를 맑게 하고 콜레스테롤 수치를 떨어뜨리는 것으로 밝혀졌다. 양기부족, 신체허약, 신경쇠약, 요슬산통, 정력증강에 쓴다.

‖ 채취 부위 잎, 열매, 뿌리

‖ 약리작용 면역 강하, 혈압 강하작용

‖ 약초 만들기 꽃은 피기 전에 잎을 따서 그늘에 말려서 쓰고 열매는 빨갛게 익었을 때 따서 햇볕에 말려서 쓴다. 줄기와 뿌리껍질은 가을에 채취해 적당한 크기로 잘라 햇볕에 말려서 쓴다.

‖ 구분 봄에 나오는 잎은 천정초(天精草), 여름에 피는 꽃은 장생초(長

生草), 겨울의 뿌리는 지골피(地骨皮)라고 한다.

‖ **구기자주 만들기** 가을에 성숙한 열매를 따서 용기에 넣고 술을 부어 밀봉하였다가 3개월 후 먹는다.

‖ **식용** 봄에 잎을 따서 끓는 물에 살짝 데쳐 나물로 무쳐 먹는다.

‖ **금기** 위장이 약하거나 설사를 자주 하는 사람은 먹지 않는다.

‖ **효소 만들기 포인트**

설탕	시럽
○	○

❶ 봄에는 잎을 따서 용기나 항아리에 넣고 시럽을 30%까지, 가을에는 성숙한 열매를 따서 용기나 항아리에 넣고 설탕을 80%까지 부어 100일 이상 발효시킨다.

❷ 건더기는 건져내지 않고 그늘이나 20℃ 내외의 냉장고에 보관한다.

효소요법 엑기스발효액이나 효소원액을 음용할 때는 한 숟가락 정도를 침으로 녹여 먹는다. 신체허약, 고혈압, 면역력 강화, 양기부족, 요슬산통, 간염, 당뇨병, 시력감퇴 등에 응용한다.

민간요법 치통에는 뿌리 한 줌에 식초를 넣고 달여서 쓰고 눈이 아플 때는 열매 달인 물로 눈을 씻는다. 가을에 성숙한 열매를 따서 물에 달여 차로 마신다. 양기부족에는 열매를 갈아 찹쌀과 배합하여 환으로 만들어 식후에 30~40알 먹는다.

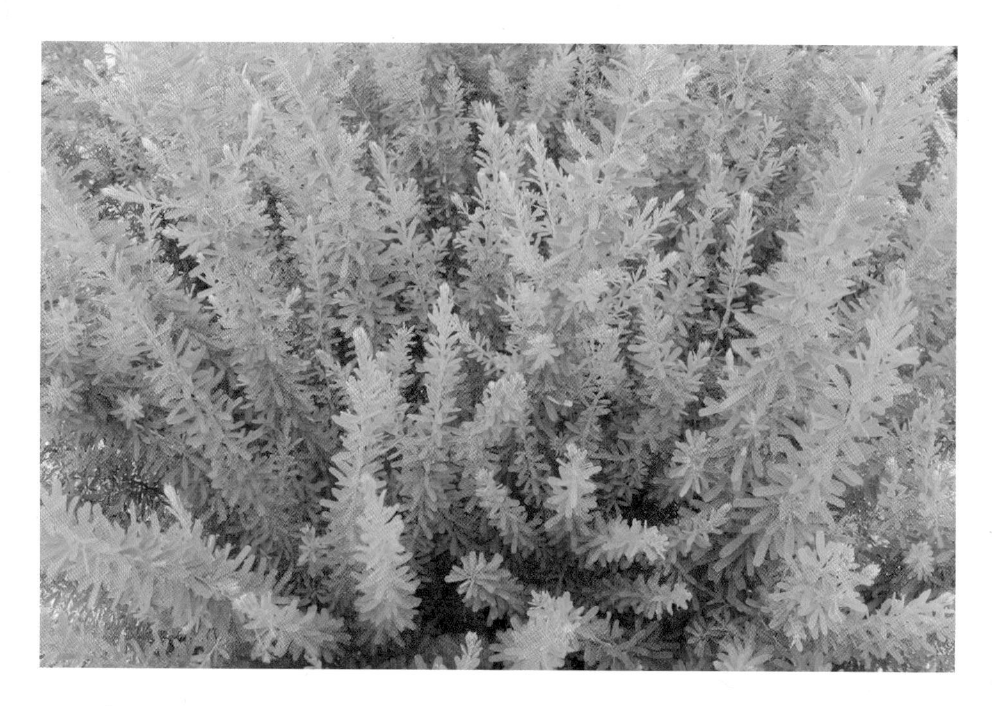

비수리

학명 : *Lespedeza cuneata*

한약명 : 야관문(夜關門)

꽃말 : 미소

다른 이름 : 삼엽초, 맞추, 철소파

분류 : 콩과의 여러해살이풀

키 : 1m

꽃 : 7~9월

채취 : 봄(꽃이 피기 전), 8~9월(잎, 뿌리)

이용 : 뿌리가 달린 전초

분포지 : 전국의 산속 경사면

효능 : 정력, 유정, 유뇨, 시력감퇴, 천식, 해수, 피로해소, 백대하, 종기

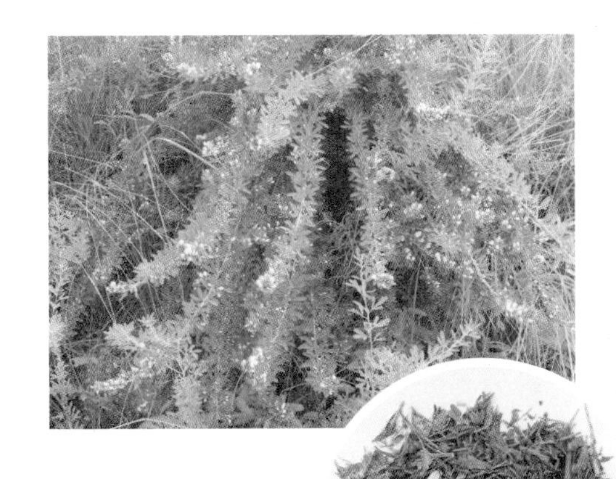

비수리는 밤을 밝힌다 하여 '야관문', '천연 비아그라'라는 애칭이 있다. 1990년 일산화질소가 음경 발기에 관여하는 화학 전령물질로 밝혀진 후 발기조직의 신경이 일산화질소를 방출해 혈관을 확장하고 발기를 유발하는 것이 알려짐으로써 고개 숙인 남자에게 희망을 주는 '비아그라'가 개발되었다.

한방에서는 뿌리가 달린 잎으로 간장, 신장, 폐장의 기능을 보하는 데 응용한다. 정력, 자양강장, 피로해소, 유정, 유뇨, 백대하, 종기 등에 좋다.

‖ 채취 부위 전초, 뿌리

‖ 약리작용 소염

‖ 약초 만들기 꽃이 피기 전에 전초와 뿌리를 통째로 채취한 뒤 그늘에 말려서 쓴다.

‖ 야관문주 만들기 꽃이 피기 전 전초와 뿌리를 통째로 채취해 물에 씻어 물기를 뺀 다음 용기에 넣고 술(35°)을 부어 밀봉하였다가 3개월 후 먹는다.

‖ 식용 꽃이 피기 전 어린잎을 뜯어 끓는 물에 살짝 데쳐서 나물로 먹는다.

‖ 금기 장복하면 오히려 정력이 감퇴한다.

‖ **효소 만들기 포인트**

설탕	시럽
×	○

❶ 봄에 꽃이 피기 전 비수리 전체의 밑동을 잘라 작두로 잘게 부수어 용기나 항아리에 넣는다.

❷ 시럽을 30%까지 부어 100일 이상 발효시킨다.

❸ 건더기는 건져내지 않고 그늘이나 20℃ 내외의 냉장고에 보관한다.

효소요법 엑기스발효액이나 효소원액을 음용할 때는 한 숟가락 정도를 침으로 녹여 먹는다. 정력, 유정, 유뇨, 시력감퇴, 천식, 해수, 피로해소, 백대하, 종기 등에 응용한다.

민간요법 산에서 뱀에 물렸을 때는 비수리 잎과 줄기를 짓찧어 물린 상처에 붙인다. 벌에 쏘였을 때, 동물에 물렸을 때 비수리를 환부에 비벼서 붙이거나 달여 먹는다. 전초를 그늘에 말려 차로 마신다. 잎과 뿌리를 통째로 말린 후 가루 내어 찹쌀과 배합한 다음 환을 만들어 식후에 30~40알 먹는다.

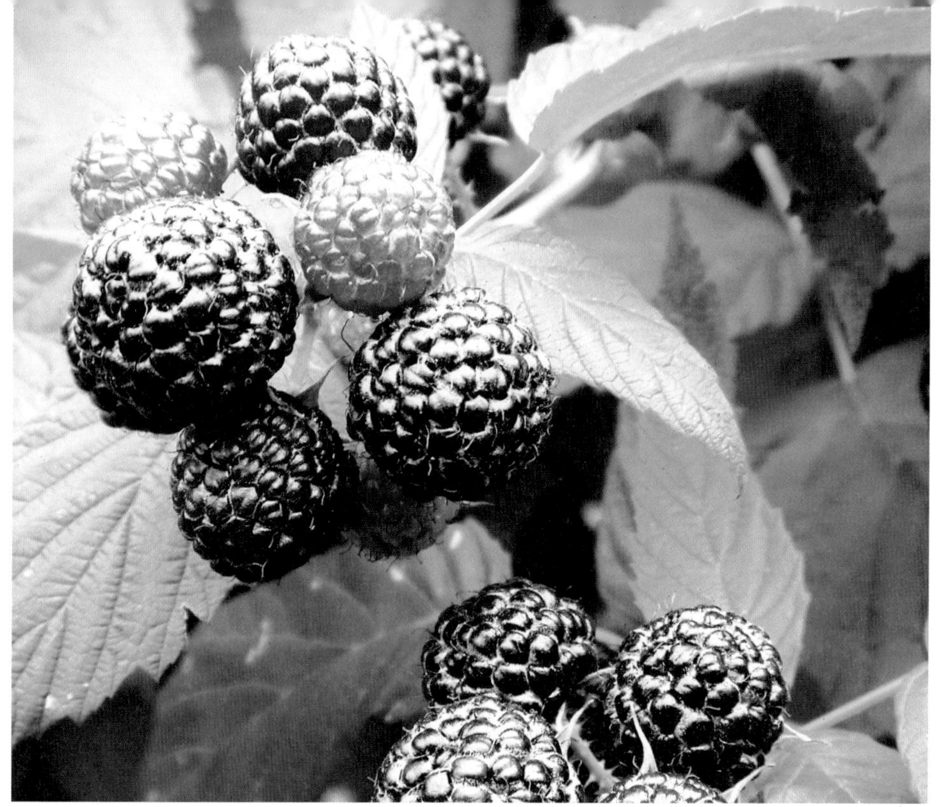

〈사진 : 박래성〉

복분자딸기

학명 : *Rubus coreanus*

한약명 : 복분자(覆盆子)

꽃말 : 섬세

다른 이름 : 산딸기, 줄딸기, 곰딸기, 멍석딸기

분류 : 장미과의 갈잎떨기나무

키 : 2~3m

꽃 : 5~6월

채취 : 6월(검게 성숙했을 때)

이용 : 열매

분포지 : 중부 · 남부지방 이남 산기슭

효능 : 발기부전, 정력 감퇴, 신장, 유정, 간염, 소변불리

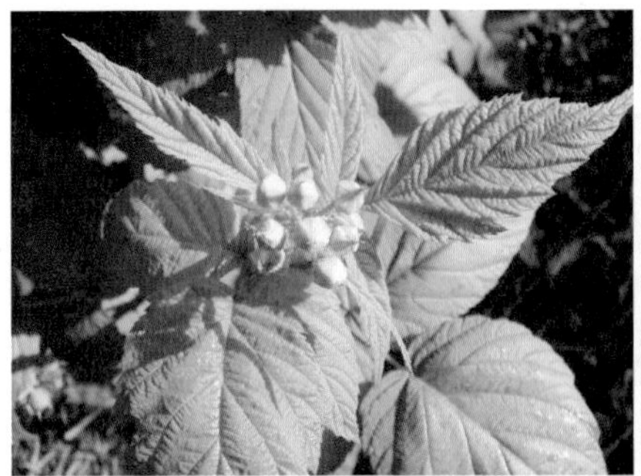
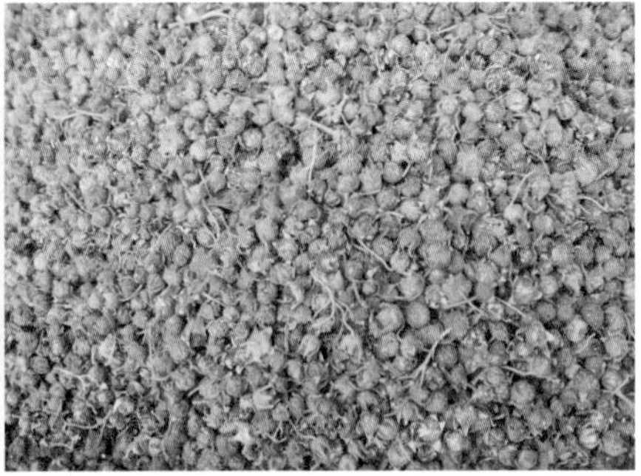

전통 의서에서 산딸기인 복분자를 성인이 먹으면 오줌줄기가 세어져 요강이 엎어진다 하여 엎어질 '복(覆)'에 요강 '분(盆)'자를 합쳐 '복분자'라고 한다.

복분자는 독이 없어 미성숙한 열매, 성숙한 열매를 식용이나 약용으로 쓴다. 한국 전통 와인의 맛과 향을 알리는 건강식품으로 알려져 복분자주, 음료, 차, 유제품, 과자, 잼 등으로 각광받고 있다.

복분자는 인체의 노화를 막아주는 항산화 효과가 탁월하고 폴리페놀 함량은 프랑스산 와인보다 28%가량 높다. 성호르몬을 활성화하므로 성기능을 강화하고 혈관을 이완하며 혈관벽을 강화해준다.

‖ **채취 부위** 열매

‖ **약리작용** 항염

‖ **약초 만들기** 약초로 만들 때는 덜 익은 열매를 채취해 그늘에 말려서 쓴다.

‖ **복분자주 만들기** 6~7월 검게 익은 열매를 따서 용기에 넣고 술을 부어 밀봉하였다가 3개월 후 먹는다.

‖ **식용** 6~7월에 검게 익은 열매를 따서 생으로 먹는다.

Ⅱ **효소 만들기 포인트**

설탕	시럽
×	○

❶ 검은색으로 잘 성숙된 열매를 용기나 항아리에 넣는다.

❷ 시럽을 70%까지 부어 100일 이상 발효시킨다.

❸ 건더기는 건져내지 않고 그늘이나 20℃ 내외의 냉장고에 보관한다.

효소요법 엑기스발효액이나 효소원액을 음용할 때는 한 숟가락 정도를 침으로 녹여 먹는다. 발기부전, 정력 감퇴, 신장, 유정, 간염, 소변불리 등에 응용한다.

민간요법 자양강장에는 생으로 먹는다. 잘 익은 복분자를 따서 햇볕에 말린 후 가루를 내어 물에 타서 먹는다. 열매가 익기 전에 따서 그늘에 말려 가루를 낸 뒤 찹쌀과 배합해 환을 만들어 식후에 30~40알 먹는다.

5.
폐에 좋은 효소 6가지

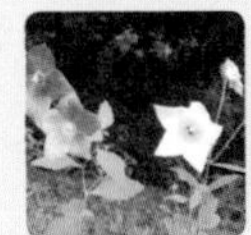
도라지

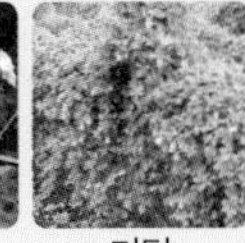
더덕

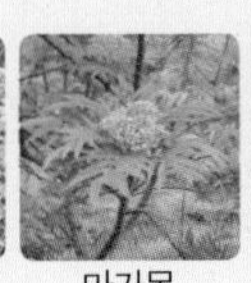
마가목

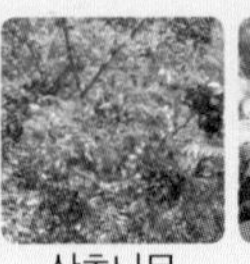
산초나무

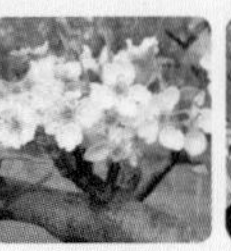
배나무

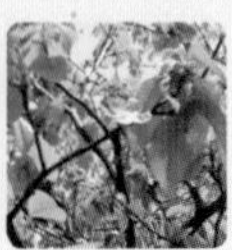
모과나무

숨을 잘 쉬어야 건강하다

건강의 비결은 세포 수를 유지하는 것이다.
폐는 나이가 들면서 수분 부족으로 쪼그라든다.
폐는 도시를 싫어하고 숲과 나무가 많은 산을 좋아한다.
기침을 자주 하고 기관지염을 앓으면 폐에 좋은 약초를 먹어라!
폐와 심장이 건강해야 오래 산다.
폐가 좋아지면 심장도 곧바로 좋아진다.

폐는 숨을 들이마시고 내쉬는 기관으로, 기능이 약해지면 조금만 운동해도 호흡이 거칠어진다. 평소 심호흡과 복식호흡을 자주 하고 나무가 많은 숲에서 산책하며, 스트레스나 불면증, 흡연을 피하고 폐에 좋은 음식을 챙겨 먹는 습관을 들인다.

건강의 첫걸음은 제대로 숨쉬기다. 숨을 쉬는 것은 생명유지에 가장 중요하다. 현대인은 잦은 기침과 가래가 나오고 숨이 가빠지는 등 폐에 이상이 나타나면서 감기, 기관지염, 천식, 폐결핵, 폐렴, 폐암에 노출되어 있다.

폐 안의 '허파꽈리'라는 기낭에 있는 폐포 3억 개를 다 펼쳐놓으면 표면적이 무려 70m²나 된다. 폐는 하루에 1만 리터에 달하는 공기를 교환한다. 하루 종일 산소와 탄소를 받아들이고 내보낸다. 폐에는 근육이 없어 숨을 들이마시면 늘어나고 내쉬면 줄어든다.

폐의 공기정화 과정은 코 안에 있는 털에서 시작된다. 코털이 큰 먼지 입자들을 걸러내고 코와 목, 기관지의 통로에서 분비되는 끈적끈적한 점액이 파리잡이 끈끈이 구실을 하면서 미세한 먼지 입자들을 잡아낸다. 그리고 섬모상피세포(纖毛上皮細胞)가 1분에 1,500번이나 움직이며 정화작업을 마무리한다.

담배연기나 오염된 공기를 마시면 섬모가 하는 일이 많아지게 되고 이것이 지속되면 섬모는 쇠약해져 죽게 된다. 하지만 다른 섬모로 대체되지 않으므로 흡연을 하지 않는 게 좋다.

복식호흡은 비만과 혈관 건강에 도움을 준다. 한국방송 프로그램 〈생로병사의 비밀〉에서 실험한 바에 따르면 하루에 코와 배로 숨을 쉬는 복식호흡 1시간은 걷기 25분, 맨손체조 35분, 자전거타기 35분과 같은 효과가 있다고 밝혀졌다. 복식호흡은 횡격막을 최대한 활용하지만 흉식호흡은 횡격막에 의존하지 않는다.

나무에서 음이온과 사람에게 유익한 피톤치드가 많이 나오므로 숲에 들어가면 폐가 건강해진다. 평소 숲속에서 삼림욕을 하고 폐가 건조해지지 않도록 폐에 좋은 마가목, 더덕, 도라지, 배, 수세미외 등을 섭취한다.

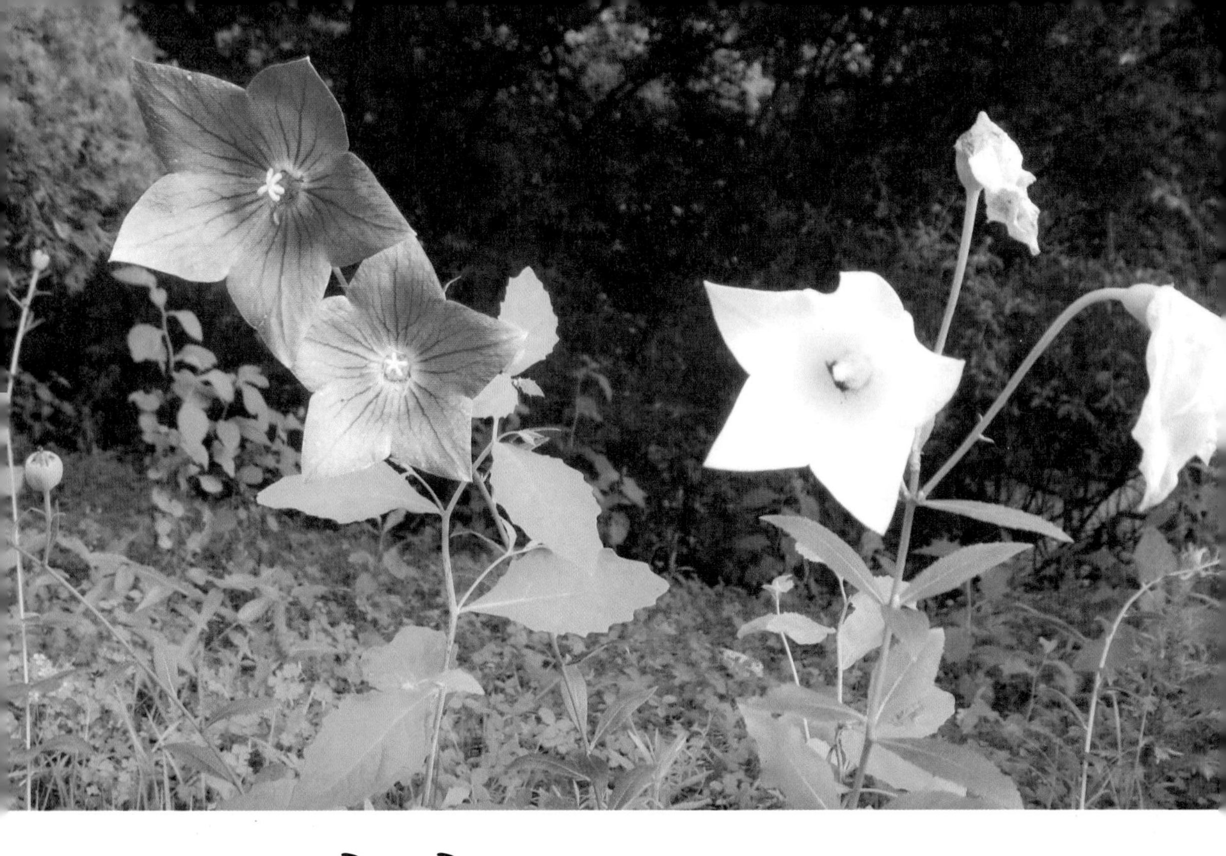

도라지

학명 : *Platycodon grandiflorum*

한약명 : 길경(桔梗)

꽃말 : 품위, 기품, 따뜻한 애정, 보은

다른 이름 : 백약, 경초, 고경, 복경

분류 : 초롱꽃과의 여러해살이풀

키 : 80~100cm

꽃 : 7~8월

채취 : 봄(잎), 9~10월(뿌리)

이용 : 뿌리

분포지 : 전국의 야산 양지바른 숲이나 밭

효능 : 잦은 기침, 천식, 해수, 진해, 거담, 기관지염

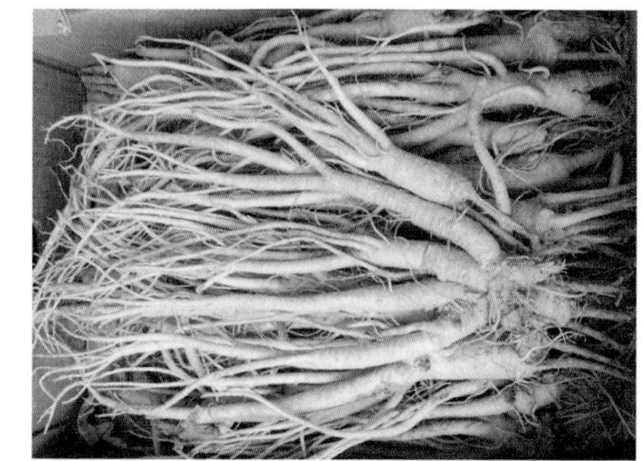

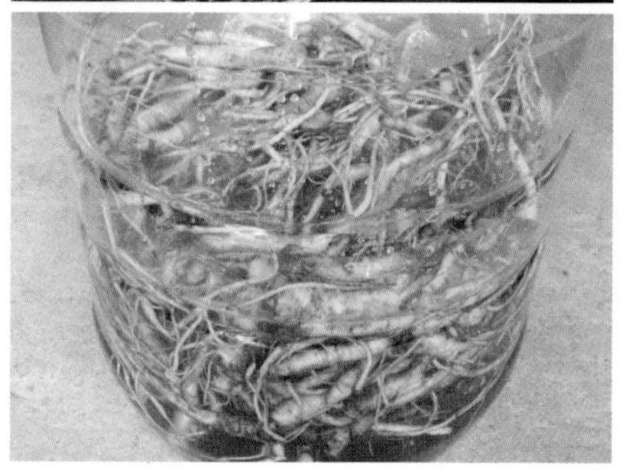

도라지는 우리 민족이 애용하는 산나물로 기제사에 쓰이는 삼색나물 가운데 하나다. 도라지 중에서 백도라지를 최상품으로 치고 도라지가 100년을 묵으면 그 약효가 산삼보다 낫다고 할 정도로 약성이 좋다. 흰꽃이 피는 백도라지는 길경이고, 보라색꽃이 피는 산도라지는 식용 도라지로 알고 있으나 둘 다 알칼리성으로 사포닌 성분은 같다.

《향약집성방》에서 "도라지는 맵고 온화한 맛에 독이 약간 있어 7~8월에 캔 뿌리를 햇볕에 말려 달여서 인후통을 다스린다"라고 할 정도로 폐와 기관지에 좋다. 도라지에는 사포닌, 당질, 식이섬유, 칼슘, 철, 단백질, 비타민, 회분, 인이 풍부하다. 뿌리를 생채로 먹거나 진액, 분말, 캔디, 술, 화장품, 강정 등으로 만들어 먹을 수 있다.

도라지는 식용이나 약용으로 가치가 높다. 어린잎과 줄기를 데쳐서 나물로 먹는다. 독성분인 이눌린이 들어 있어 뿌리를 식용할 때는 끓는 물에 삶아 잘게 쪼갠 다음 다시 물에 헹궈 사포닌을 흘려버린 뒤 조리하거나 소금물에 문질러 씻어 쓴맛을 빼고 찬물에 여러 번 헹궈서 쓴다.

‖ **채취 부위** 뿌리

‖ **약리작용** 항염, 거담, 말초혈관 확장

폐

‖ **약초 만들기** 약초를 만들 때는 가을에 뿌리를 캐서 껍질을 벗긴 다음 햇볕에 말려서 쓴다.

‖ **도라지주 만들기** 뿌리를 캐서 흙을 제거하고 물에 씻어 물기를 뺀 뒤 용기에 넣고 술을 부어 밀봉하였다가 3개월 후 먹는다.

‖ **식용** ❶ 도라지 뿌리를 식용할 때는 끓는 물에 삶은 다음 잘게 쪼개 물에 헹궈 사포닌을 흘려버린 후 조리해서 먹는다.

❷ 생으로 초고추장에 찍어 먹거나 튀김, 생채, 숙채, 정과 등에 쓴다.

‖ **금기** 산수유와 함께 먹지 않는다.

‖ **효소 만들기 포인트**

설탕	시럽
○	○

❶ 밭도라지와 산도라지를 떡국떡 크기로 썰어 설탕에 버무려 용기나 항아리에 넣는다.

❷ 시럽을 70%까지 부어 100일 이상 발효시킨다.

❸ 건더기는 건져내지 않고 그늘이나 20℃ 내외의 냉장고에 보관한다.

효소요법 엑기스발효액이나 효소원액을 음용할 때는 한 숟가락 정도를 침으로 녹여 먹는다. 잦은 기침, 천식, 해수, 진해, 거담, 기관지염 등에 응용한다.

민간요법 치질에는 도라지 줄기와 잎을 짓찧어 즙을 바른다. 가을에 뿌리를 캐서 물로 씻어 물기를 뺀 뒤 귤껍질을 약간 배합하여 차로 마신다.

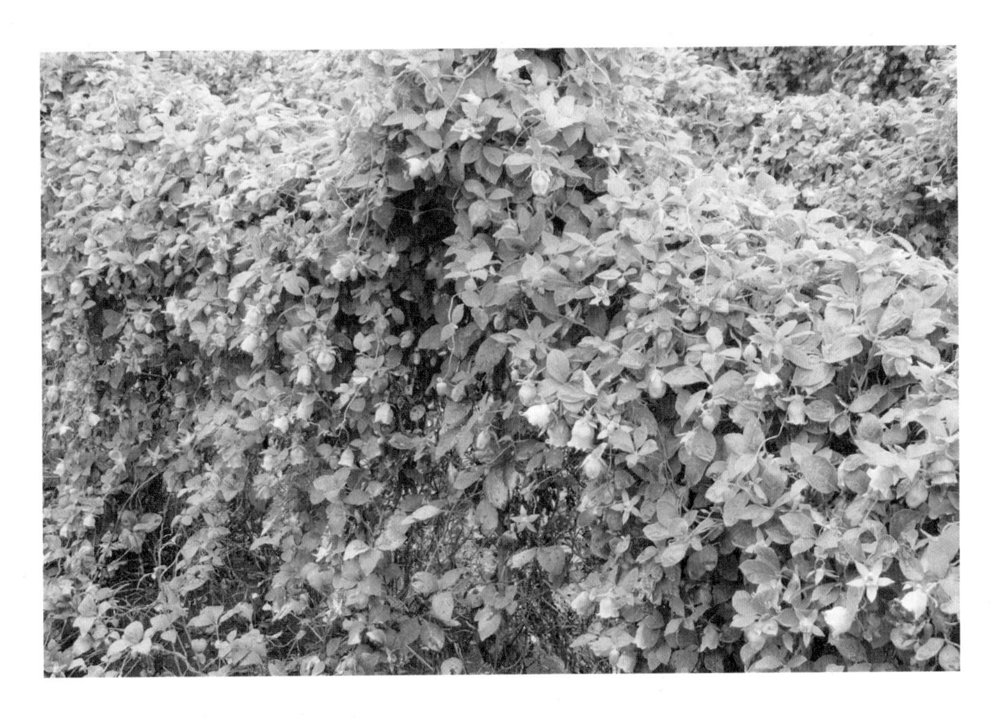

폐

더덕

학명 : *Codonopsis lanceolata*

한약명 : 산해라(山海螺)

꽃말 : 자유

다른 이름 : 양유, 사삼, 백삼, 노삼

분류 : 초롱꽃과의 덩굴성 여러해살이풀

키 : 1.5~2m

꽃 : 8~9월

채취 : 봄(잎), 10월(뿌리)

이용 : 뿌리

분포지 : 전국의 숲속과 밭

효능 : 잦은 기침, 해수, 천식, 기관지염, 인후염

폐

더덕은 삼은 삼인데 모래가 많은 땅에서 자란다고 하여 모래 사(沙) 자를 써서 '사삼(沙蔘)', 산삼의 사촌이라 하여 '양각채(羊角菜)', 뿌리가 삼과 비슷하다 하여 '만삼(蔓蔘)'이라 한다.

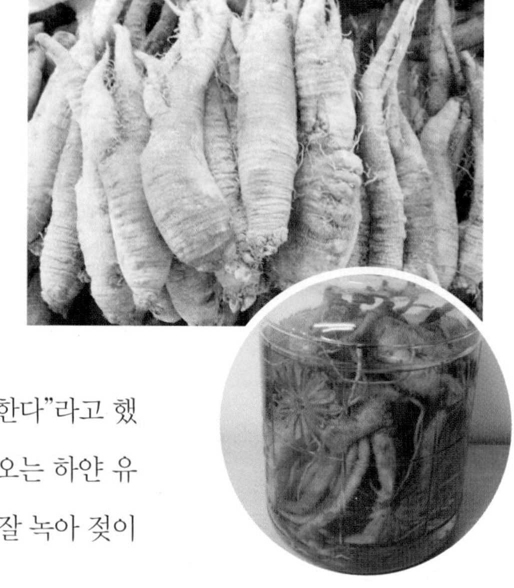

《본초비요》에서는 "더덕은 폐기를 보하고 폐를 맑게 하여 간을 이롭게 한다"라고 했다. 더덕의 잎, 줄기, 뿌리를 자르면 나오는 하얀 유액 '양유(羊乳)'는 사포닌 성분으로 물에 잘 녹아 젖이 부족한 산모에게 좋다.

더덕은 독성이 없어 식용과 약용으로 가치가 높다. 달고 쌉쌀한 매운맛이 나는데 칼슘, 인, 철분 같은 무기질이 많고 단백질, 지방, 탄수화물, 비타민 B 등 영양가가 풍부하다.

자연환경에서 수십 년을 자란 더덕 중에서 빈 공간이 생겨 황백색 물이 고이는 더덕은 산삼과 맞먹는 '동삼(童參)'이라 하는데 산삼보다 귀하게 여기는 신비의 영약으로 알려져 있다.

‖ 채취 부위 잎, 뿌리

‖ 약리작용 항염

‖ 약초 만들기 가을에 뿌리를 캐서 그늘에 말려서 쓴다.

‖ 더덕주 만들기 가을에 뿌리를 캐어 흙을 제거한 후 물에 씻어 물기를 빼서 용

기에 넣고 술을 부은 다음 밀봉하였다가 3개월 후 먹는다. 재탕, 삼탕까지 먹는다.

‖ **식용**

❶ 봄에 어린잎을 뜯어 쌈으로 먹거나 끓는 물에 살짝 데쳐서 무쳐 먹는다.

❷ 뿌리의 껍질을 제거하고 세로로 가늘게 찢어 생으로 양념과 함께 먹는다.

❸ 생더덕을 삼베주머니에 넣어 고추장 항아리에 박아 장아찌로 만들어 먹는다.

‖ **효소 만들기 포인트**

설탕	시럽
×	○

❶ 가을에 더덕을 캐서 흙을 제거한 후 물에 씻어 적당한 크기로 썬 뒤 용기나 항아리에 넣는다.

❷ 시럽을 70%까지 부어 100일 이상 발효시킨다.

❸ 건더기는 건져내지 않고 그늘이나 20℃ 내외의 냉장고에 보관한다.

효소요법 엑기스발효액이나 효소원액을 음용할 때는 한 숟가락 정도를 침으로 녹여 먹는다. 잦은 기침, 해수, 천식, 기관지염, 인후염 등에 응용한다.

민간요법 산후 젖이 부족할 때 먹고 벌레에 물렸을 때는 더덕을 갈아서 상처 부위에 바른다. 잎은 말려서 방향제로 쓴다.

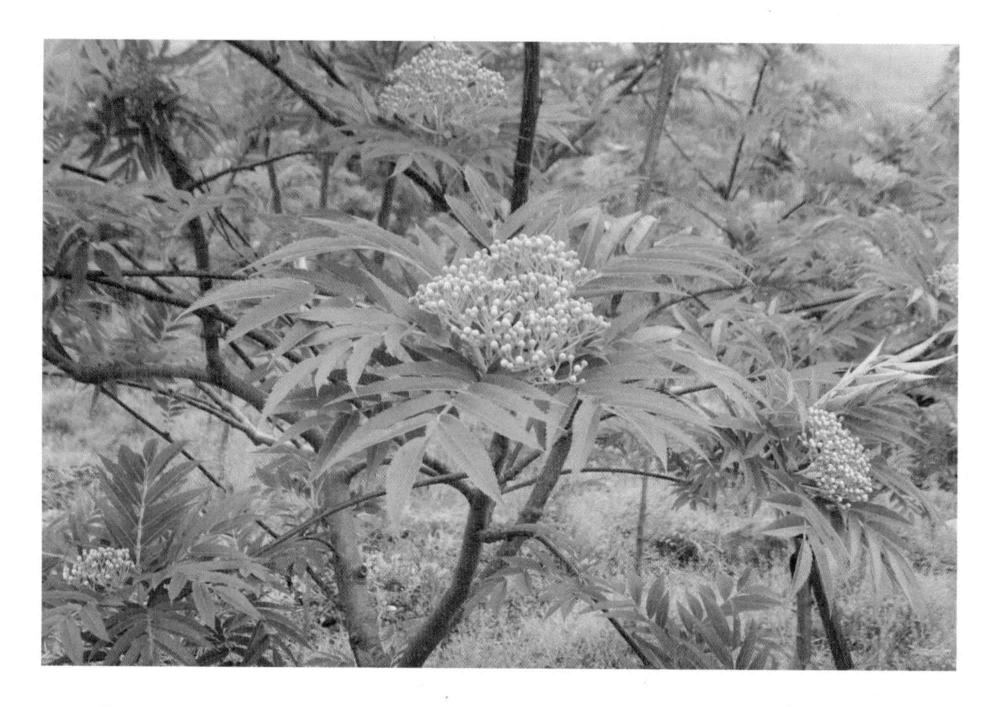

마가목

학명 : *Sorbus commixta*

한약명 : 천산화추(天山花楸)

꽃말 : 신중

다른 이름 : 정공피, 당마가목, 백화화추, 산화추

분류 : 장미과의 갈잎작은큰키나무

키 : 4~8m

꽃 : 5~6월

채취 : 봄(잎), 가을(열매)

이용 : 잎, 가지, 열매

분포지 : 강원도 깊은 산이나 숲속

효능 : 천식, 기관지염, 관절염, 비염, 잦은 기침, 진해, 신체허약, 요슬통

마가목은 이른 봄에 싹이 틀 때 모습이 말의 이빨 같고 줄기껍질이 말가죽을 닮았다 하여 '마가목(馬加木)'이라 한다. 열매는 약간 달면서 쓰고 나무껍질은 약간 쓰면서 차갑지만 독성이 없어 식용과 약용으로 쓰며 관상용으로도 가치가 높다. 2013년 한 방송에서 마가목이 기관지와 관절염에 좋다고 하는 바람에 수난을 당하고 있다. 폐와 기관지, 무릎에 좋다 하여 각광을 받고 있다. 천식, 기관지염, 관절염, 비염, 잦은 기침, 진해, 신체허약, 요슬통 등에 좋다.

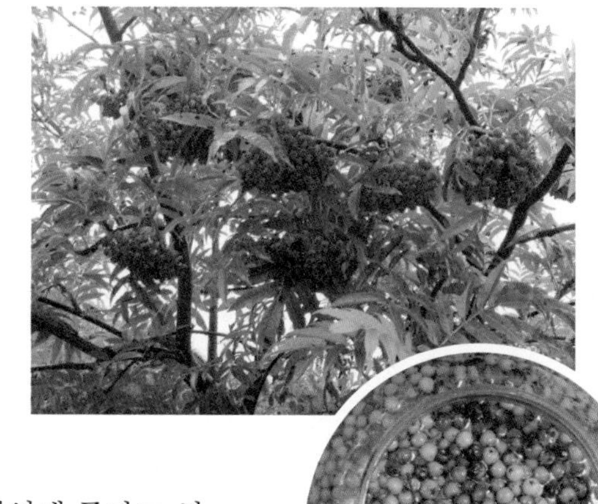

마가목은 독성이 없어 식용, 약용, 관상용으로 가치가 높다. 약초로 쓸 때는 꽃, 잎, 줄기, 뿌리껍질, 열매 모두 이용한다.

‖ **채취 부위**	잎, 줄기, 열매
‖ **약리작용**	항염, 진해, 거담
‖ **약초 만들기**	잎은 그늘에 말려서 쓰고 가을에 줄기껍질과 성숙된 붉은 열매를 채취해 햇볕에 말려서 약초로 쓴다.
‖ **마가목주 만들기**	가을에 나뭇가지나 성숙한 열매를 송이째 따서 용기에 넣고 술을 부어 밀봉하였다가 3개월 후 먹는다.
‖ **식용**	봄에 새순을 채취해 쌈으로 먹거나 끓는 물에 살짝 데쳐 나물로 무쳐 먹는다.

폐

‖ **효소 만들기 포인트**

설탕	시럽
○	○

❶ 가을에 빨갛게 익은 열매를 통째로 따서 열매 양만큼 설탕을 넣고 버무려 용기에 넣는다.

❷ 시럽을 70%까지 붓는다.

❸ 햇볕이 들지 않는 서늘한 실내에서 100일 이상 발효시킨다.

❹ 건더기는 건져내지 않고 그늘이나 20℃ 내외의 냉장고에 보관한다.

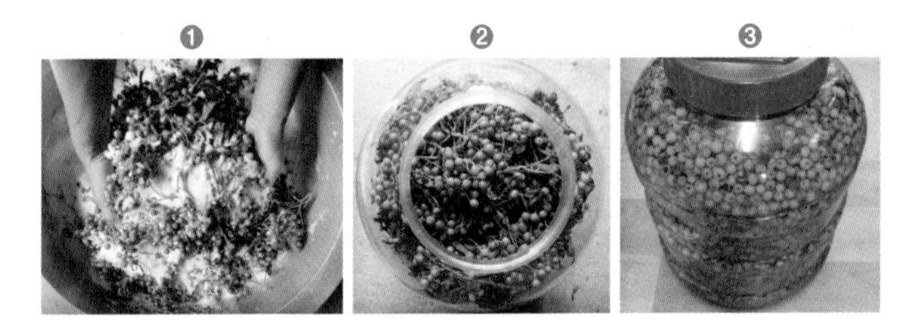

효소요법 엑기스발효액이나 효소원액을 음용할 때는 한 숟가락 정도를 침으로 녹여 먹는다. 천식, 기관지염, 관절염, 비염, 잦은 기침, 진해, 신체허약, 요슬통 등에 응용한다.

민간요법 열매를 말려 차로 먹는다. 가을에 빨갛게 익은 열매를 따서 햇볕에 말린 뒤 가루 내어 찹쌀과 배합해 환을 만들어 식후에 30~40알 먹는다.

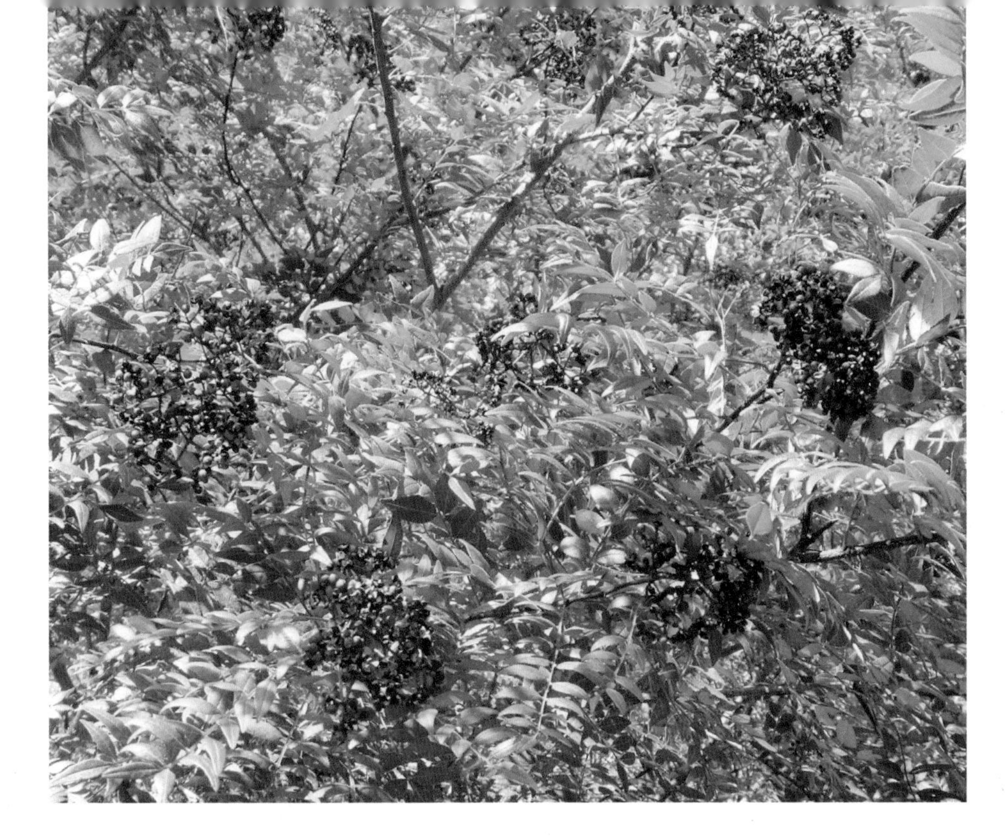

폐

산초나무

학명 : *Zanthoxylum schinifolium*

꽃말 : 영원히 변치 않는 사랑

한약명 : 야초(野椒)

다른 이름 : 진초, 척초, 애초

분류 : 운향과의 갈잎떨기나무

키 : 1~3m

꽃 : 7~8월

채취 : 8~10월

이용 : 잎, 열매

분포지 : 중부 이남의 햇볕이 잘 드는 산기슭

효능 : 소염, 항균, 살충, 지통, 소화불량

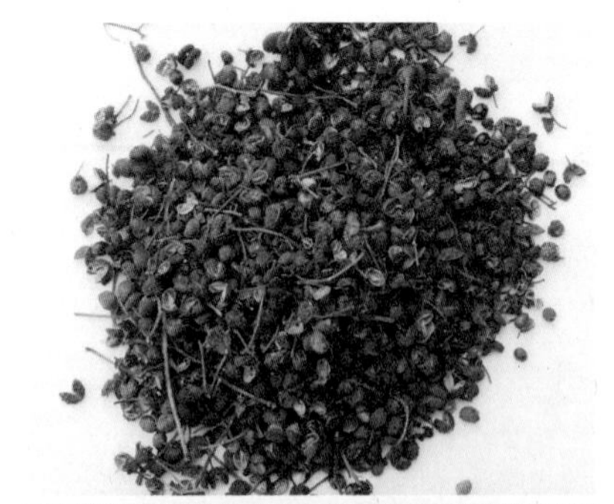

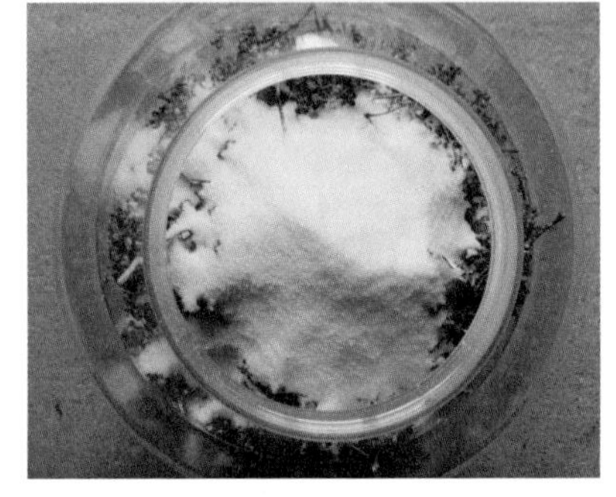

산초나무는 중부 이남의 햇볕이 잘 드는 산기슭에 자생한다. 줄기와 가지에서 가시가 어긋나고 독특한 향이 있다. 오래된 산초나무 열매가 익을 때는 새들이 떠나지 않는다.

《선만식물지(鮮滿植物志)》에서 "산초 뿌리를 태운 가루로 치질을 치료할 수 있다"라고 했듯이 옛날부터 열매, 잎, 껍질을 짓찧어 즙을 내서 타박상, 종기, 염증에 발랐다.

산초나무는 맵고 뜨거우며 독성이 약간 있지만, 식용, 약용, 관상용으로 가치가 높다. 산초의 열매나 잎에는 방부효과가 있어 장을 담글 때 넣으면 오랫동안 장맛이 변하지 않는다.

산초의 열매나 잎을 탕에 넣어 사지슬통(四肢膝痛), 풍한습비(風寒濕痺)를 다스렸고 살충 작용이 있어 회충을 구제하는 데 썼다.

‖ **채취 부위**	열매
‖ **약리작용**	항균, 살충
‖ **약초 만들기**	가을에 성숙한 열매를 따서 햇볕에 말려 쓴다.
‖ **산초주 만들기**	가을에 성숙한 열매를 따서 용기에 넣고 술을 부어 밀봉하였다가 3개월 후 먹는다.

‖ **산초기름 만들기** 가을에 성숙한 열매를 따서 기름을 짠다.

‖ **식용**

❶ 산초의 어린잎, 줄기를 과실과 함께 장채(醬菜)로 먹는다.

❷ 맛을 내기 위해 산초가루를 쓰며 추어탕 등에 생선독과 비린내를 제거하는 데 쓴다.

❸ 사찰에서는 간장과 식초에 절여 반찬으로 먹는다.

❹ 산초의 열매나 잎에는 방부효과가 있어 장(醬)을 담그는 데 쓴다.

‖ **구분** 산초나무는 초피나무에 비해 꽃잎이 있고 가시가 어긋나며 작은 잎은 긴 타원형이고 드문드문 둔한 톱니가 있지만, 초피나무는 줄기의 가시가 마주나고 잎 중앙부에 옅은 황록색 반점이 있다.

‖ **효소 만들기 포인트**

설탕	시럽
○	○

❶ 가을에 성숙된 열매를 따서 설탕을 넣고 버무린다.

❷ 용기에 넣고 시럽을 50%까지 부은 뒤 햇볕이 들지 않는 서늘한 실내에 100일 이상 둔다.

❸ 건더기는 건져내지 않고 그늘이나 20℃ 내외의 냉장고에 보관한다.

❶

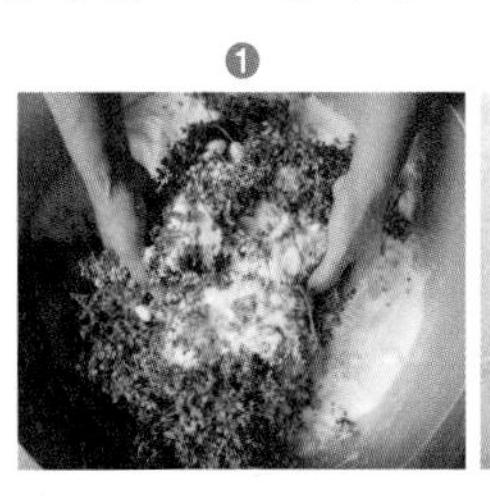

❷

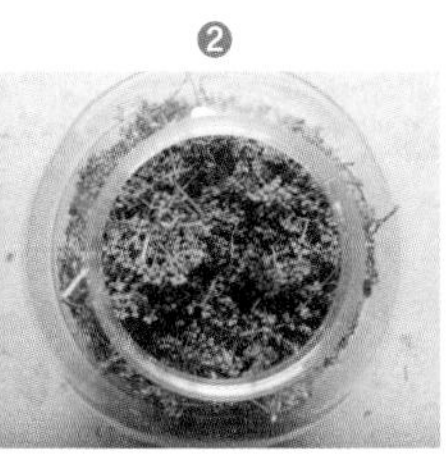

효소요법 엑기스발효액이나 효소원액을 음용할 때는 한 숟가락 정도를 침으로 녹여 먹는다. 소염, 항균, 살충, 지통, 소화불량 등에 응용한다.

민간요법 타박상, 종기, 염증에는 열매를 가루 내어 환부에 바른다. 옴과 버짐, 가려움증, 음낭습진에 달여서 환부를 세척한다. 치통에 열매를 깨서 물거나 갈아 즙을 내서 입에 문다. 장이 꼬이거나 처졌을 때는 송진을 추출하여 한 숟가락 먹는다. 향미료의 재료로 쓴다.

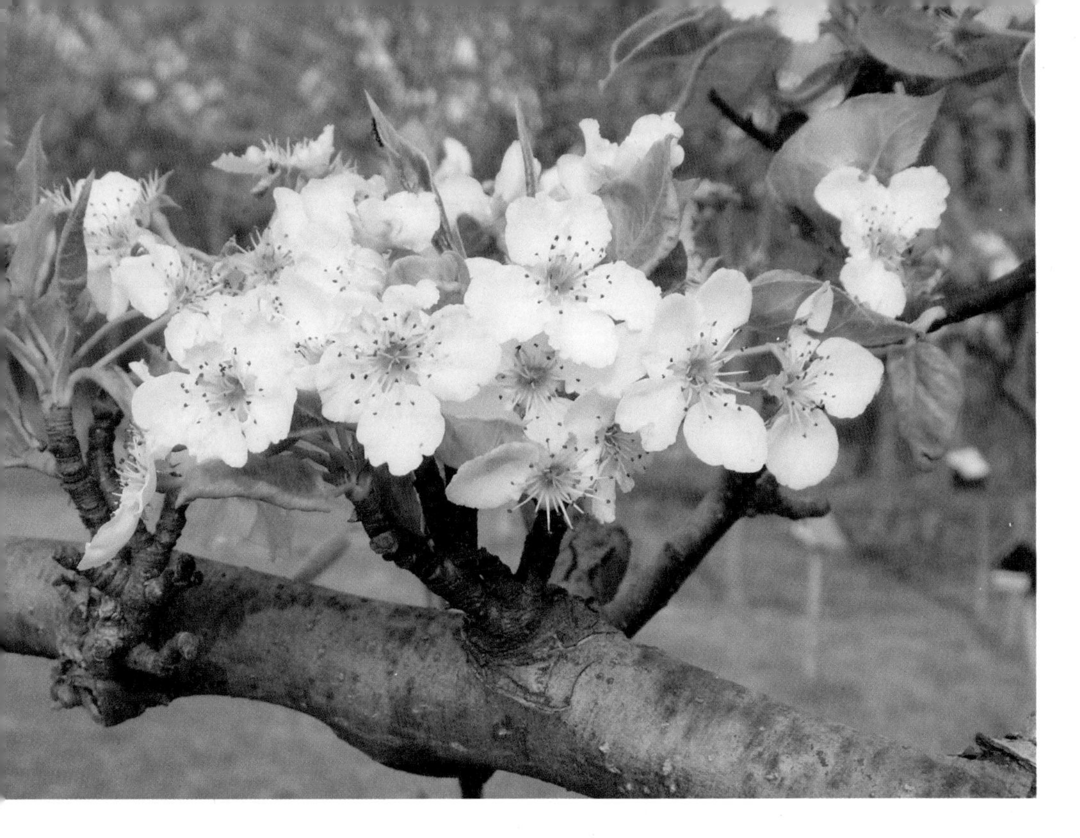

폐

배나무

학명 : *Pyrus serotina*

한약명 : 이(梨)

꽃말 : 애정, 사랑

다른 이름 : 고실네, 황실네, 청실네, 일본배

분류 : 장미과의 갈잎큰키나무

키 : 5~8m

꽃 : 4월

채취 : 9~10월

이용 : 열매

분포지 : 중부 이남 산지

효능 : 기침, 거담, 변비, 해열, 이뇨

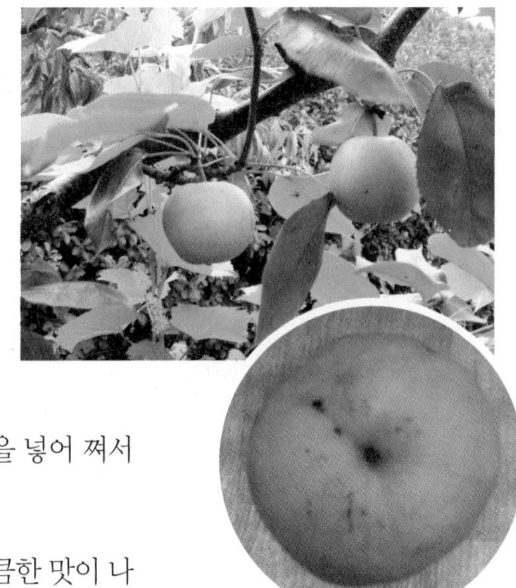

예부터 배는 산속에서 선인이나 기를 수련하는 사람이 즐겨 먹었다 하여 장수를 상징한다.

이시진이 쓴 《본초강목》에는 "배는 기침을 치료하고 소갈을 치료한다"라고 했고, 《의학입문(醫學入門)》에서는 "기침으로 가슴이 더부룩하면 좋은 배를 골라 속을 빼고 배 속에 꿀을 넣어 쪄서 먹으면 낫는다"라고 했듯이 폐에 좋다.

베는 당분과 수분이 많아 시원하고 상큼한 맛이 나므로 생과로 먹었고 약용으로는 성숙한 열매나 껍질을 썼다.

‖ **채취 부위**	열매
‖ **약리작용**	소염
‖ **약초 만들기**	열매의 껍질을 쓴다.
‖ **이화주 만들기**	봄에 꽃을 따서 용기에 넣고 술을 부어 밀봉하였다가 3개월 후 먹는다.
‖ **이강고 만들기**	배, 생강, 꿀을 배합하여 만든다.
‖ **식용**	❶ 열매의 껍질과 핵을 제거한 후 과육만 생으로 먹는다. ❷ 고기를 잴 때, 육회를 먹을 때, 냉면이나 김치를 담글 때 쓴다.
‖ **금기**	냉한 사람과 설사를 하는 사람

‖ **효소 만들기 포인트**

설탕	시럽
○	×

❶ 가을에 성숙한 배를 따서 4등분하여 씨를 빼내고 용기나 항아리에 넣는다.

❷ 설탕을 120%까지 넣어 100일 이상 발효시킨다.

❸ 건더기는 건져내고 용기에 담아 그늘이나 20℃ 내외의 냉장고에 보관한다.

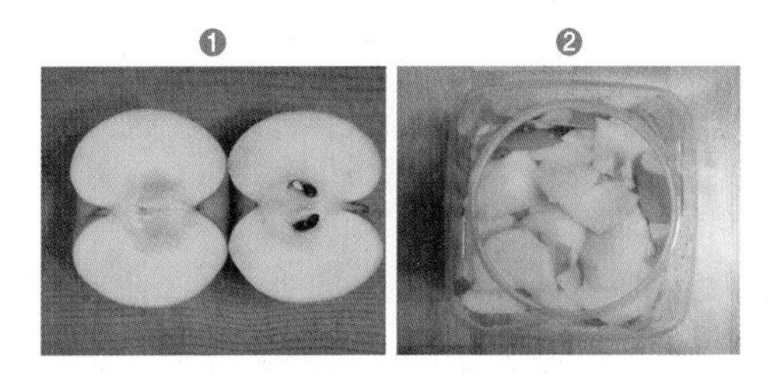

효소요법 엑기스발효액이나 효소원액을 음용할 때는 한 숟가락 정도를 침으로 녹여 먹는다. 기침, 거담, 변비, 해열, 이뇨 등에 응용한다.

민간요법 소고기를 먹고 체했을 때 배를 먹는다. 버짐과 옴에는 껍질 달인 물을 바르고 복통에는 잎을 진하게 달여 먹는다. 이질에는 콩만 한 배를 태워 먹고 기력을 회복하고자 할 때는 배 속에 꿀을 넣고 통째로 구워 먹는다.

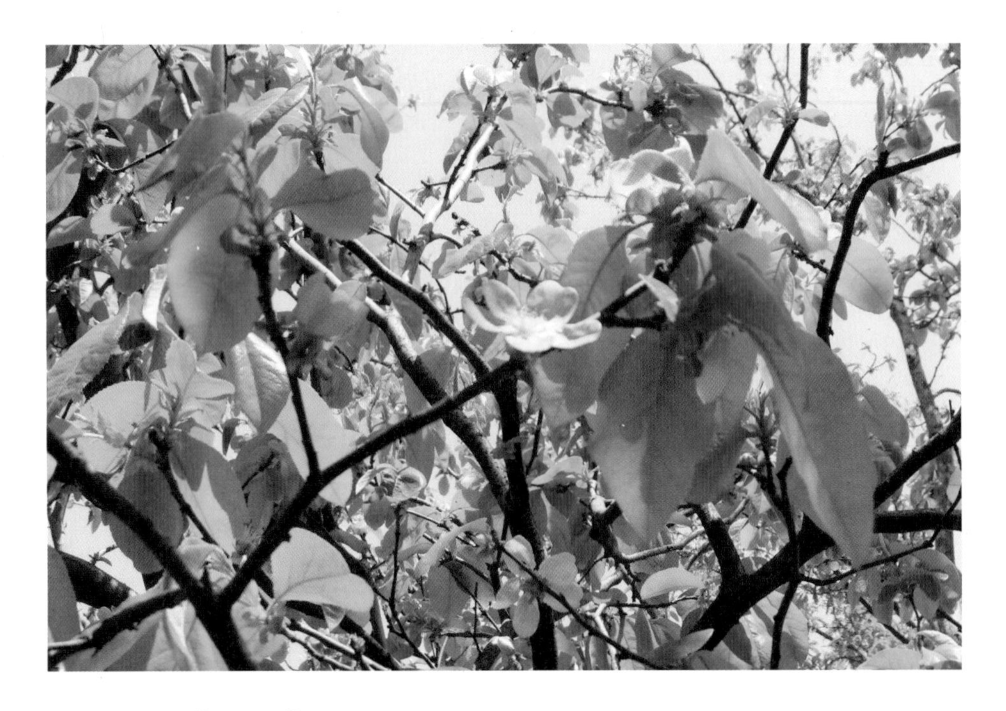

모과나무

학명 : *Chaenomeles sinensis*

한약명 : 모과(木瓜)

꽃말 : 평범함

다른 이름 : 명사, 목이(木李), 추피모과, 광피모과

분류 : 장미과의 갈잎큰키나무

키 : 6~8m

꽃 : 4~5월

채취 : 9~10월(열매)

이용 : 열매

분포지 : 중부 이남

효능 : 기관지염, 폐질환, 기침, 해수, 천식

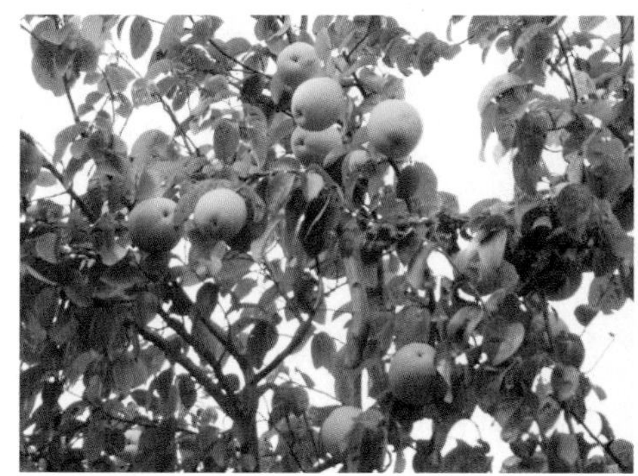
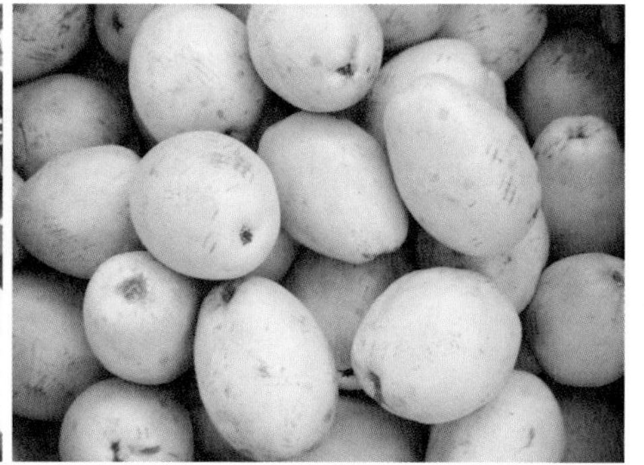

모과는 참외를 닮았으나 나무에 달려 있어 '나무 참외', 꽃이 아름다워 '화리목(花梨木)', 도사를 보호했다 하여 '호성과(護聖瓜)'라고 한다.

모과는 식용보다는 약용으로 가치가 높다. 기침, 기관지염, 폐질환에 좋다. 칼슘, 칼륨, 철분, 무기질이 풍부한 알칼리성 식품으로 신맛이 강해 생식에는 부적합하지만 유자와 함께 달여 먹으면 좋다.

‖ 채취 부위 열매

‖ 약리작용 거담, 항염, 수렴

‖ 약초 만들기 가을에 익은 열매를 따서 물에 5~10시간 담갔다가 건져서 햇볕에 말려 쓴다.

‖ 모과주 만들기 가을에 노랗게 익은 열매를 따서 잘게 썰어 용기에 넣고 술을 부어 밀봉하였다가 3개월 후 먹는다.

‖ 효소 만들기 포인트

설탕	시럽
×	○

❶ 가을에 노랗게 성숙한 열매를 따서 얇게 썰어 용기나 항아리에 넣는다.

❷ 시럽을 70%까지 부어 100일 이상 발효시킨다.

❸ 건더기는 건져내지 않고 그늘이나 20℃ 내외의 냉장고에 보관한다.

효소요법 엑기스발효액이나 효소원액을 음용할 때는 한 숟가락 정도를 침으로 녹여 먹는다. 기관지염, 폐질환, 기침, 해수, 천식 등에 응용한다.

민간요법 기침과 천식, 설사에는 모과를 달여 먹고 창(瘡)에는 모과 잎을 찧어 환부에 바른다. 잘 익은 열매를 따서 적당한 크기로 잘라 차관이나 주전자에 넣고 끓인 뒤 꿀을 타서 차로 먹고 향기가 좋은 열매를 방향제로 쓴다.

6.
신장에 좋은 효소 4가지

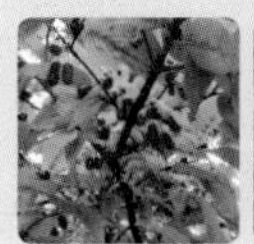
산수유나무

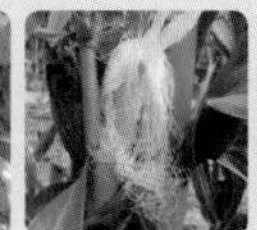
옥수수(수염)

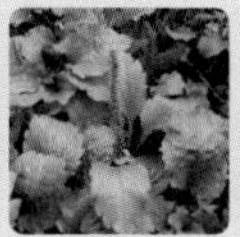
질경이

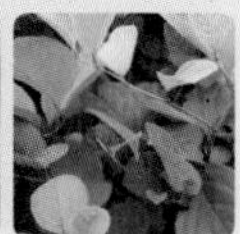
호장근

신장

소변을 알면 건강이 보인다

동양의학에서는 신장을 몸의 머리로 본다.

신장의 사구체가 건강하면 온몸이 건강하다.

피로하고 소변이 잦으면 신장질환을 의심해야 한다.

요실금, 전립선질환이 있으면 즉시 치료하라!

밤새 잠을 안 자고 날을 샌 적이 있나?

다음 날 피곤하고 삶의 질이 떨어진다.

신장은 우리 몸에서 원활한 통행과 배출을 담당한다. 신장은 몸 구석구석의 노폐물을 혈액으로 운반하여 걸러낸다. 하루에 약 7,500L가 신장사구체에서 걸러지기 때문에 매일 물을 충분히 마셔야 한다. 신장은 전신에 영양을 공급하고 노폐물을 처리한다. 체온을 일정하게 유지해주고 적혈구 생산을 촉진하며 혈액 속에 들어 있는 칼륨, 염화나트륨, 기타 물질을 감시하고 생명과 직결되는 수분의 양을 조절한다.

크기가 주먹만 한 신장이 하루에 걸러내는 혈액량은 200L 정도다. 이는 생수 500mL 400통에 달하는 양이다. 소변을 걸러내는 데 핵심 역할을 하는 사구체에 문제가 생기면 소변으로 나오지 말아야 할 혈액이나 단백질이 빠져나오면서 사구체가 손상되고 굳는다.

신장을 건강하게 만들려면 밤에는 쉬어야 한다. 신장은 밤에는 낮의 3분의 1밖에 활동하지 않기 때문이다. 밤에 쉬지 않고 활동하면 신장이 100% 가동하기 때문에 다음 날 피곤하다. 신장은 대부분 다른 장기에 비해 80% 정도가 망가지고 난 후에야 병원을 찾는다. 한번 망가진 신장은 회복되기 힘들다.

평소 오줌에 단백질이 빠져나오지 않는지 살펴야 한다. 단백질은 극소량을 제외하고는 빠져나오면 안 된다. 단백질이 오줌에 있다는 것은 여과조직을 통해 혈액 속의 단백질이 유실되고 있다는 것이다. 고혈압이 있으면 신장도 쉽게 망가진다. 나이가 들면 신장기능이 줄어들므로 조금만 짜게 먹어도 몸이 쉽게 붓고 혈압이 올라간다. 건강검진을 할 때 단백뇨가 하루에 150mg을 넘지 않아야 하고, 사구체 여과율이 1분당 90mL 이상이어야 한다. 신장질환은 초기에 적극적으로 치료하지 않으면 돌이킬 수 없는 상태에 이른다. 어느 날 갑자기 살이 빠지면서 피곤하고 몸이 부으며 소변 색깔이 콜라색으로 변한다든가 거품이 생기는 등 이상증상이 보인다면 신장질환을 의심해야 한다.

평소 신장을 건강하게 하려면 밤에는 충분히 휴식하고 식이요법과 저염식을 하며 정상적인 혈압과 혈당을 유지하는 게 중요하다. 신장의 사구체에 도움을 주는 산수유를 비롯해 새삼, 자리공, 호장근, 옥수수수염 등을 섭취한다.

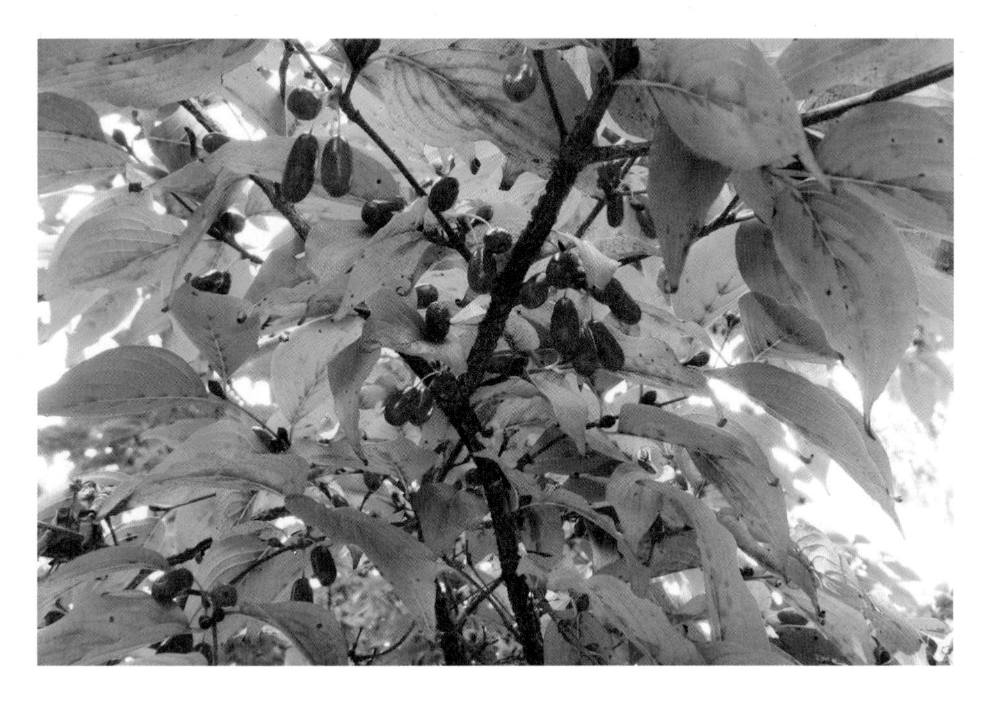

신장

산수유나무

학명 : *Cornus officinalis*

꽃말 : 영원히 변치 않는 사랑

한약명 : 산수유(山茱萸)

다른 이름 : 산채황, 실조아수, 산대추나무, 멧대추나무

분류 : 층층나뭇과의 갈잎작은큰키나무

키 : 4~7m

꽃 : 3월

채취 : 10~11월(열매)

이용 : 열매

분포지 : 남쪽 지방의 산기슭

효능 : 신장기능이 약해서 오는 소변빈삭, 야뇨증, 식은땀, 조루증, 요통, 이명, 자양강장

신장

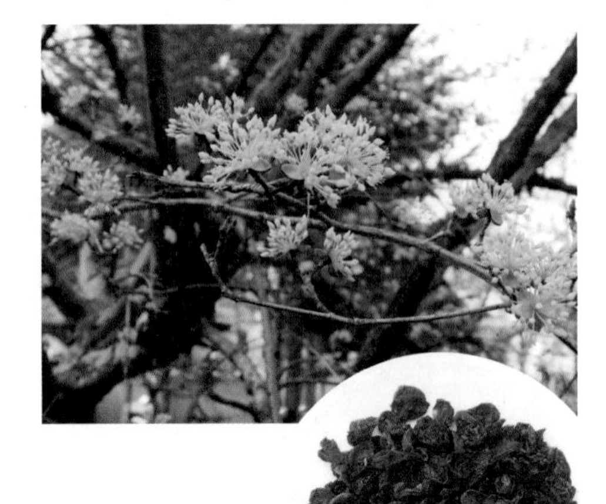

산수유의 빨간 열매는 예부터 도가에서 신선이 즐겨 먹은 열매로 알려져 있다. 산수유는 심은 지 7~8년 지나면 열매를 수확할 수 있다. 한 그루만 있으면 자식을 대학에 보낼 수 있다 하여 '대학나무[大學木]', 대추씨를 닮았다 하여 '석조(石棗)', 열매가 대추처럼 생겼다 하여 '산대추'라고도 한다.

산수유는 씨앗에 독이 있어 씨를 제거한 후 식용, 약용으로 쓴다. 40대 이후 신장기능이 약해져 정수(精髓)가 부족할 때, 허리가 아플 때, 하체가 약할 때, 음위를 강화하고자 할 때 상복하면 효과를 볼 수 있다.

‖ **채취 부위** 열매

‖ **약리작용** 항균, 혈압 강하, 부교감신경 흥분

‖ **약초 만들기** 가을에 빨갛게 성숙한 열매를 따서 쓴다. 씨앗에 독이 있으므로 씨앗을 빼내고 햇볕에 말려서 쓴다.

‖ **산수유열매주 만들기** 가을에 빨갛게 성숙한 열매를 따서 꼭지를 뗀 뒤 용기에 넣고 술을 부어 밀봉하였다가 3개월 후 먹는다.

‖ **식용** ❶ 산수유 미성숙 열매는 신맛과 떫은맛이 있어 먹을 수 없다.
❷ 성숙한 열매를 따서 씨를 제거한 후 끓는 물에 살짝 데쳐 햇볕에 말린 뒤 밥이나 부침개에 넣어 먹는다.

‖ **금기** 씨를 제거한 후 먹는다.

‖ **효소 만들기 포인트**

설탕	시럽
○	○

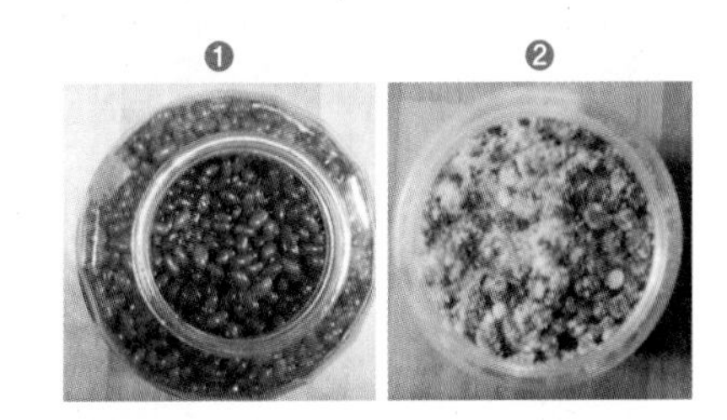

❶ 가을에 성숙한 빨간 열매를 따서 꼭지를 따내고 물에 씻어 용기나 항아리에 넣고 시럽을 70%까지 붓는다.

❷ 산수유 열매에 설탕을 80%까지 넣고 흔들어준 뒤 100일 이상 발효시킨다.

❸ 씨를 제거한 후 용기에 넣고 그늘이나 20℃ 내외의 냉장고에 보관한다.

효소요법 엑기스발효액이나 효소원액을 음용할 때는 한 숟가락 정도를 침으로 녹여 먹는다. 신장기능이 약해서 오는 소변빈삭, 야뇨증, 식은땀, 조루증, 요통, 이명, 자양강장 등에 응용한다.

민간요법 남성의 전립선염이나 여성의 요실금, 월경 과다에 달여 먹는다. 빨갛게 익은 열매를 따서 씨를 제거한 후 물에 달여 차로 마신다. 빨간 열매는 염색 원료로 쓴다.

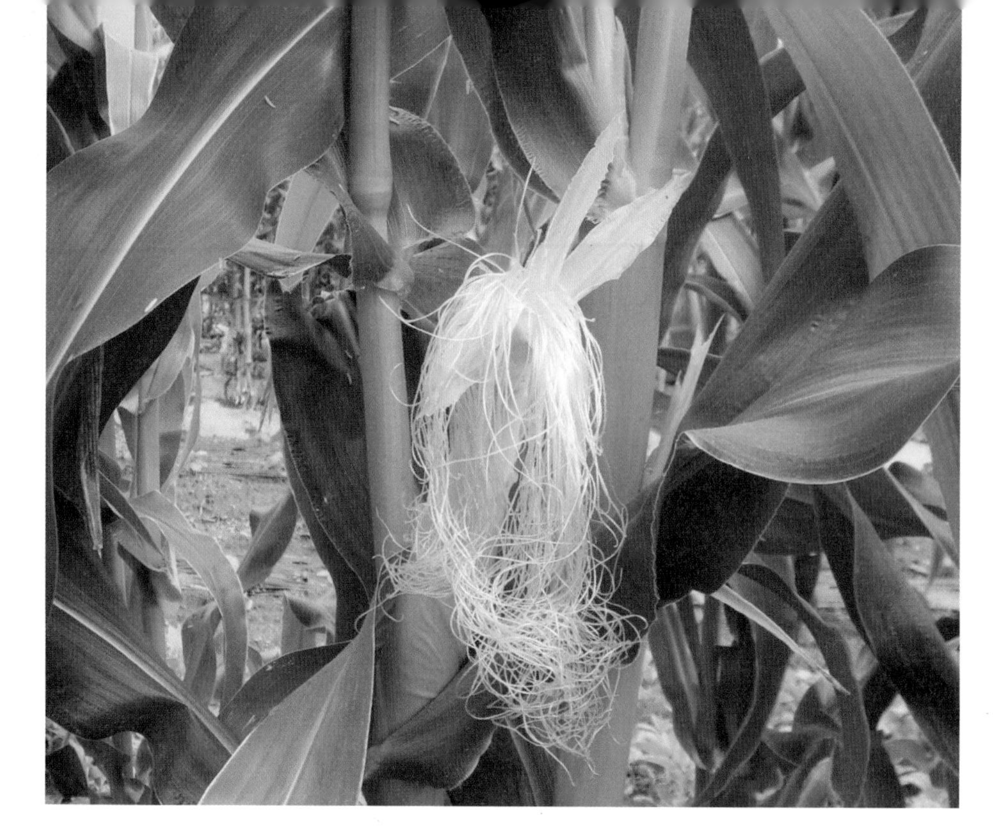

옥수수(수염)

학명 : *Zea mays*

한약명 : 옥미수(玉米鬚)

꽃말 : 평화

다른 이름 : 옥촉서근, 강냉이, 갱내, 옥식이, 옥고량

분류 : 볏과의 한해살이풀

키 : 2~3m

꽃 : 7~8월

채취 : 8~9월

이용 : 종자, 수염

분포지 : 강원도, 밭

효능 : 이뇨, 신우신염, 당뇨병, 간염, 고혈압, 토혈

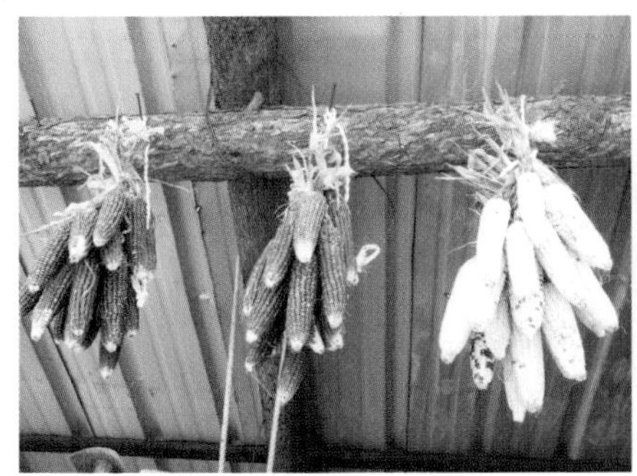
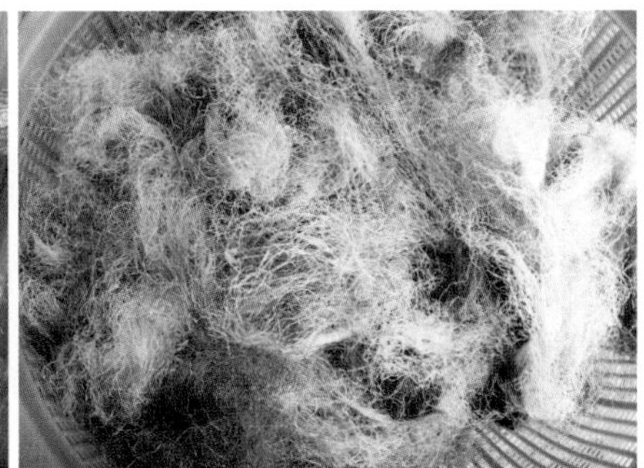

옥수수는 식량이 귀할 때 구황식품으로 먹었다.

옥수수는 식용, 약용으로 가치가 높다. 옥수수수염은 이뇨작용이 탁월하여 소변의 배설량을 늘려주고 염증을 제거해준다.

옥수수는 식이섬유가 풍부해 다이어트와 변비에 좋다. 간염으로 인한 부종에도 쓴다. 급성 신장염에는 옥수수수염 15g, 옥수수속대 2개를 하루 용량으로 하여 물에 달여서 공복에 복용한다.

‖ **채취 부위** 꽃술, 뿌리

‖ **약리작용** 이뇨, 혈압 강하, 이담, 지혈

‖ **약초 만들기** 여름과 가을에 꽃술을 통째로 따서 햇볕에 말려 쓴다.

‖ **식용**
❶ 옥수수를 쪄서 먹거나 죽으로 먹는다.
❷ 가루를 내어 빵, 과자로 먹는다.

‖ **옥수수기름 만들기** 종자로 기름을 짠다.

‖ **금기** 옥수수수염을 장기 복용하면 위장이 약해지고 체액이 빠져나간다.

신장

‖ 효소 만들기 포인트

설탕	시럽
×	○

❶ 가을에 수염을 채취해 용기나 항아리에 넣는다.

❷ 시럽을 25%까지 부어 100일 이상 발효시킨다.

❸ 건더기는 건져내고 용기에 담아 그늘이나 20℃ 내외의 냉장고에 보관한다.

효소요법 엑기스발효액이나 효소원액을 음용할 때는 한 숟가락 정도를 침으로 녹여 먹는다. 신우신염, 이뇨, 당뇨병, 간염, 고혈압, 토혈 등에 응용한다.

민간요법 각기병에는 옥수수를 따서 껍질을 벗겨내고 통째로 물에 달여 먹는다. 부종에는 옥수수수염을 달여 마신다. 토혈에 뿌리를 짓찧어 즙을 먹는다.

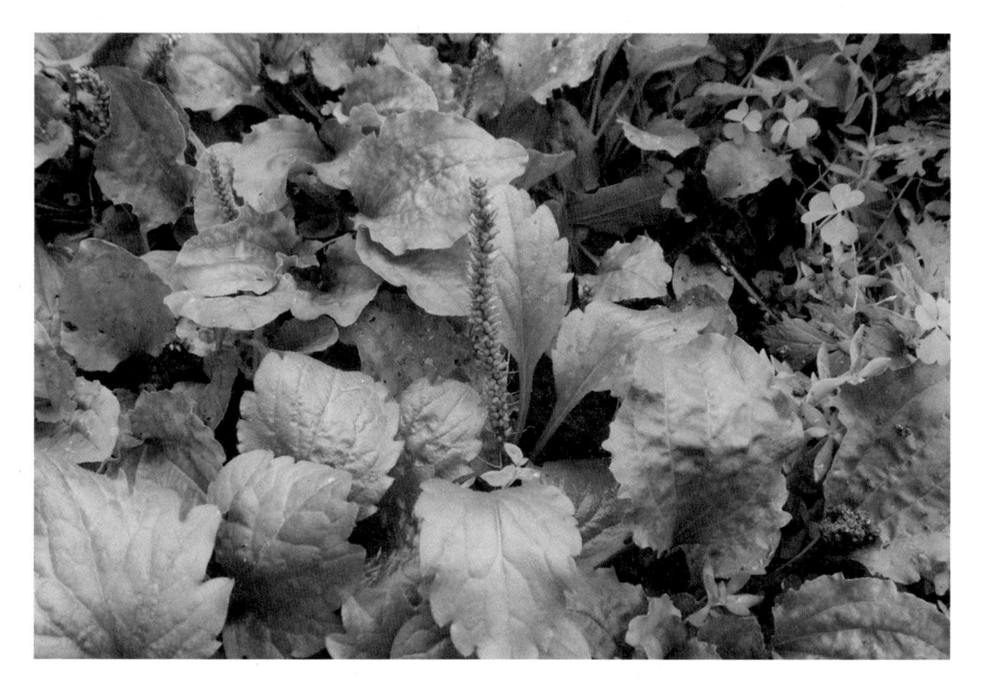

신장

질경이

학명 : *Plantago asiatica*

꽃말 : 소원

한약명 : 차전자(車前子)

다른 이름 : 차전, 차전초, 부이, 길장구

분류 : 질경잇과의 한해살이풀

키 : 10~20cm

꽃 : 6~8월

채취 : 봄~여름

이용 : 전초

분포지 : 전국의 길가나 들, 밭둑

효능 : 소변불통, 신장염, 방광염, 간염, 요도염, 전립선염, 월경과다, 빈혈

질경이는 길가나 공터에서 자라는데 밟아도 다시 살아날 만큼 생명력이 매우 강하다. 예부터 질경이는 우마차가 지나간 차바퀴에 짓눌려도 잘 자란다 하여 '차전초(車前草)'라고 했다.

질경이는 독이 없어 식용과 약용으로 가치가 높다. 몸 안에 쌓여 있는 노폐물을 혈액으로 운반하여 배설시키고 소변을 잘 보게 한다. 소염, 진해, 방광염, 신장염, 황달, 요도염, 월경과다, 빈혈 등에 좋다.

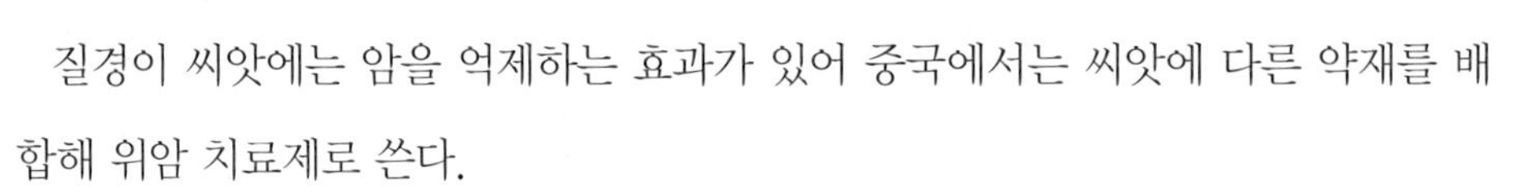

질경이 씨앗에는 암을 억제하는 효과가 있어 중국에서는 씨앗에 다른 약재를 배합해 위암 치료제로 쓴다.

‖ 채취 부위 전초, 종자

‖ 약리작용 이뇨, 항염, 지혈, 항암

‖ 약초 만들기 종자는 여름과 가을에, 잎은 수시로 뜯어서 그늘에 말려 쓴다.

‖ 질경이종자주 만들기 종자를 채취해 검은 씨앗만 용기에 넣고 술을 부어 밀봉하였다가 3개월 후 먹는다.

‖ 질경이떡 만들기 맥분(麥粉)에 잎과 배합하여 떡을 만든다.

‖ 식용 ❶ 봄과 여름에 어린잎을 따서 쌈으로 먹거나 데쳐서 나물로 무쳐 먹는다.

❷ 생잎을 된장국에 넣어 먹거나 잎을 짓찧어 즙을 낸 뒤 고기에 재어 먹는다.

‖ **효소 만들기 포인트**

설탕	시럽
○	○

신장

❶ 봄에 꽃이 피기 전에 잎을 따서 물로 씻어 물기를 빼고 용기나 항아리에 넣는다.

❷ 설탕을 50%까지 넣거나 시럽을 30%까지 부어 햇볕이 들지 않는 서늘한 실내에 100일 이상 둔다.

❸ 건더기는 건져내고 용기에 담아 그늘이나 20℃ 내외의 냉장고에 보관한다.

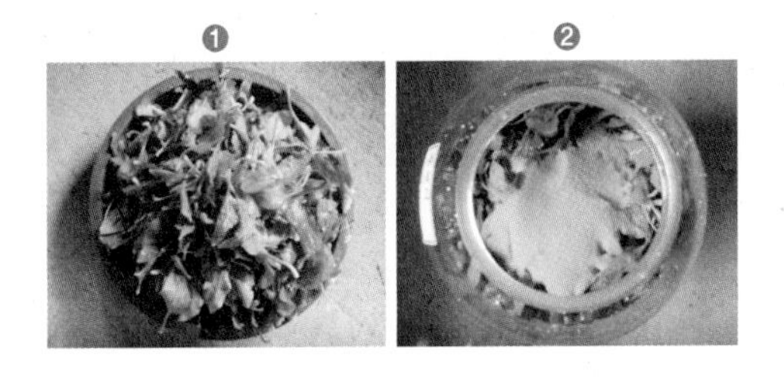

효소요법 엑기스발효액이나 효소원액을 음용할 때는 한 숟가락 정도를 침으로 녹여 먹는다. 소변불통, 신장염, 방광염, 간염, 요도염, 전립선염, 월경과다, 빈혈 등에 응용한다.

민간요법 변비에는 잎을 달여 먹는다. 봄에 어린잎을 따서 물로 씻은 뒤 그늘에 말린 것을 종이봉지에 보관해두었다가 물에 넣고 달여 차로 마신다.

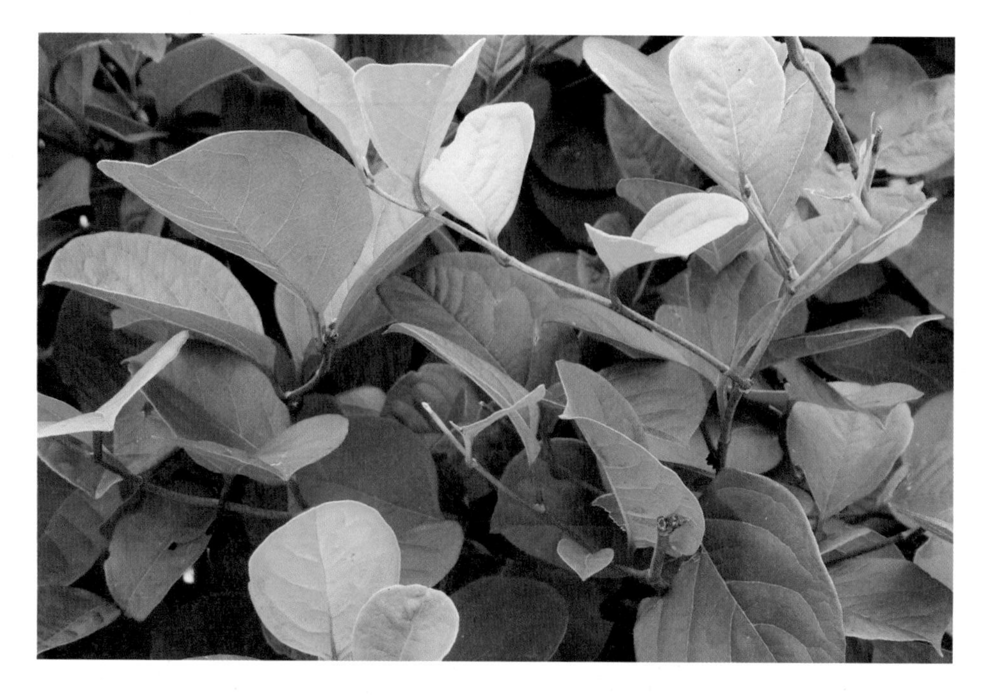

호장근

학명 : *Reynoutria elliptica*
한약명 : 호장근(虎杖根)

꽃말 : 투명
다른 이름 : 관절대, 산간, 산장, 오불삼

분류 : 마디풀과의 여러해살이풀
키 : 1~1.5m
꽃 : 6~8월
채취 : 봄(새순), 봄~가을(잎과 뿌리)
이용 : 새순, 잎, 뿌리
분포지 : 전국의 산과 들, 밭둑
효능 : 신장질환, 관절염, 류머티즘, 간염, 이뇨, 신경통

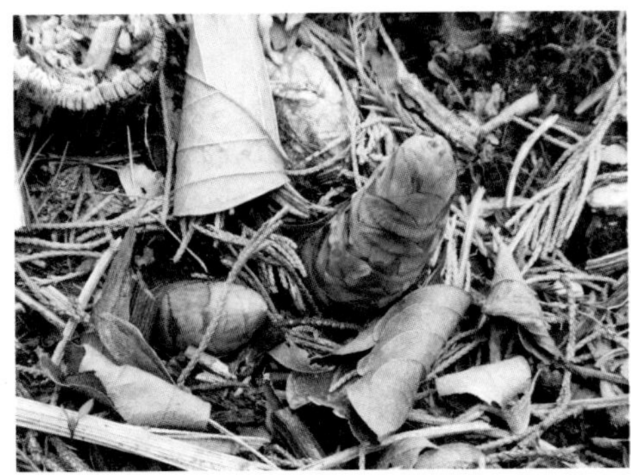
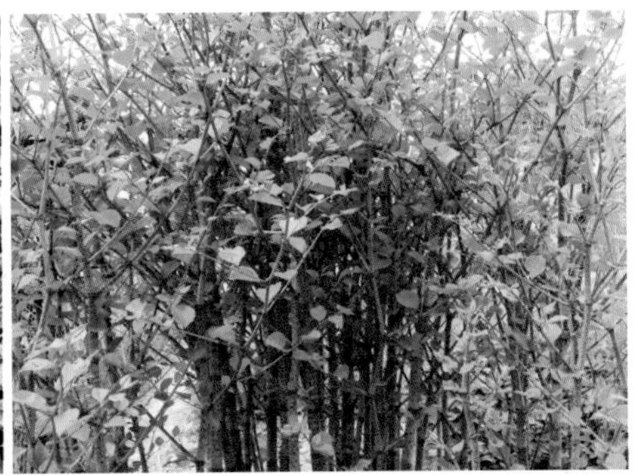

호장근 줄기에는 호랑이처럼 무늬가 있어 '호장(虎杖)', 봄에 땅속에서 나올 때는 마치 죽순같이 올라와 대나무처럼 생겼다 하여 '관절대'라고 한다.

호장근은 독성이 없어 관상용, 식용, 약용으로 가치가 높다. 혈액순환을 개선해 어혈을 제거하므로 기혈 소통에 좋고 사지마비나 타박상에도 좋다. 신장질환, 어혈, 관절염, 급성간염에 응용한다.

‖ **채취 부위** 어린잎, 뿌리

‖ **약리작용** 지혈, 항균, 항바이러스

‖ **약초 만들기** 봄에 어린잎, 가을~겨울에 뿌리를 캐서 햇볕에 말려서 쓴다.

‖ **식용** 봄에 땅속에서 막 올라온 새순을 뜯어 끓는 물에 살짝 데쳐서 나물로 먹는다.

‖ **금기** 설사를 하거나 물변을 보는 사람

‖ **효소 만들기 포인트**

설탕	시럽
×	○

❶ 봄에 새순이나 잎을 뜯어 시럽을 30%까지, 가을~겨울에 뿌리를 캐서 물에 씻어 물기를 뺀 다음 용기나 항아리에 넣고 시럽을 70%까지 부어 100일 이상 발효시킨다.

❷ 건더기는 건져내지 않고 그늘이나 20℃ 내외의 냉장고에 보관한다.

효소요법 엑기스발효액이나 효소원액을 음용할 때는 한 숟가락 정도를 침으로 녹여 먹는다. 신장질환, 관절염, 류머티즘, 간염, 이뇨, 신경통 등에 응용한다.

민간요법 뱀에 물렸을 때 잎을 짓찧어 환부에 붙인다. 가을~겨울에 뿌리를 채취해 씻어 그늘에서 말린 뒤 물에 달여 차로 마신다.

간

7.
간에 좋은 효소 3가지

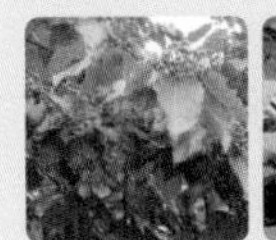
헛개나무

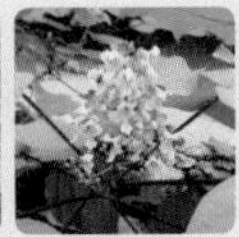
개오동나무

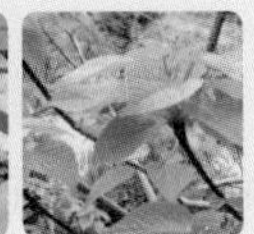
벌나무

피로에 지친 간을 깨워라

간은 재생이 빠르기도 하지만 쉽게 망가지기도 한다.
매일 음주는 간에 치명적이다.
화를 자주 내는 사람은 간에 시한폭탄을 설치한 것과 같다.
평소 간에 좋은 푸른 채소나 약초를 챙겨 먹어라!
'신간이 편한가' 하는 안부 인사는
지금 현재 간과 신장이 건강하냐는 뜻이다.

간은 몸속에 있는 장기 중에서 가장 크다. 몸에 있는 화학공장으로, 500가지 이상의 일을 처리하고 1,000종이 넘는 효소를 생산하며 항체를 만드는 뛰어난 해독자로서 재생력을 가지고 있다. 나이가 들면 새로 만들어지는 세포보다 없어지는 세포가 더 많아 장기가 서서히 쪼그라든다. 20~30대의 간은 2~3kg이지만 70대가 되면 1kg

밖에 되지 않아 해독기능이 현저히 떨어진다.

우리나라는 1970년대만 해도 A형 간염 발병률이 높은 위험 국가였지만 현재 50대 이상 성인 중 90%는 어릴 때 이미 A형 간염에 걸려 항체를 보유하고 있다. 하지만 통계청 자료에 따르면 2009년 40~50대 사망 원인 중 간질환이 3위를 차지하였다.

우리나라에서 바이러스성 간염은 A · B · C형이다. A형 간염은 주로 음식물과 음식물로 전염되지만 발병했을 때 잘 다스리면 평생 면역이 생긴다. B형과 C형은 중증 간질환으로 진행될 확률이 높아 적절한 시기에 제대로 치료하지 않으면 간경변, 간암으로까지 진행되므로 중증 간질환이 되지 않도록 관리하고 간염백신을 접종해 예방해야 한다.

사람은 먹어야 살지만 무엇을 어떻게 먹느냐가 건강과 직결된다. 매일 섭취한 음식이 소화흡수가 잘 안 되면 결과적으로 소화되지 않은 음식물이 장에서 유해균에 의해 부패된다. 그로써 수소, 암모니아 등 유해가스가 발생하면 그 가스를 간에서 해독하기 위해 간의 피로가 가중되므로 효소가 풍부한 음식을 먹어야 한다.

건강진단을 받을 때 간수치 부분에 표시된 GOT, GPT, r-GPT의 값은 단백질의 근원이 되는 아미노산에 작용하는 효소를 가리킨다. GOT나 GPT는 혈액에 함유된 혈중 효소로 심장, 간장을 비롯한 모든 장기에 포함되어 있다.

술은 위와 소장에서 흡수된 후 간에서 효소에 분해되어 무해한 탄산가스와 물로 변한다. 사람마다 술을 분해하는 효소의 양이 다르기 때문에 과음은 간에 매우 좋지 않다. 술을 습관적으로 계속 마시면 간의 해독능력이 떨어져 간세포에 중성지방이 쌓이는 지방간이 된다. 또 알코올성 간염으로 진행될 확률이 높으므로 단백질이 풍부한 안주와 함께 천천히 마시고 술을 마신 날부터 적어도 이틀은 금주하는 게 바람직하다.

위장에서 흡수된 술은 알코올 형태로 간으로 운반된다. 아세트알데히드(acetaldehyde)가 충분히 분해되지 않고 남아 있는 상태에서는 독성이 강해서 두통이나 구역질 등 숙취 증상이 나타난다. 이때 효소가 무해한 초산으로 변해 피로물질을 제거해주어야 한다.

간을 건강하게 유지하려면 평소 규칙적인 운동과 적절한 칼로리 섭취, 저지방 식이를 해야 하며 복부비만이 되지 않도록 체중을 적절히 관리해야 한다. 간질병, 간염, 지방간의 진행을 막는 간에 좋은 민들레, 푸른 채소나 헛개나무, 개오동나무, 벌나무 등을 섭취한다.

간

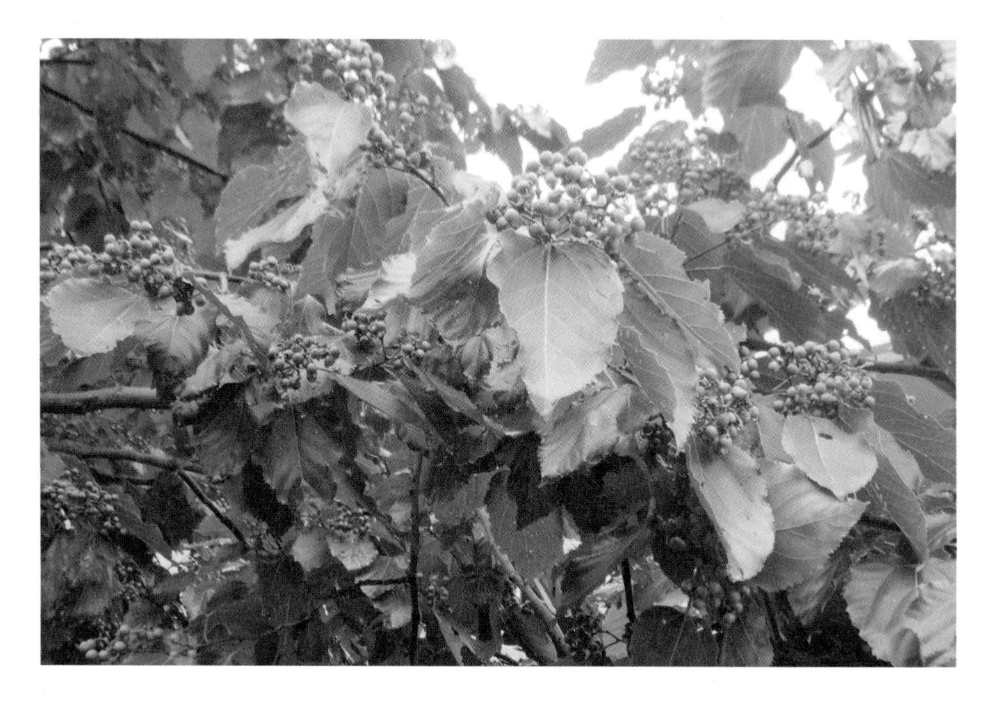

헛개나무

학명 : *Hovenia dulcis*

한약명 : 지구자(枳椇子)

꽃말 : 배려

다른 이름 : 지구목, 백석목, 목산호, 현포리

분류 : 갈매나뭇과의 갈잎큰키나무

키 : 10m

꽃 : 6월

채취 : 10~11월(열매)

이용 : 열매, 가지, 줄기껍질

분포지 : 중부 이남 산속

효능 : 간질환, 간염, 숙취, 이뇨, 부종, 류머티즘(열매), 혈액순환(줄기껍질)

산행 중 헛개나무를 발견하기가 쉽지 않은 이유는 간에 좋다는 사실이 알려지면서 사람들이 무분별하게 채취해갔기 때문이다.

이시진이 쓴 《본초강목》에는 "헛개나무가 술독을 푸는 데 으뜸이다"라고 했다. 열매는 숙취 해독이 탁월하여 술로 인한 지방간, 알코올성 간염, 간경화, 황달에 좋다.

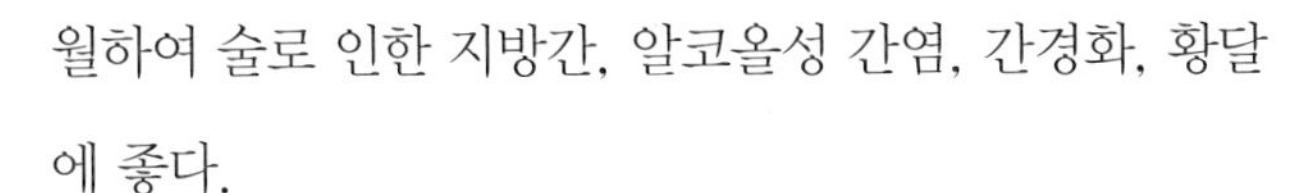

헛개나무 열매는 식용, 약용으로 가치가 높다. 알코올로 인한 간 손상, 간세포의 섬유화를 줄여주고 혈중 알코올 농도를 낮춰준다. 헛개나무는 잎에는 루틴, 사포닌, 열매에는 포도당, 과당, 카탈라아제, 페록시다아제, 줄기에는 호베니산이 함유되어 있다.

‖ 채취 부위 잎, 줄기껍질, 열매

‖ 약리작용 해독

‖ 약초 만들기 봄에는 잎을, 수시로 잔가지나 줄기껍질을, 가을에는 까맣게 익은 열매를 따서 햇볕에 말려서 쓴다.

‖ 지구자주 만들기 가을에 까맣게 잘 익은 열매를 따서 용기에 넣고 술을 부어 밀봉하였다가 1개월 후 먹는다.

‖ 식용 봄에 어린잎을 따서 끓는 물에 살짝 데쳐 나물로 먹는다.

‖ 효소 만들기 포인트

설탕	시럽
×	○

❶ 봄에는 잎을, 가을에는 검게 잘 익은 열매를 채취해 용기나 항아리에 넣는다.

❷ 시럽을 30%까지 부어 100일 이상 발효시킨다.

❸ 건더기는 건져내지 않고 그늘이나 20℃ 내외의 냉장고에 보관한다.

효소요법 엑기스발효액이나 효소원액을 음용할 때는 한 숟가락 정도를 침으로 녹여 먹는다. 간질환, 간염, 숙취, 이뇨, 류머티즘(열매), 혈액순환(줄기껍질) 등에 응용한다.

민간요법 간질환이나 딸꾹질에는 열매나 가지를 물에 달여 먹는다. 봄에는 잎을, 가을에는 검게 잘 익은 열매를 따서 물에 달여 차로 마신다.

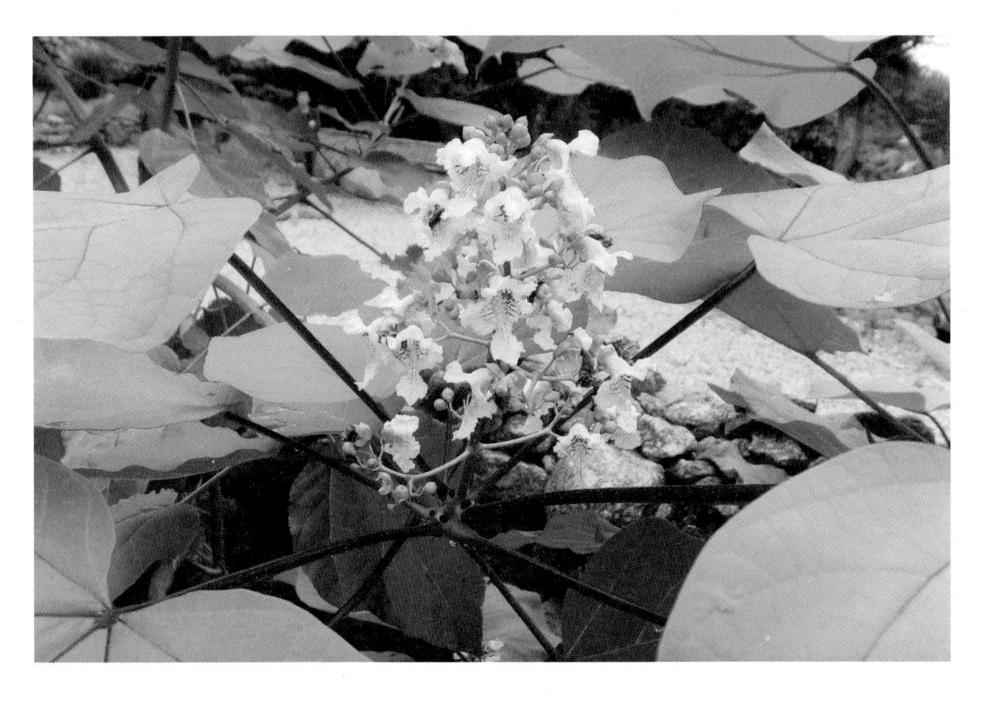

개오동나무

학명 : *Catalpa ovata* **꽃말 :** 고양 **다른 이름 :** 노나무, 수동, 취오동, 노끈나무

한약명 : 재백피(梓白皮), 재백엽(梓白葉), 재실(梓實), 목각두(木角豆)

분류 : 능소화과의 갈잎큰키나무
키 : 5~10m
꽃 : 6월
채취 : 10월
이용 : 잎, 가지 껍질, 열매
분포지 : 전국의 산기슭
효능 : 간질환, 복수, 간경화, 신장염, 부종

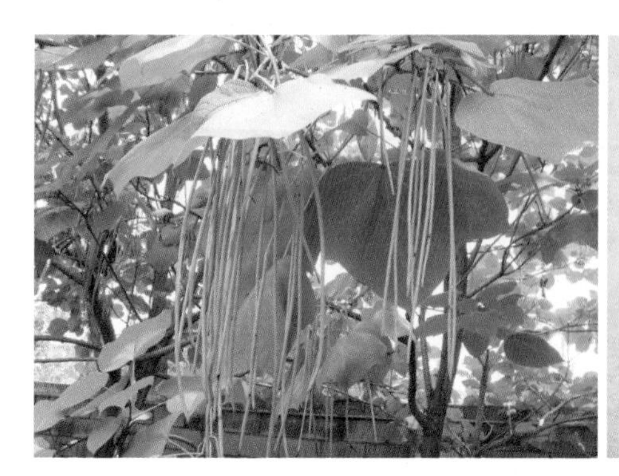
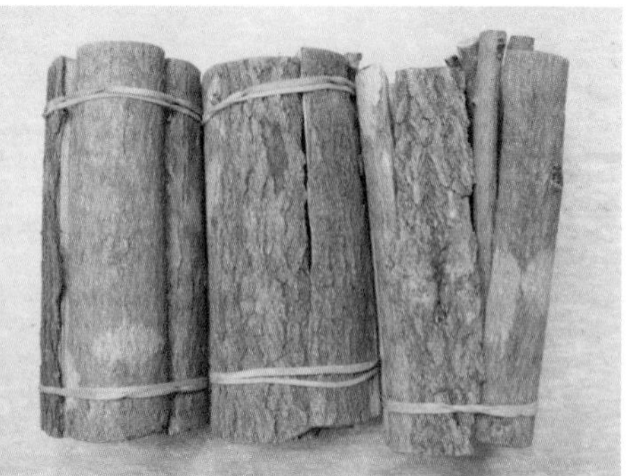

개오동나무 열매가 노인의 수염처럼 길게 늘어진다 하여 '노끈나무', 노인을 비유하여 '노나무', 오동나무와 닮아 '취오동'이라고 한다.

개오동나무는 독이 없어 관상수, 식용, 약용으로 가치가 높다. 약초로 쓸 때는 꽃, 잎, 열매, 나무껍질, 뿌리를 모두 쓴다. 수액은 관절염, 류머티즘, 요통에 좋다.

개오동나무에는 시리진과 파울로우진 등이 함유되어 있어 피를 깨끗하게 하고 종기를 완화해준다.

‖ 채취 부위 잎, 줄기, 열매, 뿌리

‖ 약리작용 이뇨, 항염, 살충

‖ 약초 만들기 가을에 성숙한 열매를 따서 그늘에 말려서 쓴다.

‖ 수액 받기 경칩 무렵 나무 밑동에 구멍을 내고 호스로 받는다.

‖ 식용 봄에 새순을 따서 끓는 물에 살짝 데쳐 나물로 무쳐 먹는다.

‖ 효소 만들기 포인트

설탕	시럽
×	○

❶ 봄에 어린잎을 따서 용기나 항아리에 넣는다.

❷ 시럽을 25%까지 부어 100일 이상 발효시킨다.

❸ 건더기는 건져내고 용기에 담아 그늘이나 20℃ 내외의 냉장고에 보관한다.

효소요법 엑기스발효액이나 효소원액을 음용할 때는 한 숟가락 정도를 침으로 녹여 먹는다. 간질환, 복수, 간경화, 신장염, 부종 등에 응용한다.

민간요법 화상에는 꽃을 따서 짓찧어 붙인다. 피부소양에는 잎을 따서 짓찧어 환처에 바른다. 악성종기에는 가지와 잎을 달인 물로 목욕한다. 무좀에는 잎을 짓찧어 즙을 내서 환처에 붙인다. 어린잎을 따서 말린 뒤 차로 마신다.

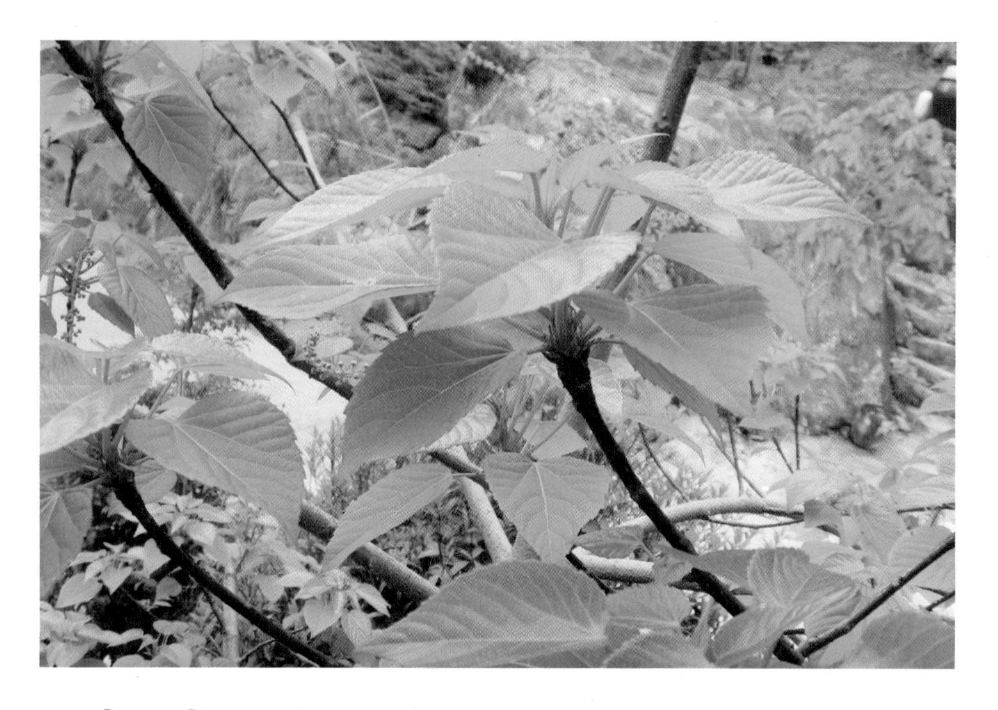

벌나무

학명 : *Acer tegmentosum*

한약명 : 청해축(靑楷槭)

꽃말 : 별들의 고향

다른 이름 : 산겨릅나무, 산청목

분류 : 단풍나뭇과의 갈잎떨기나무

키 : 10~15m

꽃 : 봄

채취 : 수시(가지 및 줄기)

이용 : 잎, 가지, 줄기, 뿌리

분포지 : 계룡산 일대

효능 : 간질환, 간염, 황달, 숙취

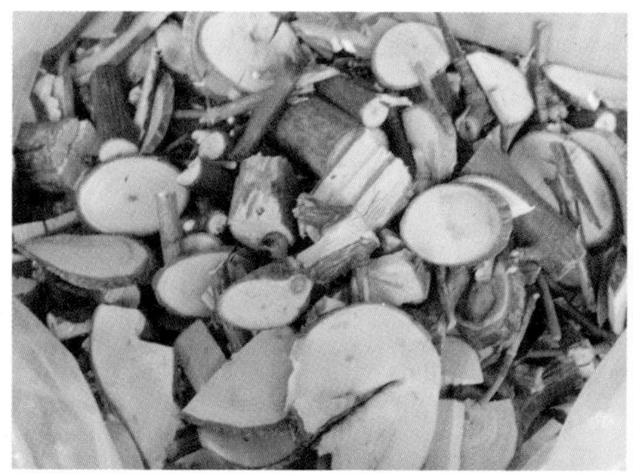
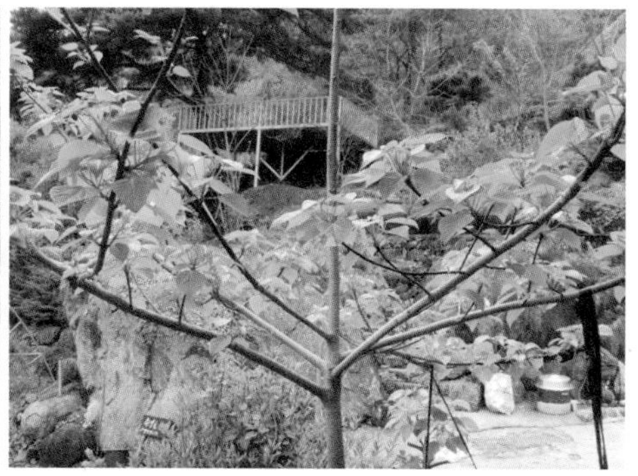

벌나무는 해발고도 600m 이상 고지대의 습기 찬 골짜기나 계곡 주변에서 드물게 자란다. 계룡산 일대에서 많이 자랐는데 약용으로 쓰이면서 지금은 거의 찾아볼 수 없게 되었다.

줄기가 늘 푸르고 독특한 향이 나는데, 유독 벌이 많이 찾는다 하여 '벌나무', '봉목', 늘 푸르다 하여 '산청목', '산겨릅나무'라고 한다.

벌나무는 독성이 전혀 없어 약용으로 가치가 높다. 잎, 가지, 줄기, 뿌리를 모두 약초로 쓴다. 인산 김일훈이 쓴 《신약》에 따르면 벌나무는 간의 독성을 풀어주고 간 기능을 활성화하는 등 간에 좋다.

‖ **채취 부위** 가지

‖ **약리작용** 항암

‖ **약초 만들기** 가지와 줄기를 채취해 적당한 크기로 잘라 햇볕에 말려서 쓴다.

‖ **벌나무주 만들기** 가지와 줄기를 채취해 적당한 크기로 잘라 용기에 넣고 술을 부어 밀봉하였다가 3개월 후 먹는다.

‖ 효소 만들기 포인트

설탕	시럽
×	○

간

❶ 가지와 줄기를 채취해 적당한 크기로 잘라 용기나 항아리에 넣는다.

❷ 시럽을 100%까지 부어 100일 이상 발효시킨다.

❸ 건더기는 건져내지 않고 그늘이나 20℃ 내외의 냉장고에 보관한다.

효소요법 엑기스발효액이나 효소원액을 음용할 때는 한 숟가락 정도를 침으로 녹여 먹는다. 간질환, 간염, 황달, 숙취 등에 응용한다.

민간요법 간질환에는 가지를 달인 물을 먹는다. 알레르기에는 잎을 짓찧어 환부에 붙인다. 몸이 냉한 사람은 탕에 우려낸 물로 목욕을 한다.

8.
심장에 좋은 효소 3가지

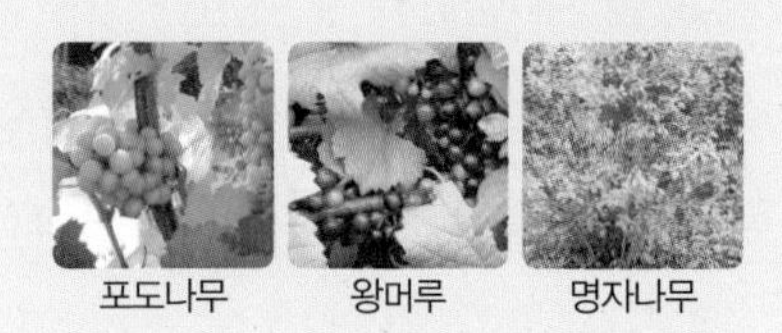
포도나무 왕머루 명자나무

폐가 살면 심장도 좋아진다

숨을 주관하는 폐와 맥을 주관하는 것이 심장이다.
심폐소생술은 심장과 폐를 동시에 살린다.
심장에는 규칙적이면서 과격하지 않은 운동이 도움이 된다.
인체의 근육이 줄어들면 신체 장기의 기능이 떨어지고
심장질환 등의 발병률이 높아진다.
노년기 심장을 관리하는 데는 혈압관리가 중요하다.

12만 킬로미터에 달하는 우리 몸의 전체 혈관 중에서 어디 한 곳이라도 막히면 문제가 생긴다. 인체 구석구석에 피가 퍼져나갈 수 있는 것은 모세혈관의 지름이 5~10㎛로 미세하기 때문이다.

한국인 사망 원인 1위는 암이고 2 · 3위는 뇌혈관 · 심혈관질환이다. 혈관에 노폐물이 쌓이거나 혈관 자체가 노화돼 딱딱해지면 혈액이나 노폐물을 운반할 능력이 떨어지고 심장의 압력이 높아진다. 증상이 심해지면 약해진 부위가 부풀어 오르거나 터진다.

혈압은 혈액이 혈관 속을 흐를 때 혈관벽에 미치는 압력으로, 고혈압이면 심장혈관질환이 발병할 확률이 높다. 나이가 들어 심장이 1분 동안 방출하는 혈액의 양이 줄어들면 혈관이 딱딱해져 수축기 혈압이 20~30% 증가하므로 수시로 혈압 수치를 체크하고 관리해야 한다. 건강한 성인의 뇌에는 신경세포가 1,000억~1조 개 있는데 이것이 나이가 들면서 줄어들고 뇌의 무게도 10% 이상 감소한다.

지방질은 심장동맥 안에 퇴적물이 쌓이게 한다. 지방질의 조그만 알갱이는 혈액 속에서 적혈구와 엉겨 걸쭉한 물질로 변하는데 심장은 이것을 모세혈관 속으로 밀어내야 하기 때문에 부담을 받는다. 심장에 부담을 주지 않으려면 체중을 적절히 유지하고 부담스럽지 않은 운동을 규칙적으로 해야 한다. 또 긴장을 풀고 느긋하게 생활하며 육식 같은 지방질 식품을 줄이고 담배를 피우지 않아야 한다.

나이가 들면서 세포 수가 줄어들고 효소가 고갈되므로 장기, 신경, 세포, 뼈, 근육이 노화되어 기능이 떨어진다. 100세 장수시대에 암보다 무서운 재앙이 혈관질환이다. 암은 완치가 가능하지만 혈관질환은 완치가 없다.

심장은 규칙적인 것을 좋아한다. 혈액응고와 관련이 있는 트롬빈, 혈전용해와 관련이 있는 플라스민 같은 혈전 분해효소를 음용한다. 과격한 운동을 피하고 피를 탁하게 하는 음식을 피한다. 평소 피를 맑게 하는 달맞이꽃, 포도, 머루, 명자나무, 채소, 미나리 등을 섭취한다.

심장 건강 십계명*

1. 반드시 금연하기
2. 적정 체중 · 허리둘레 유지하기
3. 규칙적으로 운동하기
4. 다양한 채소 · 과일 매일 먹기
5. 나트륨 · 당분 · 적색육 · 트랜스지방 줄이기
6. 등푸른 생선과 견과류 먹기
7. 음주는 하루 2잔 이내로
8. 하루 7시간 숙면하기
9. 자연과 가깝게 지내기
10. 정기적인 건강검진

* 대한심장학회 제안

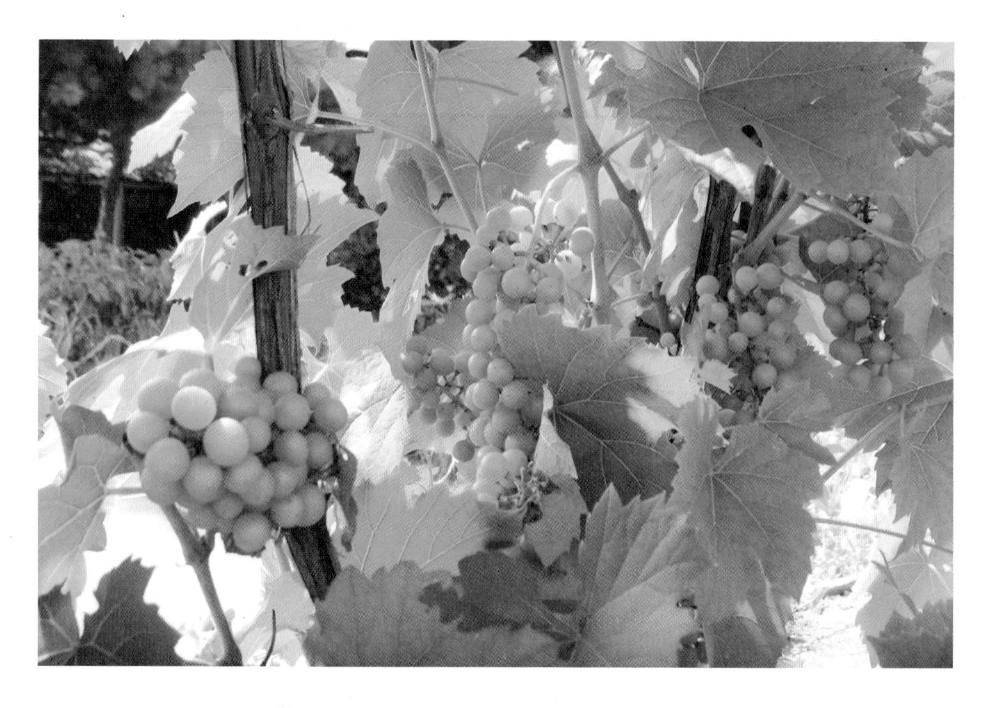

포도나무

학명 : *Vitis vinifera*

한약명 : 포도(葡萄)

꽃말 : 청정

다른 이름 : 산포도(山葡萄), 머루, 멀위, 영욱(蘡薁)

분류 : 포도과의 갈잎덩굴나무

길이 : 6~8m

꽃 : 5월

채취 : 7~8월(검게 익었을 때)

이용 : 열매

분포지 : 전국의 들, 밭

효능 : 고혈압, 동맥경화, 심장병, 신체허약

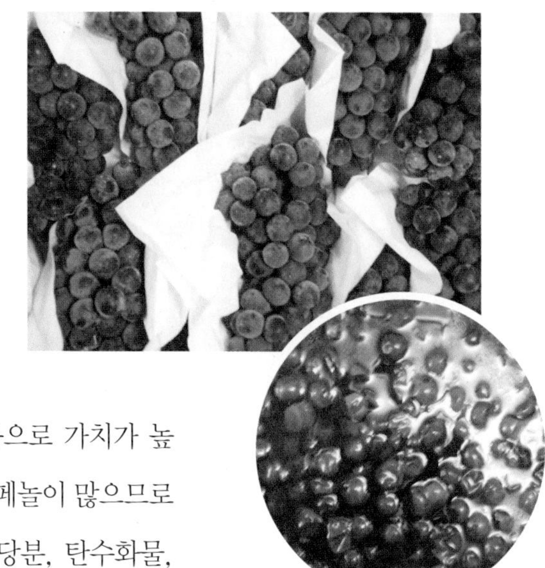

프랑스 속담에 "포도주 없는 하루는 태양 없는 하루와 같다"라는 말이 있다. 미국의 〈타임〉이 '건강에 좋은 10대 식품'에 적포도주를 선정했을 정도로 포도는 건강에 유익한 알칼리식품으로 많은 영양소가 골고루 함유되어 있다.

포도에는 독이 없어 약용보다는 식용으로 가치가 높다. 포도를 먹을 때는 껍질과 씨에 폴리페놀이 많으므로 뱉어내지 말고 먹는 게 좋다. 유기산, 당분, 탄수화물, 비타민 B와 C가 함유되어 있다.

적포도주의 레스베라트롤(resveratrol) 성분은 노화방지에 강력한 효과가 있고, 붉은 포도주의 타닌과 페놀 성분은 혈관병인 고혈압, 동맥경화, 심장병에 좋고 체지방을 분해해 다이어트에도 좋다.

‖ 채취 부위	열매
‖ 약리작용	항암, 항산화, 담즙분비 촉진
‖ 약초 만들기	포도 줄기를 채취해 적당한 크기로 잘라 햇볕에 말려서 쓴다.
‖ 포도주 만들기	검게 성숙한 포도송이를 따서 용기에 넣고 술을 부어 밀봉하였다가 3개월 후에 먹는다.
‖ 포도기름 만들기	포도씨로 기름을 짠다.
‖ 식용	❶ 검게 성숙한 포도를 생으로 먹거나 잼으로 만들어 먹는다.

❷ 주스, 효소, 젤리, 건포도, 잼 등을 만들어 먹는다.

‖ **금기** 한꺼번에 많이 먹으면 설사를 한다.

‖ **효소 만들기 포인트**

설탕	시럽
○	○

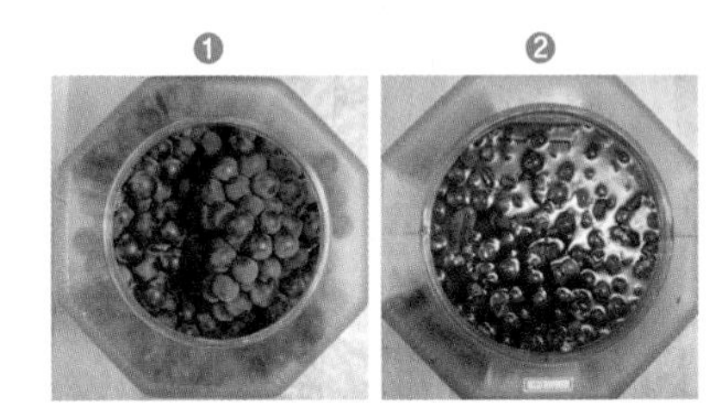

❶ 검게 성숙한 포도송이를 물에 씻어 통째로 용기나 항아리에 넣는다.

❷ 설탕을 100%까지 넣고 으깨든가 시럽을 60%까지 붓고 햇볕이 들지 않는 서늘한 실내에서 100일 이상 발효시킨다.

❸ 건더기는 건져내고 용기에 담아 그늘이나 20℃ 내외의 냉장고에 보관한다.

효소요법 엑기스발효액이나 효소원액을 음용할 때는 한 숟가락 정도를 침으로 녹여 먹는다.

고혈압, 동맥경화, 심장병, 신체허약 등에 응용한다.

민간요법 소변불리에는 줄기를 달여서 먹는다.

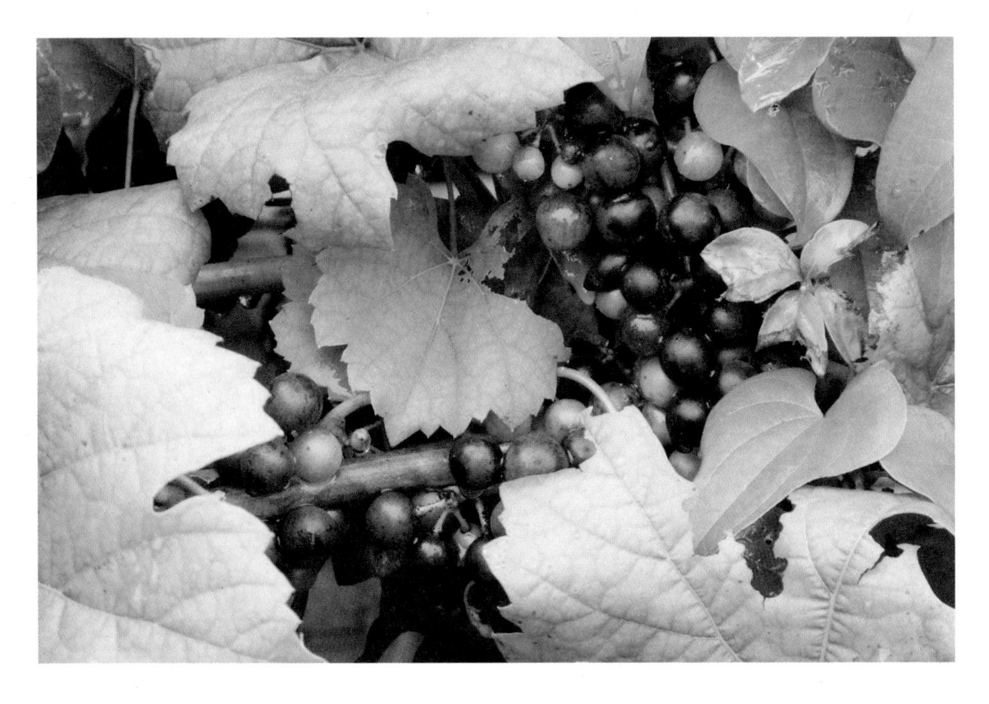

왕머루

학명 : *Vitis amurensis*

한약명 : 산등등앙(山藤藤秧)

꽃말 : 확신

다른 이름 : 산포도, 야포도, 머루, 멀구덩굴

분류 : 포도과의 갈잎덩굴나무

길이 : 8~10m

꽃 : 6월

채취 : 9~10월(열매)

이용 : 열매, 줄기

분포지 : 전국의 산기슭이나 골짜기

효능 : 식욕부진, 원기회복, 심장허약증

최근 왕머루, 포도껍질, 블루베리가 혈관의 벽을 튼튼하게 한다고 해서 각광을 받고 있다. 머루가 산에서 자생한다 하여 '산포도(山葡萄)', '야포도'라는 애칭이 있다.

허준이 쓴 《동의보감》에서 "머루는 성질이 편안하고 맛이 달며 독이 없다"라고 했고 민간험방에서 "머루의 줄기를 삶아서 매일 같이 목욕을 하면 요통이나 좌골신경통에 효과를 볼 수 있다"고 보았다.

머루는 약용보다는 식용으로 가치가 높다. 머루씨에는 비타민이 많이 함유되어 있다.

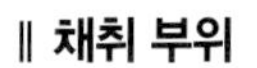

‖ 채취 부위 열매, 줄기

‖ 약리작용 항산화, 담즙분비 촉진

‖ 약초 만들기 약초로 쓸 때는 줄기나 뿌리를 채취해 햇볕에 말려서 쓴다.

‖ 머루주 만들기 가을에 성숙된 열매를 따서 용기에 넣고 술을 부어 밀봉하였다가 3개월 후 먹는다.

‖ 식용 성숙한 검은 열매를 따서 생으로 먹는다.

‖ 효소 만들기 포인트

설탕	시럽
○	×

❶ 가을에 성숙한 열매를 따서 통째로 용기에 넣는다.

❷ 설탕을 100%까지 부어 100일 이상 발효시킨다.

❸ 건더기는 건져내고 용기에 담아 그늘이나 20℃ 내외의 냉장고에 보관한다.

심장

효소요법 엑기스발효액이나 효소원액을 음용할 때는 한 숟가락 정도를 침으로 녹여 먹는다.

식욕촉진, 원기회복, 심장허약증 등에 응용한다.

민간요법 옴이나 두창에 덩굴을 달여 즙을 환부에 바른다.

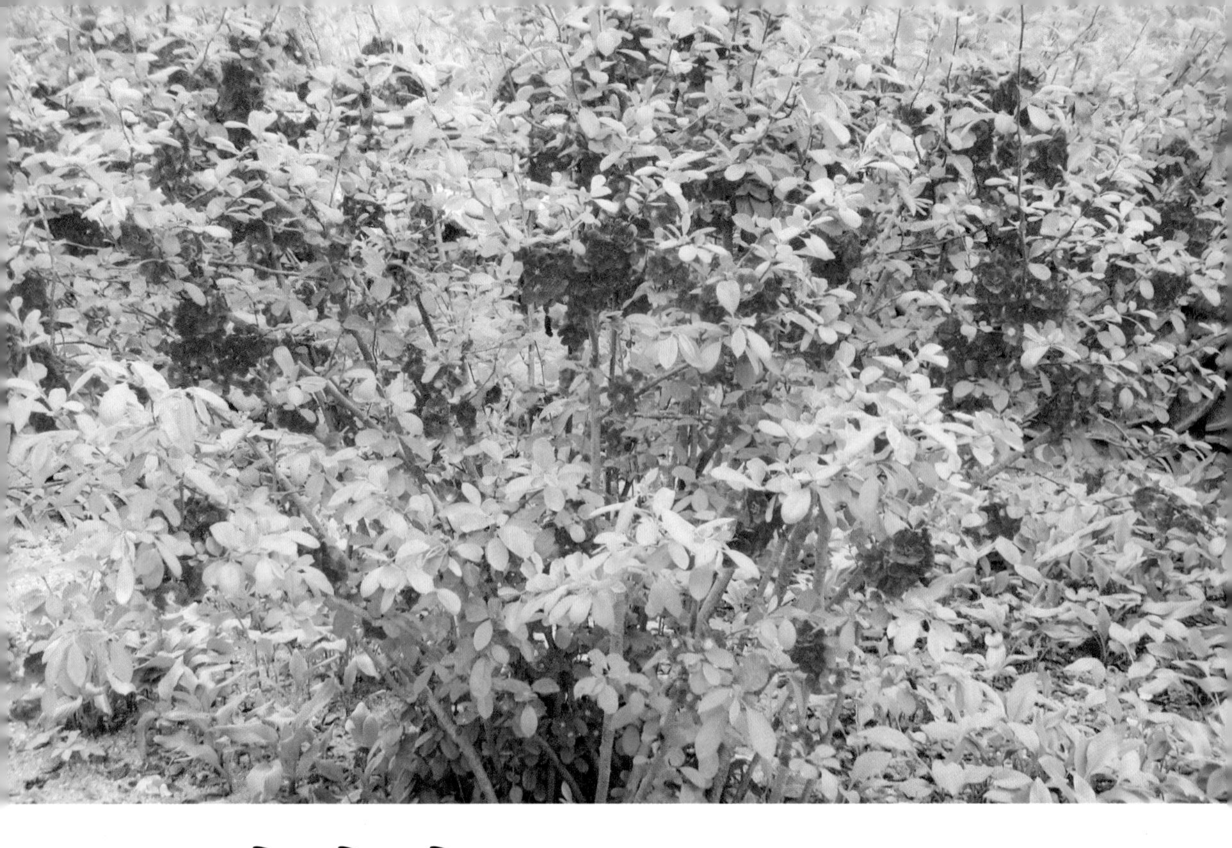

명자나무

학명 : *Chaenomeles lagenaria*

한약명 : 노자(櫨子)

꽃말 : 행운

다른 이름 : 백해당, 모자예목과, 산당화

분류 : 장미과의 갈잎떨기나무

길이 : 1~2m

꽃 : 4월

채취 : 여름(열매)

이용 : 열매

분포지 : 공원, 꽃밭

효능 : 근육경련이나 류머티스성 마비, 가래, 거담

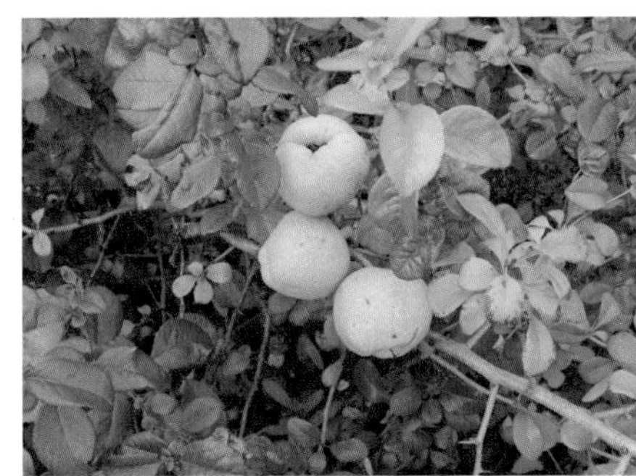
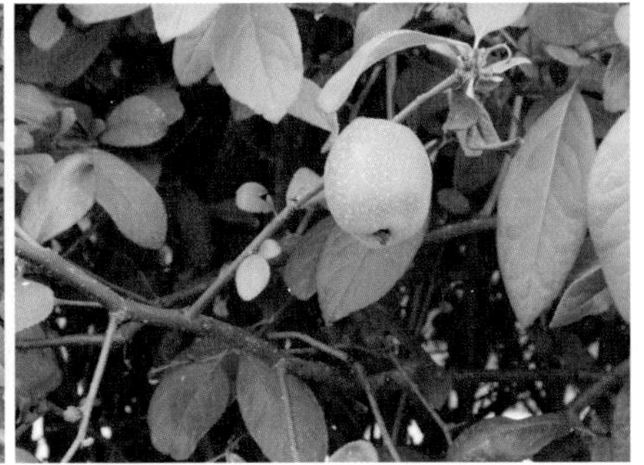

조선시대에는 봄에 명자나무 꽃이 활짝 피면 사람 마음을 홀린다고 해서 집 안에 심지 않았다.

명자나무에는 '사랑의 묘약'이라는 애칭이 있다. 경기도에서는 '아가씨꽃', '애기씨꽃', 전라도에서는 '산당화'라고 한다. 《약용식물사전》에는 "모과의 과실 대용으로 곽란, 중서(中暑, 더위병), 각기(脚氣) 등을 치료한다"라고 되어 있다.

명자나무는 약용보다는 관상용으로 가치가 높다. 열매에는 말산(malic acid)이라는 성분이 있어 한방에서 가래를 삭이는 데 쓴다.

‖ 채취 부위 꽃, 열매

‖ 약리작용 항염

‖ 약초 만들기 여름에 성숙한 열매를 따서 햇볕에 말려서 쓴다.

‖ 명자열매주 만들기 여름에 성숙한 열매를 따서 용기에 넣고 술을 부어 밀봉하였다가 3개월 후 먹는다.

‖ 효소 만들기 포인트

설탕	시럽
×	○

❶ 여름에 성숙한 열매를 따서 용기나 항아리에 넣는다.

❷ 시럽을 70%까지 부어 100일 이상 발효시킨다.

❸ 건더기는 건져내고 용기에 담아 그늘이나 20℃ 내외의 냉장고에 보관한다.

효소요법 엑기스발효액이나 효소원액을 음용할 때는 한 숟가락 정도를 침으로 녹여 먹는다. 근육경련이나 류머티스성 마비, 가래, 거담 등에 응용한다.

민간요법 근육경련, 가래, 기침에는 열매를 물에 달여 먹는다. 봄에 꽃을 채취해 그늘에 말려서 차로 마신다.

9.
위장에 좋은 효소 3가지

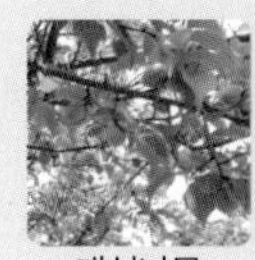
매실나무

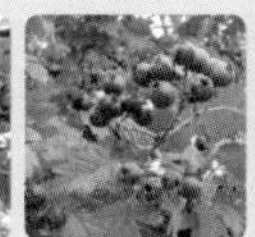
산사나무

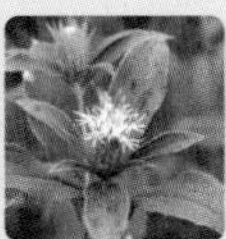
삽주

속이 편해야 오래 산다

매일 먹는 게 음식이고

그다음이 마음이다.

내가 무엇을 먹었느냐가 건강과 직결된다.

위를 채우지 말고 60%만 먹어라!

장이 깨끗한 사람은 병이 없다.

위가 건강해야 장수한다.

예부터 양생의 으뜸은 치아에 있다는 말이 있다. 소화의 기본은 씹는 힘에 있다. 우리가 매일 먹는 음식은 건강과 직결된다. 5분이 되지 않는 동안 식사를 마치려면 입안에서 음식물을 잘게 쪼갤 수 없고, 공기를 삼키면서 위를 팽창시켜 위와 장에 부담을 준다. 급하게 먹는 습관과 기름기 많은 음식물은 위에서 분비되는 위산이 식도로 역류하면서 식도 점막에 염증과 궤양을 유발하는 역류성 식도염을 부른다. 한국인의 대표적 만성질환인 기능성 소화불량, 궤양, 알 수 없는 위의 반란으로 약 가운데 소화제가 가장 많이 팔릴 정도다.

사람은 먹어야 산다. 입안에서 일차로 잘게 부서진 음식물은 식도를 지나 위에서 염산이나 펩신 분해효소에 의해 소장으로 이동되어 온몸에 공급된다. 염산은 한 번 식사할 때마다 500~700mL가 분비된다. 펩신은 단백질을 펩톤으로 분해하는 효소인데, 펩신이 활성화되도록 강산성(pH 1~2) 상태를 유지하고 살균작용을 한다. 평소 음식물을 천천히 씹는 습관을 들이고 섬유소가 풍부한 거친 음식을 먹어야 하며 입안에 들어간 음식은 최소 20번 정도 씹는 습관을 들이는 것이 중요하다.

50대는 20~30대보다 위산 분비가 30% 정도 줄어든다. 60세 이상의 절반 정도는 위산이 결핍돼 소장에 세균이 과다증식해 있어 설사, 소화불량, 복부팽만 등이 잘 생긴다.

우리가 먹은 음식의 영양분은 대부분 소장에서 흡수되며 여분의 물은 대장에서 흡수된다. 소장의 안쪽 벽은 주름이 많고 표면에는 융털이라는 작은 돌기가 1mm마다 20~40개씩 있는데 그 주변에 그물처럼 둘러싸인 모세혈관에서 영양분 등을 흡수하여 간과 심장을 지나 온몸으로 운반한다.

소화는 음식물이 몸 안으로 흡수될 수 있도록 잘게 부수는 과정인데, 이는 효소 없이는 불가능하다. 음식물의 소화는 입안에서 가장 먼저 일어난다. 음식을 씹고 또 씹으면 침과 섞이면서 일차 효소로 분해되고 위에서 염산이나 아밀레이스에 의해 녹말이 분해된 후 다시 엿당과 포도당으로 분해된다. 음식물을 먹은 뒤 속이 더부룩하고 쓰리며 답답한 기능성 소화불량증이 있을 때는 잘못된 식습관을 바꿔야 한다. 일단 과식을 피하고 스트레스가 심할 때는 충분히 휴식을 취한다.

스트레스를 받으면 대뇌피질에서 비상사태로 인식하고 스트레스 호르몬이 분비되어 온몸으로 전달된다. 이는 위에도 영향을 미쳐 운동기능이 일시적으로 정지되어 소화불량과 궤양을 일으킨다. 전 세계인의 50%, 한국인의 70%가 감염되어 있는 위 속 위험 세균 헬리코박터 파일로리균은 점액질을 뚫고 위벽에 달라붙어 유해물질을 만들면서 염증을 유발해 위 · 십이지장궤양은 물론 위암을 일으키는 주요 원인이 된다.

위벽이 손상을 입는 원인은 맵고 뜨겁고 자극적인 음식물과 음주, 갑작스러운 자극은 물론 자가면역에 의해 항체가 위산과 펩신이라는 분해효소를 분비하는 세포들이 과도하게 붙는 경우, 방사능 치료나 약물 등의 과도한 복용으로 손상을 입은 경우, 헬리코박터 미생물에 감염되었을 경우 등이다.

위궤양은 한번 걸리면 쉽게 떨쳐낼 수 없는 병이므로 평소 맵고 짜고 자극적인 음식은 피한다. 식단을 식이섬유가 풍부하게 짜고 미네랄과 효소가 풍부한 함초, 위점막을 보호해주는 양배추와 매실, 산사, 삽주를 섭취한다.

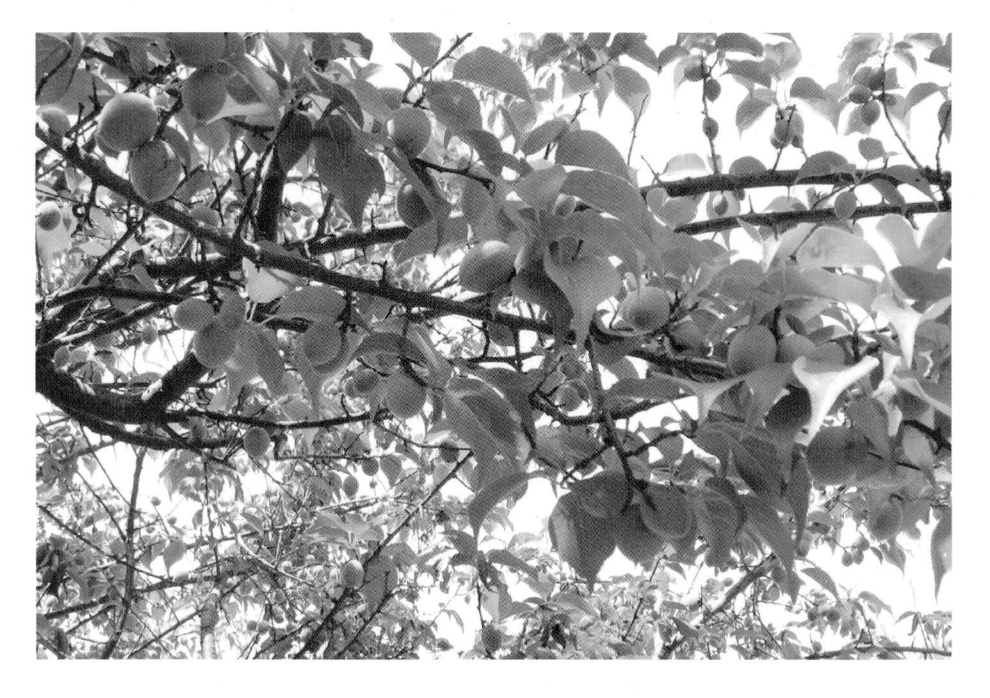

매실나무

학명 : *Prunus mume*

한약명 : 오매(烏梅)

꽃말 : 열정

다른 이름 : 매화수, 설중매, 원앙매, 홍매

분류 : 장미과의 갈잎큰키나무

길이 : 5~6m

꽃 : 3~4월

채취 : 5~6월

이용 : 열매, 뿌리, 잎과 줄기

분포지 : 중부 이남, 야산이나 마을 근처

효능 : 소화불량, 해수, 복통, 가래, 거담(열매), 담낭염, 나력(뿌리)

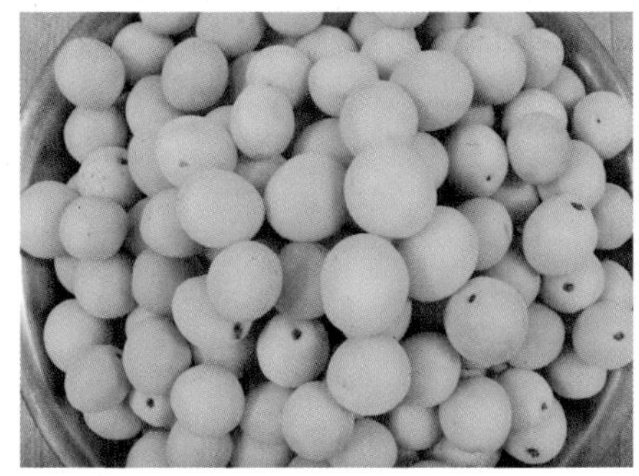
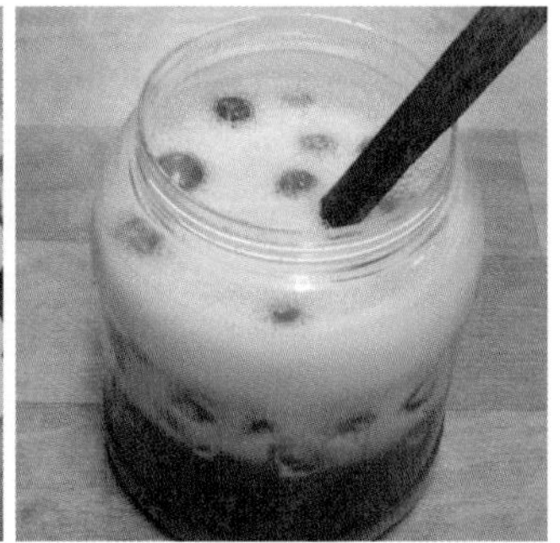

예부터 우리 선조들은 꽃과 나무에 격을 부여했는데 그중 매화는 겨울에 엄동설한을 이겨내고 꽃을 피우므로 군자, 절개, 희망, 순결 등 선비정신의 표상으로 삼아 정원에 심고 시나 그림의 소재로 삼았다.

《민간의약(民間醫藥)》에는 "덜 익은 매실을 따서 씨는 버리고 과육만 갈아서 불로 달여 매실고를 만들어 소화불량, 설사 등에 구급약으로 사용했다"라고 되어 있다.

매실은 비타민과 미네랄이 풍부하고 식이섬유는 살구보다 2배나 더 들어 있다. 매실은 알칼리성으로 위장에 좋고 갈증을 멎게 하며 피로를 풀어주어 가정의 상비약으로 소화기능을 개선할 때 쓴다. 노란 과육에서 흘러나온 액은 더러움을 없애는 성질이 있어 몸속 노폐물을 제거한다.

‖ **채취 부위** 열매, 뿌리

‖ **약리작용** 항염

‖ **약초 만들기** ❶ 매실의 독을 제거하기 위하여 소금에 하룻밤 절인 뒤 햇볕에 말려서 쓴다. 봄에 잎과 줄기를, 5~6월에 익지 않은 열매를, 수시로 뿌리를 채취해 그늘에 말려서 쓴다.

❷ 수확 후 3~4일이 지나면 신선도가 급격히 떨어지므로 크기별로 선별한 후 바로 가공작업을 해야 한다.

‖ 오매 만들기 열매의 껍질을 벗기고 씨를 발라낸 뒤 짚불 연기에 그을려 만든다.

‖ 매실주 만들기 6월에 청매실을 따서 용기에 넣고 술을 부어 밀봉하였다가 3개월 후 먹는다.

‖ 매실농축액 만들기 매실 35kg의 씨를 바르고 짜낸 매실액을 72시간 달이면 300g 정도 되는 농축액이 나온다.

‖ 매실고 만들기 6월에 덜 익은 매실을 따서 씨는 버리고 과육만 갈아서 불에 달여 만든다.

‖ 식용 ❶ 매실을 날로 먹으면 신맛 때문에 진액이 빠져나가고 치아가 상할 수 있다.

❷ 큰 열매는 씨를 발라내고 과육을 6조각 내서 절임이나 장아찌용으로 쓰고 작은 것은 매실액 등으로 가공한다.

❸ 매실농축액과 원액, 장아찌, 절임, 된장, 고추장

‖ 금기 씨앗에는 유독물질인 아미그달린(amygdalin)이 함유되어 있다.

‖ 효소 만들기 포인트

설탕	시럽
○	×

❶ 6월 중순에 청매실을 따서 물로 씻은 뒤 물기를 완전히 뺀 다음 3일 정도 그대로 두어 황녹색으로 변했을 때 항아리나 용기에 넣는다.

❷ 설탕을 100%까지 넣은 뒤 7일에 한 번씩 설탕이 바닥으로 가라앉지 않도록 저

어준다.

❸ 햇볕이 들지 않는 서늘한 실내에 100일 이상 둔다.

❹ 열매의 씨앗을 제거하고 효소만 용기에 넣어 그늘이나 20℃ 내외의 냉장고에 보관한다. 과육은 장아찌로 먹는다.

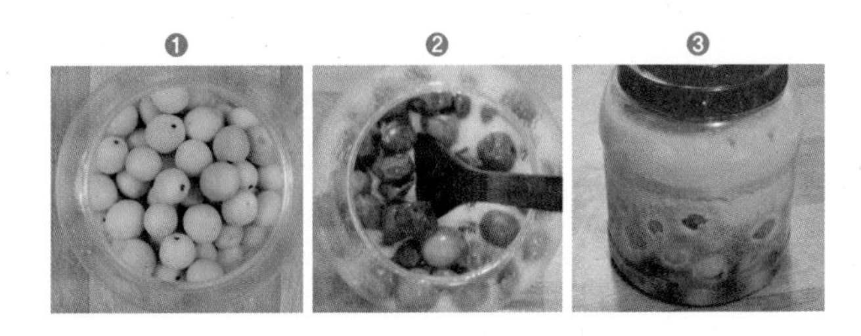

효소요법	엑기스발효액이나 효소원액을 음용할 때는 한 숟가락 정도를 침으로 녹여 먹는다.
	소화불량, 해수, 복통, 가래, 거담(열매), 담낭염, 나력(뿌리) 등에 응용한다.
민간요법	소화불량에는 매실 진액을 먹는다.

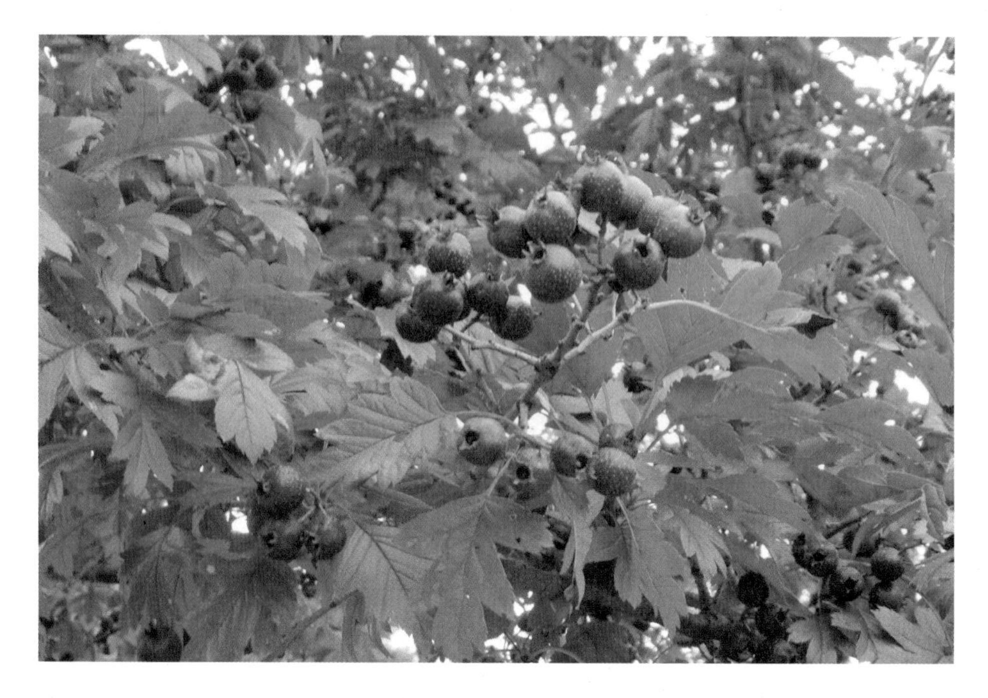

산사나무

학명 : *Crataegus pinnatifida*
꽃말 : 단 한 번의 사랑
한약명 : 산사자(山査子)
다른 이름 : 당구자, 산리홍, 산사자, 산조홍

분류 : 장미과의 갈잎큰키나무
길이 : 3~6m
꽃 : 5월
채취 : 9~10월(빨갛게 익은 열매)
이용 : 열매
분포지 : 전국의 산기슭이나 마을 근처
효능 : 소화불량, 고지혈증, 동맥경화, 장염, 이질

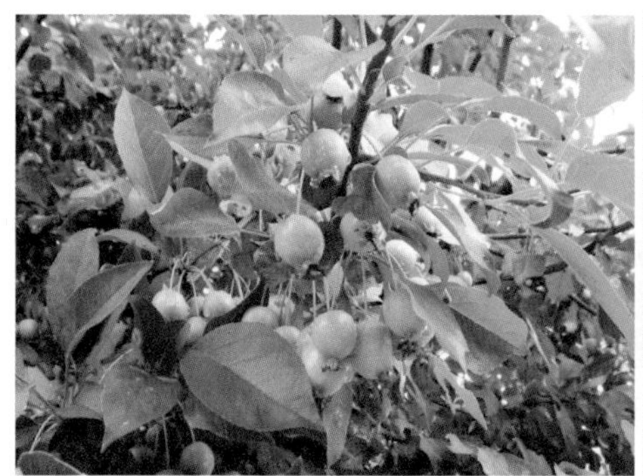
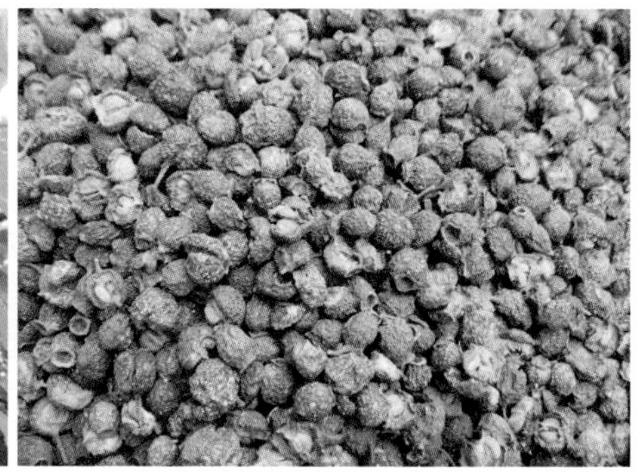

산사나무는 중국의 산사목(山査木), 산사수(山査樹)에서 이름을 따왔으며, 산에서 자라는 아침[旦]의 나무라는 의미를 담고 있다. 산사 열매는 작은 배처럼 생겼다 하여 '아가위나무', 작은 당구공 같다 하여 '당구자(棠毬子)', 호젓한 산길에 붉은 열매가 달려 있다 하여 '산리홍(山裏紅)'이라고 한다.

이시진이 쓴 《본초강목》에서는 "산사 열매는 식적을 치료하고 음식을 소화시킨다"라고 했고, 《물류상감지(物類相感志)》에서는 "산사나무 열매 몇 알을 닭을 삶을 때 넣으면 질긴 살이 잘 무른다"라고 했다.

중국에서는 산사 열매를 꿀과 함께 기름진 음식, 육식 꼬치에 발라 꿰어 당호로(糖胡廬)를 즐겨 먹는다.

산사나무는 독성이 없어 관상수, 식용, 약용으로 가치가 높다. 열매에는 노화방지 성분과 비타민 C가 많아 항산화작용을 한다.

‖ **채취 부위** 열매

‖ **약리작용** 항균, 혈압 강하, 수축

‖ **약초 만들기** 봄에는 잎, 가을에는 성숙한 열매를 따서 그늘에 말려서 쓴다.

‖ **산사열매주 만들기** 가을에 성숙한 열매를 따서 용기에 넣고 술을 부어 밀봉하였다가 3개월 후 먹는다.

‖ **식용** ❶ 봄에 어린잎을 따서 끓는 물에 살짝 데쳐 나물로 먹는다.

❷ 열매로 산사죽, 산사탕, 산사병을 만들어 먹는다.

‖ **금기** 비위가 약한 사람은 좋지 않으며 날것을 많이 먹으면 치아가 상한다.

‖ **효소 만들기 포인트**

설탕	시럽
×	○

❶ 가을에 성숙한 열매를 따서 용기나 항아리에 넣는다.

❷ 시럽을 70%까지 부어 100일 이상 발효시킨다.

❸ 건더기는 건져내지 않고 그늘이나 20℃ 내외의 냉장고에 보관한다.

효소요법 엑기스발효액이나 효소원액을 음용할 때는 한 숟가락 정도를 침으로 녹여 먹는다.

소화불량, 고지혈증, 동맥경화, 장염, 이질 등에 응용한다.

민간요법 소화불량 또는 고기를 먹고 체했을 때 열매를 먹는다.

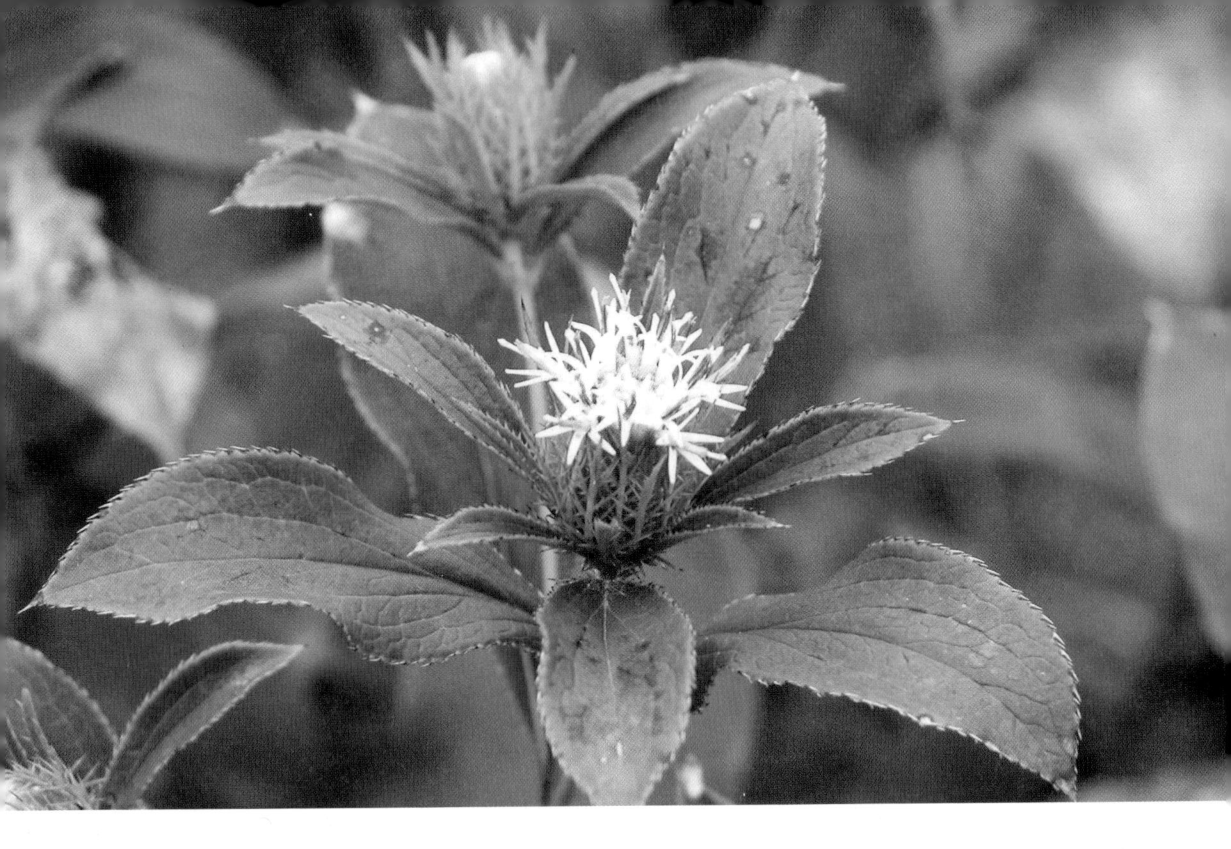

삽주

학명 : *Atractylodes japonica*

한약명 : 창출(蒼朮), 백출(白朮)

꽃말 : 정의

다른 이름 : 화창출, 복창출, 천생출, 동출

분류 : 국화과의 여러해살이풀

키 : 30~100cm

꽃 : 7~10월

채취 : 9~10월

이용 : 잎, 뿌리줄기

분포지 : 전국의 산과 들

효능 : 소화불량, 만성위장병, 위염, 당뇨병

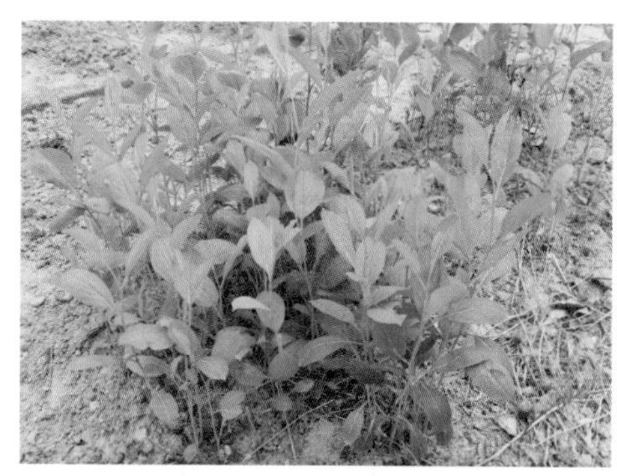
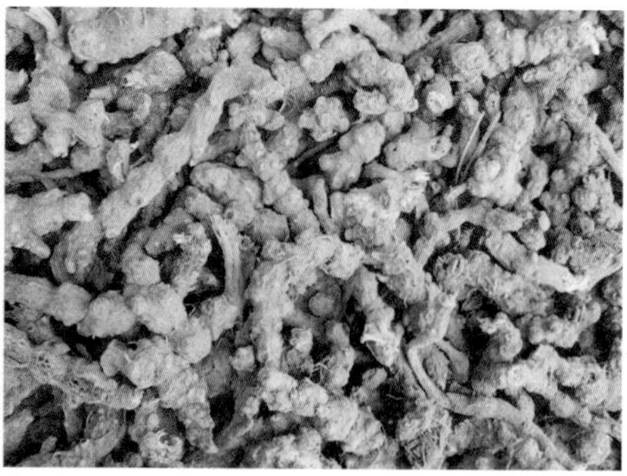

《의방유취(醫方類聚)》에서 "창출은 쓰고 달며 따스하다. 비위, 폐, 대소장경에 들어간다. 또한 백출은 달고 쓰며 따스한데 비, 위, 소장, 심경에 들어간다"라고 했다.

뿌리줄기에는 '아트락틸론' 성분이 있어 한방에서 다른 약재와 사용할 때 널리 응용한다.

삽주에는 독이 없어 식용보다는 약용으로 가치가 높다. 잘 낫지 않는 만성위장병이나 복통 증상에 주로 쓰인다.

‖ **채취 부위**	전초, 뿌리
‖ **약리작용**	혈당 저하
‖ **약초 만들기**	뿌리줄기를 가을에 채취해 햇볕에 말려서 쓴다.
‖ **삽주주 만들기**	물에 씻어 물기를 뺀 다음 용기에 넣고 술을 부어 밀봉하였다가 3개월 후 먹는다.
‖ **식용**	봄에 어린잎을 따서 끓는 물에 살짝 데친 뒤 나물이나 쌈으로 먹는다.
‖ **구분**	뿌리를 캐어 씻은 후 말린 것이 창출이고 창출의 껍질을 벗긴

것이 백출이다.

‖ **효소 만들기 포인트**

설탕	시럽
×	○

❶ 봄에 어린잎을 따서 용기에 넣고 시럽을 30%까지, 삽주 뿌리를 채취해 용기나 항아리에 넣고 시럽을 70%까지 부어 100일 이상 발효시킨다.

❷ 건더기는 건져내지 않고 그늘이나 20℃ 내외의 냉장고에 보관한다.

효소요법 엑기스발효액이나 효소원액을 음용할 때는 한 숟가락 정도를 침으로 녹여 먹는다. 소화불량, 만성위장병, 위염, 당뇨병 등에 응용한다.

민간요법 소화불량이나 위병에는 뿌리를 물에 달여 먹고, 잦은 감기에는 창출 + 생강 + 감초를 넣어 달여서 하루에 세 번 먹는다. 소화기 장애에는 뿌리를 달여서 차로 마신다.

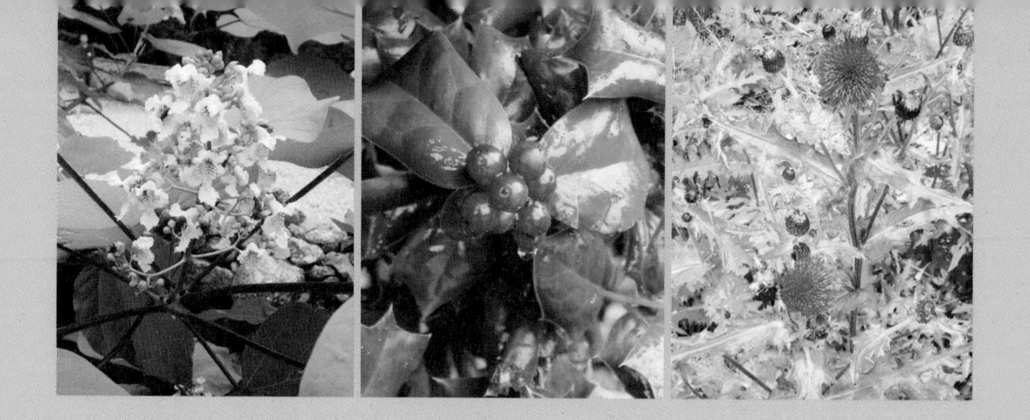

부록

01 칡 효소로 건강을 되찾다

진명스님(서울시 성동구)

광주에서 중학교에 다닐 때 심한 우울증으로 고생했다. 부모님의 반대에도 출가를 결심하고 규칙적인 수행과 자연식인 사찰음식을 통하여 건강을 되찾았다. 산속 사찰에서 도심 사찰로 옮겨 수행생활을 하다 보니 많은 불자를 만나고 행사를 치르면 쉽게 피곤하고 공양해도 소화가 되지 않아 고민하던 중 서점에서 건강 관련 책을 구입해 보고 저자와 상담을 했다.

몸 안의 효소 고갈이 원인이라 하여 진안고원에 있는 오가피농장을 방문해 여성호르몬이 석류보다 220배 많은 칡 효소와 3일간 달인 오가피를 장복한 이후 피곤함이 사라지고 건강을 되찾았다.

02 고질적인 혓바늘을 해당화 효소로 완치하다

백옥례(50세, 서울시 송파구)

유치원을 운영한 이후 좀 더 행복한 삶을 살기 위해 임상웃음치료사가 되어 3,500회 이상 특강을 했다. 서울교대에서 웃음파워센터를 운영하면서 월요일부터 토요일까지 웃음 관련 교육을 하고 한 달에 한 번씩 포럼을 개최하다 보니 목을 많이 쓰는 편이다.

언제부터인가 입안이 개운하지 않고 혀에 좁쌀만 한 종기가 생겨 양치질을 해도 불편했다. 병원에 가서 주사도 맞고 처방약을 장복했지만 낫지 않았다. 어느 날 양평에서 포럼을 마치고 서울로 오던 중 동행한 약산 선생님과 구리시에 있는 효소카페에 들르게 되었다. 선생님이 비타민 C가 많이 함유된 해당화 효소를 먹으라고 하기에 한 병 구입해 하루 세 번 먹은 뒤 고질적인 혓바늘이 완치되었다.

03 10년 넘게 끌어온 간경화를 백야초 효소로 극복하다

이정은(51세, 경상남도 창원시)

어느 날부터 조금만 활동해도 피곤하고 음식 맛도 없으며 구역질이 나 병원에 가서 검사를 받은 결과 간경화라는 진단을 받았다. 1차적으로 병원에서 처방한 약을 먹으면서 간에 좋다는 대체의학을 검색하고 전국의 유명한 곳을 찾아다니며 구입해 먹었다. 제주도에서는 숙박하며 식이요법을 병행하기도 했지만 호전되기는커녕 점점 더 심해졌다.

절망 속에서도 포기할 수 없어 서점에서 산야초 관련 저서를 구입해서 보고 저자에게 전화를 걸어 상담을 했다. 채소와 과일을 많이 먹고 효소를 마시라고 권해 21년 된 백야초 효소, 토종 꾸지뽕차와 환, 3일 달인 오가피 액상차를 3개월 복용한 뒤 병원에서 간 수치와 검사를 해보니 정상이라고 했다. 이제는 걱정 없이 행복하게 살고 있다.

04 항암치료를 거부하고 효소와 와송으로 간암을 극복하다

임경순(56세, 경기도 구리시)

어렸을 적부터 자연에 관심이 많았고 어른이 되어서도 약초에 관심을 두었다. 결혼한 뒤에는 약초부부가 되어 대학의 평생교육원에서 약초 수업을 듣기도 했고, 전국의 산과 제주도를 비롯한 남해의 섬들을 돌아다니며 사진도 찍고 약초도 채취하여 약술과 효소를 담그고 사랑방처럼 효소아틀리에를 운영했다.

어느 날부터 쉽게 피곤하고 눈동자가 황색으로 변해 있고 오른쪽 늑골 아래가 뻐근한 느낌이 들어 병원에서 검사받은 결과 간암 판정을 받았다. 남편과 상의한 후 항암치료를 거부한 채 효소와 우리가 채취한 약초로 자가치료를 하기로 결심했다. 채소 중심의 자연식에 각종 효소를 먹고 와송을 생으로 먹었는데 지금은 간암이 완치되어 제2의 인생을 살고 있다.

05 마가목 효소로 만성기관지염을 완치하다

안문자(75세, 서울시 성북구)

20년 이상 가래가 나오지 않는 마른기침을 입에 달고 살았다. 그동안 병원에서 처방한 약도 꾸준히 복용했지만 낫지 않았다. 대중교통이나 사람이 많은 곳을 피해야 할 정도로 기침을 심하게 했다. 경동시장에서 기침에 좋다는 도라지, 더덕을 구입해 먹기도 하고 평소 배를 먹어도 크게 효험을 보지 못했다.

전국적으로 효소 바람이 불 때 효소 관련 도감을 구입해 정독하고 저자에게 전화를 걸어 서울 잠실에서 만났다. 대화 중에도 기침을 하자 마가목 효소를 먹으라고 권하기에 "몇 달이라도 병만 낫는다면 먹겠다"고 했더니 8년 된 마가목 효소를 보내주었다. 원액 1에 찬물 3을 희석해서 3일 먹었는데 믿을 수 없을 정도로 기침이 사라져 감사하는 마음으로 살고 있다.

06 꾸지뽕으로 고혈압을 완치하다

박천규(60세, 전북 전주시)

평소 산에 다니고 자전거를 타며 건강관리를 철저히 하는 편이다. 음식을 짜게 먹지도 않는데 정기적으로 종합검진을 받을 때마다 고혈압 진단을 받았다. 병원에서는 혈압약을 먹으라고 했지만 혈압약은 한번 먹으면 평생 복용해야 한다고 해서 혈압에 좋은 약초를 검색하던 중 뽕나무와 꾸지뽕이 좋다는 것을 알았다.

마침 고향 집 뒤 대나무 숲에 50년 이상 된 꾸지뽕나무가 있어 봄에 새순을 따서 그늘에 말린 뒤 뿌리를 잘게 썰어 주전자에 넣고 끓여 장복한 결과 혈압이 정상으로 되었다. 지금도 꾸지뽕에 토복령을 넣고 차로 끓여서 날마다 엽차처럼 마신다. 꾸지뽕나무는 나에게 생명의 나무다. 해마다 잎, 열매, 줄기, 뿌리를 채취해 효소를 담가 온 가족이 먹고 있다.

07 백야초 효소 등으로 음식을 먹고 난 후 더부룩한 것이 없어지다

김성수(60세, 서울시 강남구)

우울증으로 고생한 적이 있는데 우울증을 자가치료하려고 날마다 동네 뒷산인 구룡산을 다니게 되었다. 산행할 때 새소리와 숲속에서 나오는 피톤치드가 온몸을 개운하게 해주었다. 하지만 음식 앞에서 절제하지 못한 탓에 정상체중보다 체중이 많이 나갔다.

어느 날 산행 중 자주 만나는 동네 분이 효소와 함초를 먹으라고 했다. 그래서 백야초 효소, 함초 환, 독일 효소(정제)를 먹었더니 2개월 만에 6kg이 줄었다. 더욱 놀라운 사실은 음식을 마음껏 먹어도 배가 더부룩한 게 없어지고 뱃살이 자연스럽게 빠진다는 것이다. 지금은 몸이 가벼워져 행복한 삶을 살고 있다.

08 백야초 효소, 마가목 효소로 40년 이명에서 해방되다

황용호(80세, 서울시 동작구)

"건강의 왕도는 걷기다"라는 철칙으로 발목에 3~5kg 모래주머니를 차고 다닐 정도로 철저하게 건강관리를 하는 편인데 40년 넘게 귀울림(이명)으로 고생했다. 매주 월요일 웃음치료 수업을 받는데 어느 날 웃음치료 선생이 기인(奇人)처럼 살고 있는 방외지사(方外之士) 약산을 소개해주었다.

약산 선생님이 신장과 간에 좋다는 오가피를 권하기에 꾸준히 복용하고 농장까지 방문했다. 장독에 20년 이상 발효시킨 백야초 효소, 마가목 효소 등을 꾸준히 복용한 이후 전북 부안의 십승지에서 이명침을 맞은 다음 40년 이상 고생하던 귀울림이 사라져 나도 모르게 '이명이 나갔다'고 큰 소리로 외쳤다. 지금은 지리산, 백운산, 치악산 등 전국의 산을 다니며 건강관리를 하고 있다.

09 유근피차와 마가목 효소로 크론씨병을 극복하다

정현수(57세, 인천시 계양구)

딸이 대학에 다닐 때 소장과 대장까지 종기와 함께 고름이 생기는 크론씨병에 걸려 고생했다. 병원에서는 수술을 권했지만 지인 중 한의사가 있어 한의원에서 처방하는 한약을 먹었는데 더 악화되었다. 음식을 먹을 수 없고 걷지도, 움직일 수도 없는 상황까지 갔다. 몸무게가 40kg도 안 되게 살이 빠져 팔다리를 주물러주어야 했다.

딸을 살릴 수 있는 방법을 찾다가 선배한테 전화를 걸어 다짜고짜 "형님! 우리 딸 좀 살려주세요!" 하고 애원했다. 선배가 있는 곳으로 찾아간다고 하니 선배가 인천 집으로 직접 와서 각종 염증에 탁월한 마가목 효소, 느릅나무 뿌리인 유근피, 죽염 복용법을 소개했다. 그리고 찹쌀죽 + 유근피 끓인 물 + 들기름을 넣고 죽을 쑤어 먹이라고 했다. 딸은 유근피차와 마가목 효소를 장복한 뒤 많이 좋아졌다.

10 가시오가피 효소와 액상차로 화병을 극복하다

채명숙(57세, 경기도 수원시)

내성적인 성격으로, 주어진 일에 최선을 다하며 매 순간 감사하는 삶을 하려고 노력한다. 집안일로 간혹 스트레스를 받을 때 바로 풀지 못하고 속에 쌓았다가 우울증과 불면증에 시달려 신경정신과 병원을 다니며 신경안정제를 장기간 복용했다. 하지만 몸은 차가운데 가슴속이 화끈거려 참기가 어려울 정도였다.

자연적으로 치유하기 위해 숲해설가가 되어 동우회에도 참여하고 어린이들을 지도하며 지내기도 했다. 효소 열풍이 불 때 숲해설가들과 오가피농장을 방문해 효소와 3일 달인 오가피 액상차를 꾸준히 복용한 후 화병에서 해방되었다. 지금은 인턴 나무의사로 숲속에서 화병을 다스리고 있다.

11 천년초로 혈액암을 완치하다

신연호(60세, 서울시 송파구)

성격이 꼼꼼한 편으로 한창 일할 나이에 병원에서 혈액암이라는 진단을 받았다. 항암치료를 일곱 번 하자 온몸에 반점이 생기고 머리털이 다 빠졌으며 뼈만 남은 앙상한 상태에서 전북 고창 고향에서 마지막 요양을 하고 있었다. 나을 수 있다는 희망을 포기한 채 방에 누워 있는데 할머니가 액체가 들어 있는 사발을 주시면서 "아야! 이거 먹어라" 하기에 묻지도 않고 마셨다. 할머니는 선인장 종류인 백년초를 푹 고아서 주신 것이다.

그렇게 할머니가 정성스럽게 달인 천년초를 꾸준히 장복하여 완치되었다. 이후 고향 고창에 땅을 사서 천년초를 재배해 천년초 효소, 액상차, 천년초 육수 등을 건강식품으로 만들어 많은 사람에게 도움을 주고 있다.

12 함초 효소로 위장병을 극복하다

정희자(63세, 서울시 관악구)

선천적으로 위장이 좋지 않고 신경이 예민한 편으로 음식을 조금만 먹어도 소화가 잘되지 않는다. 어느 날 전북 임실의 농장에 다녀오던 중 버스 안에서 약초 전문가를 만나 서울까지 동행하게 되었다. 약초에 관심이 없었는데 약초의 효능을 설명해 주면서 내 건강은 물론 가족의 건강을 위해 약초 공부를 하라고 권했다.

서울 성동문화원에서 열리는 '약초와 건강한 노후생활'을 추천해주시기에 등록하고 3개월 동안 약초 공부를 했다. 약초 농장을 견학하고 오가피 액상차와 함초 효소를 구입해 꾸준히 복용한 후 고질적인 위장병을 극복할 수 있었다.

13 휠체어에 의지해 살다가 오가피 효소로 생명을 되찾다

정구영(60세, 서울시 서초구)

2000년 10월 경기도 가평에서 교통사고를 당해 늑골 7개가 골절되어 춘천 한림대학 병원에서 대수술을 받고도 회복하지 못했다. 어혈 때문에 가슴 밑으로 전신이 흑

인처럼 피부가 검은 상태에서 서울 아산병원 중환자실에 있다가 일반실로 옮겨 장기간 입원한 뒤 퇴원할 때까지 휠체어에 의지했다.

평생 장애를 가지고 살아야 한다는 절망 속에서 산을 다니며 건강을 회복하던 중 진안고원에서 오가피농장을 하는 분을 만나 오가피와 효소를 장복한 이후 피부가 정상으로 회복되었다. 또 100세 청년처럼 몸이 건강해져 제2의 삶을 행복하게 살면서 약초를 비롯한 건강 저서로 많은 사람에게 도움을 주고 있다.

14 오가피로 건강을 되찾다

정경교(60세, 전북 진안군)

12년 동안 외항선을 타면서 젊음만 믿고 망망대해 선상에서 날마다 술을 마셔 몸이 나빠진 상태에서 부산항에 입항한 후, 어느 날 자갈치시장 앞에서 쓰러졌다. 음식을 먹어도 매일 설사하고 피곤한 상태에서 1등 항해사에 선장 자격을 취득했지만 건강이 좋지 않아 외항선 생활을 접을 수밖에 없었다.

1992년 부모님이 계시는 전북 진안고원으로 귀농하여 지리산 약초꾼을 찾아다니며 약초를 배우고 오가피를 심기 시작했다. 가시오가피+토종오가피+섬오가피+두충+약재 등을 배합해 꾸준히 장복한 결과 건강을 되찾고 방송에 수십 차례 출연하기도 했다.

15 목초액과 오가피로 건강인생을 살다

조종덕(68세, 경기도 과천시)

평소 건강에 자신이 있어 마라톤대회에서 여러 번 완주했다. 건강출판사를 운영하면서 건강과 관련한 책도 많이 펴냈다. 과음하지도 않고 무리하지도 않았는데 어느 날 화장실에서 하혈을 계속했다. 여러 번 하혈한 후 평지는 물론 오르막길을 걸을 수 없을 정도였다.

《몸을 알면 건강이 보인다》 저자에게 전화를 걸어 상황을 설명했더니 산에 있다고 했다. 몇 시간 뒤 사무실에서 만났는데 오가피 액상차와 목초액을 권했다. 3일 복용한 후 오르막길을 힘차게 걸을 수 있었다. 저자와 의형제가 되어 오가피농장도 방문하고 온 가족이 꾸준히 오가피를 복용하며 행복하게 살고 있다.

16 오가피로 말기 간경화를 극복하고 건강을 되찾다

김점식(58세, 부산시 사하구)

부산의 신발공장에서 근무하던 중 피곤한 상태에서 얼굴이 노랗고 눈이 충혈되어 병원에서 검진한 결과 간경화라는 진단을 받았다. 병원에 장기간 입원한 뒤 퇴원하여 집에서 요양했다. 말기 간경화 상태에서 자살하려고 생각하던 중 우연히 〈6시 내 고향〉 '오가피 명인'의 삶을 시청하게 되었다.

살아야겠다는 희망을 가지고 명인에게 전화를 걸어 상담한 뒤 오가피를 택배로 받아 꾸준히 복용한 다음 20일 만에 걸을 수 있었다. 지금은 건강을 되찾고 명인에게 감사하는 마음으로 활기차게 택시운전을 하며 살고 있다.

17 오가피로 잦은 두통과 현기증이 사라지다

김기정(56세, 경기도 고양시)

갱년기에 접어들어 쉽게 피곤한 상태에서 무릎을 다쳐 정형외과에서 21일째 입원하던 중 약초전문가가 뼈에 좋다는 홍화 환과 오가피를 선물하기에 일주일 복용한 후 잦은 두통과 현기증이 사라지고 무릎 통증이 현저하게 줄어들었다. 무릎을 다쳐 걷지도, 운동도 못하는 상태에서 마취하고 통증 약을 계속 먹어 몸이 안 좋았는데 오가피로 건강을 되찾고 주위 사람들에게도 소개하고 있다.

18 가시오가피로 온몸의 두드러기가 사라지다

김옥자(59세, 부천시 소사구)

여러 번 고관절 수술을 하면서 병원에서 처방한 약과 마취의 후유증으로 발진과 두드러기가 있어 가려움에 시달렸다. 온몸이 가려울 때는 극심한 스트레스는 물론 연고를 발라야 했다. 그때 주부대학에서 열린 '약초 효소와 함께 건강한 노후생활' 특강을 들었는데, 효소가 장내환경을 정화하고 혈관의 영양을 세포로 보낼 뿐 아니라 독소 배출, 세포형성, 해독을 한다고 하여 가시오가피 액상차와 효소를 주문해 복용했다. 3일 후 두드러기가 사라져 강사님께 감사하며 살고 있다.

19 오가피로 산후 후유증과 비염을 완치하다

김미경(58세, 전북 전주시)

아이를 낳고 산후조리를 제대로 하지 못해 손목이 시리고 힘이 없어 시달렸다. 몸이 냉해 잦은 감기에 콧물이 줄줄 흐르는 비염으로 고생했다. 남편이 산에서 재배한 가시오가피와 약재를 배합해 3일간 진하게 달여 주기에 한 달 먹은 뒤 손목을 사용하는데 지장이 없었고, 오가피를 장복한 뒤 고질적인 비염이 완치되는 효험을 보았다. 오가피를 만나 산후조리를 극복하고 제2의 삶을 찾아 주위 사람들에게도 오가피를 선전하고 있다.

20 오가피로 엉덩이의 종기가 사라지다

임대환(64세, 전북 진안군)

엉덩이에 종기가 생겨 아픈 것은 물론 앉을 수도 없을 정도로 불편해 병원에 갔더니 수술을 권했으나 경제적으로 여의치 않아 포기했다. 마침 오가피농장에 취직하여 근무하던 중 농장주가 오가피가 염증제거에 탁월하다면서 3일간 진하게 달인 오가피를 3개월 정도 먹으라고 하기에 꾸준히 복용한 후 종기가 사라졌다. 오가피농장에서 여러 이유로 병원치료를 포기한 사람들이 오가피를 상복하고 나은 사례를 많이 보았다.

21 꾸지뽕 등 약초로 위암을 극복하다

최홍주(60세, 경기도 의정부시)

건강에는 자신이 있었는데 어느 날 소화가 안 되고 쉽게 피곤하며 위가 항상 더부룩해서 동네 의원에 갔더니 큰 병원에 가보라고 했다. 정밀 검사를 받은 결과 위암 진단을 받았는데 하늘이 무너지는 것 같았다. 평소 자연의학과 대체의학에 관심이 있었기에 수술은 아예 하지 않고, 잘못된 식습관을 바꾸고 꾸지뽕을 비롯한 항암에 좋다는 약초를 꾸준히 복용했더니 암을 극복할 수 있었다.

22 오가피로 당뇨병을 이겨내다

이택열(62, 전북 전주시)

누님이 항상 피곤하고 입이 마르며 물을 먹지 않으면 생활할 수 없어 동네 병원에서 진단한 결과 당뇨병 판정을 받았다. 당뇨병을 너무 쉽게 보아 관리를 소홀히 하고 방치해오다 정기적으로 인슐린을 맞지 않으면 살 수 없을 지경에 이르렀다.

어느 날 고등학교 후배가 사무실에 놀러와 건강 얘기를 하던 중 오가피를 권유하여 누님에게 오가피를 추천했다. 누님은 오가피를 한 달 이상 꾸준히 복용한 후 피곤함이 사라지고 입이 마르지 않으며 물을 자주 마시고 싶지 않을 정도로 건강해졌다. 지금은 인슐린 주사를 맞지 않고 잡곡밥을 먹으며 하루 30분 이상 운동하면서 건강을 지키고 있다.

23 엉겅퀴 효소로 어혈을 완치하다

김미란(55세, 서울시 서초구)

계단에서 넘어져 뇌와 허리를 다치는 바람에 병원에서 뇌수술을 받고 한동안 후유증으로 고생했다. 마치 몽둥이로 얻어맞은 것처럼 어혈이 심한 상태에서 병원생활을 하는데 지인이 뭉친 어혈에는 엉겅퀴 효소가 좋다고 권했다. 인터넷을 검색해 효소를 구입한 뒤 15일 정도 복용하니 신기하게도 어혈이 사라졌다.

퇴원한 뒤 엉겅퀴를 장복하고 건강을 되찾아 예전처럼 잘 살고 있다. 건강을 잃은 뒤 깨달은 게 있다면 건강은 건강할 때 지켜야 한다는 것이다. 그래서 무리하지 않는 범위에서 양재천을 걷고 청계산을 찾아 찌든 때를 씻어내고 있다.

24 효소로 시력을 개선하다

문정숙(64세, 서울시 강남구)

자연을 동경하고 전통 차에 관심이 많아 늦은 나이에 대학원에서 차로 학위를 받았으며 인사동에서 다원을 운영하기도 했다. 집에 사랑방처럼 다실을 꾸려놓고 종종 차를 음미하며 지낸다. 그런데 갱년기 이후 시력이 떨어지면서 눈에 모래를 뿌려놓은 것처럼 눈이 뻐근하고 눈물이 말라 병원에서 처방한 물약을 넣었다. 눈에 좋다는 결명자, 블루베리 등을 엽차처럼 끓여 먹어도 소용이 없었다.

어느 날 구룡산 개암 약수터에서 만난 등산인과 우연히 약초 이야기를 하다가 약초농장까지 방문하게 되었다. 그리고 간과 신장에 좋다는 효소를 구입해 꾸준히 복용한 결과 눈의 뻐근함이 사라지고 시력이 개선되어 새로운 세상을 보는 기분으로 살고 있다.

25 오가피로 온 가족이 건강을 되찾다

김현태(57세, 수원시 영통구)

산을 좋아해 특별한 일이 없는 한 주말이면 꼭 산을 다니며 건강을 지키고 있다. 오가피가 좋다는 것을 알고 있었는데 어머니가 무릎과 허리 통증으로 고생하시기에 오가피를 드시게 했더니 현저하게 좋아졌다. 그러다 오가피농장을 방문해 오가피 열매를 채취하고 가공공장에서 오가피 달이는 과정을 확인한 후 보약 대신 오가피를 온 가족이 먹게 되었다. 우리 가족은 잔병 없이 건강하게 살고 있다.

26 가시오가피를 먹고 젊음을 되찾다

전병찬(60세, 경기도 화성시)

평소 무리하지 않고 건강관리를 잘해왔는데 어느 날 무리한 일을 하지 않았는데도 피곤했다. 건강을 되찾기 위해 주말이면 산에도 다니고 한의원에서 보약을 지어 먹어도 호전되는 것 같지 않고 갈수록 안 좋아지는 느낌이 들었다. 그러다가 지인의 소개로 가시오가피 액상차와 열매 효소를 복용한 후 젊음을 되찾았다. 젊음을 지키기 위해 음양곽, 아관문, 하수오 등도 챙겨 먹고 있다.

27 오가피 효소를 먹고 피곤함이 사라지다

정재서(64세, 서울시 은평구)

신화 관련 집필을 하고 학회에 논문을 꾸준히 발표하며 강연도 하느라 피곤하다는 말을 입에 달고 살았다. 날마다 피곤하다고 하니 아내가 몸에 좋다는 것을 챙겨주기도 했지만 집 근처 산에 오르면서 건강을 되찾으려고 노력하기도 했다. 마침 제자인 약산이 노화 진행을 더디게 해주는 약초와 효소를 권하며 진안고원의 오가피농장으로 초청했다. 온 가족이 농장을 방문해 오가피를 복용한 이후 믿을 수 없을 정도로 체력이 강해져 제2의 인생을 살고 있다.

28 오가피 액상차로 신종플루를 극복하다

이민우(58세, 서울시 송파구)

젊어서부터 산을 좋아해 매주 산에 다녔는데 어느 날 무릎을 다친 뒤부터 산에 가지 못했다. 잠을 많이 자도 피곤하고 온몸에 힘이 없어 보약을 먹어봐도 소용이 없었다. 신종 전염병인 사스, 신종플루, 메르스 등에서 자유로우려면 면역력을 키우는 약초를 먹어야 한다고 알고 있었다. 그래서 신종플루를 극복하려고 자연요법과 대체요법을 병행할 때 약초를 하는 분을 소개받았다. 효소와 오가피 액상차를 구입해 한 달 이상 복용한 결과 피곤함이 사라져 다시 산에 다니고 있다.

29 마가목 효소로 고질적인 비염을 극복하다

정순남(56세, 대구시)

평소 잦은 감기와 비염으로 화장지를 달고 살 정도다. 여름에는 장시간 에어컨에 노출되다 보니 고질적인 비염 환자가 되었다. 어느 날 〈문화일보〉 '약초 이이기'를 보던 중 마가목이 기관지염과 비염에 좋다고 하기에 신문사로 전화를 걸어 필자와 통화하게 되었다.

면역력이 떨어져 그런다면서 마가목 효소를 권하기에 6병을 구입해 하루 3번 7일 정도 먹었는데 에어컨이 틀어진 상태에서 코에서 콧물이 흐르지 않는 것이 신기했다. 마가목 효소를 꾸준히 장복한 결과 지금은 고질적인 비염을 극복하고 즐겁게 살고 있다.

30 오가피로 두통과 요실금이 사라지다

최성옥(62세, 서울시 동대문구)

젊었을 때 원인을 알 수 없는 중풍으로 쓰러진 적이 있어 건강 염려증에 시달리고 있고 폐경도 30대 후반에 왔다. 평소 두통이 잦고 신장기능이 약하여 주위 사람들에게 말을 못할 정도로 소변을 자주 보는 요실금 때문에 고민하던 중 오가피가 신장에 좋다기에 구입하여 복용했다. 그랬더니 잦은 두통과 요실금이 믿을 수 없을 정도로 사라져 오가피를 소개해준 친구에게 고맙게 생각하며 열심히 살고 있다.

31 오가피 효소로 전립선염이 사라지다

우대서(94세, 부산시 해운대구)

나이도 많이 들었지만 전립선염이 심해 소변을 볼 때마다 성기 중간 부분에 통증이 심하고 힘을 주면 자율성신경이 통제가 안 되어 대변을 팬티에 보기도 했다. 병원에서 전립선염 진단을 받고 장기간 약을 복용해도 소용이 없었다. 서점에서 약초 관련 책을 보다가 저자에게 전화를 걸어 무조건 살려달라고 했다. 저자가 신장에 좋은 오가피 효소와 약을 권하기에 한 달 정도 복용한 후 지금은 심한 증세가 없어져 소변을 잘 본다.

- 《동의보감》, 허준.
- 《본초강목》, 이시진.
- 《중약대사전》, 상해과학기술편사, 1984.
- 《동의학사전》, 북한과학기술편찬사, 1988.
- 국립문화재연구소, 《민간의학》, 1997.
- 강영권, 《지리산 약초 장아찌》, 아카데미북, 2012.
- 공무원연금관리공단, 《음식과 건강》, 2005.
- 김정숙, 《산나물 들나물》, 아카데미북, 2011.
- 김정숙 · 한도연, 《자연의 깊은 맛 장아찌》, 아카데미북, 2010.
- 김일훈, 《신약》, 광제원, 1986.
- 김태정, 《한국의 자원식물》, 서울대출판부, 1997.
- 김태정, 《우리 꽃 백가지》 1~3, 현암사.
- 권혁세, 《약초 민간요법》, 글로북스, 2014.
- 농촌진흥청, 《전통지식모음집(약용식물 이용편)》, 푸른숲, 2005.
- 문관심, 《약초의 성분과 이용》, 과학백과사전출판사, 1984.
- 배기환, 《한국의 약용 식물》, 교학사, 2000.
- 식약청, 《약용식물도감》, 1988.
- 이영노, 《한국식물도감》, 교학사, 1997.

- 이창복, 《대한식물도감》, 향문사, 1980.
- 이우철, 《한국기준식물도감》, 아카데미북, 1996.
- 안덕균, 《한국본초도감》, 교학사, 1998.
- 안덕균, 《약초》, 교학사, 2003.
- 정경대, 《건강 약차 108선》, 이너북, 2007.
- 정구영, 《산야초도감》, 혜성출판사, 2011.
- 정구영, 박종열, 《효소동의보감》, 글로북스, 2013.
- 정구영, 《나무동의보감》, 글로북스, 2014.
- 정구영, 《효소수첩》, 우듬지, 2013.
- 정구영, 정경교, 《약초대사전》, 글로북스, 2014.
- 정구영, 정경교, 《한국의 산야초 민간요법》, 중앙생활사, 2015.
- 정구영, 《기적의 꾸지뽕 건강법》, 중앙생활사, 2015.
- 최수찬, 《산과 들에 있는 약초》, 지식서관, 2014.
- 최수찬, 《주변에 있는 약초》, 지식서관, 2014.
- 최진규, 《약이 되는 우리 풀 · 꽃 · 나무》 1~2, 한문화.
- 김인택, 박천수, 《토종의학 암 다스리기》, 태일출판사, 1997.
- 최영전, 《산나물 재배와 이용법》, 오성출판사, 1991.

ㄱ

ㄴ

ㄷ

ㄹ

ㅁ

ㅇ

ㅈ

ㅊ

ㅋ

ㅌ

ㅍ

ㅎ

A

C

E

F

R

S

T

U

V

Z

중앙생활사 Joongang Life Publishing Co.
중앙경제평론사 | 중앙에듀북스 Joongang Economy Publishing Co./Joongang Edubooks Publishing Co.

중앙생활사는 건강한 생활, 행복한 삶을 일군다는 신념 아래 설립된 건강 · 실용서 전문 출판사로서
치열한 생존경쟁에 심신이 지친 현대인에게 건강과 생활의 지혜를 주는 책을 발간하고 있습니다.

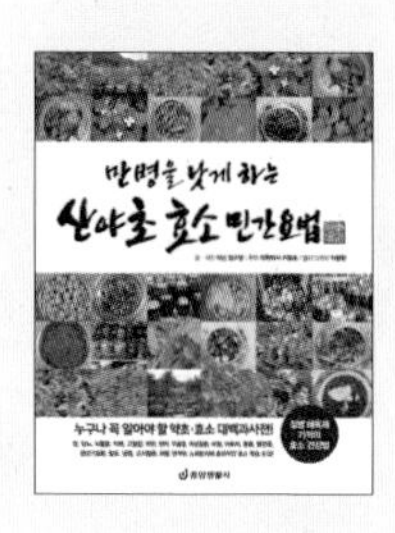

만병을 낫게 하는 산야초 효소 민간요법

초판 1쇄 인쇄 | 2017년 9월 15일
초판 1쇄 발행 | 2017년 9월 20일

지은이 | 정구영(GuYoung Jeong)
펴낸이 | 최점옥(JeomOg Choi)
펴낸곳 | 중앙생활사(Joongang Life Publishing Co.)

대　　표 | 김용주
책임편집 | 이상희
본문디자인 | 박근영

출력 | 케이피알 종이 | 한솔PNS 인쇄 | 케이피알 제본 | 은정제책사

잘못된 책은 구입한 서점에서 교환해드립니다.
가격은 표지 뒷면에 있습니다.

ISBN 978-89-6141-191-2(03510)

등록 | 1999년 1월 16일 제2-2730호
주소 | ㊥04590 서울시 중구 다산로20길 5(신당4동 340-128) 중앙빌딩
전화 | (02)2253-4463(代) 팩스 | (02)2253-7988
홈페이지 | www.japub.co.kr 블로그 | http://blog.naver.com/japub
페이스북 | https://www.facebook.com/japub.co.kr 이메일 | japub@naver.com
♣ 중앙생활사는 중앙경제평론사 · 중앙에듀북스와 자매회사입니다.

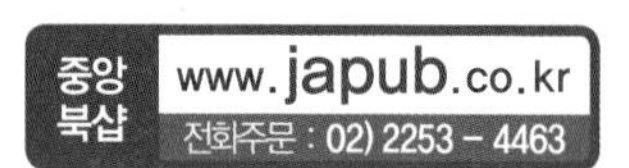

※ 이 도서의 국립중앙도서관 출판시도서목록(CIP)은 서지정보유통지원시스템 홈페이지(http://seoji.nl.go.kr)와
국가자료공동목록시스템(http://www.nl.go.kr/kolisnet)에서 이용하실 수 있습니다.(CIP제어번호: CIP2017021671)